Herausgeber & Bearbeiter

Jürgen Barth
Herausgeber
Bearbeiter der Themenbereiche:
Grundlagen, Durchführung der Chemotherapie, Zytostatika
juergen.barth@innere.med.uni-giessen.de
Apotheker
StiL-Studienzentrale
Justus-Liebig-Universität
Medizinische Klinik IV
Universitätsklinik
Klinikstraße 36
35385 Gießen

Ulrike Füßer
Bearbeiterin des Themenbereichs:
Gesprächsführung im onkologischen Alltag
info@ulrikefuesser.de
Dipl. Sozialpädagogin
Persönlichkeits- und Kommunikationstrainerin
Schnepfenweg 1
27711 Osterholz-Scharmbeck

Ulrike Füßer
Dipl. Sozialpädagogin, Trainerin

Dr. rer. nat. Vanessa Häfner
Bearbeiterin des Themenbereichs:
Durchführung der Chemotherapie
vanessa.haefner@unimedizin-mainz.de
Apothekerin
Universitätsmedizin der Johannes-Gutenberg-Universität Mainz
Apotheke, zentrale Zytostatikazubereitung
Langenbeckstraße 1
55131 Mainz

JGU UNIVERSITÄTSmedizin. MAINZ

Prof. Dr. rer. nat. Irene Krämer
Herausgeberin
Bearbeiterin der Themenbereiche:
Grundlagen, Durchführung der Chemotherapie, Zytostatika
irene.kraemer@unimedizin-mainz.de
Universitätsmedizin der Johannes-Gutenberg-Universität Mainz
Apotheke Universitätsmedizin und Institut für pharmazeutische und biomedizinische Wissenschaften

JGU UNIVERSITÄTSmedizin. MAINZ

Langenbeckstraße 1
55131 Mainz

Silke Kotterba
Bearbeiterin der Themenbereiche:
Spiritualität im Gesundheitswesen, Trauer und Bestattung
silke.kotterba@ewe.net
Dipl. theol. Palliativtrainerin, Supervisorin
Witsoepe 5
26605 Aurich

Sarah Löhnchen
Bearbeiterin des Themenbereichs:
Ernährungstherapie bei Tumorpatienten
sarah.loehnchen@med.uni-muenchen.de
Tel.: 089/4400-53344
Ernährungswissenschaftlerin (M.Sc.),
Ernährungsberaterin / DGE
Beratungsstelle für Ernährung am Tumorzentrum
München
In Kooperation mit der Bayerischen Krebsgesellschaft e.V.
Pettenkoferstraße 8a
80336 München

Dr. rer. medic. Klaus F. Röttger M.A.
Bearbeiter des Themenbereichs:
Psychosoziale Onkologie
klaus.roettger@lebenszeiten.de
www.lebenszeiten.de
Kellermannsweg 5
44795 Bochum

Dr. med. Norbert Schleucher
Herausgeber
Bearbeiter der Themenbereiche:
Grundlagen, Tumorassoziierte Komplikationen, Nebenwirkungen/Organtoxizitäten und pflegerische Maßnahmen, Schmerz, Gesprächsführung im onkologischen Alltag, Zytostatika
schleucher.innere@marienkrankenhaus.org
Katholisches Marienkrankenhaus gGmbH
Alfredstraße 9
22087 Hamburg

Schleucher, Barth, Krämer (Hrsg.)

Vademecum Hämatologie und Onkologie

Von der Therapie bis zur Pflege

5., durchgesehene und ergänzte Auflage

Bearbeitet von
J. Barth, U. Füßer, V. Häfner, S. Kotterba,
I. Krämer, S. Löhnchen, K. F. Röttger,
N. Schleucher, D. Wecht, A. Weininger

hogrefe

Die Deutsche Nationalbibliothek verzeichnet diese Publikation in der Deutschen Nationalbibliographie. Detaillierte Informationen sind unter https://dnb.d-nb.de abrufbar.

1. Nachdruck 2026 der 5., durchgesehenen und ergänzten Auflage 2024

ISBN 978-3-456-86374-0
https://doi.org/10.1024/86374-000

Umschlagabbildung: Jose Luis Pelnez Inc, Getty Images
Satz: twinbooks, München
Druck und Bindung: Elanders GmbH, Waiblingen

Daniel Wecht
Bearbeiter der Themenbereiche:
Durchführung der Chemotherapie, Tumorassoziierte Komplikationen, Nebenwirkungen/Organtoxizitäten und pflegerische Maßnahmen, Schmerz, Palliative Care und Hospizarbeit
daniel.wecht@uk-gm.de
Dipl. Pflegepädagoge
Weiterbildungsstätte für Onkologische Pflege und Palliative Versorgung
Universitätsklinikum Gießen und Marburg GmbH
Standort Marburg
Baldingerstraße
35033 Marburg

UKGM
UNIVERSITÄTSKLINIKUM
MARBURG

KOK
Pflegekompetenz in der Onkologie
KOK-Krebsgesellschaft.de

Anne Weininger
Bearbeiterin des Themenbereichs:
Soziale Arbeit
anne.weininger@med.uni-heidelberg.de
Diplom Sozialpädagogin/Sozialarbeiterin
Sozialdienst NCT
Nationales Centrum für Tumorerkrankungen (NCT) Heidelberg
Im Neuenheimer Feld 460
69120 Heidelberg

Autorinnen: Erstauflage

Rolf Bäumer, M.A.
Jürgen Barth, Apotheker
Rita Bodenmüller-Kroll, Fachkrankenschwester
Ulrike Füßer, Dipl. Sozialpädagogin
Sabine Gärtner, B.A.
Prof. Dr. med. Jutta Hübner
Alexandra Kammerer, B.A.
Prof. Dr. rer. nat. Irene Krämer
Mirko Laux, Dipl. Pflegepädagoge
Andrea Maiwald
Prof. Dr. Theda Rehbock
Prof. Dr. phil. Karl Reif
Ulrike Ritterbusch, Dipl. Pflegewirtin
Dr. rer. medic. Klaus F. Röttger M.A.
Pastorin Karin Scheer
Dr. med. Nobert Schleucher
Daniel Wecht, Dipl. Pflegepädagoge

Vorwort zur 4. Auflage

Von der Therapie bis zur Pflege

Für Pflege- und Fachkräfte in der Onkologie hat sich das „Vademecum“ sowohl im ambulanten als auch im stationären Bereich sehr gut bewährt. Seit etlichen Jahren begleitet es Pflegende und andere Fachkräfte im Arbeitsalltag. Aber auch als Unterstützung zu Fortbildungen für Medizinische Fachangestellte und Fachweiterbildungen für Pflegekräfte wird es eingesetzt oder beim Erwerb medizinischer Zusatzqualifikationen: zum raschen Nachschlagen ebenso wie für einen gründlichen Überblick über die vielfältigen Aufgaben dieses Bereichs.

Mit Blick auf die neuesten Entwicklungen haben Autorinnen und Bearbeiter ihre Beiträge erweitert und aktualisiert. Das multiprofessionelle Arbeitsfeld der onkologischen Behandlung und Pflege ist auf aktuellem Stand umfassend abgedeckt – von der Medizin über Pharmakologie und Toxikologie bis zur sozialen Betreuung.

Kompakt und verständlich werden Behandlungsverfahren sowie Wirkungs- und Resistenzmechanismen von Tumortherapeutika dargestellt. Das umfasst auch die Durchführung der Chemotherapie. Weitere Schwerpunkte sind Komplikationen, die Diagnostik und Behandlung von Nebenwirkungen sowie Schmerzassessment und -therapie. Aber auch Ethik, Ernährungstherapie, Palliative Care, Spiritualität, Gesprächsführung, Psychoonkologie und Trauer gehören zum Alltag und werden daher thematisiert.

Allen Nutzerinnen und Nutzern des „Vademecums“ wünsche ich viel Erfolg, eine befriedigende Tätigkeit und alles Gute!

Ihre Kerstin Paradies

– Vorstandssprecherin –

KOK

Pflegekompetenz in der Onkologie
KOK-Krebsgesellschaft.de

Inhalt

A Grundlagen ... 1

1 Onkologische Therapieziele ... 1

1.1 Kurative Therapie ... 1
1.2 Adjuvante Therapie ... 1
1.3 Erhaltungstherapie ... 1
1.4 Neoadjuvante (= präoperative) Therapie ... 3
1.5 Additive (= ergänzende) Therapie ... 3
1.6 Palliative Therapie (palliative Chemo-/Strahlentherapie) ... 3
1.7 Supportive (= unterstützende) Therapie ... 4
1.8 Symptomatische Therapie ... 4
1.9 Individualisierte Therapieansätze ... 4
1.10 Biomarker und molekular-pathologische Diagnostik ... 4

2 Behandlungsverfahren ... 8

2.1 Operative Therapie ... 9
2.1.1 Weitere onkologisch-chirurgische Prinzipien/Maßnahmen ... 9
2.2 Strahlentherapie ... 12
2.2.1 Physikalisches Prinzip ... 12
2.2.2 Biologische Wirkungen ... 12
2.2.3 Strahlensensibilität der Tumoren ... 13
2.2.4 Bestrahlungsformen ... 14
2.2.5 Nuklearmedizinische Verfahren ... 14
2.2.6 Strahlensensibilisierende Möglichkeiten (Radiosensitizer) ... 15
2.2.7 Nebenwirkungen der Strahlentherapie ... 15
2.3 Medikamentöse Tumortherapie ... 16
2.3.1 Prinzipien der zytostatischen Chemotherapie ... 17
2.3.2 Monochemotherapie ... 19
2.3.3 Polychemotherapie ... 20
2.3.4 Zeitliche Abfolge der Polychemotherapie ... 20
2.3.5 Weitere Chemotherapieformen ... 22
2.3.6 Dosisintensivierte Chemotherapie und Hochdosis-Chemotherapie mit Stammzellunterstützung ... 25
2.4 Stammzelltransplantation (Blut/Knochenmark) ... 26
2.4.1 Periphere Stammzelltransplantation (PBSCT, autolog/allogen) ... 26
2.4.2 Knochenmarktransplantation ... 28
2.5 Hyperthermiebehandlung ... 33
2.6 Intensivmedizin und Dialyse ... 34
2.7 Alternative Behandlungsverfahren mit nicht belegter Wirksamkeit ... 37

3 Wirkungs- und Resistenzmechanismen von Antitumortherapeutika 38
3.1 Wirkungsmechanismen von Antitumortherapeutika 38
3.2 Einteilung der antineoplastischen Substanzen 41
3.2.1 Klassische vs. zielgerichtete Tumortherapeutika 41
3.3 „Klassische" Zytostatika – Substanzklassen 46
3.3.1 Alkylanzien 46
3.3.2 Antimetabolite 48
3.3.3 Inhibitoren des mikrotubulären Systems (Mitosehemmer/Spindelgifte) . 50
3.3.4 Topoisomerase(TOP)-Hemmstoffe 51
3.3.5 Immunmodulatorisch wirkende Substanzen (IMiDs®) 53
3.3.6 Hormone, Hormonantagonisten und verwandte Verbindungen 54
3.3.7 Zytotoxische Zytokine 55
3.3.8 Sonstige 55
3.3.9 Weitere, nicht näher zuzuordnende, chemisch definierte Substanzen 56
3.4 Neuere Substanzklassen (Zulassung um die Jahrtausendwende) 57
3.4.1 Hemmstoffe von Proteasomen 57
3.4.2 Hemmstoffe der Histondesacetylase (HDACi) 57
3.4.3 DNS-Methyltransferase-Inhibitoren – DNMTi 58
3.5 Monoklonale Antikörper 59
3.5.1 Allgemeines zu therapeutisch eingesetzten monoklonalen Antikörpern . 59
3.5.2 Effektormechanismen 59
3.5.3 Weitere Effektormechanismen 61
3.6 Wirkprinzipien von moAK 61
3.6.1 Immunagonistische Antikörper – Syn. Checkpoint-Inhibitoren, Immuncheckpoint-Inhibitoren (ICI) 62
3.6.2 Zytotoxische T-Zellen und Immuncheckpoints 62
3.6.3 PD-1 – Programmed Cell Death Protein 1 und deren Liganden PD-L1/-L2 63
3.6.4 Anti-PD-1- und Anti-PD-1L-Antikörper 64
3.6.5 LAG3-Antikörper 64
3.7 Spezielle Fragestellungen 65
3.7.1 ICI in Kombination mit CTX? 65
3.7.2 Was ist mit der Kombination von ICI mit Glukokortikoiden? 65
3.8 Niedermolekulare Kinase-Inhibitoren (nmKI) 69
3.9 Weitere therapeutische Angriffspunkte – Regulatorproteine und weitere Kinasen 73
3.9.1 Hemmstoffe Cyclin-abhängiger Kinasen (CDKi) 73
3.9.2 Hemmstoffe des Hedgehog-Signalpfads (SMO) 74
3.9.3 Hemmstoffe der Poly(ADP-ribose)-Polymerase (PARP-Inhibitoren) 75
3.9.4 Hemmstoffe von Regulatorproteinen – Bcl-2 75
3.9.5 Hemmstoffe der Isocitratdehydrogenase (IDH) 76
3.9.6 XPO = CRM1 77
3.9.7 GTPase Hemmstoffe 77
3.9.8 Notch Pathway und Gamma Sekretase 78
3.9.9 Hemmstoffe der Ornithindecarboxylase 79

3.10 Weitere Immunonkologika – nach ICIs ... 80
3.10.1 Hämatologie in Fahrt – von CAR-T-Zellen und TRUCKs, the living drugs 80
3.10.2 Verfahren und Wirkprinzip ... 80
3.10.3 Das TRUCK-Konzept ... 81
3.10.4 Wie kommen die Zellen in den Patienten? ... 82
3.11 Vakzinierung ... 83
3.11.1 Prophylaktische Vakzinierung ... 83
3.11.2 Therapeutische Vakzinierung ... 84
3.12 Wirkprinzip Antiangiogenese (mit moAK und nmKI) ... 85
3.13 Zur Namensgebung von Wirkstoffen („-inib",„-tinib",„-anib",„-mab",„-mub") ... 86
3.14 Mechanismen der Zytostatikaresistenz ... 91
3.14.1 Kinetische Resistenz ... 92
3.14.2 Genetische Resistenz ... 92
3.14.3 Erworbene Resistenz (Acquired Resistance) ... 92
3.14.4 Verminderter Arzneistofftransport durch die Zellmembran ... 93
3.14.5 Reduzierte intrazelluläre Stoffaktivierung ... 94
3.14.6 Veränderte oder erhöhte Menge intrazellulärer Zielmoleküle ... 94
3.14.7 Veränderte Menge extrazellulärer Zielmoleküle ... 95
3.14.8 Erhöhte intrazelluläre Entgiftung ... 95
3.14.9 Erhöhte Reparaturkapazität ... 101
3.14.10 Unterdrückung apoptotischer Signalwege ... 101
3.15 Resistenzen gegen monoklonale Antikörper – non-Checkpoint-Inhibitoren ... 102
3.16 Resistenzen gegen monoklonale Antikörper – speziell Checkpoint-Inhibitoren ... 103
3.16.1 Mechanismen intrinsischer Resistenz ... 104
3.16.2 Mechanismen extrinsischer Resistenz ... 105
3.16.3 Weitere Immuncheckpoints nicht-CTLA4/PD-1/PD-L1 ... 108
3.16.4 Enzyme und Mikrobiom ... 109
3.17 Überwindung der ICI-Resistenzen? ... 110
3.17.1 Resistenzen gegen CAR-T-Zellen ... 111
3.17.2 Überwindung der CAR-T-Zellresistenzen? ... 114
4 Wechselwirkungen von Zytostatika mit anderen Arzneimitteln ... 116
4.1 Wechselwirkungen bei der Absorption ... 117
4.2 Wechselwirkungen bei der Verteilung ... 118
4.3 Wechselwirkungen beim Metabolismus ... 118
4.4 Wechselwirkungen bei der Ausscheidung ... 120
4.5 Wechselwirkungen an aktiven Transportsystemen ... 121
4.6 Spezifische Wechselwirkungen von klassischen Zytostatika ... 122
4.7 Spezifische Wechselwirkungen von neuen oralen Antitumortherapeutika ... 126
4.8 Umgang mit Wechselwirkungen ... 129

B Durchführung der Chemotherapie 130
1 Applikation von Zytostatika – Möglichkeiten und Hilfsmittel 130
1.1 Systemische Applikation 130
1.1.1 Intravenös 130
1.1.2 Intramuskulär/Subkutan 137
1.2 Orale Gabe 138
1.2.1 Einnahmezeitpunkte 140
1.2.2 Food-Effekte – Einfluss der Nahrung 141
1.2.3 Weitere Nahrungs- und Bioverfügbarkeitsphänomene 146
1.3 Lokoregionale Applikation 149
1.3.1 Intraarteriell 149
1.3.2 Chemosaturation/Chemofiltration 149
1.3.3 Intraperitoneal 150
1.3.4 Hypertherme intraperitoneale CTX – HIPEC und PIPAC 150
1.3.5 Intrathekal, intraventrikulär 151
1.3.6 Intravesikal 152
1.3.7 Topische Applikation auf die Haut 152
1.4 Abschließende Bemerkungen zu Infusionen 153
1.5 Applikation von Zytostatika unter pflegerischem Aspekt 155
1.5.1 Zentralvenöse Kathetersysteme 155
1.5.2 Implantierbare Systeme – venöses Portsystem 158
1.5.3 Portsystem anstechen 159
1.5.4 PICC-Line-Katheter 161
1.5.5 Pumpensysteme 161
2 Zubereitung von Zytostatika 163
2.1 Zubereitung 165
2.1.1 Räume 165
2.1.2 Sicherheitswerkbänke/Zytostatikawerkbänke 166
2.1.3 Persönliche Schutzausrüstung 167
2.1.4 Unbeabsichtigte Freisetzung von Zytostatika (Spillkit) 169
2.2 Verpackung, Transport und Entsorgung 170
2.3 Pharmazeutische Aspekte der Herstellung und Applikation von Zytostatika 171
2.4 Kompatibilität/Inkompatibilität beim Zubereiten und Anwenden 172
2.5 Verabreichung von Zytostatika 174
2.6 Arbeitsschutzrechtliche Bestimmungen 178
2.6.1 Betriebsanweisung und mündliche Unterweisung 178
2.6.2 Technische Regeln für Gefahrstoffe (TRGS) 178
2.6.3 Behördlich und berufsgenossenschaftlich anerkannte Verfahren (BuBaV) 179
2.7 Die Durchführung der zytostatischen Therapie aus pflegerischer Sicht 179
2.7.1 Die Verantwortlichkeit des Pflegepersonals bei der Ausführung ärztlicher Tätigkeiten 180

3 Verhalten bei Paravasaten ... 181
3.1 Einteilung der Zytostatika in Irritanzien bzw. Vesikanzien ... 182
3.2 Klinischer Verlauf ... 191
3.3 Risikofaktoren für Paravasate ... 192
3.4 Risikominimierung und Präventionsmaßnahmen ... 193
3.5 Primäre Allgemeinmaßnahmen bei Extravasationen ... 194
3.6 Antidota ... 194
3.7 Substanzspezifische Maßnahmen ... 196
3.8 Zusammenfassung ... 198

C Tumorassoziierte Komplikationen ... 202
1 Hirnmetastasen/Meningeosis carcinomatosa ... 202
1.1 Ätiologie ... 202
1.2 Symptomatik ... 202
1.3 Diagnostik ... 202
1.4 Therapie/Pflege ... 203
1.5 Prognose ... 204
2 Hyperkaliämie/Hypokaliämie ... 204
2.1 Definition ... 204
2.2 Pathophysiologie ... 204
2.3 Symptomatik ... 205
2.4 Diagnostik ... 205
2.5 Therapie/Pflege ... 205
3 Hyperkalzämie/Hypokalzämie ... 206
3.1 Definition ... 206
3.2 Pathophysiologie ... 206
3.3 Symptomatik ... 207
3.4 Diagnostik ... 207
3.5 Therapie/Pflege ... 207
3.6 Prognose ... 208
4 Hypernatriämie/Hyponatriämie ... 208
5 Paraneoplastische Erkrankungen ... 208
5.1 Definition ... 208
5.2 Paraneoplastische Hautveränderungen ... 209
5.3 Syndrom der inadäquaten ADH-Sekretion (SIADH-Syndrom) ... 210
5.4 Paraneoplastisches Cushing-Syndrom ... 210
5.5 Paraneoplastische Hyperkalzämie ... 211
5.6 Lambert-Eaton-Syndrom ... 211
5.7 Paraneoplastische zerebelläre Degeneration ... 211
5.8 Polioenzephalopathie und Myelopathie ... 211

5.9 Paraneoplastische Polyneuropathien 212
5.10 Polymyositis und Dermatomyositis 212
5.11 Paraneoplastische Osteoarthropathie 213
6 Pathologische Fraktur 214
6.1 Definition 214
6.2 Pathophysiologie 214
6.3 Symptomatik 214
6.4 Diagnostik 214
6.5 Therapie/Pflege 215
6.6 Prognose 215
7 Querschnittsymptomatik 215
7.1 Ätiologie 215
7.2 Diagnostik 216
7.3 Therapie/Pflege 216
7.4 Komplikationen 217
8 Seröse Ergüsse 217
8.1 Definition und Pathophysiologie 217
8.2 Symptomatik 217
8.3 Diagnostik 218
8.4 Therapie/Pflege 218
9 Thrombosen und Embolien 219
9.1 Definition 219
9.2 Pathophysiologie 220
9.3 Symptomatik 220
9.4 Diagnostik 220
9.5 Therapie/Pflege 221
10 Vena-cava-Kompressionssyndrom und obere Einflussstauung 222
10.1 Definition und Pathophysiologie 222
10.2 Symptomatik 223
10.3 Diagnostik 223
10.4 Therapie/Pflege 223
11 Verbrauchskoagulopathie (= disseminierte intravasale Gerinnung) 224
11.1 Definition 224
11.2 Ätiologie 224
11.3 Pathophysiologie 224
11.4 Symptomatik 225
11.5 Diagnostik 225
11.6 Therapie/Pflege 225

D Nebenwirkungen/Organtoxizitäten und pflegerische Maßnahmen 227
1 Fatigue (tumorbedingt) 227
1.1 Ursache 228
1.2 Symptome 228
1.3 Diagnostik 228
1.4 Interventionen 230
1.5 Steigerung der körperlichen Aktivität 230
1.6 Therapeutische Maßnahmen/Medikamente 231
1.7 Pflegeinterventionen 231
2 Gastrointestinale Toxizität 233
2.1 Ursache 233
2.2 Symptome 234
2.3 Diarrhö durch zytostatische Chemotherapie oder Tyrosinkinase-Inhibitoren . 234
2.3.1 Ursache 234
2.3.2 Symptome 234
2.3.3 Diagnostik 235
2.3.4 Therapeutische Interventionen 236
2.3.5 Pflegerische Maßnahmen 236
2.4 Gastritis und Ösophagitis 237
2.4.1 Ursache 237
2.4.2 Symptome 238
2.4.3 Diagnose 238
2.4.4 Therapeutische Interventionen 238
2.4.5 Pflegerische Maßnahmen 238
2.5 Stomatitis/Mukositis 239
2.5.1 Ursache 239
2.5.2 Präventive Maßnahmen 241
2.5.3 Diagnostik 242
2.5.4 Behandlung bei bestehender Stomatitis / Pflegerische Maßnahmen 243
2.6 Xerostomie 248
2.6.1 Ursache 248
2.6.2 Symptome 248
2.6.3 Therapeutische/Pflegerische Maßnahmen 248
2.7 Seltene gastrointestinale Toxizitäten 249
3 Gonadale Toxizität (Keimdrüsenschädigung) 249
3.1 Ursache 249
3.2 Prävention und Therapie 250
3.3 Mutagenität und Teratogenität 250

4 Hämatologische Toxizitäten ... 251
4.1 Allgemeine Grundlagen der Knochenmarkdepression ... 251
4.1.1 Diagnostik ... 251
4.1.2 Ursache ... 251
4.1.3 Symptome ... 252
4.2 Anämie ... 252
4.2.1 Diagnostik ... 252
4.2.2 Ursache ... 252
4.2.3 Symptome ... 253
4.2.4 Therapeutische Interventionen ... 253
4.2.5 Pflegerische Maßnahmen ... 254
4.3 Leukozytopenie (= Leukopenie) ... 255
4.3.1 Diagnostik ... 255
4.3.2 Symptome ... 255
4.3.3 Therapeutische Interventionen ... 256
4.3.4 Pflegerische Maßnahmen ... 257
4.4 Thrombozytopenie (= Thrombopenie) ... 258
4.4.1 Diagnostik ... 258
4.4.2 Ursachen ... 259
4.4.3 Symptome ... 259
4.4.4 Therapeutische Interventionen ... 259
4.4.5 Pflegerische Maßnahmen ... 260
5 Hepatotoxizität ... 263
5.1 Ursache ... 263
5.2 Symptome ... 263
5.3 Diagnostik ... 263
5.4 Therapie ... 263
6 Immunologische Toxizität (Allergien, Hypersensitivitätsreaktionen) ... 264
6.1 Ursache ... 265
6.2 Symptome ... 265
6.3 Therapeutische Interventionen ... 265
6.4 Pflegerische Maßnahmen ... 266
7 Sekundäre Immundefekte ... 267
7.1 Allgemeines und Definitionen ... 267
7.2 Klinische Symptomatik ... 267
7.3 Diagnostik ... 268
7.4 Therapie ... 269
7.4.1 Antimikrobielle Prophylaxe ... 269
7.4.2 Impfungen ... 269
7.4.3 Immunglobulinsubstition ... 270

8 Kardiotoxizität ... 272
8.1 Ursache ... 272
8.2 Symptome ... 273
8.3 Therapeutische/Pflegerische Maßnahmen ... 274
9 Kieferknochennekrose ... 274
9.1 Ursache ... 275
9.2 Symptome ... 275
9.3 Diagnostik ... 275
9.4 Therapie ... 275
10 Medikamenteninduziertes Fieber ... 276
10.1 Ursache ... 276
10.2 Therapeutische Interventionen ... 276
11 Nebenwirkungen einer Kortikosteroidbehandlung ... 277
11.1 Hautveränderungen ... 277
11.2 Störungen im Glukosestoffwechsel ... 277
11.3 Hypertonie ... 278
11.4 Osteoporose ... 278
11.5 Veränderungen im Protein- und Fettstoffwechsel ... 278
11.6 Leukozytose ... 279
11.7 Weitere Nebenwirkungen ... 279
12 Neurotoxizität ... 279
12.1 Ursache ... 279
12.2 Symptome ... 280
12.3 Therapeutische/Pflegerische Maßnahmen ... 280
12.4 Pflegerische Maßnahmen aus dem komplementärmedizinischen Bereich . 281
13 Pulmonale Toxizität ... 282
13.1 Ursache ... 282
13.2 Symptome ... 283
13.3 Diagnostik ... 283
13.4 Medikamentös induzierte interstitielle Lungenerkrankung DI-ILD (Drug Induced Interstitial Lung Disease) ... 283
13.4.1 Symptome ... 284
13.4.2 Diagnose ... 285
13.4.3 Therapeutische Maßnahmen ... 285
13.4.4 Arbeitshilfe für die Praxis ... 285
13.5 Therapie ... 287
14 Renale Toxizität ... 287
14.1 Ursache ... 287
14.2 Symptome ... 287

14.3 Diagnostik ... 287
14.4 Therapeutische/Pflegerische Maßnahmen ... 288
15 Toxizität von Haut und Hautanhangsgebilden ... 288
15.1 Akne/Rash ... 288
15.1.1 Ursache ... 288
15.1.2 Symptome ... 288
15.1.3 Therapie ... 289
15.2 Alopezie ... 289
15.2.1 Ursache ... 289
15.2.2 Therapeutische Interventionen ... 289
15.2.3 Pflegerische Maßnahmen ... 290
15.3 Hand-Fuß-Syndrom ... 291
15.3.1 Ursache ... 291
15.3.2 Symptome ... 291
15.3.3 Therapeutische/Pflegerische Maßnahmen ... 291
15.4 Hyperpigmentation ... 291
15.4.1 Ursache ... 292
15.4.2 Symptome ... 292
15.4.3 Therapeutische/Pflegerische Maßnahmen ... 292
15.5 Nagelveränderungen ... 292
15.5.1 Ursache ... 292
15.5.2 Therapeutische/Pflegerische Maßnahmen ... 292
15.6 Photosensitivität ... 293
15.6.1 Ursache ... 293
15.6.2 Symptome ... 293
15.6.3 Therapeutische/Pflegerische Maßnahmen ... 293
16 Schädigung von Sinnesorganen ... 293
16.1 Ototoxizität ... 293
16.2 Gustatorische Schädigungen ... 294
16.3 Ophthalmologische Toxizität ... 294
17 Thyreotoxizität ... 295
17.1 Ursache ... 295
17.2 Symptome ... 295
17.3 Diagnostik ... 296
17.4 Therapie ... 296
18 Tumorlysesyndrom ... 296
18.1 Ursache ... 296
18.2 Symptome ... 297
18.3 Diagnostik ... 297
18.4 Therapie ... 297
18.5 Prognose ... 298

19 Übelkeit und Erbrechen (CINE) 298
19.1 Ursache 298
19.2 Therapeutische Interventionen 300
19.3 Pflegerische Maßnahmen 302
19.4 Patienteninformation und Beratung 303
19.5 Assessment / Erfassen und Beurteilen 304
19.6 Pflegerische unterstützende Maßnahmen/Interventionen 305
20 Spezielle Nebenwirkungen bei immunonkologischen Therapien 306
20.1 irAEs – immune related Adverse Events, nicht hämatologisch 306
20.1.1 Hauttoxizität immunonkologischer Therapien 307
20.1.2 Intestinale Toxizität immunonkologischer Therapien 307
20.1.3 Hepatotoxizität immunonkologischer Therapien 308
20.1.4 Endokrinologische Toxizitäten 308
20.1.5 Pneumonitis 309
20.1.6 Myokarditis und kardiale Ereignisse 309
20.1.7 Immunogene Pankreatitis 310
20.1.8 Nephritis und Niereninsuffizienz 310
20.1.9 Neurologische Toxizitäten 311
20.1.10 Myositis 311
20.2 Hämatologische irAEs (hem-irAEs) 311
20.3 Fortführung der Immuntherapie nach toxizitätsbedingter Unterbrechung 312
20.4 Einfluss einer Steroidtherapie auf die onkologische Prognose 313
20.5 Glukokortikoide im Rahmen der Antiemes bei Kombinationstherapien von ICI mit konventioneller CTX 313
21 Dokumentationsbogen 314
21.1 Common Terminology Criteria for Adverse Events (NCI-CTCAE) Version 5.0 314
21.2 Allgemeine Terminologie und Merkmale unerwünschter Ereignisse 315
21.3 Patient-Reported Outcomes version of the Common Terminology Criteria for Adverse Events (PRO-CTCAE™) 315
21.4 Patiententagebuch und mehr als App 316

E Schmerz 317
1 Therapeutische Interventionen 317
2 Pflegerische Maßnahmen 322
2.1 Expertenstandard „Schmerzmanagement in der Pflege" 322
2.1.1 Zielsetzung des Schmerzmanagements 323
2.1.2 Begründung 323
2.1.3 Fünf Aufgabenkomplexe der Pflege 323
2.1.4 Konzept der stabilen oder instabilen Schmerzsituation 324
3 Schmerzerfassung (Assessment) 325
4 Durchführung der medikamentösen Therapie 325

5 Nicht medikamentöse Schmerztherapie ... 326
6 Information, Schulung und Beratung von Patientinnen und Patienten sowie Angehörigen ... 328
6.1 Häusliche Versorgung von Menschen mit Schmerzen ... 329

F Ernährungstherapie bei Tumorpatienten ... 331
1 Begriffsdefinitionen und Zahlen ... 331
2 Screening des Ernährungsstatus ... 332
3 Empfehlungen zum Lebensstil ... 333
4 Nahrungsergänzungsmittel ... 333
5 Krebsdiäten ... 334
6 Ernährungsberatung vs. Ernährungstherapie ... 334
6.1 Beantragung einer Ernährungstherapie ... 334
6.2 Ernährungstherapie bei ungewollter Gewichtsabnahme ... 335
6.2.1 Arten von Trinknahrungen ... 336
6.2.2 Verordnungsfähigkeit von Trinknahrung ... 336
6.3 Ernährungstherapie bei therapiebedingten Nebenwirkungen ... 337
7 Gewichtsveränderungen und weitere Symptome ... 337
7.1 Gewichtsverlust und Appetitlosigkeit ... 338
7.2 Verstopfung ... 338
7.3 Durchfall ... 338
7.4 Blähungen ... 338
7.5 Übelkeit und Erbrechen ... 339
7.6 Entzündungen im Mund- und Rachenraum (Mukositis) ... 339
7.7 Geschmacksveränderungen ... 339
8 Ernährung in der palliativen Phase ... 339
8.1 Krankheitsphasen in der Palliativsituation ... 339
8.2 Gezielte Symptomlinderung in der terminalen Phase ... 340

G Gesprächsführung im onkologischen Alltag ... 344
1 Sprache als Mittel zum Ziel ... 344
1.1 Kommunikation als Instrument ... 345
1.2 Die Sprache des Körpers ... 345
1.3 Worte schaffen Wirklichkeiten ... 347
2 Methoden, Techniken und Tipps für das Patientengespräch ... 348
2.1 Balance in der Gesprächsführung – Führung übernehmen und abgeben ... 349
2.2 Gesprächsstruktur vermittelt Haltung ... 350
3 Bewusste Kommunikation ... 352
4 Arzt- und Patientengespräche ... 353
4.1 Aufklärungsgespräch ... 353
4.2 Stationsvisite / Onkologische Sprechstunde ... 355
4.3 Therapieabschlussgespräch ... 355
4.4 Patientenerklärung ... 356

H Soziale Arbeit in der Onkologie 358
1 Aktuelle Situation 358
2 Geschichte der Sozialen Arbeit in der Onkologie 358
3 Soziale Auswirkungen einer onkologischen Erkrankung 359
3.1 Erstdiagnose und Erstbehandlung 360
3.2 Wiederauftreten der Erkrankung / Rezidiv 362
3.3 Palliative Phase 363
4 Methoden der Sozialen Arbeit in der Onkologie 364
4.1 Beratung 364
4.2 Casemanagement 364
4.3 Krisenintervention 365
4.4 Empowerment 365
5 Wo gibt es Unterstützung? 365
5.1 Ansprechpartner 365
5.2 Nützliche Adressen 366

I Psychosoziale Onkologie (Psychoonkologie) 367
1 Psychoonkologie im Nationalen Krebsplan, in Zertifizierungskriterien und Leitlinien 368
2 Krebs in Deutschland 369
3 Leben mit Krebs 369
4 Belastungen und Betreuungsbedarf 371
5 Psychoonkologische Unterstützung 374
6 Hämatopoetische Stammzelltransplantation – psychosoziale Aspekte 378
7 Pflegende erkennen psychosozialen Betreuungsbedarf 381
8 Möglichkeiten der Selbsthilfe 382

K Palliative Care und Hospizarbeit 385
1 Definition und Geschichte 385
2 Das Konzept des Total Pain 386
3 Ziele und Prinzipien der Palliative Care und der Hospizbegleitung 387
4 Strukturen, gesetzliche Anforderungen und Rahmenbedingungen der Palliativversorgung in Deutschland 388
5 Kurativ oder palliativ? 389
5.1 Wann ist ein onkologischer Patient ein Palliativpatient? 389
5.2 Häufige Symptome von Palliativpatienten in der letzten Lebensphase 390

L Spiritualität im Gesundheitswesen 394
1 Spirituelle Anamnese erheben: SPIR 394
2 Spirituelle Praxis im Arbeitsalltag 395
2.1 Rahmenbedingungen und Aufgabe spiritueller Praxis 395
2.2 Spiritualität im Kontakt 395
3 Spirituelle Belastungsreaktionen 396

4 Gesundheitsfördernde Funktionen der Spiritualität und Religion? ... 396
4.1 Entspannungsreaktion ... 396
4.2 Wirksamkeit von Spiritualität und Religion ... 397
5 Spirituelle Bedürfnisse und Seelsorge bei Sterbenden ... 397

M Trauer und Bestattung ... 399
1 Vorgehen unmittelbar nach dem Versterben des Patienten oder der Patientin ... 399
2 Trauerwege gestalten ... 399
3 Leitfaden für die psychische Erste Hilfe bei trauernden Kindern: WINNETOU ... 400
4 Bestattung – traditionell geprägtes Ritual oder individuelle Gestaltung? ... 401
5 Bestattung im multikulturellen Kontext ... 401
5.1 Bestattung konkret ... 401
5.2 Was ist bei einem Sterbefall zu tun? ... 402

N Zytostatika ... 404
1 Lösungs- und Applikationsvorschriften für Zytostatika/ parenterale Antitumortherapie ... 404
2 Klassifikation von akuten Nebenwirkungen inklusive Laborabnormalitäten ... 436
3 Tabellarische Übersicht über wichtige Nebenwirkungen von Zytostatika ... 436
3.1 Grad der Toxizität (im therapeutischen Bereich) ... 436
3.2 Emetogene Potenz ... 437

O Anhang ... 479
1 Klassifikation des Allgemeinzustandes eines Tumorpatienten ... 479
2 Abkürzungen in der Onkologie ... 480
3 Glossar ... 485
4 Standardliteratur für Pflege ... 494
5 Adressen und Websites ... 494
6 Bildnachweis ... 495

A Grundlagen

Norbert Schleucher, Jürgen Barth

1 Onkologische Therapieziele

Einer onkologischen Therapie können verschiedene Zielsetzungen zugrunde liegen, die vor Therapiebeginn definiert werden müssen.

1.1 Kurative Therapie

Eine kurative Therapie hat das Ziel, eine Heilung im Sinne einer dauerhaften Tumorfreiheit zu erreichen. Voraussetzung dafür ist bei einem operativen Vorgehen die vollständige Entfernung des Tumors mit einem ausreichenden Sicherheitsabstand (R0-Resektion). Voraussetzung bei einer medikamentösen oder radioonkologischen Therapie ist eine vollständige Tumorrückbildung (siehe auch Abschnitt Remissionsdefinitionen).

1.2 Adjuvante Therapie

Das Ziel einer adjuvanten Therapie ist die Reduktion des Rezidivrisikos durch Elimination bildgebend nicht darstellbarer Mikrometastasen. Dabei erfolgt eine medikamentös-zytostatische Behandlung, eine Strahlentherapie oder eine Kombination beider Verfahren im Anschluss an eine chirurgisch komplette Tumorresektion. Eine adjuvante Therapie wird in bildgebend und laborchemisch (= negative Tumormarker) vollständiger Tumorfreiheit durchgeführt. Sie ist erforderlich bei Tumoren, die ein hohes postoperatives Rezidivrisiko aufweisen, wie beispielsweise das Mammakarzinom, das kleinzellige Bronchialkarzinom oder das lokal fortgeschrittene Kolonkarzinom.

1.3 Erhaltungstherapie

Unter einer Erhaltungstherapie versteht man eine medikamentöse Therapie, die beginnt nachdem der Patient auf die vorangehende Behandlung in Form einer kompletten oder partiellen Remission (CR/PR) oder mit Erreichen einer stabilen Erkrankung (SD) angesprochen hat. Das Ziel einer Erhaltungstherapie ist die Verlängerung des progressionsfreien Überlebens, d.h. die Verlängerung der Zeit bis zur nächsten Therapielinie. Damit wird eine Erhaltungstherapie in der Regel bis zur Erkrankungsprogression durchgeführt (sofern sie ausreichend verträglich ist und keine gravierende Toxizität auftritt). Oftmals resultiert daraus auch eine Verlängerung des Gesamtüberlebens.

Ein historisches Beispiel einer Erhaltungstherapie ist die Interfon-Erhaltung bei malignen Lymphomen. Diese wurde durch die Erhaltungstherapie mit Rituximab verdrängt, welche auch heute noch bei verschiedenen Lymphomen (follikuläres NHL, Mantelzell-Lymphom) therapeutischer Standard ist. Beim multiplen Myelom ist die Erhaltungstherapie mit Lenalidomid ebenfalls ein therapeutischer Standard, auch nach Durchführung einer Stammzelltransplantation. Auch eine Erhaltung mit Bortezomib ist beim Myelom möglich.

Auch bei soliden Tumoren sind Erhaltungstherapien weit verbreitet. Vorreiter war hier das nicht-kleinzellige Bronchialkarzinom, bei dem Erhaltungstherapien mit Pemetrexed (Paramount-Studie) oder Erlotinib (Saturn-Studie) bereits vor etwa 10 Jahren in die Praxis eingeführt wurden. Heute erfolgen diese Erhaltungsbehandlungen bei NSCLC jedoch auf Basis immunologischer Therapien mit Checkpoint-Inhibitoren: Die Therapie beginnt mit einer Chemo-Immuntherapiekombination und nach 2-4 kombinierten Behandlungszyklen wird die Chemotherapie beendet und die Immuntherapie bis zum Progress fortgeführt. Beispiele sind die Durvalumab-Erhaltung im Stadium III B nach kombinierter Chemo-Strahlentherapie, wobei in diesem Setting zuerst die Chemo-Radiotherapie erfolgt und im Anschluss die Durvalumab-Erhaltung, oder die Keynote 189 Studie, bei der mit kombinierter Chemo-Immuntherapie gestartet wird und nach 4 Zyklen auf die Pemetrexed-Erhaltung deeskaliert wird. Beim nicht-kleinzelligen Bronchialkarzinom sind auch Erhaltungstherapien mit Atezolizumab in Kombination mit Bevacizumab (VEGF Antikörper) möglich (IMPower 150 Studie) oder Erhaltungstherapien mit zwei Checkpoint-Inhibitoren Nivolumab plus Ipilimumab in Kombination (Checkmate 9LA Studie). Bei der letztgenannten Kombination erfolgen nur noch 2 Behandlungszyklen mit platinbasierter Chemotherapiedoublette und den 2 Checkpoint-Inhibitoren, danach wird die Behandlung mit der dualen Checkpoint-Inhibitor-Kombination fortgeführt.
Beim kolorektalen Karzinom erfolgen Erhaltungstherapien in Form von Deeskalationen der Therapie. Die Kombinationstherapie FOLFOX, FOLFIRI oder FOLFIRNOX in Kombination mit einem EGFR- oder VEGF-Antikörper wird im Verlauf auf 5-FU/Folinsäure oder Capecitabin plus Antikörper deseskaliert und dann bis zum Progress fortgeführt.
Ein weiteres Beispiel für eine Erhaltungstherapie ist die Avelumab-Erhaltung beim Harnblasenkarzinom (Javelin Bladder 100 Studie) nach Ansprechen auf eine Platin / Gemcitabintherapie.
Beim Ovarialkarzinom werden in der ersten und zweiten Therapielinie Erhaltungstherapien mit PARP-Inhibitoren durchgeführt, in der ersten Linie auch in Kombination mit Bevacizumab.
Formal kann auch die antihormonelle Therapie beim Mammakarzinom nach Erreichen einer Remission durch eine Chemotherapie als Erhaltungstherapie aufgefasst werden (antihormonelle Erhaltung). Im Gegensatz dazu ist die kombinierte Therapie mit einem Aromatasehemmer plus CDK 4/6 Inhibitor, die über den gesamten Therapieverlauf nicht modifiziert wird KEINE Erhaltungstherapie sondern eine Therapie bis zum Progress.

1.4 Neoadjuvante (= präoperative) Therapie

Eine neoadjuvante Therapie hat das Ziel, die zum Diagnosezeitpunkt bestehende Tumorlast zu minimieren und dadurch die Resultate der chirurgischen Tumorresektion zu verbessern bzw. einen fortgeschrittenen, inoperablen Tumor sekundär resektabel zu machen. Es kommen die zytostatische Chemotherapie, die Bestrahlung oder die kombinierte Chemostrahlentherapie zum Einsatz. Eine neoadjuvante Behandlung erfolgt bei fortgeschrittenen Tumoren, die technisch nicht resektabel sind, mit dem Ziel, diese Tumoren sekundär resezieren zu können. Weiter erfolgen neoadjuvante Chemotherapien bei Tumoren, die zwar technisch, nicht aber prognostisch resektabel sind, d. h. bei fortgeschrittenen Tumoren mit schlechter Prognose trotz kompletter Resektion. Eine neoadjuvante Behandlung sollte immer dann angestrebt werden, wenn adjuvante Therapiemodalitäten keine Prognoseverbesserung erreichen können. Als Beispiele gelten das nicht-kleinzellige Bronchialkarzinom oder die Malignome von Ösophagus und Magen.
Die präoperative Reduktion der Tumorlast wird auch als Down-Staging bezeichnet, d. h. durch die neoadjuvante Therapie wird der Tumor in ein niedrigeres Stadium überführt.

1.5 Additive (= ergänzende) Therapie

Unter einer additiven Therapie versteht man alle medikamentösen oder radiotherapeutischen Maßnahmen nach einer inkompletten chirurgischen Resektion, d. h. bei Verbleib mikroskopischer (R1-Resektion) oder makroskopischer (R2-Resektion) Tumorreste nach einer Operation.

1.6 Palliative Therapie (palliative Chemo-/Strahlentherapie)

Das Ziel einer palliativen Therapie ist die Verlängerung der Überlebenszeit bei nicht heilbaren Patienten sowie die Linderung tumorbedingter Symptome bzw. der Erhalt der Lebensqualität. Die Basis der palliativen Behandlung bildet zumeist die Chemotherapie.
Bei einer palliativen Chemotherapie ist die Therapieintensität zur Vermeidung von Nebenwirkungen geringer als bei adjuvanten oder neoadjuvanten kurativen Therapien. Bei palliativen Chemotherapien ist es von besonderer Bedeutung, die erwartete Wirkung in Relation zu den möglichen therapieassoziierten Nebenwirkungen zu setzen.
Es können jedoch auch Strahlentherapie und Chirurgie in ein palliatives Konzept integriert werden, z. B. palliative Bestrahlung einer schmerzhaften Knochenmetastase, Anlage einer Gastroenterostomie bei stenosierenden Darmtumoren oder operative Fixation frakturgefährdeter Wirbelkörper.
Neben diesen „spezifischen“ Therapien gehören beispielsweise auch Schmerz- und Ernährungstherapien in den Bereich der palliativen Therapie. Die begriffliche Abgrenzung zu supportiven und symptomatischen Therapien ist fließend.

1.7 Supportive (= unterstützende) Therapie

Als supportive Maßnahmen werden alle unspezifischen Maßnahmen – neben onkologisch spezifischer Chemotherapie, Strahlentherapie und Operation – zusammengefasst. Darunter fallen z. B. Begleitmaßnahmen gegen die Nebenwirkungen einer Chemo- oder Strahlentherapie, wie die Gabe von Antiemetika bei Übelkeit, Antibiotika bei Infektionen, Bluttransfusionen bei Anämie oder parenterale Ernährung bei Tumorkachexie. Die bestmögliche Supportivtherapie unter Ausschöpfung aller zur Verfügung stehenden Möglichkeiten wird als „best supportive care" (BSC) bezeichnet.

1.8 Symptomatische Therapie

Die symptomatische Therapie ist ein Teilgebiet der Supportivtherapie. Eine symptomatische Behandlung soll tumorbedingte Beschwerden lindern, sie hat jedoch keinen Einfluss auf den Verlauf des Tumorleidens. Beispiele sind die Gabe von Schmerzmitteln, fiebersenkenden Medikamenten oder Hustenblockern.

1.9 Individualisierte Therapieansätze

Neue molekulare Therapiemöglichkeiten haben dazu geführt, die Systemtherapie für die Patienten individuell zu gestalten und auszuwählen. So kommt bei der Therapie des nicht-kleinzelligen Bronchialkarzinoms heute der histologischen Sub-Entitiät eine wichtige Bedeutung bei der Auswahl der Chemotherapie zu, z. B. kein Pemetrexed und kein Bevacizumab bei Plattenepithelkarzinomen zu applizieren. Darüber hinaus führen jedoch Überexpressionen bestimmter Wachstumsfaktorrezeptoren zu Therapiemöglichkeiten, die sich an den biologischen Gegebenheiten des Tumors orientieren. Beispiele sind die Therapie des kolorektalen Karzinoms mit dem EGFR-Antikörper Cetuximab bei EGFR-Überexpression des Tumors oder die hohen Ansprechraten von nicht-kleinzelligen Bronchialkarzinomen bei Mutation des EGF-Rezeptors. Diese vor Therapiebeginn bestimmten molekularen Marker eines Tumors werden auch als Biomarker bezeichnet. Teilweise kann anhand solcher Biomarker auch die Wirkungslosigkeit einer entsprechenden Therapie vorausgesagt werden, z. B. kras-Mutation und fehlendes Ansprechen auf Cetuximab beim kolorektalen Karzinom oder fehlendes Ansprechen auf Erlotinib beim nicht-kleinzelligen Bronchialkarzinom. Für weitere Einzelheiten siehe Abschnitt Anti-EGFR-Strategien.

1.10 Biomarker und molekular-pathologische Diagnostik

Im Zuge der zunehmenden Diversifizierung der zielgerichteten Therapien kommt der Bestimmung von Biomarkern und der molekular-pathologischen Diagnostik eine immer größere Bedeutung zu.

Dabei unterscheidet man zunächst zwischen prognostischen und prädiktiven Biomarkern.

Ein prädiktiver Biomarker hat eine Aussagekraft bezüglich des Ansprechens oder Nicht-Ansprechens einer zielgerichteten Therapie. Beispiele sind die Bestimmung der c-kit

Mutation bei gastrointestinalen Stromatumoren oder die Bestimmung der EGFR-Mutation beim nicht-kleinzelligen Bronchialkarzinom, mit denen ein hervorragendes Ansprechen auf entsprechende Tyrosinkinase-Inhibitoren prätherapeutisch vorausgesagt werden kann. Auf der anderen Seite ist die Bestimmung bzw. der Nachweis einer KRAS- oder NRAS-Mutation beim kolorektalen Karzinom ein negativer Prädiktor für eine Therapie mit den EGFR-Antikörpern Cetuximab und Panitumumab. Diese sind bei Nachweis einer K- oder NRAS-Mutation nicht wirksam.

Ein prognostischer Biomarker hat eine Aussagekraft für die Prognose der zugrunde liegenden onkologischen Erkrankung, ohne dass sich daraus in jedem Fall eine Therapie ableiten lässt. Ein Beispiel war bislang die KRAS-Mutation beim nicht-kleinzelligen Bronchialkarzinom. Diese ist mit einer schlechten Prognose verknüpft und eine zugelassene zielgerichtete Therapieoption gibt es nicht (bislang galt KRAS als undrugable). Hier konnten mit Hilfe der molekularen pathologischen Diagnostik und der translationalen Forschung verschiedene KRAS-Mutationen identifiziert werden, von denen die KRAS-G12C-Mutation therapeutisch nutzbar ist. Sie ist das therapeutische Ziel des Tyrosinkinase-Inhibitors Sotorasib.

Ein Biomarker kann auch prognostisch und gleichzeitig prädiktiv sein wie beispielsweise HER2/neu beim Mammakarzinom. Vor Einführung der zielgerichteten Therapien gegen HER2/neu handelte es sich um einen prognostischen Marker, der auf eine ungünstige Erkrankungsprognose mit verkürzter Überlebenszeit hindeutete. Die HER2/neu-Überexpression gilt auch heute noch als Risikofaktor in der adjuvanten Therapie des Mammakarzinoms. Nach Einführung der zielgerichteten Therapien wie Trastuzumab, die nur bei hoher HER2/neu-Überexpression wirksam sind, handelte es sich auch um einen für die Therapie prädiktiven Biomarker und der Einsatz von Anti-HER2/neu-Therapien führt zu einer deutlichen Überlebensverlängerung.

Mit der Entwicklung von Immuncheckpoint-Inhibitoren gelang in den letzten Jahren ein Durchbruch in der Tumortherapie. Immuncheckpoint-Inhibitoren aktivieren die Immunabwehr gegen Tumoren, indem sie die immunhemmende Wirkung spezifischer, als Kontrollpunkte agierender Zelloberflächenproteine, der sogenannten Checkpoints, aufheben.

Die bisher zugelassenen Immuncheckpoint-Inhibitoren, gegen die Checkpoints CTLA 4 und PD-1/PD-L1 gerichtete monoklonale Antikörper, werden in verschiedenen Tumorentitäten wie Melanom, Lungen, Nieren, Urothelkarzinom oder Kopf-Hals-Tumoren sowie dem Hodgkin-Lymphom eingesetzt.

Wie oben bereits erwähnt dienen verschiedene Biomarker zur Personalisierung der Therapie. Für den Einsatz von verschiedenen immunonkologischen Produkten, in verschiedenen Tumorentitäten ist die Testung und das Vorhandensein des Biomarkers PD-L1 Voraussetzung für den Einsatz. Die Bestimmung und das Vorhandensein von PD-L1 als Biomarker erfüllen somit bereits viele Kriterien eines personalisierten Therapieansatzes.

Für immunonkologische Therapien gilt PD-L1 (= Programmed Death Ligand 1) somit als Biomarker für die Therapie mit Immuncheckpoint-Inhibitoren. Beim malignen Melanom konnte man die „Höhe" der PD-L1-Expression mit dem Ansprechen auf Immuncheckpoint-Inhibitoren wie Nivolumab oder Pembrolizumab korrelieren: Bei „hoher" Expression fand sich ein hohes und langanhaltendes Ansprechen auf die Monotherapie mit Pembrolizumab oder Nivolumab und eine kombinierte Immuncheckpoint-Hemmung gegen PD-L1 und gleichzeitig auch gegen CTLA4 mit Ipilimumab war nicht erforderlich. Bei „niedriger" PD-L1-Expression war die therapeutische Effizienz gut, aber geringer und die Patienten haben vermehrt von einer kombinierten Therapie profitiert. Dieses Modell beim Melanom hat sich jedoch nicht uneingeschränkt auf andere Tumorentitäten übertragen lassen und insbesondere beim nicht-kleinzelligen Bronchialkarzinom ist die Datenlage heterogen. So sind Atezolizumab und Nivolumab in der Zweitlinientherapie ungeachtet des PD-L1 Status zugelassen (also auch bei negativer Expression), die Zulassung von Pembrolizumab ist jedoch an einen positiven PD-L1-Nachweis gekoppelt. In der Erstlinientherapie des nicht-kleinzelligen Bronchialkarzinoms ist eine Monotherapie mit Pembrolizumab für „hoch" PD-L1-positive Tumoren (^{3} 50%) zugelassen, eine Nivolumab Monotherapie jedoch nicht.
Heterogen sind auch die molekularen Bestimmungsverfahren für PD-L1. Es existieren mindestens 4 verschiedene diagnostische Antikörper für die molekulare pathologische Diagnostik. Es können dabei sowohl Tumorzellen als auch Interstitialzellen angefärbt und analysiert werden. Die Ergebnisse werden dann in %TC oder %IC angegeben. Darüber hinaus gibt es auch Scoring-Systeme wie den Combined Positivity Score (CPS, positiv gefärbte Tumorzellen + positiv gefärbte Immunzellen geteilt durch die Gesamtzahl an Tumorzellen in Prozent) und den Tumor Proportion Score (TPS, Quotient aus positiv gefärbten Tumorzellen und Gesamtzahl der Tumorzellen in Prozent).
Neben gezielten erkrankungsspezifischen Biomarkern gibt es mit NTRK auch einen sog. tumoragnostischen Marker. Dieser ist in geringem Prozentsatz von 1–2% bei nahezu allen Tumoren positiv. Bei Positivität kann eine Behandlung mit Larotrectinib oder Entrectinib unabhängig vom zugrunde liegenden Tumor erfolgen.
Bei Erkrankungen wie dem nicht-kleinzelligen Bronchialkarzinom oder dem kolorektalen Karzinom ist es üblich, mehrere Biomarker vor Therapiebeginn zu bestimmen. Man spricht dann von einem sogenannten Biomarker-Panel. Beim kolorektalen Karzinom umfasst ein solches Panel KRAS, NRAS, BRAF und MSI. Beim nicht-kleinzelligen Bronchialkarzinom, speziell Adenokarzinom, kann ein solches Panel z.B. PD-L1, BRAF, EGFR-Mutation, ALK und ROS1 umfassen und durch NTRK, RET und c-MET zentrumsimmanent erweitert werden.
Die „Maximalvariante" eines Biomarker-Panels ist das Next-Generation-Sequencing (NGS). Beim NGS werden nahezu alle therapierelevanten Marker einschließlich Resistenzmarkern untersucht, aber auch Biomarker, für die keine zielgerichtete Therapie zur Verfügung steht. So entspricht ein NGS einem Multi-Gen-Panel mit einer Vielzahl von Markern (abhängig vom Anbieter) und es können Mutationen, Fusionen, Deletionen und Insertionen am Ge-

nom detektiert werden. Dies ist mit einer klassischen Sanger-Sequenzierung so nicht möglich. Beim NGS werden so alle krankheitsrelevanten Genveränderungen parallel untersucht. Es handelt sich um eine Hochdurchsatz-Sequenzierung.
Die folgende Tabelle gibt einen Überblick über therapeutisch relevante Biomarker. Aufgrund der schnellen Weiterentwicklungen in diesem Bereich erhebt sie jedoch keinen Anspruch auf Vollständigkeit.

Marker	Erkrankung	Zielgerichtete Therapie
BCR / ABL CD 117 (c-kit)	CML GIST	Imatinib
CD-20	B-NHL	Rituximab, Obinutuzumab, (Ofatumumab)
CD-30	M. Hodgkin, T-NHL	Brentuximab-Vedotin
HER2/neu	Mamma- und Magenkarzinom*	Trastuzumab, Trastuzumab Emtansin (TDM1), Pertuzumab, Margetuximab Trastuzumab Deruxtecan Lapatinib, Neratinib, Tucatinib
PIK3CA	Mammakarzinom	Alpelisib
KRAS / NRAS KRAS	Kolonkarzinom NSCLC	Cetuximab / Panitumumab **nicht wirksam!** Orale TKI **nicht wirksam!**
KRAS $G^{12}C$	NSCLC	Sotorasib
RET	NSCLC, Schilddrüsenkarzinom	Pralsetinib, Selpercatinib
EGFR Mutation	NSCLC	Afatinib, Dacomitinib, Erlotinib, Gefitinib, Osimertinib
EGFR $T^{790}M$	NSCLC	Osimertinib
ALK	NSCLC	Alectinib, Brigatinib, Ceritinib, Crizotinib, Lorlatinib
ROS1	NSCLC	Crizotinib, Entrectinib
NTRK	Tumoragnostischer Marker	Larotrectinib, Entrectinib

Marker	Erkrankung	Zielgerichtete Therapie
BRAF(BRAFV^{600})	Melanom Melanom + NSCLC Kolonkarzinom Haarzellen-leukämie	Encorafenib + Binimetinib** Dabrafenib + Trametinib** Vemurafenib + Cobimetinib** Dabrafenib + Trametinib Encorafenib (+Cetuximab)
MSI	Rez. Endometriumkarzinom Kolonkarzinom Tumoragnostischer Marker in USA (FDA)	Dostarlimab, Pembrolizumab, Nivolumab+Ipilimumab
PD-1/PD-L1	Nahezu alle soliden Tumore, Hodgkin-Lymphom	Atezolizumab, Avelumab, Cemiplimab, Durvalumab, Nivolumab, Pembrolizumab, Retifanlimab, Tislelizumab, Toripalimab
c-MET	NSCLC	Capmatinib, Tepotinib
BRCA 1 / 2	Mammakarzinom, Pankreaskarzinom, Ovarialkarzinom***, Prostatakarzinom****	Olaparib, Niraparib, Rucaparib, Talazoparib
HRD	Ovarialkarzinom, Mammakarzinom	Olaparib
FGFR2 oder-3	mUrothelkarzinom Cholangiokarzinom	Erdafitinib Pemigatinib

* Beim Magenkarzinom nur Trastuzumab zugelassen

** Binimetinib, Cobimetinib und Trametinib sind MEK-Inhibitoren, keine BRAF-Inhibitoren

*** Beim Ovarialkarzinom in der Zweitlinienerhaltungstherapie auch ohne BRCA-Mutation zugelassen

**** nur Olaparib zugelassen

Beispiele für klinisch relevante Biomarker in der onkologischen Therapie (Auswahl).

2 Behandlungsverfahren

Als grundlegende Pfeiler der onkologischen Therapie gelten die Operation, die Strahlentherapie und die medikamentöse Tumortherapie. Diese Behandlungsmodalitäten finden entweder einzeln oder in Kombination Anwendung. Wird ein Patient im Rahmen des onkologischen Therapiekonzeptes mit mehreren dieser Behandlungsoptionen therapiert, so spricht man auch von multimodaler Therapie. Beispiele für multimodale Therapien sind die Behandlung lokal fortgeschrittener Bronchial-, Mamma- und Ösophaguskarzinome. Hier beginnt die onkologische Therapie zunächst mit einer zytostatischen Chemotherapie, gefolgt von einer kombinierten Chemostrahlentherapie und einer sekundären Tumorresektion.

2.1 Operative Therapie

Die operative Tumortherapie beschreibt die chirurgische Resektion von Tumoren mit einem ausreichenden Sicherheitsabstand. Die operative Therapie ist Grundlage vieler kurativer Therapiekonzepte. Bei den meisten Tumoren ist eine Kuration nur durch vollständige Entfernung des Tumors zu erzielen. Jedes entfernte Gewebe muss histopathologisch untersucht werden. Bei der Begutachtung durch den Pathologen ist insbesondere die Analyse der Schnittränder von entscheidender Bedeutung. Man unterscheidet allgemein drei verschiedene Resektionszustände:

R0-Resektion	Makroskopisch und mikroskopisch komplette Entfernung des Tumors mit Sicherheitsabstand.
R1-Resektion	Makroskopisch komplette Tumorresektion, jedoch mikroskopisch verbliebene Residuen. Bei einer R1-Resektion beschreibt der Pathologe Tumorzellverbände, die bis an den Resektionsrand heranreichen. Auch ein Abstand der Tumorzellen von nur wenigen Millimetern zum Resektionsrand kann unter funktionellen und prognostischen Gesichtspunkten nicht mehr als R0-Resektion betrachtet werden, sodass auch hier von R1-Resektion gesprochen wird.
R2-Resektion	Makroskopisch verbliebene Tumorteile im Operationsgebiet. Bei diesem Resektionsstatus beendet der Chirurg die Operation in dem Wissen, dass noch Tumorreste verblieben sind. Bei manchen Tumoren wie Weichteilsarkomen werden R2-Resektionen zum Tumordebulking (Verminderung der bestehenden Tumorlast) angestrebt, um die Prognose einer späteren Strahlen- oder Chemotherapie zu verbessern.

Resektionszustände

2.1.1 Weitere onkologisch-chirurgische Prinzipien/Maßnahmen

No-touch-Technik: Ein weiteres Grundprinzip der onkologischen Chirurgie ist es, den Tumor während der Resektion nicht zu berühren oder einzuschneiden. Damit soll eine intraoperative Streuung des Tumormaterials vermieden werden. Dies wird durch einen weiträumigen Sicherheitsabstand gewährleistet.

Lymphonodektomie: Die Entfernung der regionären und in einigen Fällen auch weiter entfernten Lymphknoten wird als Lymphonodektomie oder Lymphknotendissektion bezeichnet. Der Entfernung der regionären Lymphknoten kommt bei allen großen internistisch-onkologischen Tumorentitäten – Mamma-, Bronchial-, Magen- und Kolonkarzinom – eine besondere Bedeutung zu. Hier entscheidet insbesondere der Lymphknotenstatus (Zahl und Größe der befallenen Lymphknoten) über die weitere Therapie und die Prognose des Patienten.

Sicherheitsabstand: Ein weiteres onkologisch-chirurgisches Prinzip ist die Einhaltung weiträumiger Sicherheitsabstände, um insbesondere R1-Resektionen zu vermeiden. Dazu werden beispielsweise bei Resektionen von Darmtumoren Hemikolektomien durchgeführt, sodass mindestens ein Sicherheitsabstand von 5 cm oberhalb und unterhalb der Tumorgrenzen eingehalten werden kann. Bei der Resektion von Lebermetastasen gilt die Empfehlung, mindestens 1 cm im gesunden Gewebe zu resezieren.

Metastasenchirurgie: Die chirurgische Entfernung von Leber- oder Lungenmetastasen wird als Metastasektomie bezeichnet. Insbesondere bei Metastasen eines kolorektalen Karzinoms ist die Metastasenchirurgie etablierter Bestandteil der onkologischen Therapiekonzepte. Auch bei malignen Melanomen und Weichteilsarkomen kommt der Metastasenchirurgie prognostische Bedeutung zu.

Palliativoperationen: Manche chirurgischen Interventionen haben nicht zum Ziel, einen malignen Tumor vollständig zu entfernen. Diese Palliativoperationen dienen der Tumorverkleinerung (Debulking), um funktionell störende Einflüsse des Tumorkonglomerates zu minimieren. Typische Beispiele für Palliativeingriffe sind die Anlage von Gastroenterostomien bei einem total stenosierenden Magen- oder Dünndarmkarzinom oder auch einer sogenannten Witzel-Fistel zu Ernährungszwecken bei total stenosierendem Ösophaguskarzinom. Gleiches gilt für die Anlage eines Anus praeter bei diffuser peritonealer Karzinose und Ileus-Zuständen.

Organtransplantation: Prinzipiell gilt ein vorhandenes, aktives Malignom als Kontraindikation zur Organtransplantation. Dem liegt zugrunde, dass maligne Zellen unter der erforderlichen Immunsuppression deutlich schneller proliferieren als bei nicht unterdrückter Körperabwehr. In seltenen Fällen können jedoch anderweitig nicht operable Lebertumoren, z. B. hepatozelluläre Karzinome oder cholangiozelluläre Karzinome, die keine Fernmetastasen gebildet haben, eine Indikation zur Lebertransplantation darstellen.

Portsysteme: Auch die Anlage von venösen Portsystemen zur zytostatischen Chemotherapie oder zur supportiven Therapie ist Aufgabe des chirurgischen Onkologen. Unter einem

Portsystem versteht man ein „Metallkästchen", das unterhalb des Schlüsselbeines auf die Muskulatur genäht wird. Dieses Metallkästchen ist über einen Polyurethan-Katheter mit der oberen Hohlvene verbunden. Über dieses Portsystem können sowohl Blutentnahmen durchgeführt als auch zytostatische Behandlungen verabreicht werden (siehe auch Teil Durchführung Abschnitt Applikation). Auch supportive Maßnahmen wie Ernährungstherapien, Rehydratationen und intravenöse Schmerztherapien mittels Schmerzpumpen sind über Portsysteme möglich. Die zwei wesentlichen Komplikationen eines implantierten Portsystems sind die portassoziierte Venenthrombose und die Portinfektion mit Bakterien.

Entlastende Punktionen: Entlastende Punktionen von Aszites (Bauchwassersucht, Bauchfelltranssudat), Pleuraerguss (Brustfellerguss) oder Perikarderguss (Herzbeutelerguss) sind in der Regel keine chirurgischen, sondern internistische Aufgaben. Diese Eingriffe sind von kleinerem Umfang und stellen somit keine chirurgischen Maßnahmen im engeren Sinne dar. Trotzdem müssen auch diese Punktionen unter sterilen Kautelen durchgeführt werden.

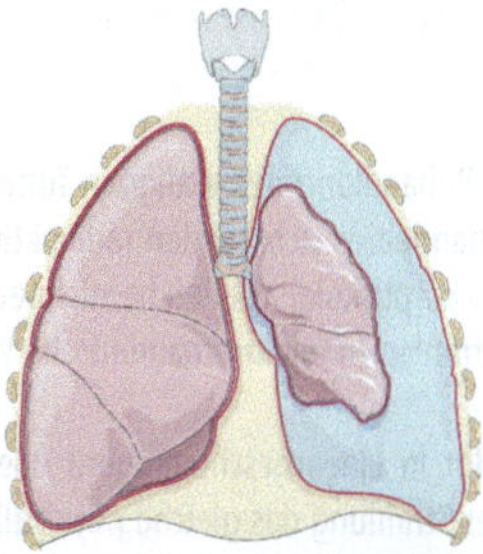

Indikation einer Pleurapunktion (Servier Medical Art).

Die Anlage einer Aszites-, Pleura- oder Perikarddrainage erfolgt stets unter sonografischer Kontrolle zur Detektion des bestmöglichen Punktionsortes. Dabei muss durch die vorherige Ultraschalluntersuchung sichergestellt werden, dass keine Organe in der Nähe der Punktionsstelle verletzt werden können. Aszitesdrainagen werden nach Ablassen einer bestimmten Aszitesmenge am Punktionstag entfernt. Ein permanent einliegender Katheter in der Bauchhöhle ist nicht erforderlich.

Die Anlage eines Katheters über mehrere Tage kann jedoch bei Perikard- oder Pleurapunktionen erforderlich werden. Dies ist insbesondere der Fall, wenn eine komplette Drainage der serösen Höhle erreicht werden muss, was durch Sogunterstützung erfolgen kann. Die komplette Drainage ist immer vor einer Pleurodese oder Perikardiodese erforderlich (siehe auch Abschnitt Weitere Chemotherapieformen).

Für Perikard- und Pleurapunktionen stehen zusammengestellte sterile Sets zur Verfügung. Unter Notfallbedingungen erfolgt die Punktion mit einer großlumigen Venenverweilkanüle. Im Gegensatz zu den fertigen Sets für Pleura- und Perikardpunktionen müssen die Materialien für eine Aszitespunktion, in seltenen Fällen auch für eine Pleurapunktion, einzeln zusammengestellt werden.

Materialien für eine Aszitespunktion: Desinfektionsmittel, sterile Tupfer, sterile Pflaster, sterile Venenverweilkanüle 1,4 mm Durchmesser, Ablaufbeutel mit sterilen Konnexionsüberleitungen, Drei-Wege-Hahn, fakultativ Lokalanästhetika wie Scandicain zur örtlichen Betäubung, Pflaster zum Fixieren der Ablaufleitungen, Unterlagen zur Schonung des Bettzeugs (Pleurapunktionen und Aszitesdrainagen erfolgen in der Regel unter Ultraschall im Krankenbett), sterile Handschuhe, Seitenlage, Sandsack, um ein Nachlaufen des Punktats zu verhindern. Sterile Kautelen sind wichtig, um eine sekundäre Infektion der serösen Höhle zu vermeiden.

2.2 Strahlentherapie

2.2.1 Physikalisches Prinzip

Unter einer Strahlentherapie versteht man die Behandlung des malignen Tumors mittels radioaktiver Strahlen. Aus physikalischer Sicht handelt es sich bei den radioaktiven Strahlen um beschleunigte Elektronen. Sie werden als Korpuskularstrahlen bezeichnet. Daneben können Strahlentherapien auch mit Photonenstrahlen (= elektromagnetische Wellen) erfolgen.

Die Erzeugung der radioaktiven Strahlen erfolgt in Linearbeschleunigern oder Kreisbeschleunigern. Dabei liegt bei der Entstehung der Strahlung das gleiche physikalische Prinzip zugrunde wie bei der Entstehung von Röntgenstrahlen. Es wird durch Erhitzen eines Glühwendels eine Elektronenwolke gebildet, die dann durch Anlegen einer Spannung vom negativen Pol (sogenannte Kathode) zum positiven Pol (sogenannte Anode) beschleunigt wird. Es entsteht ein hochenergetischer Elektronenstrahl. Dieser prallt auf die aus Wolfram bestehende Anode, sodass hier potenzielle Energie in Form von Röntgenstrahlung freigesetzt wird. Diese Strahlung wird gebündelt und somit auf ein definiertes Feld, das sogenannte Strahlenfeld, eingestrahlt.

2.2.2 Biologische Wirkungen

Die radioaktiven Strahlen üben durch Ionisation und Anregung von Atomen eine Energieübertragung auf die Zielzellen (= Tumorzellen) aus. Dabei wird die Eindringtiefe in das Gewebe durch die Strahlenart und die Energiedosis bestimmt. Im Gewebe selbst werden sowohl Radikale mit positiven und negativen Ladungen als auch freie Elektronen gebildet. Dadurch werden chemische Reaktionen initiiert, die die Desoxyribonukleinsäure (DNS), die Proteine der Zelle und auch die Zellmembran schädigen. Durch die Einwirkung der radioak-

tiven Strahlen auf die DNS kommt es zu Strangbrüchen, sodass die Replikation der DNS und auch die Transkription zur RNS unterbrochen werden. An der DNS bewirkt die radioaktive Strahlung somit eine punktförmige Schädigung (sogenannte Treffertheorie).
Dabei ist der Schaden an der Zelle umso größer, je mehr „Treffer" durch die radioaktive Strahlung gesetzt worden sind. Das gleichzeitige Eintreten mehrerer Treffer wird als Konzentrationseffekt bezeichnet. Dies ist ein biologisches Ereignis mit ausgeprägter zellschädigender Wirkung, sodass sogar Chromosomenbrüche induziert werden können.
Neben dieser direkten Wirkung an der DNS ist die radioaktive Strahlung auch über indirekte Wirkungen aktiv. Diese indirekten Wirkungen beruhen auf der Aktivierung von Atomen in der Umgebung einer Zelle, sodass die Zellschädigung nicht direkt durch die Strahlung, sondern über gebildete reaktive Verbindungen „in der Nachbarschaft" ausgelöst wird.

Unter strahlenbiologischen Aspekten gilt grundsätzlich, dass schnell proliferierende Zellen durch eine Bestrahlung stärker geschädigt werden als ruhende Zellen.

Zellen in der Mitosephase des Zellzyklus sind besonders strahlenempfindlich und eine intrazelluläre Reparatur solcher Schäden ist in dieser Zellzyklusphase kaum möglich. In der sogenannten G_1-Phase sind die Zellen relativ strahlensensibel. Im weiteren Verlauf der Synthesephase steigt die Strahlenresistenz der Zellen an, weil in diesen Phasen die Reparaturvorgänge besonders ausgeprägt sind.
Nach Abschluss der DNS-Synthese und der DNS-Replikation sind die Zellen erneut so strahlenempfindlich wie in der Mitosephase. Die biologischen Wirkungen einer radioaktiven Bestrahlung sind dabei von der Strahlendosis abhängig. So wird bei einer niedrigen Strahlendosis zunächst die DNS-Synthese von Zellen herabgesetzt. Mit zunehmender Strahlendosis werden weitere irreversible Schäden in der Zelle gesetzt, die zu untypischen Teilungsprozessen und zur Zytolyse führen.

2.2.3 Strahlensensibilität der Tumoren

Die biologische Strahlenempfindlichkeit von Malignomen ist sehr unterschiedlich. Als *hochgradig strahlensensibel* gelten Leukämien, hochmaligne Lymphome, das Chorionkarzinom, das Seminom, die Embryonaltumoren und das kleinzellige Bronchialkarzinom. Als *mäßiggradig strahlensensibel* werden Plattenepithelkarzinome, das Osteosarkom, Glioblastome, die Adenokarzinome und die Teratokarzinome angesehen. Demgegenüber sind ausgereifte Sarkome und alle benignen Tumoren *strahlenresistent*. Auch das maligne Melanom gilt trotz schnellen Wachstums als strahlenresistenter Tumor.
Die Strahlenwirkung auf den malignen Tumor hängt von der verabreichten Strahlendosis ab; die applizierbare Strahlendosis wiederum ist insbesondere von den an den Tumor grenzenden Nachbargeweben „abhängig". Bei jeder Strahlentherapie wird auch gesundes Gewebe im Sinne eines Sicherheitsabstandes durch die Bestrahlung geschädigt. Dabei kann

grundsätzlich keine höhere Strahlendosis verabreicht werden, als im umgebenden Gewebe tolerabel ist. Weiterhin ist strahlenbiologisch bedeutsam, dass nicht die gesamte erforderliche tumorizide Dosis in einer Fraktion (= als Einmalgabe) verabreicht werden kann. Die Gesamtdosis muss zeitlich verteilt werden, was als Fraktionierung bezeichnet wird.

2.2.4 Bestrahlungsformen

Als grundlegende Bestrahlungsform gilt bei malignen Tumoren die *perkutane Bestrahlung*, das heißt die Bestrahlung des Tumors von extern durch die Haut. Dabei muss vor jeder Radiatio eine Strahlenplanung erfolgen, wobei das bestrahlte Feld unter computertomografischer Kontrolle berechnet und mit wasserfester Farbe auf der Körperhaut markiert wird. Dann erst erfolgt die Abgabe der radioaktiven Strahlung von einer feststehenden Röntgenröhre aus. Dieses Vorgehen wird als Stehfeldbestrahlung bezeichnet.

Bei oberflächlich gelegenen Tumoren ist es meist ausreichend, den Tumor aus einer Richtung bzw. über ein Feld zu bestrahlen, als Einfeldbestrahlung bezeichnet.

Bei tiefer gelegenen Tumoren erfolgt die Bestrahlung über verschiedene Felder, um Toxizität im gesunden Gewebe einzusparen. Man spricht hier von Mehrfeldbestrahlung. Handelt es sich dabei um zwei Strahlenfelder, die einander genau gegenüber liegen (opponierende Stehfelder), wird auch von einer Gegenfeldbestrahlung gesprochen. Erfolgt die Bestrahlung aus mehr als zwei Feldern, wird der Terminus Kreuzfeuerbestrahlung verwendet. Wird die Strahlung aus einer beweglichen Röntgenröhre abgegeben, so spricht man von Rotationsbestrahlung oder Pendelbestrahlung. Im Gegensatz zu den vorher genannten Bestrahlungstechniken besteht die Pendelbestrahlung aus einer maximalen Vielzahl an Einzelstehfeldern.

Eine Sonderform der Bestrahlung ist die sogenannte *intrakavitäre Therapie* (synonym Brachytherapie). Darunter versteht man die Bestrahlung eines malignen Tumors, indem das strahlende Nuklid in eine Körperhöhle eingeführt wird. Beispiele für intrakavitäre Therapien sind die After-loading-Bestrahlung bei Zervixkarzinomen oder die Bestrahlung von Ösophaguskarzinomen durch eine direkt im Ösophagus einliegende Strahlungsquelle. Bei einer intrakavitären Therapie können Strahler mit einer höheren Dosisleistung verwendet werden, als dies bei einer perkutanen Bestrahlung der Fall ist.

2.2.5 Nuklearmedizinische Verfahren

Neben den reinen Bestrahlungstherapien können in nuklearmedizinischen Abteilungen Behandlungen mit sogenannten offenen Radionukliden erfolgen. Bekanntestes Beispiel dafür ist die Radiojodtherapie bei Schilddrüsenkarzinomen. Prinzip der offenen Radionuklidtherapie ist die intravenöse Applikation eines radioaktiven Pharmakons, welches sich über den Blutweg selektiv im zu bestrahlenden Gewebe anreichert. Dies ist bei den Schilddrüsenkarzinomen durch ihre Fähigkeit zur Jodspeicherung in besonderer Weise aus-

geprägt. Auch können Knochenmetastasen mit ^{89}Strontium behandelt werden, z. B. beim Prostatakarzinom.
Unter einer Seedimplantation (Seedtherapie, interstitielle Bestrahlung) versteht man allgemein das Einbringen eines oder mehrerer radioaktiv markierter Stäbchen in ein Tumorareal, sodass eine „innere" Bestrahlung auf einem möglichst kleinen Raum und somit mit möglichst wenig Nebenwirkungen erfolgt. Da die verwendeten Strahler nur eine kurze Reichweite im Gewebe haben, müssen mehrere Seeds in genau definierten Abständen in das tumortragende Areal eingebracht werden, was in der Regel in Narkose geschieht. Klinische Versuche beziehen sich insbesondere auf das Prostatakarzinom, bei dem lange progressionsfreie Intervalle an selektionierten Patientengruppen beschrieben sind.
Eine weitere nuklearmedizinische Behandlungsmöglichkeit ist die „Selektive Interne Radiotherapie" (SIRT oder Radioembolisation), bei der radioaktive Kügelchen (Beta-Strahler), sog. Mikrosphären mit einem Durchmesser von 35 µm, in das Tumorgewebe mithilfe eines Katheters eingebracht werden. Diese Mikrosphären bleiben in kleinen Tumorgefäßen „stecken" und bewirken eine interne Bestrahlung. SIRT kann bei primären Lebertumoren oder Lebermetastasen angewendet werden, wenn konventionelle Standardtherapien nicht möglich sind.

2.2.6 Strahlensensibilisierende Möglichkeiten (Radiosensitizer)

Durch Applikation bestimmter Medikamente ist es in Einzelfällen möglich, die Wirksamkeit der radioaktiven Bestrahlung zu verstärken. So kann der Effekt der Radiotherapie modellhaft erhöht werden durch:

- Re-Oxygenierung der Tumorzellen (Hypoxie ist ein Resistenzmechanismus, der Tumorzellen vor Strahlenschäden schützt)
- Inhibition der Reparaturmechanismen bestrahlter Tumorzellen
- Aktivierung der Tumorzellen aus der G_0-Phase (Ruhephase) des Zellzyklus
- Verhinderung der Regeneration von Tumorzellen

Diese Effekte macht man sich bei einer kombinierten Strahlenchemotherapie zunutze. Medikamente wie Cisplatin und Doxorubicin sind beispielsweise strahlensensibilisierende Substanzen. Als Mechanismus gilt dabei die Arretierung der Zellen in einer strahlensensiblen Phase des Zellzyklus. Zudem verhindern Cisplatin oder Doxorubicin die Reparatur subletaler Strahlenschäden an den bestrahlten Zellen.

2.2.7 Nebenwirkungen der Strahlentherapie

Wie bereits erwähnt, wird durch jede Bestrahlung neben dem neoplastischen Gewebe auch gesundes Körpergewebe geschädigt. Das sogenannte Strahlenerythem ist ein typisches Beispiel einer Hautschädigung, die Haut wird bei zunehmender Bestrahlungsdauer rot. In der Zeit vor der exakten Dosimetrie wurde die Erythembildung herangezogen, um zu

bestimmen, zu welchem Zeitpunkt die entsprechend wirksame Dosis appliziert war (sogenannte Erythemdosis).
Prinzipiell sind Strahlenschäden an jedem bestrahlten Organ möglich. Dabei gilt das blutbildende Knochenmark als sehr empfindliches Organsystem. Auch die während der Bestrahlung durch das Bestrahlungsfeld fließenden Blutbestandteile, insbesondere Leukozyten, werden durch die Bestrahlung geschädigt. Typische Nebenwirkungen bei einer Bestrahlung im Bereich des Thorax sind die Lungenfibrose im bestrahlten Feld bzw. die radiogene Perikarditis, falls Anteile des Perikards im Strahlenfeld liegen. Im Bereich des Abdomens kann es zu einem Untergang der Leberzellen bei der Bestrahlung lebernah gelegener Tumoren kommen. Befindet sich eine Niere im Strahlenfeld, ist zu erwarten, dass die Filtrationsleistung der Niere abnimmt. Im Bereich des Intestinaltraktes kommt es zu Schädigungen der Dünndarmepithelien mit der klinischen Konsequenz einer radiogenen Diarrhö. Bei Bestrahlungen im Kopf-Hals-Bereich kann es zur Kataraktbildung kommen. Bei höheren Dosen können neurologische Schädigungen auftreten. Beim Überschreiten der zulässigen Toleranzgrenze des Rückenmarks kann das Maximalbild eines radiogenen Querschnitts resultieren.
Neben diesen akuten Nebenwirkungen sind auch Spätschäden durch die Bestrahlung, insbesondere die Induktion von Zweitneoplasien zu nennen. So können 5–20 Jahre nach Abschluss einer Strahlentherapie im bestrahlten Areal Weichteilsarkome auftreten. Durch die Bestrahlung des blutbildenden Knochenmarks kann es zu sekundären Leukämien kommen.

2.3 Medikamentöse Tumortherapie

Die konservative medikamentöse antineoplastische Therapie umfasst die Behandlung von Tumoren mit klassischen Zytostatika, Hormonen, Antikörpern oder immunmodulatorisch wirksamen Substanzen.

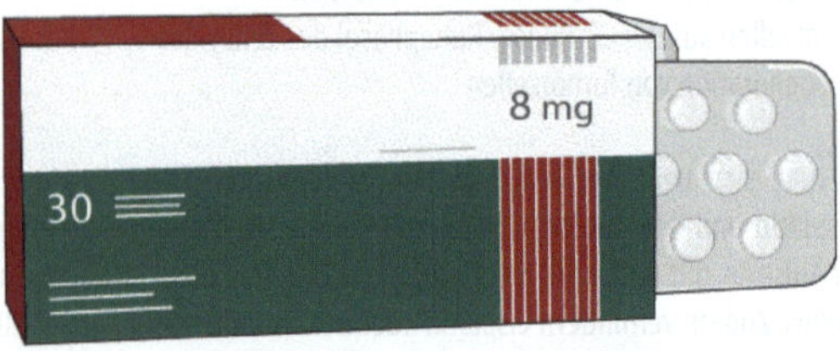

Beispiel einer tablettenförmigen Tumortherapie (Servier Medical Art).

Dabei wird der Begriff „medikamentöse Tumortherapie" vielfach mit dem Begriff „Chemotherapie" gleichgesetzt, der allerdings nicht auf die antineoplastische Behandlung allein beschränkt ist. Auch die Behandlung bakterieller Infektionen mit Antibiotika wird als Chemotherapie bezeichnet. Darüber hinaus wird der Begriff „Chemotherapie" vielfach auch gleichgesetzt mit dem Begriff „Zytostatikatherapie". Im strengeren Sinne ist jedoch der Begriff „zytostatische Chemotherapie" nicht korrekt, weil die verabreichten Medikamente einen Tumorzelltod induzieren, also zytotoxisch wirksam sind. Der Begriff „zytostatisch" bedeutet demgegenüber, dass die verabreichten Medikamente das Wachstum von Tumorzellen inhibieren, jedoch keinen Zelltod induzieren können.

Eine zytostatische Chemotherapie kann unter verschiedenen Gesichtspunkten erfolgen: So kann die zytostatische Chemotherapie bei bestimmten Neoplasien in kurativer Absicht erfolgen, während sie bei weit fortgeschrittenen Malignomen lediglich in palliativer Intention eingesetzt wird. Eine zytostatische Chemotherapie kann nach einer Tumorresektion erfolgen (adjuvant oder additiv) oder einer kurativen Behandlung vorgeschaltet sein (neoadjuvant). Dabei werden der Ablauf und die Intensität der zytostatischen Chemotherapie von der zugrunde liegenden Intention bestimmt.

Chemotherapien können grundsätzlich als Monochemotherapie oder als Polychemotherapie angewendet werden.

2.3.1 Prinzipien der zytostatischen Chemotherapie

Physiologisches Prinzip einer zytostatischen Chemotherapie ist es, rasch proliferierende Zellen selektiv anzugreifen. Dem liegt zugrunde, dass Zytostatika in schnell proliferierende Zellen vermehrt inkorporiert werden. Wichtig ist dabei jedoch zu wissen, dass es keine 100%-ige Selektivität gibt und durch jede zytostatische Chemotherapie immer gesunde Zellen geschädigt werden. Dabei ist die Effizienz der zytostatischen Chemotherapie umso größer, je höher das proliferative Potenzial des zu behandelnden Tumors ist. So werden undifferenzierte (G3) Tumoren von einer zytostatischen Chemotherapie deutlich stärker getroffen als hochdifferenzierte (G1) Tumoren. Folgende allgemeine Differenzierungsgrade maligner Tumoren (Grading)[1] werden unterschieden:

G1	hochdifferenzierter Tumor (niedrige Proliferationsrate, geringe Chemosensibilität)
G2	mäßiggradig differenzierter Tumor
G3	niedrigdifferenzierter Tumor (hohe Proliferationsrate, hohe Chemosensibilität)
G4	anaplastischer (= undifferenzierter) Tumor

Differenzierungsgrade maligner Tumoren.

Jede zytostatische Chemotherapie setzt einerseits eine Toxizitätskontrolle und andererseits eine *Erfolgskontrolle* voraus. Dies bedeutet, dass zu Beginn jeder zytostatischen Chemothe-

[1] Die Festlegung des Differenzierungsgrades erfolgt am histopathologischen Präparat. Das Grading für Weichteilsarkome erfolgt teilweise nach anderen Kriterien, z. B. Malignitätsgrad nach Coindre.

rapie messbare Parameter bezüglich der Tumorausbreitung erhoben werden müssen. Dazu können Ultraschalluntersuchungen, Röntgenuntersuchungen oder Computertomografien von der betroffenen Region durchgeführt werden. Diese haben zum Ziel, den Tumor mindestens in einer Ebene darzustellen. Auch Tumormarker können zur Erfolgskontrolle einer zytostatischen Chemotherapie eingesetzt werden, vorausgesetzt, dass zu Therapiebeginn erhöhte Tumormarkerwerte nachgewiesen werden können. Einzige Ausnahme, bei der ohne jede messbare Läsion und ohne erhöhte Tumormarker therapiert wird, ist die adjuvante zytostatische Chemotherapie.
Weiter sind Patienten im Rahmen der Toxizitätskontrolle regelmäßig auf Nebenwirkungen zu befragen. Die relevanten Organfunktionen sind vor Therapiebeginn im Sinne eines Basisstatus zu untersuchen. Beispiele für die Toxizitätskontrolle sind regelmäßige echokardiografische Untersuchungen unter Therapie mit kardiotoxischen Anthrazyklinen oder regelmäßige Lungenfunktionsprüfungen unter Therapie mit Bleomycin, um Lungenfibrosen und Pneumonitiden frühzeitig zu erkennen.
Zu Beginn einer onkologischen Therapie müssen alle vorhandenen Tumormanifestationen bildgebend dokumentiert werden. Hierauf basiert im Verlauf die Evaluation des Tumoransprechens.

2.3.1.1 Remissionsdefinitionen (RECIST, Version 1.1)

Die Tumorgröße ist definiert als „Summe der Durchmesser der Zielläsionen (target lesions)".

Komplette Remission (CR)	Sind nach einer antineoplastischen Therapie alle tumorbedingten Veränderungen über einen Zeitraum von mindestens 4 Wochen nicht mehr nachweisbar, so spricht man von kompletter Remission.
Partielle Remission (PR)	Eine Rückbildung der Tumorgröße im Vergleich zum Ausgangsbefund um 30% oder mehr wird als partielle Remission bezeichnet. Dabei kann die Messung der Tumormanifestation zweidimensional erfolgen (WHO-Kriterien) oder eindimensional (RECIST-Kriterien, RECIST = Response Evaluation Criteria In Solid Tumors).
No Change (NC, SD)	Eine gleichbleibende Tumormanifestation wird als „no change" oder „stable disease" bezeichnet. Dabei hat die Tumormanifestation, verglichen mit dem Ausgangsbefund, um weniger als 20% zu- bzw. weniger als 30% abgenommen.
Progression (PD)	Eine Größenzunahme des Tumors um mehr als 20% seiner ursprünglichen Größe oder das Auftreten neuer Tumormanifestationen wird als Progression bezeichnet.

Diskordantes Ansprechen	Bildet sich bei Vorhandensein mehrerer Tumormanifestationen oder mehrerer Metastasen eine Manifestation zurück, während gleichzeitig andere Manifestationen oder Metastasen an Größe zunehmen bzw. neue Metastasen auftreten, so liegt ein diskordantes Ansprechen vor. Jedes diskordante Ansprechen ist jedoch zuungunsten des Patienten als Progression zu werten.

Remissionsdefinitionen.

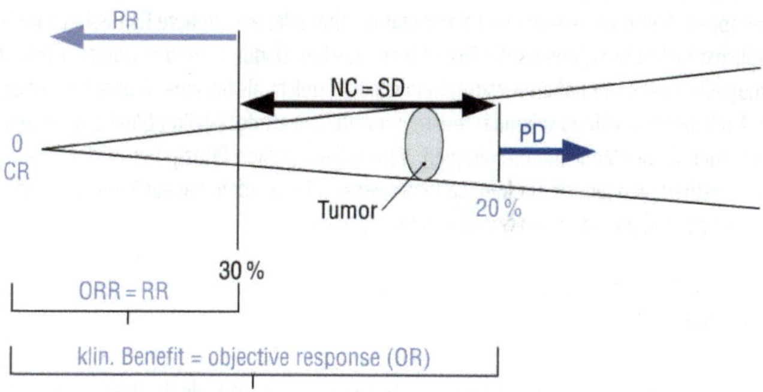

Graphische Darstellung von Remissionen bei soliden Tumoren. RR = response rate (Ansprechrate), ORR = objective response rate.

2.3.2 Monochemotherapie

Eine zytostatische Chemotherapie mit einem einzigen Zytostatikum wird als Monotherapie bezeichnet. Die Therapie basiert somit auf einem bestimmten Wirkstoff, wie beispielsweise Trifluridin. Eine Monotherapie findet häufig in palliativen Therapiesituationen Anwendung. Dabei wird zugrunde gelegt, dass eine Monotherapie grundsätzlich weniger toxisch ist als eine zytostatische Kombinationstherapie (siehe Abschnitt Polychemotherapie). Dementsprechend ist auch die Remissionsrate unter einer Monochemotherapie meist niedriger als unter einer Kombinationstherapie. Monochemotherapien werden beispielsweise bei Plasmozytomen, bei chronischen myeloischen Leukämien oder auch beim kleinzelligen Lungenkarzinom eingesetzt. Darüber hinaus gilt weiterhin, dass Dritt- oder Viertlinientherapien, um unverhältnismäßige Toxizitäten zu verhindern, monotherapeutisch erfolgen sollen.

2.3.3 Polychemotherapie

Die Kombination mehrerer zytostatisch aktiver Substanzen in der antineoplastischen Behandlung wird als Polychemotherapie bezeichnet. Dabei wird durch den kombinierten Einsatz eine höhere Remissionsrate als im Vergleich zur Monotherapie erreicht. Eine höhere Toxizität wird in Kauf genommen. Polychemotherapien finden meist in kurativen Therapiekonzepten Anwendung. Beim Einsatz einer Polychemotherapie ist bei der Auswahl der Medikamente darauf zu achten, dass einerseits unterschiedliche Wirkmechanismen vorliegen, um den Tumor über verschiedene Stoffwechselwege anzugreifen. Darüber hinaus ist weiter darauf zu achten, dass sich die Nebenwirkungen der verabreichten Zytostatika nicht überlappen. Somit ist es Sinn einer Kombinationstherapie, eine höhere Remissionsrate bei möglichst nicht überschneidender Toxizität zu erzielen. Dadurch werden primär resistente Tumorzellen mit einer höheren Wahrscheinlichkeit erreicht als bei einer Monochemotherapie. Auch die Entwicklung sekundär resistenter Zellklone erfolgt bei Kombinationstherapien langsamer als bei Monochemotherapien. Vom onkologischen Prinzip her dürfen in Kombinationstherapien jedoch nur Medikamente verwendet werden, die auch monotherapeutisch bei der zu behandelnden Grunderkrankung aktiv sind.

2.3.4 Zeitliche Abfolge der Polychemotherapie

Jürgen Barth

Die ersten effektiven Substanzen gegen Krebs kamen Mitte bis Ende der 1940er Jahre zum Einsatz, die anfänglichen therapeutischen Erfolge der Monotherapie waren jedoch enttäuschend (partielle Remissionen von kurzer Dauer). Die Polychemotherapie wurde zirka 10 Jahre später zuerst gegen die kindliche akute lymphatische Leukämie ALL und gegen Lymphome etabliert und stellte einen Wendepunkt der Krebsbehandlung dar.

Im Rahmen der Polychemotherapie versucht man, synergistische Effekte der antitumoral wirkenden Einzelsubstanzen zu erzielen, wobei die Organtoxizitäten nicht überlappend sein sollten. Anfänglich hoffte man, die Tumorzellen in ihrem Zellzyklus „synchronisieren" zu können, indem man zuerst einen Mitosehemmstoff wie ein Vinca-Alkaloid appliziert, wodurch die Zellen vor ihrer Teilungs-/Synthesephase arretiert werden. Anschließend erfolgt die weitere Chemotherapie, beispielsweise mit phasenunspezifischen Alkylanzien oder phasenspezifischen Antimetaboliten. Diese „Badewannenpharmakologie" war jedoch nicht erfolgreich, da die Arzneistoffe nicht gleichmäßig und nicht in alle gewünschten Gewebe an- und abfluten. Die Gründe für die Ungültigkeit dieser Theorie sind somit pharmakokinetisch, biochemisch und, wie man heute weiß, substanzabhängig auch pharmakogenetisch bedingt. Es gibt jedoch agonistische und antagonistische „Interaktionen" in Abhängigkeit der Applikationssequenz der Einzelsubstanzen.

Eine Verstärkung der antitumoralen Aktivität sieht man z. B., wenn Methotrexat (MTX) vor Fluorouracil (5-FU) gegeben wird. Im umgekehrten Fall (5-FU vor MTX) wird die Antifolatwirkung durch 5-FU abgeschwächt. Die MTX-Wirkung wird natürlich durch eine Gabe von Folaten vor MTX außer Kraft gesetzt, während die Applikation vor oder während einer 5-FU-Gabe die Toxizität erhöht.

Beispiele für bekannte Synergismen und Antagonismen einer Kombinationschemotherapie:

Verstärkung der Antitumoraktivität

- MTX vorab erhöht die 5-FU-Aktivierung
- MTX vorab erhöht die Ara-C-Aktivierung
- Folinate verstärken die Hemmung der Thymidylatsynthetase, wenn sie vor oder mit 5-FU gegeben werden
- Inhibitoren der Pyrimidin-de-novo-Synthese erhöhen den Einbau von 5-FU in RNS und die Bildung aktiver Nukleotide
- Synergismus der Sequenz Paclitaxel vor Cisplatin, sonst kommt es zu abschwächenden Effekten
- Jedoch Paclitaxel nach Anthrazyklin (Doxorubicin), weil in umgekehrter Reihenfolge die Myelotoxizität des Anthrzyklins dramatisch zunimmt (mechanistisch nicht verstanden; s.u.).

Abschwächung der Antitumoraktivität

- Vorbehandlung mit 5-FU vermindert die MTX-Aktivität
- Vorbehandlung mit Asparaginase blockiert die MTX-Effekte
- Cisplatin vor Paclitaxel reduziert die Taxanwirkung
- Antagonismus, wenn Paclitaxel nach Cisplatin gegeben wird (siehe oben)
- unspezifische Zerstörung von Zytochrom P 450, beispielsweise durch Cisplatin, könnte – theoretisch – die Aktivierung der Oxazaphosphorine (Cyclo-, Ifosfamid) unterbinden (Unterdosierung)

Besonderheit: Taxane in Kombination mit Anthrazyklinen

Wird ein Taxan mit einem Anthrazyklin kombiniert, dann sollte das Anthrazyklin vor dem Taxan gegeben werden. In umgekehrter Reihenfolge resultieren erhöhte Plasmaspiegel des Anthrazyklins und dessen Metabolite. Ohne dass der Mechanismus hierfür bekannt ist, resultieren aus der verminderten Ausscheidung verstärkte Nebenwirkungen wie Stomatitis und/oder (febrile) Neutropenien. Die Fachinformation von Paclitaxel empfiehlt sogar eine Gabe von Paclitaxel 24 h nach Doxorubicin.

Es soll nicht unerwähnt bleiben, dass die Reihenfolge der Verabreichung von Zytostatika auch völlig belanglos – also variabel – sein kann. Wissenschaftlich gesicherte Daten dazu gibt es, von den oben erwähnten abgesehen, kaum. Man sollte sich jedoch vergegenwärtigen, dass die in Publikationen angegebenen Ansprechraten mit einer bestimmten Medikamentenreihenfolge erzielt wurden. Ein eigenmächtiges Abändern der Sequenz, z. B. aus Gründen der Praktikabilität, kann nicht empfohlen werden, solange nachteilige Interaktionen nicht zweifelsfrei ausgeschlossen werden können.

2.3.5 Weitere Chemotherapieformen

Norbert Schleucher

Salvage-Chemotherapie: Eine Fortführung der zytostatischen Chemotherapie nach Versagen einer primären Standardtherapie wird als Salvage-Chemotherapie oder auch als Zweitlinientherapie bezeichnet. Dabei kommen im Rahmen von Therapien nicht nur etablierte Zytostatika zum Einsatz, sondern unter Umständen auch Medikamente, die klinisch noch nicht erprobt sind. Bei Salvage-Chemotherapien sind die zu erwartenden Remissionsraten in der Regel niedriger als bei den verwendeten Erstlinientherapien. Salvage-Therapien bedürfen – wie alle Therapieformen – der Aufklärung/Einwilligung der Patienten.

Dauertherapie: Eine zytostatische Chemotherapie, bei der die Medikamente kontinuierlich verabreicht werden, wird als Dauertherapie bezeichnet. Dabei kommen meistens oral verfügbare Zytostatika zum Einsatz. Beispiele für den Einsatz von Dauertherapien sind niedrigmaligne Non-Hodgkin-Lymphome (Dauertherapie mit der Substanz Chlor-ambucil), Weichteilsarkome (Dauertherapie mit Trofosfamid) oder myeloproliferative Syndrome. Prinzipiell ist die Dauertherapie eine selten angewendete Therapieform.

Stoßtherapie: Das Verabreichen der zytostatischen Chemotherapie in Intervallen wird sowohl bei einer Mono- als auch bei einer zytostatischen Polychemotherapie als Stoßtherapie bezeichnet. Bei einer Stoßtherapie werden die Zytostatika am Anfang des Therapiezyklus über einen oder mehrere Tage verabreicht. Danach erfolgt ein therapiefreies Intervall. Die meisten Chemotherapieregime im Rahmen von Stoßtherapien werden in drei- bis vierwöchigen Intervallen wiederholt. In der therapiefreien Zeit sind Blutbildkontrollen erforderlich, da Blutbildveränderungen im Rahmen von Stoßtherapien meistens erst 10–12 Tage nach Therapiestart auftreten (Nadir). Dabei ist der nächste Therapiezyklus erst nach Restitution der Blutwerte möglich.

Lokoregionäre Chemotherapie: Die isolierte zytostatische Behandlung eines Organs oder einer Extremität wird als lokoregionäre Chemotherapie bezeichnet. Beispiele für lokoregionäre Chemotherapien sind die Chemoperfusion der Leber bei einer inoperablen isolierten Lebermetastasierung. Auch die Extremitätenperfusion bei Weichteilsarkomen oder malignen Melanomen stellt eine lokoregionäre Chemotherapie dar. Dabei wird die zytostatische Chemotherapie direkt in die tumorversorgende Arterie appliziert. Insbesondere bei der Leberperfusion ist dabei die Applikation der zytostatischen Chemotherapie über ein intraarteriell implantiertes Portsystem möglich. Vorteil einer lokoregionären Chemotherapie ist es, in kurzer Zeit eine hohe Zytostatikakonzentration direkt in das befallene Gewebe zu applizieren. Die so verabreichte Substanz hat keine metabolischen Veränderungen durch die Leberpassage erfahren. Eine lokoregionär angewendete Chemotherapie wird erst nach der Tumorpassage hepatisch metabolisiert und eliminiert (siehe auch Teil Durchführung Abschnitt Lokoregionale Applikation).

Weitere lokoregionäre Therapieverfahren: Neben der oben genannten Chemoperfusion sind auch die Chemoembolisation und die radiofrequenzinduzierte Thermoablation (RITA) zu den lokoregionären Therapieverfahren zu zählen.
Als Chemoembolisation bezeichnet man das Einbringen von „Fremdmaterial" in ein großes Gefäß, das die arterielle Versorgung eines Tumors oder einer Metastase sicherstellt. Methodisch wird dabei ein arterieller Katheter über die Bein- und Beckenarterien durch die Aorta bis in das tumorversorgende Gefäß vorgeschoben (sog. transarterielle Chemoembolisation, TACE). Anschließend erfolgt die Applikation einer chemischen Verbindung, z. B. Lipiodol in Kombination mit einem Zytostatikum wie Doxorubicin oder Cis-platin, zur „Verstopfung" des zuführenden Gefäßes. Dadurch wird die Sauerstoff- und Nährstoffzufuhr des Tumors oder der Metastase gestoppt. Da die Chemoembolisation einen sofortigen Verschluss des versorgenden Gefäßes bedeutet, kommt es nicht durch Kollateralisierung zur Sicherstellung der Nährstoffversorgung wie bei einem langsamen Verschluss. Im embolisierten Bereich wird dann das gekoppelte Zytostatikum freigesetzt. Folge ist eine Nekrotisierung der Tumorzellen.
Eine Verbesserung bzw. Weiterentwicklung der TACE gelang durch die Anwendung medikamentenbeladener Mikropartikel, sog. „drug-coated beads (dc beads)", auf deren Oberfläche das Zytostatikum Doxorubicin aufgrund elektrostatischer Kräfte haftet und damit noch selektiver an das Tumorgewebe abgegeben wird als bei einer „einfachen" TACE. Somit gilt in Westeuropa die TACE mit dc beads als Standardverfahren (siehe auch Teil Durchführung Abschnitt Lokoregionale Applikation).
Unter einer radiofrequenzinduzierten Thermoablation (RITA) versteht man ein Verfahren zur Koagulation von Metastasen oder Tumoren. Dabei wird unter computertomografischer Kontrolle ein Ablationskatheter in das Zentrum der Metastase vorgeführt und anschließend durch Applikation von Radiofrequenzwellen Hitze erzeugt. Es resultiert eine thermische Koagulation der Metastase. Eine Rita ist bis zu einer Metastasengröße von zirka 5 cm möglich.

Intrakavitäre Chemotherapie: Die Instillation einer zytostatischen Chemotherapie in ein Hohlorgan oder in eine Körperhöhle wird als intrakavitäre oder als topische Chemotherapie bezeichnet. Beispiele sind die Instillation einer zytostatisch wirksamen Substanz in die Bauchhöhle nach Aszitesdrainage oder in die Pleurahöhle bei Pleuritis carcinomatosa nach Entlastung eines Pleuraergusses. Auch Instillationstherapien in die Harnblase finden Anwendung. Prinzipiell ist das zytotoxische Potenzial der intrakavitär verabreichten Substanzen jedoch als gering anzusehen. Insbesondere bei der Instillation in die Bauchhöhle oder die Pleurahöhle erfolgt eine rasche Resorption des Zytostatikums, sodass eine tumorizide Konzentration meist nur kurzzeitig aufrechterhalten werden kann. Somit werden intrakavi-

täre Therapien heute nicht mehr mit der Vorstellung durchgeführt, eine lokale Zytotoxizität zu erreichen.
Sinn einer Zytostatikaapplikation in die Pleurahöhle oder in den Perikardbeutel ist, eine Verklebung der Pleura-, respektive Perikardblätter zu erzielen (Pleurodese oder Perikardiodese). Die intrakavitäre Chemotherapie bei einer Peritonealkarzinose ist nahezu gänzlich verlassen worden und hat keinen prognostischen Wert. Bei intrakavitären Therapien im Bereich der Harnblase (bei der Behandlung von Urothelkarzinomen) liegt der Instillation neben dem zytotoxischen Effekt zugrunde, dass durch die Instillation eine immunologische Reaktion ausgelöst wird, die sich gegen das Malignom richtet. So ist es bei der Behandlung des Blasenkarzinoms aus prognostischer Sicht unerheblich, ob das Zytostatikum Mitomycin oder das Immunstimulans Bacille-Calmette-Guérin (BCG) intravesikal appliziert wird (siehe auch Teil Durchführung Abschnitt Lokoregionale Applikation).

Pleurodese: Eine Pleurodese ist bei rezidivierenden Pleuraergüssen, die sich durch zytostatische Therapie der Grundkrankheit nicht bessern, indiziert. Voraussetzung ist die vollständige Entleerung des Pleuraergusses mittels Saugdrainage, anschließend erfolgt die Instillation eines Tetrazyklins oder Zytostatikums, wie Bleomycin oder Mitoxantron. Dadurch wird eine Entzündungsreaktion ausgelöst, durch die beide Pleurablätter miteinander verkleben. Darüber hinaus kann eine Pleurodese thorakoskopisch erfolgen, wobei dann zur Instillation Talkumpuder verwendet wird. Nach Einbringen der entsprechenden Substanz muss sich der Patient mehrfach in etwa 30-minütigen Abständen in eine andere Lageposition bringen (drehen von der linken Seite auf den Rücken und dann auf die rechte Seite usw.), um das Instillat im Pleuraraum zu verteilen. Eine konventionelle Pleurodese ist in etwa 60–70 % der Fälle erfolgreich, eine thorakoskopische Pleurodese in bis zu 90 %. Eine erfolgreiche Pleurodese ist für den Patienten initial schmerzhaft (aufgrund der Entzündungsreaktion im Pleuraspalt) und erfordert eine analgetische Therapie mit Tramadol oder Opiaten, nicht jedoch mit nichtsteroidalen Entzündungshemmern wie Ibuprofen.

Perikardiodese: Eine Perikardiodese wird zur Behandlung rezidivierender Perikardergüsse durchgeführt. Voraussetzung ist auch hier die Entleerung mittels Perikardpunktion, die nur durch einen geübten Arzt erfolgen sollte (in der Regel Kardiologe). Anschließend erfolgt die Instillation der Reizsubstanz. Perikardiodesen sind deutlich seltener erforderlich als Pleurodesen. Bei erfolglosen Perikardiodesen kann als weitere Möglichkeit der Ergussbehandlung eine thoraxchirurgische Perikardfensterung erwogen werden.

2.3.6 Dosisintensivierte Chemotherapie und Hochdosis-Chemotherapie mit Stammzellunterstützung

Jürgen Barth

Moderne Protokolle von Kombinations-Chemotherapie-Schemata induzierten zum Teil beeindruckende Tumorrückbildungen bis hin zu (klinisch) kompletten Remissionen. Leider kommt es oftmals zu Rezidiven mit sogenannter sekundärer Chemotherapieresistenz gegen die anfangs erfolgreich eingesetzten Substanzen. Wenn die Tumorzellen auch zunächst sensibel auf die Zytostatika reagieren, so scheinen diese unter konventionellen Dosierungen nicht in der Lage zu sein, den malignen Zellklon vollständig abzutöten. Unter diesen Bedingungen sind einer Dosissteigerung (Eskalation) der wirksamen Substanzen durch therapiebedingte Nebenwirkungen (Organtoxizität) enge Grenzen gesetzt. Zu den am häufigsten beobachteten Nebenwirkungen gehört die Suppression der Blutbildung (Hämatopoese). Ist diese Myelotoxizität die dosislimitierende Nebenwirkung einer (Kombinations-)Chemotherapie, so lassen sich mittlerweile dennoch Zytostatikadosierungen eskalieren, da diese Nebenwirkung durch Retransfusion peripherer Blutstammzellen beherrschbar ist. Weiterhin lässt sich die sogenannte Dosisintensität – definiert als Dosis pro Zeiteinheit, ausgedrückt in mg/m^2 pro Woche, ungeachtet des Schemas, der zeitlichen Abfolge oder des Applikationsweges – durch eine Verkürzung des Dosierungsintervalls erhöhen. Beide Ansätze sollen bei chemosensiblen Tumoren zu einem erhöhten Absterben von Tumorzellen führen. Damit diese Behandlungskonzepte funktionieren, müssen – theoretisch – bestimmte Bedingungen vorgegeben sein.

Seitens des Tumors wäre ideal, wenn er folgende Eigenschaften aufweisen würde:

- exponentielles Tumorwachstum
- konstante Wachstumsfraktion
- konstante Verdopplungszeit des Tumors
- keine Zellfraktion in der G_0-Phase (keine schlafenden Zellen; siehe Abschnitt Wirkungs- und Resistenzmechanismen)
- keine Resistenzen der Tumorzellen
- Sensibilität der Tumorzellen auf die applizierten Zytostatika

Die eingesetzten Zytostatika sollten folgende Idealeigenschaften zeigen:

- Abtötungskinetik erster Ordnung bei adäquater Dosierung (je höher die Dosierung, umso höher die Zellabtötungsrate)
- Einzelsubstanz ist bereits in konventioneller Dosierung wirksam
- im höheren Dosisbereich weist sie eine möglichst steile und kontinuierliche Dosis-Wirkungs-Kurve auf (je höher die Dosis, umso stärker die Tumorzellabtötung)
- ihr Einsatz, allein oder in Kombination, ist nicht durch andere Organtoxizitäten limitiert, außer durch Hämatotoxizität

Eine Dosiseskalation ist dann möglich, wenn die Hämatotoxizität durch Gabe hämatopoetischer Wachstumsfaktoren (G-CSF, GM-CSF) in Kombination mit Separation und Retransfusion peripherer Blutstammzellen (weitestgehend) beherrscht werden kann. Mittlerweile hat sich der Ausdruck Stammzelltransplantation im Sprachgebrauch durchgesetzt (peripheral blood stem cell transplantation = PBSCT). Eine deutliche Dosissteigerung ist insbesondere bei folgenden Substanzen möglich:

- Alkylanzien allgemein (inklusive Carboplatin)
- Epipodophyllotoxin-Derivate
- Mitoxantron/Epirubicin
- Taxane

2.4 Stammzelltransplantation (Blut/Knochenmark)

2.4.1 Periphere Stammzelltransplantation (PBSCT, autolog/allogen)

Nach Applikation hämatopoetischer Wachstumsfaktoren, auch koloniestimulierende Faktoren (colony stimulating factors = CSF) genannt, aber auch nach einer myelosuppressiven Chemotherapie als Proliferationsreiz an sich, werden mit den vollständig ausgereiften Granulozyten/Makrophagen noch weitere Blutzellen verschiedener Reifungsstadien verstärkt in das periphere Blut ausgeschwemmt. In der sogenannten CD34-positiven Zellfraktion (CD34 ist ein immunologischer Oberflächenmarker von Zellen; CD = cluster of differentiation oder cluster of determinants) befinden sich offenbar auch „echte Blutstammzellen". Die Mobilisation von CD34-positiven Zellen wird schon durch Zytokine (CSF) allein beträchtlich erhöht. Eine Chemotherapie ist ein zusätzlicher „Reiz" zur Aktivierung und Mobilisierung von Stammzellen. Eine Kombination von Wachstumsfaktoren und Chemotherapie bringt deutlich höhere Leukaphereseausbeuten (ein auf Zentrifugation basierendes Separationsverfahren) an peripheren Stammzellen als jede Methode für sich allein (alleinige Verabreichung von Zytostatika oder Zytokinen (G-CSF, GM-CSF)). Eine kombinierte zytotoxische/zytokininduzierte (Chemotherapie + G-CSF oder GM-CSF) Mobilisation ist mittlerweile üblich. Die initiale Medikation wird als (Hochdosis-)Mobilisierungsschema bezeichnet. Der Mobilisation folgt eine an mehreren Tagen mit Zellseparation durchgeführte Apheresephase für CD34-positive Zellen (Abbildung rechts).

Das Stammzellkonzentrat wird nach Zugabe von Dimethylsulfoxid (= DMSO; dient als „Gefrierschutz", damit die Zellen beim Einfrieren nicht platzen und vital bleiben) in flüssigem Stickstoff tiefgefroren. Diese Zellkonzentrate stehen den Patienten als autologe Stammzelltransplantate zur Unterstützung nach der später durchgeführten Hochdosis-Chemotherapie in der stark myelosuppressiven Phase zur Verfügung. Sowohl Mobilisations- als auch Hochdosis-Schema (HD-CX) sind üblicherweise tumorspezifisch.

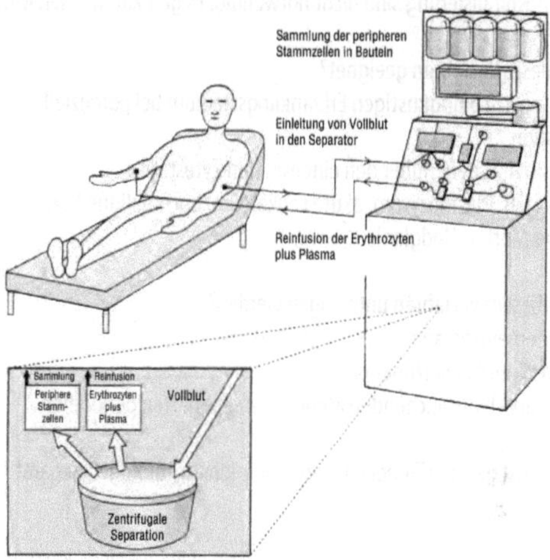

Separation peripherer Blutstammzellen. Bei diesem Aphereseverfahren wird Vollblut üblicherweise durch kontinuierliche Zentrifugation in die einzelnen Bestandteile getrennt. Pro Leukapherese werden durchschnittlich 9–12 Liter Blut verarbeitet, während der gesamten Apheresephase 40–60 Liter. Man erhält ein volumenreduziertes Leukozytenkonzentrat (aus [2]).

Weiterhin wird die periphere Stammzelltransplantation (PBSCT) als Alternative zur autologen Knochenmarktransplantation (Knochenmark vom Patienten selbst) verwendet. Im Vergleich zur Knochenmarktransplantation ist die periphere Stammzelltransplantation weniger belastend für den Patienten. Sie kann auch bei Patienten durchgeführt werden, bei denen eine Vollnarkose (zur Knochenmarkpunktion) kontraindiziert ist. Auch chemotherapeutisch vorbehandelte Patienten oder solche mit bestrahlten Beckenknochen können behandelt werden. Ebenso Patienten mit einem für eine autologe Knochenmarktransplantation ungeeigneten, zum Beispiel noch funktionstüchtigen, aber hypozellulären Knochenmark.
Mittlerweile verdrängt allmählich die allogene (vom Fremdspender) PBSCT die allogene Knochenmarktransplantation (KMT). Es konnte gezeigt werden, dass durch eine Applikation von G-CSF bei gesunden Probanden die Zahl der im peripheren Blut auftretenden Stammzellen in einem solchen Ausmaß erhöht werden kann, dass sogar eine Zytapherese mit suffizienten Ausbeuten an CD34-positiven Zellen möglich ist. Auch für den Fremdspender ist eine allogene periphere Stammzelltransplantation weniger belastend und mit weniger Aufwand durchzuführen. Es wird nur eine Probepunktion im Beckenbereich vorgenommen.

Eine Vollnarkose und eine Hospitalisierung sind nicht notwendig. Es gibt kaum einen Nachbeobachtungsaufwand.
Welche Tumoren sind für dieses Verfahren geeignet?

- Tumoren mit einem prognostisch ungünstigen Erkrankungsstadium bei potenziell kurativer Therapie-Intention
- Tumoren mit Chemosensitivität gegenüber den eingesetzten Zytostatika
- geringes Tumorvolumen (z. B. Plasmozytom, akute Leukämien, hochmaligne Non-Hodgkin-Lymphome oder Morbus Hodgkin)

Welche Patienten können diesem Verfahren unterzogen werden?

- Patienten mit gutem Allgemeinzustand
- Patienten mit guter Nieren- und Leberfunktion
- Patienten mit prätherapeutisch ausreichenden Mengen an separierten peripheren Stammzellen
- Patienten, die eine möglichst geringe Tumorzellkontamination im autologen Separat haben

Eine HD-CX ist wirksam beim Plasmozytom, rezidivierenden Lymphomen (Hodgkin, Non-Hodgkin), kindlichen Sarkomen und Neuroblastomen, adulten Ewing-Sarkomen, Ovarial- und Keimzelltumoren. Ergebnisse kontrollierter Studien – insbesondere beim Mammakarzinom – stehen aber noch aus.

2.4.2 Knochenmarktransplantation

Norbert Schleucher

Unter einer Knochenmarktransplantation (KMT) versteht man die therapeutische Übertragung eines Spenderknochenmarks. Dabei handelt es sich wie bei der Leber- und Nierentransplantation um eine Organtransplantation. Das transplantierte Organ ist das Knochenmark. Wie bei jeder Organtransplantation sind Behandlungen mit Immunsuppressiva erforderlich. Das bedeutet, dass man bei einer KMT mit einem Nebenwirkungsspektrum wie bei einer Organtransplantation rechnen muss. Da jedoch das gesamte blutbildende System und das Immunsystem ersetzt werden, resultieren auch spezifische Komplikationen (siehe Abschnitt Komplikationen einer Knochenmarktransplantation). Prinzipiell handelt es sich bei der Knochenmarktransplantation um das risikoreichste Therapieverfahren im Bereich der Hämatologie und internistischen Onkologie.

2.4.2.1 Indikationen zur Knochenmarktransplantation

Knochenmarktransplantationen werden bei Leukämien und hochmalignen Lymphomen durchgeführt. Insbesondere im Bereich der akuten Leukämien konnte die KMT eine ent-

scheidende Prognoseverbesserung erbringen. Aber auch bei chronischen Leukämien, insbesondere der chronischen myeloischen Leukämie, kann die KMT möglicherweise einen kurativen Ansatz bedeuten. In früheren Zeiten wurde die Knochenmarktransplantation auch bei Hodenkarzinomen durchgeführt, hier wurde sie jedoch zugunsten der nebenwirkungsärmeren Stammzelltransplantation verlassen.
Einen festen Platz hat die Knochenmarktransplantation bei der Therapie der akuten myeloischen und der akuten lymphatischen Leukämie. Hier wird sie als Konsolidierung nach Erreichen einer kompletten Remission durch eine konventionelle zytostatische Chemotherapie eingesetzt. Dabei orientiert sich die Indikationsstellung zur KMT an der Risikokonstellation des Patienten, insbesondere definiert über seine chromosomalen Aberrationen. Als Faustregel erfolgt jedoch der Einsatz der Knochenmarktransplantation bei der akuten myeloischen Leukämie in der ersten kompletten Remission, bei der akuten lymphatischen Leukämie (ohne Vorliegen einer Hochrisikokonstellation) in der zweiten kompletten Remission (also nach Erreichen einer kompletten Remission im Rahmen einer Rezidivtherapie).

2.4.2.2 Voraussetzungen für eine Knochenmarktransplantation

Unabdingbare Voraussetzung für eine Knochenmarktransplantation ist die HLA-Kompatibilität von Knochenmarkspender und Knochenmarkempfänger. Das heißt, die humanen Leukozytenantigene von Spender und Empfänger müssen übereinstimmen. Dabei wird jedoch ein nicht übereinstimmendes Merkmal (mismatch) akzeptiert. Die Blutgruppen von Spender und Empfänger müssen für eine KMT nicht übereinstimmen; in diesen Fällen zeigt der Knochenmarkempfänger nach der Transplantation meistens die Blutgruppe des Spenders. Darüber hinaus dürfen beim Knochenmarkempfänger keine gravierenden Grunderkrankungen seitens des Herzens oder der Lunge bestehen. Die Knochenmarkempfänger dürfen in der Regel das 60. Lebensjahr nicht überschritten haben, weil ab diesem Alter die therapieinduzierte Morbidität und Mortalität deutlich ansteigen. Beim Knochenmarkspender müssen – abgesehen von Tumorfreiheit – keine weiteren Voraussetzungen erfüllt werden. Weitere Voraussetzung direkt vor Durchführung der Knochenmarktransplantation mit Immunsuppression ist die Infektfreiheit des Knochenmarkempfängers, da Infektionen unter Immunsuppression generalisieren und septikämische Verläufe nehmen können.

2.4.2.3 Praktische Durchführung der Knochenmarktransplantation

Grundlegend wird zwischen einem Familienspender und einem Fremdspender unterschieden. Als Familienspender gelten dabei Eltern und Geschwister des Patienten, aber auch Verwandte zweiten Grades. Demgegenüber werden alle nicht familiären Knochenmarkspender als Fremdspender bezeichnet. Passende Fremdspender werden über Spenderkarteien ermittelt. Diese Spenderdatenbanken sind sehr umfangreich, sodass aktuell die Wahrscheinlichkeit, einen passenden Fremdspender zu finden, bei etwa 80 % anzusiedeln ist.

Bei einer Knochenmarkspende erfolgt die Entnahme des Knochenmarks aus beiden Beckenkämmen des Spenders. Weil es sich dabei um einen größeren und schmerzhaften Eingriff handelt, ist zwar eine Vollnarkose erforderlich, aber die Knochenmarkspende an sich ist mit keinem nennenswerten Risiko verbunden. Nach einer entsprechenden Aufbereitung erfolgt dann die Übertragung des fremden Knochenmarks in Form einer intravenösen Infusion. Das infundierte Spenderknochenmark erreicht auf dem Blutweg die Knochenmarkräume und siedelt sich dort an.

2.4.2.4 Konditionierungstherapie

Bevor sich das transplantierte Knochenmark in Knochenmarkräumen ansiedeln kann, ist die „Zerstörung" des wirtseigenen Knochenmarks eine unabdingbare Voraussetzung. Diese „Zerstörung" des wirtseigenen Knochenmarks wird als Konditionierungstherapie bezeichnet. Dabei werden hohe Zytostatikadosen eingesetzt, meist hochdosiertes Cyclophosphamid. Zusätzlich wird in den meisten Fällen eine Ganzkörperbestrahlung durchgeführt. Aufgrund der hohen Dosisintensität beider Modalitäten wird das wirtseigene Knochenmark vernichtet.

2.4.2.5 Komplikationen einer Knochenmarktransplantation

Erhöhte Infektanfälligkeit: Wie jede Organtransplantation erfordert auch eine KMT eine Immunsuppression, um eine lymphozytäre Immunantwort gegen das Spenderknochenmark auszuschließen. Diese Immunsuppression erfolgt mit Kortikosteroiden (z. B. Prednison) in Kombination mit Cyclosporin A (Sandimmun®). Neuere Immunsuppressiva sind die Substanz Tacrolimus (Prograf®) oder Mycophenolat mofetil (Cell Cept®). Diese Immunsuppression bedingt eine erhöhte Infektanfälligkeit des Knochenmarkempfängers für bakterielle oder virale Infektionen, aber auch für opportunistische Erreger. Bei immunsupprimierten Patienten besteht bei jeder Infektion das Risiko einer Sepsis mit Todesfolge.

2.4.2.5.1 Abstoßungsreaktion

Eine weitere Komplikation, wie bei jeder Organtransplantation, ist das Auftreten einer Abstoßungsreaktion, das heißt, verbliebene wirtseigene Knochenmarkzellen, insbesondere Lymphozyten, richten sich gegen das empfangene Knochenmark. Im Zuge einer Knochenmarktransplantation wird diese Reaktionsform des Organismus auch als „host versus graft reaction" bezeichnet. Die umgekehrte Reaktion nennt man „graft versus host reaction". Hierbei reagieren Lymphozyten des empfangenen Knochenmarks gegen wirtseigene Zellen und induzieren eine immunogen bedingte Zytolyse gesunder Wirtszellen. Diese Reaktionsform ist insbesondere wahrscheinlich, wenn nicht exakt HLA-identisches Knochenmark transplantiert worden ist (das heißt beim Auftreten von mismatches). Stammt das gespendete Knochenmark demgegenüber von einem HLA-identischen Spender (zum Beispiel eineiiger Zwilling), so ist eine „graft versus host reaction" nahezu ausgeschlossen. Die Graft-

versus-Host(GvH)-Krankheit kann dabei akut oder chronisch auftreten. Sie kann alle Organe des Empfängers betreffen.
Häufig manifestiert sich die Graft-versus-Host-Krankheit an der Haut. Hier sieht man bei der chronischen GvH-Erkrankung bräunliche Verfärbungen der gesamten Haut, die dann vulnerabler ist als gesunde Haut. Eine GvH-Reaktion des Darmes führt zu Durchfällen. Auch tritt im Rahmen von akuten GvH-Reaktionen meistens Fieber auf. Als Vorteil einer GvH-Reaktion ist es zu sehen, dass sich das Spenderknochenmark nicht nur gegen wirtseigene Zellen richtet, sondern auch gegen erkrankte Zellen, die sich noch im Wirtsorganismus befinden. Dies wird als Graft-versus-Disease-Phänomen bezeichnet. Diese GvD-Reaktion kann in bestimmten Fällen therapeutisch ausgenutzt werden. So kann man bei Frührezidiven einer Leukämie nach Knochenmarktransplantation durch Absetzen der Immunsuppressiva eine Graft-versus-Host-Krankheit und damit auch eine Graft-versus-Disease-Reaktion auslösen.
Letalitätsrisiko: Jede Knochenmarktransplantation ist mit einem potenziellen Letalitätsrisiko behaftet. Dies wird in der gängigen Literatur mit 5–10 % beziffert. Das Letalitätsrisiko einer Knochenmarktransplantation steigt mit dem Alter des Patienten an. So beträgt das Letalitätsrisiko bei 65-jährigen Patienten beispielsweise 25–30 %!

2.4.2.6 Minitransplantation (allogen)

Als Minitransplantation wird die Übertragung nicht des gesamten Spenderknochenmarks, sondern von Fremdspenderstammzellen bezeichnet. Dabei erfolgt nach Gewinnung des Knochenmarks ein spezielles Aufbereitungsverfahren, sodass nur CD34-positive Stammzellen reinfundiert werden. Es handelt sich somit um eine allogene Stammzelltransplantation im Gegensatz zur autologen Stammzelltransplantation, bei der eigene Stammzellen des Patienten retransfundiert werden. Die Minitransplantation ist komplikationsärmer als eine Knochenmarktransplantation. Heute gilt die Minitransplantation in verschiedenen Indikationen der allogenen Knochenmarktransplantation als gleichwertig und ist als ein Standardverfahren zu betrachten.

2.4.2.7 Prophylaxen im Rahmen der Knochenmarktransplantation

Da im Rahmen der Konditionierungstherapie das wirtseigene Immunsystem komplett zerstört worden ist und die Ausreifung des transplantierten Knochenmarks bis hin zum funktionsfähigen Immunsystem eine gewisse Zeitspanne benötigt, ist der Patient während dieser Zeit (zirka 3–6 Wochen) einer hohen Infektgefährdung ausgesetzt. Der Knochenmarkempfänger ist in dieser Zeit ohne Immunsystem. Aus diesem Grunde hat die Infektprophylaxe bei Knochenmarkempfängern höchste Priorität. Im klinischen Alltag ist daher eine Umkehrisolation des Patienten Pflicht.
Bei dieser Umkehrisolation befindet sich der Patient in einem Isolationszimmer, das nur durch eine Schleuse betreten werden kann. In dieser Schleuse müssen Arzt und Pflegepersonal eine entsprechende Schutzkleidung anlegen, um den immunsupprimierten Patienten

vor Keimen zu schützen. Diese Schutzkleidung umfasst eine vollständige Abdeckung des Kopfes, einen Mundschutz, Handschuhe und keimarme Kittel sowie keimarme Schuhüberzüge. Eine gründliche Händedesinfektion ist erforderlich. Der Patient in der Umkehrisolation darf sein Zimmer nicht verlassen. Sollte dies aus medizinischen Gründen zwingend erforderlich sein, so muss der Patient Handschuhe und einen speziellen Mundschutz tragen. Dieser Mundschutz enthält ein Filtersystem, das aerogen übertragbare Keime mit einer bestimmten Porengröße herausfiltert. Darüber hinaus sind sogar die Mahlzeiten eines knochenmarktransplantierten Patienten zu sterilisieren. Geeignete bzw. ungeeignete Mahlzeiten für Patienten in Umkehrisolation siehe Tabelle unterhalb.
Die Räumlichkeiten werden auch als „life islands" bezeichnet. Besucher dürfen trotz aller Vorsichtsmaßnahmen das Zimmer eines solchen Patienten nicht betreten, es sind lediglich Kontakte aus einem Besucherraum her erlaubt, der durch eine Glaswand vom Patientenzimmer abgetrennt ist. Die Kommunikation muss über Telefonanlagen erfolgen.
Aus diesen Schilderungen wird ersichtlich, dass eine Knochenmarktransplantation für den Patienten eine hohe physische, aber auch eine hohe psychische Belastung darstellt.

Lebensmittel	Geeignet	Ungeeignet
Fleisch/Geflügel	gut durchgegart (kochen, dünsten, dämpfen, grillen, braten)	rohes/halbrohes Fleisch (Mett, Tartar, Roastbeef)
Fisch	gut durchgegart	roher Fisch, Fischsalate, Schalen- und Krustentiere
Wurst/Brotbelag	Brüh- und Kochwurst	Rohwurstsorten (Salami, Mettwurst ...), Pflanzenpastete
Obst	Kompott, Schälobst (Orange, Banane, Mandarine)	Trockenobst, Obstsalate, Nüsse, Mandeln, nicht schälbares Obst, wie Trauben, Pfirsiche, Kirschen, Kernobst (Apfel, Birne)
Käse	Schmelzkäseportionen, wärmebehandelter Frischkäse in Portionen	Schnittkäse, Hartkäse, Edelpilzkäse, Weichkäse, Schafs- und Ziegenkäse
Milch und Milchprodukte	Kondensmilch, sterilisierte Milch, Pudding und Brei frisch gekocht	Rohmilch, Vorzugsmilch, pasteurisierte Milch, H-Milch, Eis, Quark, Joghurt, Quark- und Joghurtspeisen
Eier	nur gekocht oder gebraten	roh, weichgekocht, Mayonnaise

Lebensmittel	Geeignet	Ungeeignet
Getreideerzeugnisse	nur gegart	Getreidekörner, Kleie, Müslimischungen, Haferflocken, Getreideflocken
Brot und Backwaren	alle frischen Brotsorten	Brot älter als 1 Tag, Schnittbrot
Gewürze	gegart (mitgekocht)	Kräuter (frisch oder getrocknet); kalte Soßen, rohe Zwiebeln, Knoblauch, nicht nachwürzen nach dem Kochen!
Getränke	alle kohlensäurehaltigen Getränke wie Cola, Limo, Mineralwasser, frisch gekochter Tee oder Kaffee, Fruchtsäfte als Portionsware	kohlensäurefreies Mineralwasser, länger offen stehende Getränke (Mineralwasser, Cola, Limo, Fruchtsäfte, Tee ...)
Süßigkeiten	Schokolade ohne Mandeln und Nüsse, Gummibärchen, Bonbons, Kuchen und Gebäck ohne Mandeln und Nüsse	Traubennussschokolade, Schokolade mit Mandeln und Nüssen, Kuchen und Gebäck mit Nüssen, Mandeln, Rosinen

Auswahl geeigneter und ungeeigneter Mahlzeiten für Patienten in Umkehrisolation. Liste der Vorschläge aus dem Städtischen Krankenhaus München-Harlaching.

2.5 Hyperthermiebehandlung

Unter einer Hyperthermie versteht man die iatrogene Erwärmung bestimmter Körperregionen oder des ganzen Körpers auf eine Zieltemperatur von 40–42 °C. Im Rahmen der antineoplastischen Therapie wird eine Hyperthermie meist in Kombination mit einer zytostatischen Chemotherapie eingesetzt.

Bei einer *Ganzkörper-Hyperthermie* erfolgt dabei die Wärmezufuhr zum Beispiel durch Wassermatten oder eine Bluterwärmung mittels eines extrakorporalen Kreislaufsystems.

Bei *organbegrenzter lokoregionärer Hyperthermie* erfolgt die Wärmeerzeugung durch Ultraschall- oder elektromagnetische Wellen.

Der Hyperthermiebehandlung liegen verschiedene Wirkprinzipien zugrunde. So kann eine Temperatur von 42 °C zur Denaturierung von Tumorproteinen und damit zum Zelltod von Tumorzellen führen. Darüber hinaus wird die Hyperthermie in Kombination mit Chemotherapie eingesetzt unter der Vorstellung, dass durch die Hyperthermie die Barriere der Tumorzellen für die Zytostatika „gelockerter und durchlässiger" wird.

Eine Hyperthermiebehandlung ist gut möglich bei Tumoren, die an den Extremitäten lokalisiert sind. Hier kann eine isolierte Erwärmung der befallenen Extremität durchgeführt werden. Als Beispiele gelten die hypertherme Extremitätenperfusion mit Melphalan bei der Behandlung maligner Melanome oder die arterielle Zytostatikaperfusion in Hyperthermie bei Weichteilsarkomen. Auch bei lokal rezidivierten inoperablen Rektumkarzinomen kann eine Hyperthermie des kleinen Beckens in Kombination mit Chemotherapie indiziert sein. Bei viszeralen Metastasen ist eine Hyperthermiebehandlung schwieriger und technisch aufwendiger. Hier ist Voraussetzung, dass sich der zu erwärmende tumortragende Bezirk nicht in der Nähe großer Gefäße befindet, weil diese Gefäße einen Abtransport der Wärme bedingen. Ebenfalls aufwendig ist die hypertherme intraperitoneale Chemoperfusion (HIPEC) zur Behandlung einer Peritonealkarzinose. Dabei werden Zytostatikalösungen auf 42 °C erwärmt und für 30–90 Minuten im Abdominalraum verteilt.
Insgesamt gilt, dass die Hyperthermiebehandlung risikoreicher wird, wenn innere Organe erwärmt werden, wobei das Behandlungsrisiko mit der Größe des erwärmten Areals steigt. Eine Ganzkörper-Hyperthermie kann potenziell lebensbedrohlich sein.

2.6 Intensivmedizin und Dialyse

In der hämatologischen und onkologischen Routinetherapie werden intensivmedizinische Maßnahmen selten benötigt. So gibt es kein hämatologisches oder onkologisches Therapieverfahren, das zwingend auf einer Intensivstation durchgeführt werden müsste. Autologe Stammzelltransplantationen können in normalen Krankenzimmern durchgeführt werden. Eine Monitor- oder Kreislaufüberwachung ist nicht zwingend erforderlich. Auch neutropenische Patienten mit erhöhter Infektgefährdung müssen nicht auf einer Wachstation behandelt werden.
In bestimmten Situationen kann jedoch – wie in der allgemeinen Inneren Medizin auch – eine respiratorische oder kardiozirkulatorische Überwachung erforderlich werden. Eine intensivmedizinische Behandlung ist nicht zu umgehen, wenn invasive Behandlungsverfahren erforderlich werden. Dazu gehört beispielsweise ein arterielles Monitoring, eine Behandlung mit der CPAP-Maske (continuous positive airway pressure) oder eine Beatmungstherapie.
Indikationen zur intensivmedizinischen Überwachung/Behandlung sind beispielsweise:

- arterielles Monitoring beim septischen Patienten
- hochgradig instabiles Blutdruckverhalten
- höhergradige supraventrikuläre oder ventrikuläre Arrhythmien
- Respiratorische Überwachung bei Pneumoniepatienten
- ausgeprägtes Tumorlyse-Syndrom
- schwere Verlaufsform einer Verbrauchskoagulopathie
- Beatmungstherapie bei respiratorischer Insuffizienz

- Überwachung bei schwerwiegender allergischer Reaktion oder anaphylaktischem Schock (bei Katecholaminpflichtigkeit)
- Kreislaufinstabilität mit Katecholaminpflichtigkeit
- ausgeprägte Koronarspasmen unter 5-FU-Behandlung, die dem Bild einer instabilen Angina pectoris entsprechen
- schwerwiegende Infektionserkrankungen, wie Meningitiden oder Endokarditiden
- drohendes Multiorganversagen

Äußerst wichtig ist es, den invasiven Charakter intensivmedizinischer Maßnahmen nicht zu fürchten und die erforderlichen Maßnahmen ohne zeitliche Verzögerung einzuleiten. So sollte eine notwendige Intubation eines neutropenischen Patienten mit Pneumonie nicht hinausgeschoben werden, weil man fürchtet, dass es sich um eine langwierige Respiratortherapie handelt. Auch das Wissen um die schlechte Prognose eines beatmeten neutropenischen Pneumoniepatienten sollte nicht vor einer maschinellen Beatmung zurückschrecken lassen. Die Beatmungspflichtigkeit resultiert aus der Schwere der Grunderkrankung oder der Schwere der eingetretenen Komplikation und nicht durch die Beatmungsmaschine an sich! Dabei sollte man sich immer vor Augen halten, dass Beatmungsgeräte nicht süchtig machen und dass Endotrachealtuben keine Krankheit sind! Falls bei einem onkologischen Patienten eine Langzeitbeatmung erforderlich ist, so ist diese aufgrund der Schwere der Grunderkrankung erforderlich.
Als Komplikation bestimmter Zytostatikatherapien kann es zu einem vorübergehenden oder dauerhaften Ausfall der Nierenfunktion kommen. Auch bei onkologischen Grunderkrankungen wie Plasmozytomen oder Amyloidosen ist ein akutes oder chronisches Nierenversagen im Verlauf der Erkrankung denkbar. In diesen Fällen ergibt sich die Indikation zur Dialysebehandlung. Bei einer Dialyse erfolgt eine extrakorporale Entgiftung des Blutes mittels eines Dialysegerätes. Dazu ist ein entsprechend großlumiger Zugang erforderlich. Bei der Akutdialyse handelt es sich in der Regel um einen Shaldon-Katheter, bei einer chronischen Dialyse um einen Cimino-Shunt. Die Reinigung des Blutes von Schadstoffen erfolgt dabei extrakorporal an Membransystemen nach den physikalischen Gesetzen von Osmose und Diffusion. Bei beatmeten Patienten kann die CvvHD (kontinuierliche veno-venöse Hämodialyse) Anwendung finden.

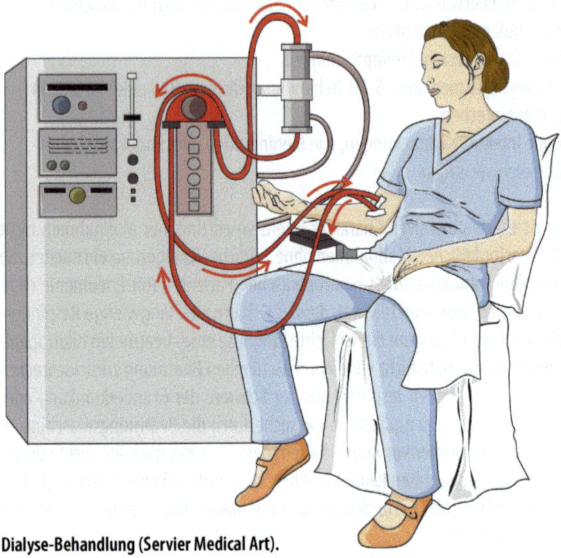

Dialyse-Behandlung (Servier Medical Art).

Ein zytostatikainduziertes akutes Nierenversagen ist in den allermeisten Fällen reversibel, eine chronisch fortschreitende zytostatikainduzierte Niereninsuffizienz ist demgegenüber im Terminalstadium dauerhaft dialysepflichtig. Die akute Niereninsuffizienz im Rahmen eines Multiorganversagens, bei Tumorpatienten mit Neutropenie häufig septisches Multiorganversagen, hat eine schlechte Prognose, da neben der Nierenfunktion auch Leber, Lungen- und Kreislaufsystem vom Multiorganversagen betroffen sind.

Bei Patienten mit Plasmozytomen oder Amyloidosen kommt es zur Nierenschädigung im Rahmen der Grunderkrankung durch Ablagerung bestimmter Paraproteine in den Nephronen. Auch hier resultiert eine chronisch fortschreitende Niereninsuffizienz, möglicherweise mit Dialysepflichtigkeit. In einem solchem Fall ist die Indikation zur Nierenersatztherapie gegeben, da bei Ersatz der Nierenfunktion die Patienten durch zeitgleiche zytostatische Chemotherapie mit Kontrolle des Grundleidens noch mehrere Jahre überleben können. Für die Indikation zur Dialysebehandlung gilt wie für die Indikation zur Respiratortherapie, dass die Indikationsstellung nicht aufgrund des malignen Grundleidens allein unterbleiben darf.

Tumorpatienten sind sehr oft auch Schmerzpatienten und wegen der vielerorts nur suboptimal durchgeführten Schmerztherapie in ihrer Lebensqualität deutlich eingeschränkt. Auf die Schmerztherapie wird ausführlich im Teil Schmerz eingegangen.

2.7 Alternative Behandlungsverfahren mit nicht belegter Wirksamkeit

Als „Alternativtherapien" werden therapeutische Ansätze mit Medikamenten zusammengefasst, die nicht aus dem Bereich der Zytostatika stammen. Der „Alternativtherapien" bedienen sich keine Onkologen, Chirurgen oder Strahlentherapeuten, sondern Heilpraktiker, Homöopathen, Geistheiler oder Sauerstofftherapeuten. Es handelt sich dabei ausnehmend um Therapieverfahren, die nicht zulasten der gesetzlichen Krankenversicherung verordnet werden dürfen. Sie sind oft letzte Alternative zur Beruhigung von Angehörigen dem Patienten gegenüber oder sind medienwirksam verbreitet.

Die eingesetzten Präparate stammen aus dem Bereich der Homöopathie, sogenannter Drogenpräparate, Phytotherapeutika oder chemisch definierter Alternativtherapeutika. Allen diesen Präparaten und den verschiedenen Substanzklassen gemeinsam ist ein nicht definierter Wirkmechanismus (da Bestandteil einer Heilslehre). Darüber hinaus sind die Indikationsstellungen der Hersteller unklar. So werden viele dieser Medikamente als universelle Tumorpräparate bezeichnet, ohne dass der Biologie verschiedener Malignomerkrankungen Rechnung getragen wird.

Merke: Insgesamt muss von der Anwendung „alternativer Therapien" in großem Umfang abgeraten werden. Neben den fehlenden Wirkungsbeweisen und der unklaren Indikationsstellung ist auch das Nebenwirkungsspektrum der Alternativtherapeutika in der Regel zu wenig definiert. Sollte ein Patient die Anwendung solcher Therapien wünschen, ist eine vorherige Besprechung mit dem behandelnden Onkologen dringend anzuraten, insbesondere um Wechselwirkungen mit zytostatischen Therapien auszuschließen.

Von Patienten werden Ärzte und Pflegepersonal sehr häufig nach sogenannten Alternativtherapien gefragt. Dies entspricht bei fortgeschrittenen Erkrankungen einem „Klammern an den letzten Strohhalm". Da viele dieser Präparate sehr teuer sind und nicht zulasten der Krankenversicherungen verordnet werden dürfen, sondern vom Patienten selbst zu finanzieren sind, ist es hier ärztliche und auch pflegerische Aufgabe, Patienten vor finanziellem Schaden bei meist nicht heilbarer Krankheit zu schützen.

Sehr häufig verwendete Präparate sind die sogenannten Mistellektine. Bei Einsatz solcher Präparate handelt es sich um eine Adoption aus dem anthroposophischen in den medizinischen Bereich. So wird der Mistel eine Schwächung der physischen Fremdbildung, des Tumors, durch Entzug seines Wucheräthers und seiner Lebenskraft zugeschrieben. Es wird postuliert, dass die Mistel eine antitumorale Symbiose mit dem Patienten gegen seinen Tumor eingeht. Eine genaue biochemische oder pharmakologische Definition des Wirkmechanismus ist jedoch nicht bekannt. Positive In-vitro-Daten und auch positive randomisierte Studien (verglichen gegen Placebo oder konventionelle Zytostatika) fehlen. Trotzdem werden Mistelpräparate sehr häufig bei Patienten mit kolorektalem Karzinom eingesetzt. Auch hier vermag die Mistel allein den Spontanverlauf der Erkrankung nicht zu beeinflussen. Immerhin ist auch keine Antagonisierung einer klassischen 5-FU-haltigen zytostatischen Chemotherapie bekannt. Manche Patienten beschreiben allerdings eine nicht objektivierbare Verbesserung ihres Allgemeinzustandes unter Mistelinjektionen.

Von Anwendern alternativer Therapieverfahren wird häufig in Medien und Zeitschriftenanzeigen damit geworben, dass einerseits pflanzliche Präparate verwendet werden und dass diese andererseits keine Nebenwirkungen auslösen. In diesem Zusammenhang sei darauf hingewiesen, dass auch die klassischen Zytostatika zu über 50 % pflanzlicher Herkunft sind. So stammen hochwirksame Zytostatika aus Baumblättern, Baumrinden oder niederen Gewächsen. Als sehr modernes Beispiel sei das Zytostatikum Paclitaxel (Taxol®) angeführt, das aus der Rinde der südpazifischen Eibe (Taxus brevifolia) gewonnen wurde und das mittlerweile semisynthetisch hergestellt werden kann.

Alternativmedizinische Präparate sind nicht nebenwirkungsfrei! Entzündungen und Verhärtungen an Mistel-Injektionsstellen gibt es genauso wie schwere allergische Reaktionen nach Einsatz von Thymuspräparaten. Mit der Behandlung dieser Nebenwirkung ist dann der Nicht-Mediziner in aller Regel überfordert.

3 Wirkungs- und Resistenzmechanismen von Antitumortherapeutika

Jürgen Barth

3.1 Wirkungsmechanismen von Antitumortherapeutika

Zytostatika sind Zellgifte mit unterschiedlichen Angriffspunkten innerhalb der Zellen. Die Selektivität auf Tumorzellen ist eine relative, aufgrund der insbesondere bei hoher Tumorlast deutlich höheren Stoffwechselrate der entarteten Zellen. Weiterhin bestimmen auch die physiko-chemischen Eigenschaften die Gewebeverteilung der einzelnen Substanzen. So können beispielsweise nur besonders lipophile Stoffe in therapeutisch relevanten Mengen eine intakte Blut-Hirn-Schranke überwinden. Viele der (klassischen) Zytostatika greifen innerhalb der Zelle in diverse, nicht zwingend tumorspezifische Stoffwechselvorgänge während des Zellzyklus ein. Die diesbezüglich wesentlichen Grundlagen werden hier in aller Kürze zusammengefasst.

Der Zellzyklus – der Lebenszyklus der Zelle mit der Abfolge der Zellreifung und -teilung – kann in die fünf Phasen G_1, S, G_2, G_0 und M eingeteilt werden (G steht für „gap" = Lücke, zeitliche Lücken zwischen der DNS-Verdopplung; S steht entsprechend für Synthese der DNS). Vorgänge innerhalb dieser Phasen sind:

G_1: RNS-Synthese
S: DNS-Verdoppelung
G_2: Intervall zwischen Mitose und DNS-Verdoppelung

G_0: Ruhephase von ansonsten teilungsaktiven Zellen. Der eigentliche Zellzyklus ist durchlaufen („schlafende Zellen"). Chemotherapeutika können in dieser Phase kaum Zellschäden herbeiführen. In dieser Ruhephase können durch Zytostatika verursachte Schäden repariert werden, bevor es zu letalen Folgen während oder nach der eigentlichen Zellteilung kommt.
M: Mitose: Kernteilungsvorgang, bei dem aus einem Zellkern zwei Tochterkerne gebildet werden. Eine weitere Unterteilung des zeitlichen Ablaufs in Pro-, Meta-, Ana- und Telophase ist möglich.
Die einzelnen Zellzyklusphasen sind in der nachfolgenden Abbildung schematisch verdeutlicht. Bezogen auf den Zellzyklus können Zytostatika in phasenspezifische (z. B. Antimetaboliten) und in phasenunspezifische (z. B. Alkylanzien) Wirkstoffe eingeteilt werden.

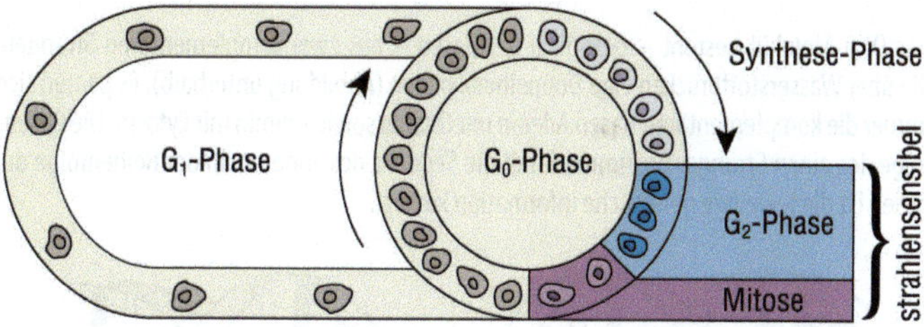

Die einzelnen Phasen des Zellzyklus. $G_0 + G_1 + S + G_2$ = Interphase oder Intermitosephase, Mitose = Zellteilungsphase. Während der G_2-Phase und der Mitose zeigen die Zellen die größte Strahlenempfindlichkeit.

Die DNS ist als zentraler Informationsspeicher für die Funktionen innerhalb der Zelle und des Zellverbandes oftmals (aber nicht ausschließlich) primäres Angriffsziel von Chemotherapeutika. Die DNS ist eine Nukleinsäure mit der allgemeinen Zusammensetzung (Base-[2-Desoxyribose]-Phosphorsäure), wie in der folgenden Abbildung dargestellt. Die sogenannten Basen sind die Purine Adenin und Guanin sowie die Pyrimidine Thymin und Cytosin. Diese sind jeweils durch 3',5'-Desoxyribosephosphorsäurediester-Brücken miteinander verbunden.

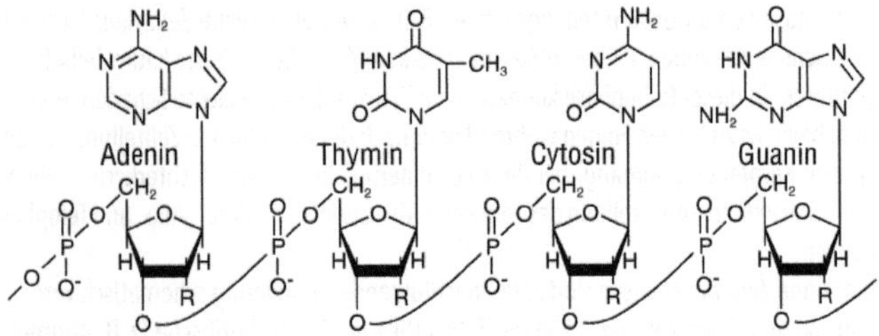

Schematische Struktur einer DNS. Einzelne Basen bilden über Desoxyribosen und ein Phosphodiester-Rückgrat den DNS-Basenstrang.

Das DNS-Molekül besteht – bezüglich der Basen – aus zwei komplementären Strängen, die über Wasserstoffbrücken eine Doppelhelix bilden (Abbildung unterhalb). Es paaren sich immer die komplementären Basen Adenin mit Guanin sowie Thymin mit Cytosin. Die Basenfolge des einen Stranges bestimmt damit die Sequenz des anderen. In der Reihenfolge der Basen ist die jeweilige genetische Information kodiert.

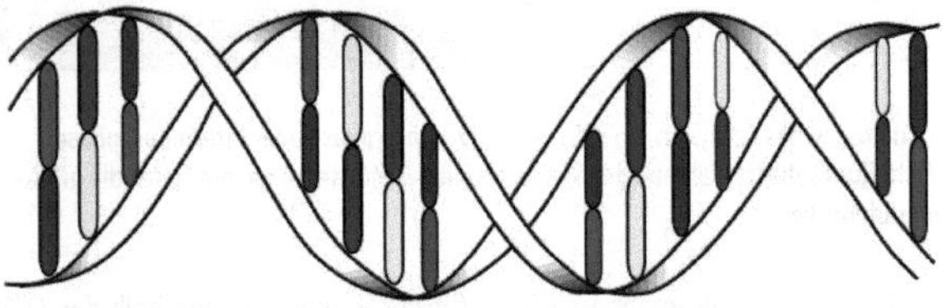

Die komplementären DNS-Stränge sind zu einer Doppelhelix verdrillt. Um in die Zelle zu passen, wird diese Doppelhelix mithilfe von Enzymen (Topoisomerasen) überspiralisiert und zu einer Superschraube verdrillt.

Die DNS stellt den genetischen Kode für die Eiweißbiosynthese (Struktur- und Enzymproteine) und die Erbmerkmale dar. Geschädigte DNS kann durch zelleigene Enzymsysteme repariert werden. Für eine Defektentfernung werden Nukleasen, für eine Neusynthese von Segmenten DNS-Polymerasen aktiviert. Der Einbau einer neuen oder korrigierten Basensequenz erfolgt durch Ligasen. Werden für Genprodukte Informationen aus der DNS benötigt oder soll sie für eine Zellteilung dupliziert werden, muss sie, um abgelesen werden zu können, entspiralisiert, aufgeschnitten und nach Ablesen der benötigten Informationen wieder verknüpft und verdrillt werden. Dabei wird die DNS in einen komplexen Zwischenzustand überführt, der Replikationsgabel genannt wird. Die Aufgabe, diesen Zwischenzustand zu erzeugen, übernehmen verschiedene Enzyme wie

- **Helikasen:** entwinden eine überspiralisierte DNS
- **Topoisomerasen:** heben sowohl die Überspiralisierung als auch die Verdrillung der DNS auf; sie können DNS sowohl zerschneiden als auch wieder zusammenfügen
- **Einzelstrangbindeproteine:** halten die aufgeschnittene DNS auseinander; so wird ein Ablesen genetischer Informationen erst möglich; diese Proteine stabilisieren also die aufgesplissene DNS
- **Polymerasen:** sorgen für eine DNS-Kettenverlängerung; sie lassen nach dem Ablesen der Informationen den komplementären DNS-Strang wachsen
- **Exonukleasen:** entfernen nicht gepaarte oder falsch gepaarte Nukleotide; verläuft die DNS-Kettenverlängerung fehlerhaft (wie beispielsweise durch Falscheinbau einer Base in die DNS oder wenn sich durch eine Basenschädigung keine Wasserstoffbrückenbindungen mehr ausbilden können), so wird die fehlerhafte Base herausgeschnitten und entfernt; Exonukleasen sind also Reparaturenzyme; es gibt auch DNS-Polymerasen mit Exonukleasefähigkeiten

Zytostatika stören vielfach diese Enzyme an unterschiedlichen Stellen, was zu einer fehlerhaften DNS oder deren Genprodukte führt. Vielfach bricht die DNS bei Reparaturversuchen ab (Einzel- oder Doppelstrangbrüche), was das Überleben der Tumorzelle beenden soll.

3.2 Einteilung der antineoplastischen Substanzen

Bei der Einteilung der Substanzen in Klassen sind unterschiedliche Systematiken möglich. Die WHO und daran angelehnt auch die Rote Liste® teilen – historisch nach ihrer Entdeckung bzw. der erstmaligen qualitativen Beschreibung einzelner Wirkausprägungen bedingt – die Substanzen heterogen zum einen nach Wirkungsmechanismus (z. B. Alkylans) und zum anderen nach Ursprung oder Herkunft ein (z. B. Pflanzenalkaloide oder Antitumorantibiotika). Das Klassifikationskriterium „Herkunft" ist jedoch aus pharmakologischer Sicht wenig hilfreich und würde nur eine riesige Gruppe heterogener Substanzen generieren.

3.2.1 Klassische vs. zielgerichtete Tumortherapeutika

3.2.1.1 Klassische Zytostatika

Die ersten Zytostatika waren Alkylanzien und Antimetabolite. Also chemisch definierte, kleine Moleküle, die Mitte bis Ende der 1940er-Jahre zum ersten Mal am Menschen zum Einsatz kamen. Es gesellten sich Naturstoffe und deren Derivate wie Anthrazykline, Vinkaalkaloide, Podophyllotoxinderivate wie Eto- und Teniposid, sowie Einzelsubstanzen wie Bleomycin und Mitomycin dazu. 1966 wurde der Nobelpreis für den Nachweis vergeben, dass Hormonbehandlungen bei Prostatakrebs machbar und zielführend sind. Diese bahnbrechende Arbeit führte zur Entwicklung von wichtigen neuen Therapieoptionen bei Prostata- und Brustkrebs. Bis zu den 1990er-Jahren wurden dann noch die Platinoide, die Taxane und Topoisomerase-I-Inhibitoren (Irino- & Topotecan) als Substanzklassen in die onkologische Therapie eingeführt. Neben der Einführung einzelner, teilweise Analogsubstanzen, stagnierte die Entwicklung bis etwa zur Jahrtausendwende. Ende der 1990er-Jahre wurden die ersten therapeutischen monoklonalen Antikörper eingeführt Rituximab), zu Beginn der 2000er-Jahre die ersten Kinase-Inhibitoren (Imatinib 2003).

Somit werden, historisch bedingt, folgende Substanzklassen, überwiegend auf Grund ihrer Wirkqualitäten, zu den „klassischen" Zytostatika gerechnet:

- Alkylanzien
- Antimetabolite
- Mitosehemmer / Spindelgifte
- Topoisomerase-Inhibitoren
- Immunmodulatorisch wirkende Substanzen (IMiD®s)
- Hormone und -Antagonisten sowie verwandte Verbindungen
- Zytotoxische Zytokine
- Interferone
- Interleukine
- Sonstige
- Asparaginasen
- Radikalbildner
- Bleomycin
- Ribonukleodidreduktade-Inhibitoren
- Hydroxyharnstoff = Hydroxycarbamid = Hydroxyurea
- Weitere, nicht näher zuzuordnende, chemisch definierte Substanzen
- Arsentrioxid
- Mifamurtid
- Mitotan
- Tretionin

Auf Subklassifizierungen der einzelnen Klassen wird im Folgenden noch eingegangen, sofern vorhanden.

Die folgenden Säulen zeigen die zeitliche Entwicklung der Zytostatika(-klassen), ohne Anspruch auf Vollständigkeit. Mit der Einführung monoklonaler Antikörper, aber vor allem mit den Kinase-Inhibitoren und sonstigen Enzymhemmstoffen, setzte zum Jahrhundertbeginn eine rasante Entwicklung ein.

1946–1960	1970	1990	2008
Stickstoff-Lost	Methotrexat	Methotrexat	Methotrexat
Methotrexat	5-Fluorouracil	5-Fluorouracil	5-Fluorouracil
5-Fluorouracil	6-Mercaptopurin	6-Mercaptopurin	6-Mercaptopurin
6-Mercaptopurin	Cyclophosphamid	Cyclophosphamid	Cyclophosphamid

1946–1960	1970	1990	2008
Cyclophosphamid	Cytosinarabinosid Daunorubicin Doxorubicin Bleomycin Vincristin Vinblastin Vindesine	Cytosinarabinosid Daunorubicin Doxorubicin Mitoxantron Bleomycin Vincristin Vindesine Etoposid Teniposid Cisplatin Carboplatin 2-Chorodesoxyadenosin Desoxycoformicin Fludarabin Gemcitabin Paclitaxel Docetaxel Vinorelbin Topotecan Irinotecan	Cytosinarabinosid Daunorubicin Doxorubicin Mitoxantron Bleomycin Vincristin Vindesine Etoposid Teniposid Cisplatin Carboplatin 2-Chorodesoxyadenosin Desoxycoformicin Fludarabin Gemcitabin Capecitabin Paclitaxel Docetaxel Vinorelbin Topotecan Irinotecan Pemetrexed Oxaliplatin Rituximab Cetuximab Gefitinib Imatinib Dasatinib Nilotinib Sunitinib Sorafinib Lapatinib Bortezomib Bevacizumab Trastuzumab Alemtuzumab Ibritumumab-Tiuxetan Thalidomid Lenalidomid 5-Azacytidin Decitabin

Die zeitliche Entwicklung der Zytostatika.

Das Grundprinzip der (klassischen) Chemotherapie ist bis heute unverändert: wie die Ursprungssubstanz Senfgas sind all diese Medikamente Zellgifte, die Krebszellen abtöten oder in ihrem Wachstum hemmen sollen. Dabei nutzen die meisten Substanzen die hohe Teilungsrate und genetische Instabilität von Tumorzellen, die diese empfindlicher als gesundes Gewebe reagieren lässt. Allerdings bleiben oft auch normale Zelltypen, die sich ähnlich schnell vermehren – Schleimhaut, Haarwurzelzellen oder blutbildende Zellen – nicht von der schädigenden Wirkung verschont (siehe Abschnitt Zytostatische Chemotherapie). Mit dem Begriff Zellgift war lange Zeit die Vorstellung verbunden, die klassischen Zytostatika hätten kein definierbares molekulares Ziel. Es ist jedoch so, dass jede wirksame Therapie ein molekulares Ziel hat. Im Fall der Zytostatika sind es vielfach Enzyme, die blockiert werden oder andere, funktionelle Zellkomponenten wie DNS oder das Tubilin. Beispiele für Enzymhemmungen durch klassische Tumortherapeutika zeigt die Tabelle unterhalb.

Gehemmtes Enzym	Substanz
Adenosindesaminase (ADA)	Cladribin
	Fludarabin
	Pentostatin
Dihydrofolatreduktase (DHFR)	Methotrexat
	Pemetrexed
Topoisomerase I	Irinotecan
	Topotecan
Topoisomerase II	Anthrazykline
	Podophyllotoxine (Etoposid)

Beispiele für Enzymhemmungen bzw. molekulare Ziele von klassischen Zytostatika (Auswahl).

3.2.1.2 Zielgerichtete Tumortherapeutika (Targeted Therapies)

Mit der Einführung der ersten monoklonalen Antikörper (moAK) wurden meist *tumorspezifische* Veränderungen (spezielle Tumorantigene oder Überexpression von physiologischen Strukturen, die dem Tumor einen Wachstumsvorteil bieten wie z. B. der EGFR) attackiert. Also Strukturen, die die gesunde, normale Zelle nicht oder nicht in der Menge hat. Diese Definition trifft beispielsweise schon nicht mehr für Antikörper zu, die Wachstumsfaktoren aus dem peripheren Blut abfangen (Aflibercept, Bevacizumab), da diese ja nicht tumorspezifisch sind. Dennoch waren schnell Begriffe wie *tumorspezifische* Antitumortherapie oder *zielgerichtete Therapie* – neudeutsch *Targeted Therapy* – geprägt. Mit der Erfindung von Imatinib hatte man den ersten Hemmstoff eines tumorspezifischen Signaltransduktionswegs. Damit war der Begriff *molekular zielgerichtete Therapie* aus dem Sprachgebrauch nicht mehr zu eliminieren. Er brachte auch diverse Vorurteile dieser neuen Medikamentenklasse mit sich, die ja im Vergleich zu den monoklonalen Antikörpern ein kleines Molekulargewicht haben und daher auch **n**ieder**m**olekulare **K**inase-**I**nhibtoren bezeichnet werden (nmKI, im Englischen smKI = small molecular Kinase Inhibitor). Die Vorurteile dieser neuen Substanzklasse waren:

- Sie sind hochgradig selektiv – vornehmlich gegen die Tumore
- Sie sind hoch spezifisch – vornehmlich gegen die Tumore
- Sie sind frei von Nebenwirkungen und somit „nicht schädlich"
- Dabei sind sie antitumoral wirksam
- Sie können die konventionelle Chemotherapie ablösen, wir bekommen nach und nach eine „milde", gut verträgliche und untoxische Antitumortherapie

Die Ernüchterung kam schnell. Während die Fachinformationen der klassischen Zytostatika und anderer Medikamente zu der Zeit durchschnittlich ein dreiseitiges, doppelseitig bedrucktes Faltblatt waren, umfasste die Fachinformation von Imatinib 7 Seiten, von denen viele Seiten Nebenwirkungen und Warnhinweise abhandelten. Wie kommt das? Auch wenn es durch Mutationen tumorspezifische Signalwege gibt, so ist auch die Selektivität der „zielgerichteten" Therapeutika eine relative. Auf Grund struktureller Ähnlichkeit mit den Normalvarianten der gehemmten Kinasen werden weitere als nur die eigentlich gewünschte, erkrankungsspezifische Kinase gehemmt. Man spricht von sog. **„Off-Target-Kinasen"** oder **„Bystander-Kinasen"**. Insbesondere Multikinase-Inhibitoren hemmen mehr als nur eine Zielkinase. Sie werden teilweise spöttisch aus als *Dirty Drug* bezeichnet, weil sie eben nicht selektiv wirken. Dies ist auch mit weiteren neuen und neuartigen Toxizitäten verbunden (siehe Teil Nebenwirkungen). Im Zusammenhang mit den Targeted Therapies hört man auch in den Fachkreisen von chemotherapiefreier Tumortherapie. Trotz des neueren Wirkungsmechanismus und der scheinbar größeren Selektivität bleibt unter dem Strich: auch Kinasehemmer machen Zellen tot (sollen sie ja auch) – sind also per definitionem Zytostatika.

Unter den zielgerichteten Therapeutika versteht man also die monoklonalen Antikörper mit großer Molekülmasse und die chemisch definierten, kleinen Moleküle. Da die überwiegende Zahl von ihnen Hemmstoffe von Tyrosinkinasen sind, werden sie häufig pauschal als TKI – Tyrosinkinase-Inhibitoren- bezeichnet. Es gibt jedoch auch Serin-/Threoninkinase-Inhibitoren, daher ist der Begriff nmKI treffender. Weitere Hemmstoffe anderer Enzyme oder Regulatorproteine sind hinzugekommen.

Im Folgenden steht die Bemühung im Vordergrund, Substanzklassen weitestgehend aufgrund des Wirkungsmechanismus der Substanzen (z. B. Alkylierung) oder des Zielmoleküls

(z. B. „tubulinaktive" Agenzien) darzustellen. Es darf dabei nicht unerwähnt bleiben, dass es sich immer um den (grob qualitativen) Hauptwirkungsmechanismus handelt, da einzelne Substanzen mehrere, unterschiedliche Wirkqualitäten bzw. Angriffspunkte aufweisen können, die sich aber erst im Laufe des sich kontinuierlich weiterentwickelnden molekularbiologisch-medizinischen Fortschritts zeigen.

An dieser Stelle sei bereits vorweggenommen, dass auch dieses Konzept (leider) nicht vollständig konsequent durchgehalten werden kann. Bei den antitumoral eingesetzten monoklonalen Antikörpern handelt es sich um eine Klasse von Substanzen, die nicht mit den klassischen, chemisch streng definierten Agenzien vergleichbar ist. Die Gruppe der therapeutisch eingesetzten monoklonalen Antikörper zielt auf unterschiedliche, sogenannte „kritische Zielmoleküle" aus Sicht des Tumorwirts ab. Von ihnen werden nach und nach die genauen Wirkungsmechanismen bekannt. Diese können beispielsweise von klassischen, immunologischen Mechanismen, wie der antikörperabhängigen zellulären Zytotoxizität (ADCC) und der komplementabhängigen Zytotoxizität (CDC), über einen reinen Rezeptorantagonismus bis hin zur Signaltransduktionsinhibition oder -modifikation reichen. Bei den monoklonalen Antikörpern handelt es sich also um eine Stoffklasse (Proteine). Ebenfalls Proteine sind gegen Tumoren eingesetzte Zytokine (Interleukine, Interferone), sogenannte Biomodulatoren, und Enzyme wie die Asparaginase(n).

3.3 „Klassische" Zytostatika – Substanzklassen

3.3.1 Alkylanzien

Alkylanzien (alkylierende Verbindungen) sind eine chemisch inhomogene Gruppe von fast ausschließlich organischen Molekülen mit reaktiven Gruppen (Kohlenwasserstoffreste). Die Ausnahme hiervon bilden die Platinderivate, bei denen das zentrale Platinatom das aktive Zentrum darstellt.

Die reaktiven Gruppen der Alkylanzien können intrazellulär leicht mit funktionellen Gruppen reagieren, wie z. B. den Phosphatgruppen der DNS oder Carbonylgruppen von Proteinen. Die bedeutendsten Reaktionen im Hinblick auf eine antitumorale Wirkung sind Alkylierungsreaktionen mit DNS- oder RNS-Basen. Es resultieren (Punkt-)Mutationen (DNS) und Funktionsstörungen (Proteine) durch die chemische Veränderung (monofunktionale Alkylanzien). Durch bi- und höherfunktionale Alkylanzien kann es zu Quervernetzungen von DNS und Funktionsproteinen kommen.

Funktionelle Makromoleküle (z. B. Enzyme) werden inaktiviert. Durch die Zerstörung der DNS-Struktur (Verlust der Matritzenfunktion) wird die Replikationsfähigkeit aufgehoben. Durch die Quervernetzung von DNS-Doppelsträngen werden insbesondere proliferierende Zellen geschädigt. Der Zelltod wird in der Folge durch irreversible DNS-Schädigung (DNS- oder Chromosomenstrangbrüche durch misslingende Reparaturversuche) und/oder gestörte RNS- und Proteinbiosynthese bedingt. Wenn auch die Alkylanzien in allen Phasen des Zellzyklus wirken, so reagieren Zellen insbesondere in der G_1-, S- und G_2-Phase am

empfindlichsten. Innerhalb der Alkylanzien kann aufgrund der chemischen Struktur eine weitere Unterteilung vorgenommen werden. Am Beispiel von Bendamustin wird im Folgenden die bivalente DNS- oder RNS-Basenalkylierung erläutert.
Bendamustin hat als reaktive Partialstruktur eine Bis-chlorethylamingruppe. Durch Chloridabspaltung entsteht im ersten Schritt ein extrem reaktives, instabiles Carboniumion. Dieses reagiert mit beispielsweise einer DNS- und/oder RNS-Base. Nach dieser monovalenten Alkylierung kann sich das Ganze durch Abgang des zweiten Chloridions wiederholen und eine weitere Base alkylieren. So kann die DNS oder RNS innerhalb eines Stranges vernetzt werden (intrastrang Alkylierung). Werden die zwei sich gegenüberliegenden DNS- oder RNS-Stränge vernetzt, spricht man von interstrang Alkylierung oder *„Cross Linking"*. Sämtliche Platinderivate wirken als reine Cross-Linker.
Etwas atypisch für Alkylanzien verhalten sich die sog. *DNA minor groove binding, alkylating agents*. Das ursprünglich aus der *Ecteinascidia turbinata* (eine Seescheidenart) isolierte Trabectedin, gefolgt von Lurbinectedin, binden/alkylieren bevorzugt an Gunaninresten in der kleinen Furche (minor groove) der DNS. Aus dieser Adduktbildung resultiert eine Beugung der DNS-Helix in Richtung großer Furche (major groove). Das führt zu einer Kaskade von Ereignissen, die die transkriptionelle Aktivierung von induzierbaren Genen blockiert und die Formation von Doppelstrangbrüchen induziert. Darauf folgt die Apoptose nach Versagen der DNS-Reparatur durch zelluläre transkriptionsgekoppelte Nukleotidexzisionsreparatur. Trabectedin und Lurbinectedin bilden zudem an ihrem kovalenten Bindungsort eine Vielzahl von Wasserstoffbrückenbindungen zu benachbarten DNS-Strukturen aus. Dadurch werden die beiden DNA-Stränge fest aneinander gebunden und können nicht mehr aufgetrennt und abgelesen werden.

Alkylanzien	Wirkstoff (INN)
„Klassische", nicht platinhaltige	
Aziridine	Thiotepa
Bismethanosulfonate	Busulfan Treosulfan
Nitrosoharnstoffe	Carmustin (BCNU) Fotemustin Lomustin (CCNU) Streptozozin
N-Lost-Abkömmlinge (Bis-chlorethylamine)	Bendamustin Chlorambucil Estramustinphosphat Melphalan Melphalanflufenamid

Alkylanzien	Wirkstoff (INN)
Substituierte N-Lost Derivate Oxazaphosphorine	Cyclophosphamid Ifosfamid Trofosfamid
Triazene	Dacarbazin Temozolomid
Platinhaltige Verbindungen (reine „Cross-Linker")	Carboplatin Cisplatin Oxaliplatin
DNA Minor Goove Binding Alkylating Agents DMGBAA - Ecteinascidine	Lurbinectidin Trabectidin
Sonstige alkylierende Verbindungen	Mitomycin C Procarbazin

Übersicht über die Alkylanzien mit chemischen Subklassifikationen.

3.3.2 Antimetabolite

Die differenzierte Einteilung der Substanzen aus der Klasse der Antimetaboliten kann einmal aufgrund struktureller Ähnlichkeiten mit physiologisch vorkommenden Substraten (z. B. Purinanaloga) oder nach Wirkqualität (z. B. Enzymhemmstoff) erfolgen. Primär orientiert man sich bei der Benennung von Antimetaboliten üblicherweise an der strukturellen Ähnlichkeit zum physiologischen Substrat (siehe Antifolat, Purin-, Pyrimidinanalogon). Ganz allgemein handelt es sich bei den Antimetaboliten um pharmakologisch und molekular wirksame Verbindungen, die in den Zellstoffwechsel eingreifen. Sie stören Reaktionen mit Schlüsselenzymen von Synthesereaktionen, insbesondere für die DNS- und RNS- bzw. für die daraus resultierende Proteinbiosynthese, indem sie diesen Schlüsselenzymen als physiologisch ähnliches, aber letztendlich nicht funktionelles oder „falsches" Substrat oder Intermediat zur Reaktion angeboten werden.

Die in der antitumoralen Therapie eingesetzten Antimetaboliten beeinflussen im Wesentlichen die Nukleinsäuresynthese (DNS, RNS). Durch die Hemmung bestimmter Enzyme, z. B. der Adenosindesaminase, können bestimmte Antimetaboliten zu zytotoxischen (lymphotoxischen) Metaboliten kumulieren.

Zuletzt in der Klasse der (formalchemisch) Antimetaboliten hinzugekommen sind mit Stickstoff substituierte (Pseudo-)Pyrimidinanaloga, sogenannte Triazine. Ein über die oben genannte pharmakodynamische Wirkqualität hinausgehender (Haupt-)Wirkungsmechanismus dieser beiden Substanzen ist eine Hemmung der DNS-Methyltransferase (siehe DNMTi). Resultat ist eine DNS-Hypomethylierung. Diese Hypomethylierung soll zur Wiederherstellung der krebsunterdrückenden Funktionen von Genen bei Krebszellen führen. Die

Hypomethylierung kann Genfunktionen restaurieren, die zur Differenzierung zu normalen Zellen notwendig sind. Mit anderen Worten: Es sollen **hyper**methylierte und damit stillgelegte Tumorsuppressorgene wieder reaktiviert werden. Man möchte also die Schutzfunktion wieder herstellen. Wie bei den HDACi (Hemmstoffe der Histondesacetylase) handelt es sich um einen epigenetischen Wirkansatz[2]. Wirkstoffe dieser Klasse sind Azacitidin und Decitabin. Ob diese Pharmakodynamik auf Triazine beschränkt ist, ist derzeit noch unklar.

Antimetabolite	Wirkstoff (INN)
„Antifolate"	Methotrexat = Folsäureantagonist Pemetrexed (formals MTA = Multi Target(ed) Antifolate) Raltitrexed (direkter Thymidilatsynthetase-Hemmer)
Purinanaloga	6-Mercaptopurin (6-MP) 6-Thioguanin (6-TG) Cladribin (2-CdA) Clofarabin Fludarabinphosphat Nelarabin Pentostatin; Intermediat (2'-Desoxycoformicin)
Pyrimidinanaloga	Capecitabin Cytosinarabinosid 5-Fluorouracil Gemcitabin Tegafur: Gimeracil: Oteracil (vormals S 1) Tegafur: Uracil Trifluridin: Tipiracil
(Pseudo-)Pyrimidine Triazine	Azacitidin Decitabin

Übersicht über die Antimetabolite mit chemischen Subklassifikationen. Die Triazine werden auf Grund ihrer Pharmakodynamik zu den hypomethylierenden Substanzen gerechnet (siehe DNMTi).

---

2 **Epigenetik:** „Vererbbare Modifikationen, die zu veränderten Genexpressionen führen, ohne die primäre Basensequenz der DNS zu verändern" [3]; z. B. durch Methylierung oder Acetylierung
In embryonischen Zellen: zeitgerechte Genabschaltung durch epigenetisches „silencing" (im weiteren Sinne „Stilllegung")
In differenzierten Zellen: Steuerung der gewebespezifischen Genexpression
In malignen Zellen: silencing von wachstums-/differenzierungsregulierenden Genen

3.3.3 Inhibitoren des mikrotubulären Systems (Mitosehemmer/Spindelgifte)

Mikrotubuli sind integraler Bestandteil der Kernspindel, die sich während der Zellkernteilung bildet. Die Mikrotubuli sind röhrenförmige intrazelluläre Proteinstrukturen zur Zellstabilisierung des Zytoskeletts. Durch die Verkürzung der Tubuli während der Anaphase kommt es zur Verlagerung der Chromosomen zu den Zentren der beiden entstehenden Zellen im Rahmen der Zellteilung. In diese Gruppe von tubulinaktiven Agenzien fallen die Vinca-Alkaloide, die Taxane, die Halichondrine und die Epothilone (Zulassung derzeit nur in der Schweiz und den USA).

Vinca-Alkaloide: Das Wirkprinzip der *tubulindestruierenden Vinca-Alkaloide* ist eine Interaktion mit Tubulin in Form einer Unterbrechung der Tubulinpolymerisation und einer Zerstörung bereits polymerisierten Tubulins. Diese Zerstörung des Spindelapparates arretiert die Zellteilung in der Metaphase.

Taxane: Die derzeit zur Verfügung stehenden *tubulinstabilisierenden Taxane* binden scheinbar an die gleichen Stellen der Tubulinpolymere. Sie stabilisieren die Mikrotubuli. Der Abbau eines bestehenden Zytoskeletts wird verhindert, wodurch der Mitosevorgang arretiert bzw. unterbrochen wird. Durch die sich nur noch verlängernden Mikrotubuli entstehen in der Zelle sternförmige Riesenmikrotubuli, was als „eingefrorene Mitose" *(Freezed Mitosis)* bezeichnet wird.

Qualitativ gleich, jedoch mit einer anderen Bindungsstelle am beta-Tubulin, wirken die *Epothilone* (erster zugelassener Wirkstoff ist das Ixabepilon, auch Aza-Epothilon B). Wegen der nicht überlappenden Bindung und Wirkung auf Tubulin-Isoformen sollen die Epothilone auch bei Taxanresistenz wirksam sein. Zudem sind sie ein deutlich schlechteres Substrat für P-Glykoprotein 170.

Halichondrine: Eine Art Zwischenstellung zwischen Vinca-Alkaloiden und Taxanen nehmen die Halichondrine ein. Eribulin behindert am wachsenden Ende die Tubulinpolymerisation, verhindert aber nicht den Abbau/Umbau am anderen Ende. Das Mikrotubulin wird in Bruchstücke (Segmente) zerlegt.

Inhibitoren des mikrotubulinären Systems auch Mitosehemmer/Spindelgifte	Wirkstoff (INN)
Tubulinstabilisierende Agenzien – Taxane	Cabazitaxel Docetaxel Paclitaxel
– Epothilone	Ixabepilon
– Halichondrine	Eribulin

Inhibitoren des mikrotubulinären Systems auch Mitosehemmer/Spindelgifte	Wirkstoff (INN)
Tubulindestruierende Agenzien Vincaalkaloide	Vinblastin Vincristin Vindesin Vinflunin Vinorelbin

Übersicht über die Mitosehemmstoffe/Spindelgifte.

3.3.4 Topoisomerase(TOP)-Hemmstoffe

Topoisomerasen (TOP) sind Enzyme, die die räumliche Struktur der DNS kontrollieren und modifizieren. Das beinhaltet, dass diese Enzyme die DNS spalten können, und umfasst vorübergehende DNS-Einzel- und DNS-Doppelstrangbrüche. Damit sind Topoisomerasen zunächst in der Lage, sowohl die Überspiralisierung als auch die Verdrillung der DNS aufzuheben. Sie beseitigen dadurch die topologischen Sperren der hochgradig im Zellkern gefalteten DNS, um ein Ablesen einzelner Gene zu ermöglichen oder die Voraussetzungen zur DNS-Duplikation zu schaffen. TOP können aufgetrennte DNS-Fragmente auch wieder verbinden. Sie sind somit verantwortlich für das sogenannte „supercoiling" und „twisting", also das Verdrillen, Verknoten und Überspiralisieren der DNS, damit diese nach dem Ablesen der benötigten Informationen wieder komprimiert im Zellkern vorliegt. Es sind nukleäre Enzyme mit essenzieller Bedeutung für Replikation, Transkription und DNS-Reparatur. In Säugerzellen können zwei Typen von Topoisomerasen differenziert werden, die TOP I und die TOP II. Topoisomerase I induziert Einzelstrangbrüche für die sogenannte Replikationsgabel. Die DNS wird so entspiralisiert und ist für die informationslesenden und -verarbeitenden Enzyme sterisch zugänglich. Nach Ablesen der benötigten Informationen wird die Phosphodiesterbindung wieder hergestellt und die Topoisomerase dissoziiert wieder. Zur Entdrillung und zur Verkürzung der DNS wird die Topoisomerase II benötigt.

TOP-I-Hemmstoffe

Die TOP-I-Hemmstoffe (Tecane) binden an den Spaltungskomplex, stabilisieren diesen und verhindern einerseits die Religation, was zu DNS-Einzelstrangbrüchen führt. Andererseits kann die TOP I nicht mehr von der DNA freigesetzt werden und es resultiert eine Interaktion mit dem fortschreitenden DNS-Replikationskomplex. Die Zelle kann nicht anders, als auch den zweiten DNS-Strang zu durchtrennen. Die Folge dieser Interaktion ist ein Doppelstrangbruch.

TOP-II-Hemmstoffe

Hemmstoffe der Topoisomerase II sind das Podophyllotoxinderivat Etoposid sowie, indirekt, Anthrazykline und verwandte Verbindungen. Um die oben erwähnte DNS-Entdrillung und eine Strangpassage im Sinne eines Entknotens der chromosomalen DNS zu ermöglichen, wird die doppelsträngige DNS vorübergehend von der dimeren TOP II gespalten. Die Podophyllotoxinderivate binden an die TOP II (nicht an die DNS) und bewirken einerseits eine Hemmung der katalytischen Aktivität und andererseits eine Stabilisierung dieses Doppelstrang-Spaltungskomplexes. Durch Proteinspaltung und Denaturierung kommt es im Weiteren zu persistierenden Doppelstrangbrüchen und Zelltod. Aufgrund dieses Mechanismus werden die Podophyllotoxinderivate auch nicht-interkalierende Topoisomerase-II-Hemmer genannt. Podophyllotoxinderivate sind leukämogen. Analog dazu gibt es auch interkalierende Topoisomerase-II-Hemmer. Sie besitzen ober- und unterhalb ihres aromatischen Ringsystems leicht polarisierbare Elektronenwolken und sind dadurch in der Lage, sich zwischen übereinander gestapelte Basenpaare der Nukleinsäuren zu schieben. Durch starke intermolekulare Kräfte können die DNS-Stränge nicht mehr zur Replikation voneinander getrennt werden (elektrostatische Quervernetzung), so dass es dem Replikationsgabelkomplex nicht möglich ist, die entsprechenden DNS-Abschnitte abzulesen. So ist ein postulierter Mechanismus, dass durch Interkalation die dreidimensionale DNS-Konfiguration verändert wird und ein Zusammenfügen des temporären Doppelstrangbruchs für die TOP II unmöglich wird. Daher spricht man auch von indirekter TOP II-Hemmung. Als eine Art Nettoeffekt verschieben sie quasi die Hin- und Rückreaktion der Topoisomerasen in Richtung irreversibler DNS-Fragmentierung. Diese Substanzen werden auch als Interkalanzien oder Matrizenblocker bezeichnet. Letzteres, da die DNS als „Lesevorlage" – als Matritze – nicht mehr abgelesen werden kann.

Topoisomerase-Hemmstoffe	Wirkstoff (INN)
Hemmstoffe der Topoisomerase I	Irinotecan Topotecan
Hemmstoffe der Topoisomerase II	
nicht interkalierende	Etoposid
interkalierende indirekt hemmende; Matritzenblocker	Amsacrin Dactinomycin Daunorubicin Doxorubicin Epirubicin Idarubicin Mitoxantron Pixantron

Übersicht über die Topoisomerase-Hemmstoffe.

3.3.5 Immunmodulatorisch wirkende Substanzen (IMiDs®)

IMiD® steht für *Immune Modulatory imide Drug*, und ist einmal von der chemischen Partialstruktur -Imid- und ihrer Wirkung abgeleitet. IMiD® ist ein geschützter Ausdruck.
Die derzeitigen IMiDs® sind oral anwendbare niedermolekulare Wirkstoffe, deren chemische Struktur auf Thalidomid basiert. Neben Thalidomid werden derzeit Lenalidomid und Pomalidomid eingesetzt. Es handelt sich um multifunktionale Wirkstoffe, die die Produktion diverser Zytokine im Mikromilieu von Tumoren beeinflussen. So wird beispielsweise die Synthese der proinflammatorischen Zytokine TNF-α, IL-1β, IL-6 und IL-12 gehemmt, die des antiinflammatorischen IL-10 dagegen gesteigert. Qualitativ sind folgende weitere Wirkmechansimen feststellbar:

- Hemmung der Proliferation bestimmter hämatopoetischer Tumorzellen
- Stimulation von T-Zellen und natürlichen Killerzellen (NK-Zellen) und in Folge Verbesserung der durch diese Zellen vermittelten Immunität gegen Tumorzellen
- Erhöhung der natürlichen Killer-T-Zellen
- Steigerung der Blutbildung (Erythropoese)
- Antiangiogene Eigenschaften (siehe auch Abschnitt Wirkprinzip Antiangiogenese)

Diese qualitativen Beschreibungen sagen jedoch nichts darüber aus, auf Grund welcher molekularen Ziele dies geschieht. Auf molekularer Ebene wirken die IMiDs® dadurch, dass sie zur selektiven Ubiquitinierung zweier lymphoider Transkriptionsfaktoren (IKZF1 und IKZF3) durch die CRBN-CRL4 Ubiquitinligase führen. Das Anfügen von Ubiquitin – ein kleines Protein – an Signalproteine ist oft, aber nicht nur, ein zelluläres Signal mit der Botschaft: „Kann abgebaut werden / wird nicht mehr benötigt". Der Abbau geschieht im Proteasom (siehe Proteasom-Inhibitoren). Vom Lenalidomid weiß man, dass es die Proteinkinase Caseinkinase-1-Alpha (CK1α) zur Ubiquitinierung bringt. Sie wird ebenfalls im Proteasom abgebaut. Die CK1α ist eine Serin-/Threoninknase, die TP53 aktiviert, das wiederum antiapoptotisch wirkt. Darüber aktiviert sie den onkogenen Wnt/β-Catenin-Signalweg. Das Gen für CK1α heißt CSNK1A1 und befindet sich auf Chromosom 5 im Abschnitt 5q. Dies erklärt, warum Lenalidomid bei einem myelodysplastischen Syndrom mit 5q-Deletion (del[5q]) und entsprechender Haploinsuffizienz besonders gut wirkt.
All diese Wirkmechanismen gelten als Grundlage für eine neue Form von therapeutischen Wirkstoffen, den sogenannten PROTACs *(Proteolysis Targeting Chimeras)*. Diese führen zum selektiven Abbau von Zielproteinen – üblicherweise mit Signalfunktion – durch Ubiquitinierung.
Der Arzneistoff Thalidomid und seine Schwesterverbindungen binden auch an Cereblon. Cereblon ist ein Protein, das im Menschen in vielen Gewebetypen exprimiert wird, so z. B. im Gehirn. Dort stabilisiert es in der Zellmembran bestimmte Kaliumkanäle und trägt so zum Lernen und zur Funktion des Gedächtnisses bei. Mutationen im CRBN-Gen können zu erblicher milder Demenz aufgrund von Lern- und Gedächtnisstörungen führen. Cereblon

besitzt weitere, wichtige Schlüsselfunktionen während der Embryonalentwicklung. Es bildet an einer substratbindenden Untereinheit einer Ubiquitinligase, die über die Regulation der Transkription das Wachsen von Gliedmaßen beeinflusst. Die IMiDs® binden (auch) an Cerebolon und stören wahrscheinlich so das normale Wachstum des Embryos (→ Contergan®-Skandal). Die Verschreibung der IMiDs® erfolgt wegen ihres starken Missbildungspotenzials dokumentationspflichtig und streng überwacht mittels sog. T-Rezepte.

3.3.6 Hormone, Hormonantagonisten und verwandte Verbindungen

Substanzen dieses Typs werden bei sogenannten hormon- bzw. endokrin sensitiven Tumoren, wie z. B. Mamma-, Prostata-, Korpus-, Nieren-, Pankreas- oder Endometriumkarzinomen eingesetzt. Eine weitere Tumorentität für diese Wirkstoffe ist das Karzinoidsyndrom. Das Wachstum lässt sich durch Zufuhr oder Entzug von Hormonen bremsen. Die eingesetzten Substanzen können hormonagonistische oder -antagonistische Wirkungen entfalten. Grundsätzlich können körpereigene wachstumsfördernde Hormone durch Antagonisten von ihrem Wirkort verdrängt werden (kompetitive Wirkung z. B. Antiöstrogene, -gestagene, -androgene). Ein anderer Angriffspunkt ist die Hemmung der Hormonbiosynthese, z. B. durch Aromatasehemmer, sodass keine Agonisten synthetisiert werden können (inhibierende hormonelle Wirkung). Die Aromatasehemmstoffe unterbinden den letzten Schritt bei der Biosynthese von Östrogenen (Östradiol, Östron), ohne mit anderen Schritten der Steroidhormonbiosynthese zu interferieren. Weiterhin nutzt man durch Anwendung hochdosierter, gleichgeschlechtlicher Hormone eine Hormoninterferenz, indem negative Rückkoppelungsmechanismen ausgelöst werden.

Hormone, Hormonantagonisten und verwandte Verbindungen	Wirkstoff (INN)
Antiandrogene	Abirateron Apalutamid Bicalutamid Cyproteronacetat Darolutamid Enzalutamid Flutamid
Antiöstrogene	Tamoxifen
Aromatasehemmer	Anastrozol Exemestan Letrozol
Gestagene	Keine mehr im Handel
Östrogene	Keine mehr im Handel

Hormone, Hormonantagonisten und verwandte Verbindungen	Wirkstoff (INN)
Superagonisten (LHRH Agonisten, auch GnRH Analoga)	Buserelin Goserelin Leuprorelin Triptorelin
GnRH Rezeptorantagonisten	Relugolix

Übersicht über die Hormonantagonisten und verwandte Verbindungen.

3.3.7 Zytotoxische Zytokine

Zytokine ist der Oberbegriff für zahlreiche, von einer Vielzahl von Zellarten gebildeten und sezernierten Substanzen, die als interzelluläre Mediatoren zur Aktivierung von Zellen beitragen. Andere Umschreibungen und Begriffe sind: Lymphokine, Interleukine, Monokine und Wachstumsfaktoren oder – wie eingangs erwähnt – Biomodulatoren. Zytokine sind körpereigene Eiweißsubstanzen (Peptide), die beispielsweise auch von aktivierten T-Zellen und anderen Zellen während der natürlichen und der spezifischen Immunantwort freigesetzt werden. Sie haben vielfältige steuernde Funktionen, wie Proinflammation, Immunoregulation und auch Steuerung der Hämatopoese. Zu den therapeutisch eingesetzten, zytotoxischen und antitumoralen Zytokinen gehören die Interleukine (einzige derzeit klinisch eingesetzte Substanz ist das IL-2) und Interferone.

Zytotoxische Zytokine	Wirkstoff (INN)
Interferone	Interferon-alpha-2a Interferon-alpha-2b Interferon-beta
Interleukine	Aldesleukin (Interleukin-2)

Übersicht über antitumoral eingesetzte Zytokine.

3.3.8 Sonstige

Enzyme (Asparaginase, Crisantaspase = Erwinase, PEG-Asparaginase): Bestimmte Tumorzellen, insbesondere leukämische Lymphoblasten, sind von der Aminosäure Asparagin abhängig, da ihnen die Asparagin-Synthetase fehlt. Sie sind nicht in der Lage, Asparagin aus Glycin zu bilden. Das Enzym Asparaginase (L-Asparagin-Amidohydrolase) ist ein zytostatisch wirksames Enzym, das spezifisch L-Asparagin in L-Asparaginsäure und Ammoniak spaltet. Durch den Einsatz von Asparaginase verarmen die Tumorzellen an der für sie essenziellen Aminosäure. Die Folge ist eine Hemmung der Proteinbiosynthese.

DNS-spaltende Agenzien (Radikalbildner): Bleomycin z. B. mediiert auch die Entstehung von Radikalen. Diese gebildeten Radikale führen über eine Art Kettenreaktion letztendlich zu einer Spaltung der DNS-Einzel- und DNS-Doppelstränge. Durch Interkalation inhibiert Bleomycin in geringem Ausmaß auch die DNS-Polymerase und behindert die DNS-Reparatur.

Ribonukleotidreduktase-Inhibitoren: Die einzige therapeutisch eingesetzte Substanz, die dieses Enzym hemmt, ist das Hydroxycarbamid. Durch eine spezifische Hemmung der Nukleosiddiphosphatreduktase wird die DNS-Synthese gestört. Die Bildung von Desoxynukleosidtriphosphaten wird unterbunden, eine DNS-Reparatur verhindert.

3.3.9 Weitere, nicht näher zuzuordnende, chemisch definierte Substanzen

Arsentrioxid: Arsenverbindungen induzieren Chromosomenschäden und morphologische Zellveränderungen und gelten beim Menschen als kanzerogen. Der therapeutische Einsatz ist die refraktäre oder auf Standardtherapeutika nicht ansprechende akute Promyelozytenleukämie. Der genaue Wirkmechanismus von Arsentrioxid ist noch nicht geklärt, es existieren jedoch zwei Hypothesen:

- Schädigung des abnormalen Proteins (ein Fusionsprotein), welches die Myelozytenreifung stört
- proapoptotische Wirkung, indem die Freisetzung von Caspase-Enzymen gefördert wird

Mifamurtid: Auch Muramyltripeptid-Phosphatidyl-Ethanolamin genannt, ist ein vollsynthetisches Analogon eines Zellwandbestandteils von Mycobacterium sp., dem kleinsten natürlich vorkommenden immunstimulierenden Bestandteil der Zellwand von Mykobakterien. Über komplexe Mechanismen werden Immunzellen (Monozyten/Makrophagen) aktiviert. **Hinweis:** Mifamurtid wirkt nur in Kombination mit konventioneller Chemotherapie. Es wird im Anschluss an eine makroskopisch vollständige Tumorresektion (hochmaligne Osteosarkome) im Rahmen einer postoperativen Kombinationschemotherapie eingesetzt.

Mitotan: Diese Substanz ähnelt in ihrer chemischen Struktur dem Insektizid DDT (p,p'-Dichlordiphenyltrichloräthen). Es beeinflusst den Metabolismus von Steroiden in der Peripherie und führt zu einer Suppression der Nebennierenrinde. Unter Mitotantherapie kommt es daher zu einer Nebennierenrindenatrophie, begleitet von einem Absinken der Gluko- und Mineralokortikoidsynthese.

Tretionin: Dieser physiologisch vorkommende Vitamin-A-Metabolit induziert in pharmakologischen Dosen die Zelldifferenzierung und hemmt die Zellproliferation von hämatopoetischen Zellen.

3.4 Neuere Substanzklassen (Zulassung um die Jahrtausendwende)

3.4.1 Hemmstoffe von Proteasomen

Das Proteasom ist ein Proteinkomplex aus über 30 verschiedenen Proteinen, der im Zytoplasma und im Zellkern vorkommt. Der Komplex fungiert als Protease (Hydrolase) und fragmentiert Proteine, es ist sozusagen der „Schredder" der Zelle. Abzubauende (Funktions-) Proteine werden durch Ubiquitinmoleküle gekennzeichnet.

Merke: Das Proteasom ist der „Schredder" der Zelle.

Durch eine Hemmung des Proteasoms kommt es zu einer Abbauhemmung von regulatorischen Proteinen. Das Boronsäurederivat (kovalente Bindung eines Boratoms mit einem Kohlenstoffatom) mit Proteinpartialstruktur Bortezomib hemmt den Multienzymkomplex reversibel durch Bindung an die Chymotrypsin-ähnliche Untereinheit. Die Folge dieser Hemmung ist eine Akkumulation und Stabilisierung von pro- und antiapoptotischen Proteinen. Durch diese unkoordinierten, widersprüchlichen Informationen kommt es zum Zellzyklusarrest mit nachfolgender Apoptose. Bildlich gesehen „erstickt" die Zelle an ihren eigenen Proteinen. Maligne Zellen reagieren auf die Proteasom-Hemmung empfindlicher als normale Zellen. Bortezomib beispielsweise hemmt bei den eingesetzten Dosierungen das Proteasom zu ca. maximal 80 Prozent. Eine basale Proteasomaktivität bleibt erhalten, sodass normale Zellen in ihrer Funktionsfähigkeit weniger stark beeinträchtigt werden.
Weitere Wirkmechanismen umfassen die Inhibition der Genexpression mit einer Hemmung des Transkriptionsfaktors NFκB. Bortezomib wirkt durch eine Inhibition der Expression von zellulären Adhäsionsmolekülen antimetastatisch. Funktions- und Signalproteine, die nicht mehr benötigt werden, werden zunächst mit Ubiquitinketten (Ub) gekennzeichnet. Dies ist das Signal für einen proteasomalen Abbau. Wird dieser Abbau durch Proteasom-Inhibitoren blockiert, kommt es in der Folge zu einer Reihe widersprüchlicher Signale für die Zelle. Außerdem kumulieren diese Proteine. Die Zelle erstickt an ihrem eigenen Eiweiß.
Ebenfalls ein Boronsäurederivat ist das nur peroral verfügbare Ixazomib. Carfilzomib verfügt über eine Epoxyketonstruktur und hemmt das Proteasom durch Alkylierung irreversibel. Derzeit unterscheidet man reversible Proteasom-Inhibitoren mit *„Boronic Acid"*- und irreversible Proteasom-Inhibitoren *„Epoxyketone-Warhead"*. Die irreversiblen Proteasom-Inhibitoren wirken eigentlich als proteasomspezifische Alkylanzien.

3.4.2 Hemmstoffe der Histondesacetylase (HDACi)

Histone (basische Proteine) dienen primär der Verpackung der DNS im Zellkern. Die DNS ist um die Histone gewickelt, ähnlich einer Schnur um einen Tennisball. Das so durch Histone „komprimierte" DNS-Molekül ist etwa 40.000-fach kompakter als die unverpackte DNS. Die Histone mit der darum gewundenen DNS werden als Nukleosom bezeichnet. Sie haben eine wichtige Funktion bei der Regulation der Genexpression und der DNS-Reparatur. Solange die DNS um das Histon gewickelt ist, können Genabschnitte nicht abgelesen werden. Sie sind stillgelegt.

Sind durch Deacetylierung Genabschnitte von beispielsweise Tumorsupressorgenen blockiert, verlieren sie ihre Schutzwirkung und Tumore können entstehen und/oder wachsen. Acetylierung (Übertragung von Essigsäureresten) findet ausschließlich an Lysinresten statt. Damit wird die der positiven Ladung des Lysins neutralisiert. Dies führt zur Herabsetzung der elektrostatischen Wechselwirkungen zwischen Lysin und dem negativ geladenen Rückgrat der DNS. Die DNS wird sozusagen für das Ablesen von Genen aufgeweitet. Die Acetylierung wird durch Histonacetyltransferasen ausgeführt, die Entfernung der Acetylreste von Histondeacetylasen (HDAC). Diese HDAC entfernen im Zellkern die Essigsäurereste (Acetylgruppen) von acetyliertem Lysin auf dem N-terminalen Histonende. Dadurch bekommt Lysin wieder eine positive elektrische Ladung, was die Affinität des Histonendes für das negativ geladene Phosphat-Gerüst der DNS erhöht. Durch die daraus folgende Blockierung der DNS für Transkriptionsfaktoren wird die DNS-Transkription herunterreguliert. Diese Genabschitte werden sozusagen wieder stillgelegt. Daraus resultiert eine verminderte oder fehlende Synthese von tumorprotektiven Faktoren, wie z. B. dem Genprodukt des Tumorsuppressorgens p53 (Gen-Silencing). Die erste zugelassene, so wirkende Substanz ist das Vorinostat (Suberoylanilidhydroxamsäure) mit der Indikation kutanes T-Zellen-Lymphom. HDAC-Inhibitoren (HDACi) werden auch als epigenetische Hemmstoffe bezeichnet.

Merke:
Acetylierung ⇨ bewirkt Aktivierung von Transkription, Aktivierung ruhig gestellter Gene mit Schutzfunktion
Desacetylierung ⇨ Downregulation von Genaktivität, Stilllegung

3.4.3 DNS-Methyltransferase-Inhibitoren – DNMTi

Ähnlich wie eine Desacetylierung können DNS-Abschnitte durch eine **Hyper**methylierung stumm geschaltet werden. Ein häufiger onkogener Mechanismus ist dabei die Hypermethylierung von Tumorsuppressorgenen. Diese Aktivitätsveränderungen können stabil an Tochterzellen vererbt werden. Das versucht man mit medikamentöser Hemmung der DNS-Methyltransferasen (DNA Methyl Transferases – DNMTs) wieder rückgängig zu machen. Mit diesen DNMT-Inhibitoren (DNMTi) sollen epigenetisch stillgelegte Gene durch **Hypo**methylierung reaktiviert werden. Daher werden DNMTi auch als hypomethylierende Substanzen genannt. Die ersten beiden zugelassenen Substanzen, Azacitidin und Decitabin, ähneln formalchemisch Antimetaboliten (siehe Abschnitt Antimetabolite). Sie werden teilweise auch in RNS und DNS eingebaut. Der Beitrag zur Zytotoxizität als Antimetabolit ist jedoch unklar.

3.5 Monoklonale Antikörper

3.5.1 Allgemeines zu therapeutisch eingesetzten monoklonalen Antikörpern

Physiologischerweise sind Antikörper eine zu den Gammaglobulinen gehörende heterogene Gruppe von Glykoproteinen (Immunglobuline). Sie stellen eine mögliche Antwort des Immunsystems nach Kontakt des Organismus mit Antigenen dar, werden von B-Lymphozyten und Plasmazellen gebildet und in die Körperflüssigkeiten sezerniert. Als Träger der humoralen Immunität binden Antikörper vornehmlich an fremde (pathogene) Mikroorganismen, aber auch körpereigene Antigene (z. B. Tumorzellen), und können diese neutralisieren. Monoklonale Antikörper (moAK) sind Antikörper, die aus einem Zellklon gebildet werden und daher monospezifisch sind.

Die Rationale einer antitumoralen Therapie mit monoklonalen Antikörpern ist, dass Gewebe von Tumorzellen idealerweise ein oder mehrere spezifische Tumorantigene auf ihrer Oberfläche exprimieren. Dadurch unterscheiden sie sich deutlich von benignem Gewebe. Tumorzellen könnten dann vom Immunsystem als „fremd" erkannt und zerstört werden. Ein Tumor kann aber auch eine erhöhte Anzahl nicht mutierter, physiologischer Strukturen aufweisen, die ihm dann einen Wachstums- und Überlebensvorteil bieten. So beispielsweise eine erhöhte Anzahl des EGF-Rezeptors auf bestimmten Tumorzellen.

Speziell Anti-EGFR-Strategien: Zu den zellmembranständigen Rezeptoren aus der Familie der epidermalen Wachstumsfaktorrezeptoren gehören die vier verwandten, funktionell unterschiedlichen Homologe EGFR1 bis EGFR4 (synonym: HER1 bis HER4 oder auch ErbB1 bis ErbB4). Die inaktiven Monomere homo- oder heteromerisieren nach extrazellulärer Ligandenbindung. Durch Konformationsänderung kommt es zur Annäherung der intrazellulär gelegenen Tyrosinkinase-Domänen, gefolgt von einer Autophosphorylierung. Durch diese Phosphorylierung werden nachfolgende Signalkaskaden aktiviert, wodurch es zur Zellproliferation und Apoptosehemmung kommt. Erkrankungen mit einer malignitätsassoziierten Überexpression des EGFR1 (HER1) sind beispielsweise das kolorektale Karzinom, das nicht-kleinzellige Bronchialkarzinom und das Pankreaskarzinom. HER2 wird dagegen bei bestimmten Mammakarzinomen überexprimiert. Die Überexpression der Rezeptoren muss nachgewiesen werden (Tumorbiopsie), sonst entbehrt eine Therapie mit Medikamenten gegen diese Zielstrukturen jeglicher Grundlage.

Während Anti-EGFR-Antikörper die Rezeptoren von der extrazellulären Seite blockieren, unterbinden die nmKI die Signaltransduktion an einem intrazellulären Angriffspunkt.

3.5.2 Effektormechanismen

Um die Effektormechanismen zu verstehen, sei im Folgenden in aller Kürze auf die Struktur der moAK eingegangen.

Die zum therapeutischen Einsatz kommenden moAK sind üblicherweise Immunglobuline vom IgG-Typus. Hierbei handelt es sich um das bekannte Modell eines Y-geformten Moleküls, bestehend aus 4 Proteinketten mit zwei leichten, den sog. L-Ketten (L = light) und

2 schweren, sog. H-Ketten (H = heavy), die über Disulfidbrücken miteinander verbunden sind. Das Carbonsäureende der schweren Ketten heißt auch konstante Region oder Fc-Teil (*Fc = Fragment Crystalline*), während das Aminoende hochvariable Sequenzen enthält, die die Antigen-Erkennungsstelle bilden. Diese Bereiche werden auch als Fab-Region (Fab = *Fragment antigen binding*) bezeichnet.
Die potenziellen Angriffspunkte und Effektormechanismen einer solchen Antikörpertherapie sind unterschiedlicher Natur. Neben klassisch immunologischen Mechanismen, wie die antikörperabhängige zelluläre Toxizität (ADCC) und die komplementabhängige Zytotoxizität (CDC), spielt auch die Hemmung und/oder Beeinflussung der intrazellulären Signaltransduktion eine Rolle. Monoklonale Antikörper können aber nicht nur Tumorantigene und Rezeptoren blockieren, sondern im Blut lösliche Wachstumsfaktoren abfangen, wie es im Rahmen der antiangiogenen Therapie erfolgt (siehe Abschnitt Wirkprinzip Antiangiogenese). Zur Benennung der Wirkstoffe siehe Abschnitt Namensgebung.

3.5.2.1 ADCC

Bei der ADCC (= *Antibody-dependent cellmediated cytotoxicity*), zu deutsch antikörperabhängige zellmediierte Zytotoxizität, markiert der moAK sozusagen eine Tumorzelle, indem er an tumorspezifische Oberflächenantigene andockt. Der Antikörper wird von zu natürlichen Killerzellen (NK-Zellen) ausgereiften Lymphozyten erkannt. Durch einen spezifischen Kontakt (NK-Zelle ⇔ AK ⇔ Zielzelle) dieser als Effektorzellen fungierenden NK-Zellen kommt es durch Freisetzung von lysosomalen Enzymen (Perforine und Granzyme) schlussendlich zur Zelllyse. Neben NK-Zellen vermitteln Monozyten/Makrophagen ebenfalls die ADCC. Antikörper, die mit ihrem Fab-Teil an ein (Zell-)Antigen binden und mit ihrem Fc-Teil Effektorzellen wie NK-Zellen und/oder Monozyten/Makrophagen binden und aktivieren können, werden auch bisspezifische Antikörper genannt.
Bisspezifische Antikörper binden mit ihrem Fab-Teil an das Tumorantigen und meist an den CD3-Rezeptor von T-Zellen. Mit dem Fc-Rezeptor binden sie an NK-Zellen, Makrophagen und/oder dendritische Zellen. Durch Interaktion der Effektorzellen mit der Tumorzelle werden diese Antikörper abgetötet. Der erste therapeutische moAK dieser Klasse war das Blinatumumab. Nicht an den CD3-Rezeptor von T-Zellen bindet Amivantamab. Hier handelt es sich um einen anti-EGFR x anti-MET-Antikörper.

3.5.2.2 CDC

Das Komplement ist ein im Blut gelöstes Proteasesystem und Teil des unspezifischen, humoralen (zellfreien, auf Körpersäfte beruhenden) Immunsystems. Es dient primär zur Eliminierung von zellulären Antigenen (z. B. Bakterien). Die Aktivierung der komplementabhängigen Zytotoxizität (CDC = *complement-dependent cytotoxicity*) erfolgt durch bestimmte Immunglobulinklassen. Die Komplementbindung erfolgt am sog. Fc-Teil des Antikörpers. Der sog. klassische Komplementpfad wird durch antikörperbedeckte Zielregionen oder durch Antigen-Antikörperkomplexe aktiviert. Der Immunkomplex, bestehend aus an die Tumorzelle gebundener Antikörper, wird vom Komplement erkannt, wodurch die sog. Komplementkaskade abläuft (C1 ⇨ C4C2 ⇨ C3 ⇨ C3bC5 ⇨ C5bC6C7C8C9 ⇨ C5b-9 = MAC). Durch den am Ende der Kaskade stehenden *Membrane Attack Complex* (MAC) kommt es zur Porenbildung und somit zur Zelllyse. Eine ältere Bezeichnung für solche Antikörper ist zytotoxische AK.

3.5.3 Weitere Effektormechanismen

Mit Einführung der Anti-CD38-Antikörper wurde die ADCP (= *Antibody-dependent cell-mediated phagocytosis*), also die Antikörper-induzierte Anlockung von Phagozyten beschrieben. Diese Fresszellen sind zumeist gewebsständige, oft jedoch amöboid bewegliche, zur Phagozytose befähigte Zellen. Sie haben die Fähigkeit, Partikel, Mikroorganismen und Flüssigkeiten aufzunehmen und im Zellinnern zu verdauen, ein bis dahin unbekannter Mechanismus von moAK.

MoAK modulieren auch die intrazelluläre Signalgebung, die dann in der Konsequenz zum Zelltod führt. Diese Signaltransduktionsmodulation wurde und wird z. T. immer noch mit *„Induktion der Apoptose"* als eher nebulös wirkende Pharmakodynamik beschrieben.

3.6 Wirkprinzipien von moAK

Die derzeitig verfügbaren Antikörper/Fusionsproteine können wie folgt in 3 Wirk*prinzipien* eingeteilt werden:

1. Antikörper bindet an eine zelluläre Zielstruktur

Tumorantigen, vorzugsweise maligitätsassoziiert, z. B.

HER2

EGFR

Trop2

CD-Antigene wie CD20, CD30, CD33

2. Antikörper fängt lösliche Wachstumsfaktoren ab

VEGF

EGFR-Liganden

2a. Antikörper blockiert die Rezeptoren für die löslichen Wachstumsfaktoren unter 2.

3. Antikörper hält Strukturen des Immunsystems auf „scharf" geschaltet

Immunagonistische Antikörper – Checkpoinit-Inhibitoren, auch Immuncheckpoint-Inhibitoren (ICI)

CTLA4

PD-1

PD-L1
LAG3

Die Antikörper unter 1. können weiter eingeteilt werden in unkonjugierte, „nackte" Antikörper und in toxingekoppelte Antikörper (ADC = *Antibody Drug Conjugate*). Hierbei dienen die Antikörper als „Schlepper" für ein Toxin, das, würde man es ohne Antikörper geben, viel zu toxisch für den Patienten sein würde. Voraussetzung für solche ADCs ist, dass sie an einer tumorspezifischen Struktur binden können, im peripheren Blut stabil bleiben, nach Andocken an die Tumorzelle in diese internalisiert werden und erst in der Zielzelle gespalten werden, damit das Toxin dort selektiv wirken kann.

Merke:
Derzeit sind keine tumorexklusiven Antigene bekannt, nur eine mehr oder weniger tumorspezifische Überexpression (s. unter 1.).

Antikörper lassen sich auch mit Radionukliden koppeln. Diese werden als RIC = Radio Immuno Conjugate bezeichnet, haben aber eine therapeutisch untergeordnete Bedeutung. Mit RICs erfolgt sozusagen eine Bestrahlung von innen.

3.6.1 Immunagonistische Antikörper – Syn. Checkpoint-Inhibitoren, Immuncheckpoint-Inhibitoren (ICI)

Das menschliche Immunsystem kann vom Grundsatz her eine Tumorbildung verhindern. Tumorzellen haben allerdings die Fähigkeit, sich der Erkennung des Immunsystems zu entziehen. Dies geschieht u. a. über sog. inhibitorische Immunkontrollpunkte (Immuncheckpoints). Zum Selbstschutz des Wirtes (Patient) wird eine angestoßene Immunreaktion durch bestimmte Moleküle wieder gebremst. Mit neuen Medikamenten – bestimmte monoklonale Antikörper – versucht man die Inhibition zu umgehen und das Immunsystem nachhaltig auf „scharf" gestellt zu lassen.

3.6.2 Zytotoxische T-Zellen und Immuncheckpoints

Eine wichtige Rolle bei der Tumorbekämpfung durch das Immunsystem spielen T-Zellen. Ihnen werden über ihren T-Zellrezeptor (TZR) permanent Antigene präsentiert. Da grundsätzlich alle möglichen Antigene präsentiert werden, muss die T-Zelle zwischen „fremd" = böse und „eigen" = gut = gesund unterscheiden können. Für das Signal „fremd" oder „Gefahr" werden kostimulatorische Moleküle benötigt, um die T-Zellen in Alarmbereitschaft zu versetzen.
Die Stärke und Dauer der T-Zellantwort wird durch kostimulatorische oder inhibitorische Signale ausbalanciert. Letzteres, um eine überschießende Immunantwort zu unterbinden und damit die Zerstörung von gesundem Gewebe zu verhindern. Das geschieht durch die

sog. inhibierenden Checkpoint-Moleküle. Sie sind notwendig, um beispielsweise bei Infektionen, Kollateralschäden in der Peripherie zu vermeiden. Immuncheckpoints limitieren also eine dauerhafte Immunantwort.

Ein neues Phänomen, das bei der Therapie maligner Melanome mit Ipilimumab beobachtet wurde, ist das sog. „tumor flare", auch als Pseudoprogression bezeichnet. Die aktivierten T-Zellen wandern in das Tumorgewebe ein, es schwillt dadurch an und es macht den Anschein einer Tumorvergrößerung. Eine Melanomtherapie mit Ipilimumab darf hinsichtlich ihres Erfolges daher frühestens nach 12 Wochen beurteilt werden, nicht vorzeitiger und auch nicht voreiliger. Es muss mit dem Patienten besprochen werden, dass seine Tumorherde initial größer werden können – ein Zeichen der Immunantwort.

3.6.3 PD-1 – Programmed Cell Death Protein 1 und deren Liganden PD-L1/-L2

Das Programmed Cell Death Protein[3] (PD-1) und seine Liganden (PD-L1 und PD-L2) stellen einen weiteren Immuncheckpoint dar. Physiologische Aufgabe des PD-1 ist auch wieder die Begrenzung von Kollateralschäden bei einer ansonsten überschießenden Immunreaktion und es dient der Wirtstoleranz (Erkennen von selbst, eigen). PD-1 ist in aktivierten T-Zellen während der Effektorphase heraufgeregelt. PD-1 hat 2 verwandte Liganden: PD-L1, auch B7-H1, und PD-L2, auch B7-DC. Während CTLA4 die T-Zellen bereits kurz nach deren Aktivierung bremst, wird durch PD die T-Zellantwort in den (peripheren) Geweben zur Zeit einer inflammatorischen Immunantwort gehemmt. Die Ausbildung von PD-1-Liganden (PD-1L) seitens des Tumors ist eine andere Art des *„Tumor Escape"*. Sie stellen im Tumor Microenvironment einen wesentlichen Resistenzmechanismus dar. Die Interaktion zwischen PD-1 und seinen Liganden reguliert die T-Zell-Aktivität herab. Diese führt zu einem Zustand der Anergie im Sinne einer Erschöpfung der antigenspezifischen T-Zellen. Der Tumor entzieht sich dem Immunsystem. Dieser Zustand kann durch eine PD-1-Blockade rückgängig gemacht werden. Anders ausgedrückt soll mit diesem Therapieprinzip die Immuntoleranz gegen den Tumor herabgesetzt werden. Er soll dem Immunsystem wieder sichtbar gemacht werden. Die anti PD-1 Antikörper sind PD-1-Antagonisten ohne intrinsische Aktivität (keine ADCC, CDC usw.). Die PD-1 Liganden können nicht binden, die T-Zelle bleibt aktiv.

Merke:
CTLA4 reguliert prädominant die T-Zell-Aktivierung.
PD-1 reguliert prädominant die Effektor-T-Zellaktivität in Geweben inkl. Tumoren.

---

[3] Hinweis: Trotz des Namens *„Programmed Cell Death Protein"* induziert PD-1 den Tumorzelltod nicht direkt. Mit PD-1 werden Autoimmunreaktionen unterbunden. Es führt beispielsweise zum Zelltod durch Apoptose (programmierter Zelltod) von antigenspezifischen T-Zellen, die in Lymphknoten eingewandert sind.

Insbesondere auf soliden Tumoren ist das PD-L1 Antigen überexprimiert. Der Ligand führt durch Bindung an PD-1 ebendfalls zur T-Zellhemmung. Klinisch macht sich das ebenfalls als Immuntoleranz gegenüber dem Tumor bemerkbar. Anders ausgedrückt: Es liegt wieder eine (lokale) Immunosuppression durch den Tumor vor. Es konnte mittels Immunohistochemie nachgewiesen werden, dass das PD-L1 Antigen bei verschiedenen menschlichen Tumoren konstitutiv exprimiert wird. Das betrifft beispielsweise Tumore der Lunge, der Ovarien, des Kolons und bei Melanomen.

3.6.4 Anti-PD-1- und Anti-PD-1L-Antikörper

Mit Anti-PD1- und Anti-PD-1L-Antikörpern wird versucht, die periphere Tumortoleranz zu brechen. Die Entwicklung neuer Antikörper, neuer Kombinationen und Einsatzgebiete ist rasant.

PD-1 wird auf aktivierten T-Zellen während der Effektorphase hochreguliert. PD-L1 und PD-L2 auf den Tumorzellen belegen den PD-Rezeptor auf den T-Zellen und regeln deren Aktivität herunter. Die Tumorzellen werden sozusagen als „eigen" toleriert. Es kommt zu Selbsttoleranz und damit zum sog. Tumor Escape. Durch Bindung von Antikörpern an PD-1 oder deren Liganden (PD-1L) kommt die beschriebene Interaktion nicht zustande und die T-Zelle bleibt aktiv. Der Tumor Escape wird unterbunden.

Merke:
Mit den unkonjugierten und konjugierten Antikörpern wird der Tumor direkt bekämpft.

Die ICIs (re-)aktivieren das Immunsystem (T-Zellen) und sind nicht direkt gegen die Tumorzellen aktiv.

3.6.5 LAG3-Antikörper

LAG3 = CD223 ist ein ko-inhibitorischer Rezeptor der T-Zellaktivierung und Zytokinsekretion. Die Aktivierung von LAG3 kann tatsächlich genutzt werden, um das Auftreten von Autoimmunerkrankungen zu verhindern. LAG3 findet sich auf Zellmembranen von TILs, aktivierten $CD4^+$, $CD8^+$, Tregs, NK-, B- und dendritischen Zellen. Es gibt einen großen Synergismus zusammen mit PD-1. So treibt eine hohe LAG3-Expression Tumorwachstum an. Man spricht auch von Immunosuppression im tumoralen Microenvironment und damit in der Folge von intrinsischer Resistenz. Durch die inhibitorischen Rezeptoren verlieren die T-Zellen ihre Effektorfunktionen. Es resultieren sog. *exhausted* T-Cells. Relatlimab ist in fixer Kombination mit Nivolumab (beide Antikörper in einem Vial) zur Erstlinienbehandlung des fortgeschrittenen, nicht resezierbaren oder metastasierten Melanoms bei Erwachsenen und Jugendlichen im Alter ab 12 Jahren zugelassen.

3.7 Spezielle Fragestellungen

3.7.1 ICI in Kombination mit CTX?

Nachdem der Stellenwert der ICI klar wurde, ergab sich schnell die Frage, ob man ICI mit der konventionellen, aber immun*suppressiven* Chemotherapie (CTX) kombinieren kann. Und wenn ja, wie? Sequenziell? Zuerst die CTX gefolgt von ICI? Oder doch umgekehrt? Als First-in-Class Kombination wurde im September 2018 die Kombination Pem/Pem/Carbo = Pembrolizumab + Pemetrexed + Carboplatin gegen das nicht-plattenepitheloide NSCLC zugelassen. Es folgten weitere Zulassungen von Anti-PD-1- und Anti-PD-L1-Antikörpern in Kombination mit konventioneller CTX kurz darauf, diese lassen sich aber wegen der rasanten Dynamik der Zulassungserweiterungen hier nicht darstellen. Es wird auf die aktuellen Fachinformationen verwiesen.

3.7.2 Was ist mit der Kombination von ICI mit Glukokortikoiden?

Glukokortikoide sind bekanntermassen auch immunsuppressiv – in Abhängigkeit von Dauer und Dosis. Also ergab sich die Frage: wenn ICIs mit hoch emetogener CTX kombiniert werden, kann im Rahmen der Antiemese Dexamethason beibehalten werden? Klare Antwort: **JA!** Zum einen wurde im Rahmen der Zulassungsstudien Dexamethason leitliniengerecht beibehalten und der experimentelle Kombinationsarm aus ICI und hoch emetogener CTX war der Standard-CTX trotzdem überlegen. Zum anderen nahm sich die amerikanische Krebsgesellschaft des Themas an und hat 2020 eine entsprechende Leitlinie publiziert: *„Antiemetics: ASCO Guideline Update"*, im Journal of Clinical Oncology (https://ascopubs.org/doi/pdf/10.1200/JCO.20.01296, aufgerufen am 12.3.2021). Dort heißt es, es gibt keine klinische Evidenz, das Weglassen des Dexamethasons im Rahmen der hoch emetogenen Antiemese zu fordern.

Merke:
Immunagonistische ICI können mit immunsuppressiver CTX kombiniert werden.
Ist die CTX bei einer solchen Kombination hoch emetogen, verbleibt das Dexamethason im Prophylaxeregime gemäß den Antiemeseleitlinien.

Dass eine solche Kombination funktioniert, kann man sich mit den Eliminationshalbwertszeitender IC-Antikörper klarmachen. Eine Faustregel besagt, dass nach 5 Halbwertszeiten (HWZ) kein aktiver Wirkstoff mehr im System (im Patienten) vorhanden ist und damit auch keine Wirkung mehr. Bei den ICI liegt die 5. HWZ im Bereich von Monaten, wie die folgende Tabelle zeigt. Allerdings weiß bisher niemand, ob die immunagonistische Wirkung nach dem Absetzen eines IC-Antikörpers nach 5 HWZ wirklich zu Ende ist, oder noch länger andauert, da irAE auch Wochen bis Monate nach dem Absetzten auftreten können. Die potenziell immunsuppressive Wirkung von Dexamethason, sofern sie im Rahmen der Emeseprophylaxe überhaupt eine Rolle spielt, ist aber bei weitem nicht so langanhaltend.

INN	Ziel	HWZ [d] ⇨	5 HWZs [d] ⇨	5 HWZs [Wochen] ⇨	5 HWZs [Monate]*
Atezolizumab	PD-L1	27	135	19,3	4,4
Avelumab	PD-L1	6,1	30,5	4,4	1,0
Cemiplimab	PD-1	19	95	13,6	3,14
Dostarlimab	PD-1	25,4	127	18,1	4,2
Durvalumab	PD-L1	18	90	12,9	2,9
Ipilimumab	CTLA4	15,4	77	11,0	2,5
Nivolumab	PD-1	25	125	17,9	4,1
Pemrolizumab	PD-1	22	110	15,7	3,6
Tislelizumab	PD-1	23,8	119	17	3,9
Toripalimab	PD-1	18	90	12,9	2,9
Tremelimumab	CTLA4	18,2	91	13	2,9
HWZ basierend auf den Angaben in FI / FPI					
Start	1 HWZ	2 HWZ	3 HWZ	4 HWZ	5 HWZ
100%	50%	25%	12,50%	6,25%	3,125%
* 1 Monat wird mit 30,4375 d berechnet gemäß (3 x 365 d + 1 x 366 d)/48 Monate					

Eliminationshalbwertszeiten von PD-1 und PD-L1 in alphabetischer Reihenfolge. Nach 5 HWZ geht man davon aus, nicht mehr ausreichend Wirksubstanz im Körper zu haben. Ob nach 5 HWZ des Absetzens des Antikörpers auch die immunstimulierende Wirkung aufhört, weiß bisher niemand.

Mit den ICI verbunden sind aber auch immunvermittelte, neuartige Toxizitäten (irAEs – *immune related Adverse Events*). Diese gilt es zu kennen und zu erkennen, damit das Immunsystem seinen eigenen Wirt (Patient) nicht angreift und dadurch schädigt. Durch das therapeutisch (über-)aktivierte Immunsystem fällt die Selbsttoleranz gegenüber dem Wirt, sodass gesunde körpereigene Strukturen von den Immunzellen angegriffen werden. Auf derartige Nebenwirkungen müssen die Patienten hingewiesen und ggf. auch unterwiesen werden (siehe hierzu auch Teil Nebenwirkungen).

Monoklonale Antikörper	Wirkstoff (INN)	Zielstruktur
Nicht konjugierte AK	Alemtuzumab*	CD52-Antigen (B- + T-Lymphozyten)
	Amivantamab	EGFR x MET
	Atezolizumab	PD-L1
	Avelumab	PD-L1
	Bevacizumab	VEGF
	Blinatumumab	CD3 x CD19 (T- & B-Zellen)
	Cemiplimab	PD-1
	Cetuximab	EGF-Rezeptor
	Daratumumab	CD38
	Dinutuximab	Gangliosid GD2
	Dostarlimab	PD-1
	Durvalumab	PD-L1
	Elotuzumab	SLAMF7
	Elranatamab	CD3 x BCMA
	Epcoritamab	CD3 x CD20
	Glofitamab	CD3 x CD20
	Ipilimumab	CTLA4 (T-Zellen)
	Isatuximab	CD38
	Margetuximab	HER2-Rezeptor
	Mogamolizumab	CCR4 = chemokine receptor type 4
	Mosunetuzumab	Anti-CD3 x Anti-CD20
	Naxitamab	Gangliosid GD2
	Necitumumab (außer Handel)	EGF-Receptor
	Nivolumab	PD-1
	Nivolumab + Relatlimab	PD-1 + LAG-3 im Gemisch
	Obinutuzumab	CD20-Antigen (B-Lymphozyten)
	Panitumumab	EGF-Rezeptor
	Pembrolizumab	PD-1
	Pertuzumab	HER2-Rezeptor Dimerisierungs-Inhibitor (HDI)
	Ramucirumab	VEGF-R2
	Rituximab	CD20-Antigen (B-Lymphozyten)
	Tafasitamab	CD19
	Talquetamab	CD3 x GPRC5D
	Teclistamab	CD3 x BCMA
	Tislelizumab	HER2-Rezeptor

Monoklonale Antikörper	Wirkstoff (INN)	Zielstruktur
Nicht konjugierte AK	Toripalimab Trastuzumab Tremelimumab	PD-1 PD-1 CTLA4 (T-Zellen)
Konjugierte AK (ITs)	Belantamab Mafodotin	BCMA (B Cell Maturation Antigen); Myelomzellen
	Brentuximab Vedotin	CD30, Hodgkin-Lymphomzellen
	Enfortumab Vedotin	Nectin 4
	Gemtuzumab Ozogamicin	CD33-Antigen (AML-Zellen)
	Inotuzumab Ozogamicin	CD22 (B-Zellen)
	Loncastuximab Tesirin	CD19 (B-Zellen)
	Mirvetuximab Soravtansine	FRα (Folat Rezeptor α)
	Polatuzumab Vedotin	CD79b (B-Zellen)
	Sacituzumab Govitecan	Trop-2 (Trophoblast cell-surface antigen-2)
	Tisotumab Vedotin	Tissue factor (TF)
	Trastuzumab Deruxtecan (DXd)	HER2-Rezeptor
	Trastuzumab Emtansin (T-DM1)	HER2-Rezeptor
Radioimmunkonjugate (RICs)	^{90}Y-Ibritumomab Tiuxetan	CD20-Antigen
Fusionsproteine		
Nichtkonjugierte	Aflibercept	VEGF-A und -B
	Tebentafusp	CD3 x TCR Steuerdomäne
Konjugierte	Moxetumumab Pasudotox	CD22 (B-Zellen)
	Tagraxofusp	CD123 (= α-Kette des IL-3 Rezeptors)
* Keine onkologische Zulassung mehr. s.c.-Gabe war nie explizit zugelassen, wurde aber aus Gründen der besseren Verträglichkeit basierend auf einer Studie von Lundin et al. so gemacht (Blood 2002; 100: 768–773).		

Übersicht über die monoklonalen Antikörper.

3.8 Niedermolekulare Kinase-Inhibitoren (nmKI)

Eine neue Klasse von Zytostatika stellen niedermolekulare Hemmstoffe von Kinasen dar (-nibe). Kinasen sind Enzyme, die (reversibel) einen negativ geladenen Phosphatrest von ATP auf Funktionsproteine übertragen, wodurch oftmals eine Aktivierung erfolgt. Die Proteinkinasen bilden eine *Superfamilie*, die nach unterschiedlichen Kriterien in verschiedene Gruppen (17), Familien (134) und Unterfamilien (201) subdifferenziert werden können, nach der Art der modifizierten Gruppe – also nach der Aminosäure, auf das die Phosphatgruppe übertragen wird. So können Kinasen weiter unterteilt werden in Serin-/Threonin- oder Tyrosinkinasen. Die Serin-/Threoninproteinkinasen (Ser/Thr-PK) und die Tyrosinproteinkinase (Thr-PK) stellen 2 große Subgruppen innerhalb einer Familie dar. Nach der zellulären Lokalisation können die Kinasen unterteilt werden in:

- nicht-transmembrane Kinasen, auch „zytosolische" Kinasen, die also gelöst in der Zelle herumschwimmen und
- transmembrane Kinasen, auch Rezeptorkinasen, die in der Zellwand lokalisiert sind und die Funktion eines Rezeptors haben (z. B. EGFR, VEGFR).

Störungen der Kinasefunktion (oft Überfunktion) sind an diversen Erkrankungen beteiligt, unter anderem auch bei der Entstehung und Aufrechterhaltung von Krebs. (Über-)aktivierte Kinasen schützen die Tumorzelle vor dem physiologischen, programmierten Zelltod (Apoptose), haben also eine antiapoptotische Wirkung. Die Apoptose ist ein für das Individuum schmerzfreier Vorgang des natürlichen Zellumsatzes und sozusagen das Gegenteil einer Nekrose (z. B. Verbrennung). Kinase-Inhibitoren wirken durch eine Blockade der ATP-Bindungsstelle. Daher werden sie auch als ATP-Mimetika oder als „small molecular kinase inhibitor"(smKI), deutsch nmKI – niedermolekulare Kinase-Inhibitoren, bezeichnet. Das Wirkprinzip eines nmKI am Beispiel einer zytosolischen Kinase ist in der Abbildung unterhalb wiedergegeben und verdeutlicht die Angriffspunkte von einem nmKI und einem moAK an einer Rezeptortyrosinkinase.

Die ATP-Bindungsstelle ist in der Natur weit verbreitet (Glykolyse, Zitratzyklus), womit sich die Spezifität dieser Substanzen wieder relativiert. Werden mehr als nur die eigentlich gewünschten Kinasen gehemmt (Normalvarianten oder sog. Bystander-Kinasen), kann das ein Grund für unerwünschte Arzneimittelnebenwirkungen sein (siehe Abschnitt Targeted Therapies). Der überwiegende Teil der derzeit im Einsatz befindlichen smKI wird oral verabreicht. Zur Benennung der Wirkstoffe siehe Abschnitt Namensgebung.

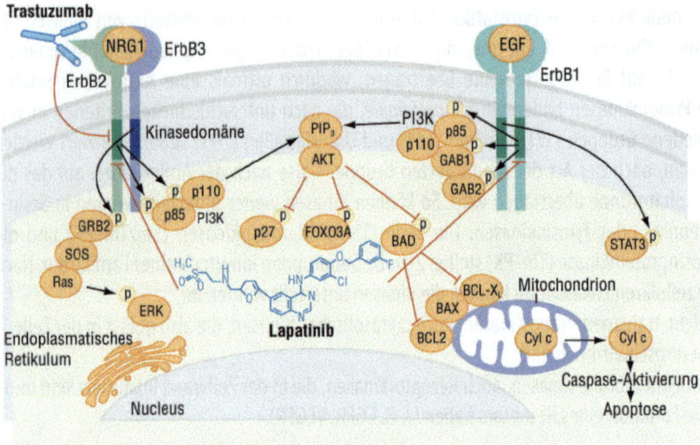

Exemplarische, onkogene Signaltransduktion einer HER2-positiven Brustkrebszelle und therapeutische Beeinflussung mit einem moAK (Trastuzumab) und einem smKI (Lapatinib). Neben einer alleinigen Signaltransduktion durch überexprimierte ErbB2 (Homodimere) oder ErbB2-Heterodimere mit ErbB3 können ErbB1-Homodimere eine wachstumsunterstützende Signaltransduktion anstoßen (Graphik ohne Anspruch auf Vollständigkeit); nach [4].

Niedermolekulare Kinase-Inhibitoren (nmKI)	
Wirkstoff (INN)	Zielkinase(n)
Acalabrutinib	BTK
Afatinib	ErbB1, ErbB2, ErbB4
Alectinib	ALK
Alpelisib	PI3Ka
Asciminib	Abl/BCR-Abl, mBCR/Abl inkl. T^{315}I-Abl
Avapritinib	PDGFRA, PDGFRA D842 Mutanten, multiple KIT exon 11, 11/17 und 17 Mutanten, wild Typ KIT, PDGFRB, CSFR1
Axitinib	VEGFR-1, 2, 3, PDGF-R, c-kit
Binimetinib	MEK 1, MEK 2
Bosutinib	BCR/Abl, Src
Brigatinib	ALK, ROS1, IGF-1R, FLT-3, EGFR deletion and point mutations
Cabozantinib	RET, MET, VEGFR-1, -2, -3, KIT, TRKB, FLT-3, AXL, TIE-2
Capiversitib	AKT

Niedermolekulare Kinase-Inhibitoren (nmKI)	
Capmatinib	MET inkl. Mutationen mit Exon 14 skipping
Ceritinib	ALK, IGF-1R, InsR, ROS1
Cobimetinib	MEK 1, MEK 2
Copanlisib[1]	PI3 alpha/delta
Crizotinib	ALK, HGFR, c-Met, RON
Dabrafrenib	B-RAFV^{600}E, B-RAFV^{600}K, B-RAFV^{600}D, wild-type B-RAF, C-RAF, SIK1, NEK11, LIMK1
Dacomitinib	EGFR family (EGFR/HER1, HER2, HER4), DDR1, EPHA6, LCK, DDR2, MNK1
Dasatinib	BCR/Abl, Src-Familie (Src, Lyn, Lck, Hck, Yes, Fyn), c-Kit, PDGF-R-β, RAF, EPHA2
Duvelisib[2]	PI3Kd + g
Encorafenib	B-RAFV^{600}E, B-RAFV600K, wild-type B-RAF, C-RAF
Entrectinib	TRKA, TRKB, TRKC, ROS1, ALK, JAK2, TNK2 = ACK1
Erdafitinib	mFGFR2, -3 (FGFR1, FGFR2, FGFR3, FGFR4 RET, CSF1R, PDGFRA, PDGFRB, FLT4, KIT, VEGFR2)
Erlotinib	ErbB1
Everolimus	mTOR
Fedratinib	JAK 2 (-1, -3), FLT3^{ITD}
Fruquintinib	VEGFR 1-3
Futibatinib	FGFR
Gefitinib	ErbB1, (ErbB2?)
Gilteritinib	FLT3
Ibrutinib	BTK
Idelalisib	PI3 delta
Imatinib	BCR-ABL, c-Kit, PDGF-R
Lapatinib	ErbB1, ErbB2
Larotrectinib	TRK A-C
Lenvatinib	VEGFR-1, 2, 3, PDGF-R α, FGFR-1-4, RET, Kit
Lorlatinib	ALK, ROS1, TYK1, FER, FPS, TRKA, TRKB, TRKC, FAK, FAK2, ACK
Midostaurin	wtFLT3, FLT3 Mutantenkinasen ITD und TKD KIT Wildtyp und D816V Mutante, PDGFRα/β VEGFR2, PKC-Familie (Protein Kinase C), c-Kit PDGF-R

Niedermolekulare Kinase-Inhibitoren (nmKI)	
Momelotinib	wild type JAK1/2, mutant JAK2V617F
Neratinib	HER2/HER4
Nilotinib	BCR/Abl, c-Kit, PDGF-R
Nintedanib	VEGFR-1, 2, 3, PDGF-R α und -β, FGFR-1-3
Osimertinib	EGFR T790M
Pazopanib	VEGFR- (-1 bis -3), PDGFR-α und -β, FGFR-1 und -3, Kit, Itk, Lck, c-Fms
Pemigatinib	FGFR2 Fusion oder Rearrangement
Pexidartinib	CSF1R, (KIT, FLT3-ITD)
Pirtobrutinib	BTK
Ponatinib	Abl, T315I-Abl, VEGF-R, PDGF-R, FGFR, EPH Rezeptor, SRC Familie, KIT, RET, TIE2, FLT3
Pralsetinib	RET (fusionspositiv)
Quizartinib	FLT3-ITD
Regorafenib (außer Handel, gezogen aber importierbar)	RET, VEGFR-1, -2, 3, KIT, PDGFR--α und -β, FGFR-1 und -2, TIE2, DDR2, Trk2A, Eph2A, RAF-1, B-RAF, B-RAFV600E, SAPK2, PTK5, Abl
Reprotrectinib	ROS-1, TRK A-C
Ripretinib	KIT, PDGFRa, (PDGFRB, TIE2, VEGFR2, and BRAF)
Ruxolitinib	JAK 1/2 (-1, -3)
Selpercatinib	RET (fusionspositiv)
Selumetinib	MEK 1/2
Sorafenib	RAF (C-RAF, B-RAF, Raf-1), VEGF-R (-2 + -3), PDGF-R-β, c-KIT, FLT-3
Sunitinib	c-Kit, VEGF-R (-1 bis -3), PDGF-R, RET, FLT-3
Temsirolimus	mTOR
Tepotinib	MET inkl exon 14 skipping
Tivozanib	c-Kit, VEGF-R (-1 bis -3), PDGF-R, RET, FLT-3
Trametinib	MEK 1, MEK 2, B-RAFV600E
Tucatinib	HER2 (in vitro HER3, PAN HER?)
Vandetanib	VEGFR2, RET, BRK, TIE2, EPH, EGFR, Src-Familie

Niedermolekulare Kinase-Inhibitoren (nmKI)	
Vemurafenib	B-RAFV600E, C-RAF, A-RAF, wild-type B-RAF, SRMS, ACK1, MAP4K5, FGR
Zanubrutinib	BTK

[1] War nur in den USA zugelassen. Im November 2023 freiwillig vom Markt gezogen, da es in Verbindung mit einer Chemoimmuntherapie zu keiner klinischen Verbesserung kam.

[2] Duvelisib ist mir schweren Nebenwirkungen belastet und erfordert eine sorgfältiges Nebenwirkungsmanagement. Der pharmazeutische Unternehmer hat entschieden, Duvelisib für die beiden zugelassenen Indikationen nicht auf dem deutschen Markt einzuführen.

Übersicht über die antitumoralen nmKI. Hemmwirkung auf identische Kinasen bedeutet nicht, dass diese Wirkstoffe bei den gleichen Erkrankungen eingesetzt werden.

3.9 Weitere therapeutische Angriffspunkte – Regulatorproteine und weitere Kinasen

Nach den klassischen Zytostatika, den monoklonalen Antikörpern und den Kinase-Inhibitoren (bis Anfang der 2000er-Jahre) sind weitere antitumorale Wirkstoffklassen erfunden worden, die im Folgenden z. T. gruppiert beschrieben werden. So handelt es sich bei den CDK4/6-Inhibitoren zwar auch um Hemmstoffe von Kinasen (Ser/Thr-Kinasen), jedoch um eine besondere Gruppe im Zellzyklus, die auch als solche vorgestellt wird. Die folgenden Substanzen und Substanzklassen wurden nach 2010 zugelassen.

3.9.1 Hemmstoffe Cyclin-abhängiger Kinasen (CDKi)

Cyclin-abhängige Kinasen (engl. cyclin-dependent kinases, CDKs) sind eine Familie von Proteinkinasen, die sowohl bei der Transkription als auch bei der Kontrolle des Zellzyklus eine Rolle spielen. Beim Menschen existieren 20 verschiedene CDKs. CDKs bilden Komplexe mit den regulatorischen, kurzlebigen Cyclinen, die zellzyklusabhängige Konzentrationsänderungen durchlaufen. Die Cyclin-abhängigen Kinasen sind nur in Verbindung mit ihrem zugehörigen Cyclin aktiv; m. a. W. das Cyclin verleiht ihnen erst Kinaseaktivität. Dadurch kann die Aktivität der CDKs in der Zelle zeitlich gesteuert und reguliert werden. So wird ermöglicht, dass sie ihre Funktion in bestimmten Phasen des Zellzyklus ausführen, die an die zyklischen Konzentrationsänderungen der Cycline gekoppelt sind. Binden beispielsweise Cyclin D1 und die Enzyme CDK4 und 6 aneinander, erhält die Zelle ein „gehe weiter"-Signal, um von einer Phase des Zellzyklus in die nächste überzutreten. Aufgrund der essentiellen Rolle, die Cyclin-abhängige Kinasen bei der Steuerung des Zellzyklus und somit bei der Proliferation von Zellen spielen, werden verschiedene Substanzen, die CDKs hemmen (sogenannte CDK-Inhibitoren), als Krebstherapeutika eingesetzt. Der erste Vertreter der Wirkstoffgruppe der CDK-Inhibitoren war Palbociclib, ein CDK4/6-Inhibitor. CDK4/6 kontrollieren den Übergang einer Zelle von der G_1-Phase in die S-Phase und schaffen damit die Voraussetzung für eine

Zellteilung. Durch eine Hemmung von CDK4/6 werden folglich die Zellteilung und damit das Tumorwachstum gehemmt.
Am Übergang der G_1/S-Phase des Zellzyklus gibt es einen Restriktionspunkt, der das Fortschreiten des Zyklus zunächst verhindert. Hier ist der Transkriptionsfaktor E2F an das Retinoblastomprotein (Rb) gebunden und inaktiv. Wenn über verschiedene Signale das kurzlebige Cyclin D gebildet wird und die CDK4/6 daran binden, erfolgt eine Phosphorylierung von Rb und E2F wird freigesetzt. Aktive E2F-Proteine führen zur Transkription von Genen der DNS-Synthese, die während der S-Phase benötigt werden. Der Zellzyklus schreitet fort. Bei Tumoren, wie z. B. das Estrogenrezeptor positive, HER2-negative Mammakarzinom gilt die Überexpression von CDK4/6 als Schlüsselfaktor für die Resistenzbildung gegen eine endokrine Therapie (Aromatasehemmer ± LHRH-Agonist). Die Hemmung von CDK 4/6 ist der Angriffspunkt der Ciclibe. Die endokrine Therapie wirkt wieder.

Hemmstoffe Cyclin-abhängiger Kinasen- CDK4/6 (Ser-/Thr-Kinasen)	Abemaciclib Palbociclib Ribociclib

Hemmstoffe Cyclin-abhängiger Kinasen.

3.9.2 Hemmstoffe des Hedgehog-Signalpfads (SMO)

Hedgehog-Proteine sind Signalproteine, die eine wichtige Funktion für Zellwachstum und Differenzierung im Rahmen der Embryogenese haben. Der Signalweg ist nach seinem Liganden Hedgehog (Hh) benannt. Der Hh-Signalweg trat in der Evolutionsgeschichte sehr früh auf. Beim adulten Organismus ist der Shh-Signalweg wichtig für die Regulation der Zellteilung der adulten Stammzellen. Eine Fehlfunktion dieses Signalwegs führt zu massiven Fehlbildungen im Laufe der Embryonalentwicklung und kann bei Erwachsenen Karzinome verursachen. Wie häufig ist im Rahmen von Tumorerkrankungen der Signalweg aktiviert, obwohl keine Liganden an den Rezeptor binden.
Hh-Signalweg-Inhibitoren binden an den Smoothened Rezeptor (SMO), weshalb man auch manchmal die Bezeichnung SMO-Inhibitoren findet (SMOi). Als erste Substanz wurde 2013 Vismodegib zur Behandlung bestimmter Basalzellkarzinome zugelassen. Es folgte Sonidegib im Jahre 2015 mit ähnlicher Indikation. Seit 2020 ist Glasdegib in Kombination mit niedrig dosiertem Cytarabin (Cytarabine) für die Behandlung von neu diagnostizierter de novo oder sekundärer AML bei Erwachsenen, die nicht für eine Standard-Induktionschemotherapie infrage kommen, zugelassen.

Hemmstoffe des Hegehog Signalwegs / SMOi	Glasdegib Sonidegib Vismodegib

Hemmstoffe des Hedgehog Signalpfades (SMO) und zugelassene Antagonisten (in alphabetischer Reihenfolge).

3.9.3 Hemmstoffe der Poly(ADP-ribose)-Polymerase (PARP-Inhibitoren)

DNS-Schäden, wie sie typischerweise durch alkylierende Zytostatika entstehen, können von Zellen über die „homologe Rekombination" (HR) oder die Basen-Exzisionsreparatur (*Base Excision Repair*, BER) repariert werden. Das nukleäre Enzym PARP (derzeit 17 bekanne Isoenzyme) ist für die Reparatur von Einzelstrangbrüchen der DNS verantwortlich. PARP-Inhibitoren binden an das aktive Zentrum der PARPs, die mit der DNS assoziiert sind, und verhindern so deren Dissoziation („PARP Trapping"). Die PARP–DNS Addukte blockieren sterisch den Platz für die BER-Enzyme. Bei gehemmter PARP werden diese Einzelstrangbrüche nicht mehr repariert. Bei der nächsten Zellteilung kommt es dann zur Bildung von Doppelstrangbrüchen, wenn die Replikationsgabeln (siehe Abschnitt Wirkungs- und Resistenzmechanismen) auf das PARP-DNS-Addukt stoßen. Diese können normalerweise durch HR oder BER repariert werden und ermöglichen damit der Zelle doch noch das Überleben. In Zellen mit gestörter Doppelstrangreparatur, z.B. bei Patientinnen mit BRCA-1/2-Mutationen oder HR Defizienz, werden die Strangbrüche dann nur noch fehlerhaft oder fehleranfällig, wie z. B. wie mittels nicht-homologer Endverknüpfung (NHEJ), oder gar nicht mehr repariert. Die Folge davon ist, dass betroffene Tumorzellen in die Apoptose gehen. Tumoren mit einer Keimbahn- oder somatischen Mutation in den BRCA-Genen reagieren deshalb besonders empfindlich auf PARP-Inhibitoren. Da die gesunden Zellen BRCA-assoziierter Tumorpatientinnen nur den heterozygoten HR tragen, tolerieren sie die pharmakologische PARP-Hemmung gut. Da PARP auch eine Rolle bei der Hämatopoese, insbesondere der Erythropoese spielt, ist mit der Anwendung der PARPi eine gewisse Hämatotoxizität verbunden. Diese zeigt sich, substanzabhängig, in Anämie, Thrombozytopenie und Neutropenie.

Hemmstoffe der Poly-(ADP-ribose)-Polymerase, PARP-Inhibitoren – PARPi	Niraparib Olaparib Rucaparib Talazoparib

Übersicht der PARPi.

3.9.4 Hemmstoffe von Regulatorproteinen – Bcl-2

Die Apoptose – der nicht-nekrotische oder programmierte Zelltod, ist ein hochgradig geregeltes „Suizidprogramm" der Zelle. Dieses Programm wird über pro- und antiapoptotische Faktoren geregelt. Dazu gehören Proteine der Bcl-2-Familie.

Proteine der Bcl-2-Familie	
Antiapoptotische Wirkung	Proapoptotische Wirkung
Bcl-2	Bad
Bcl-xL	Bax
	Bak
	Bcl-xS
	Bik
	Bim
	Bid

Pro- und antiapoptotische Proteine der Bcl-Familie.

Überaktivierungen von Bcl-2 führen zu einem Ungleichgewicht im Sinne einer Apoptoseresistenz und damit zur Proliferation von Gewebe und damit zu Tumoren. Proapoptotische Proteine sind auf Mitochondrien durch Bcl-2 gebunden. Wird Bcl-2 freigesetzt, kommt es zur Porenbildung auf den Mitochondrien (MOMP: Mitochondrial Outer Membrane Permeabilisation), zur Freisetzung von Cytochom C, einem starken Zellsignal, die Apoptose zu beginnen, der Bildung des sog. Apoptosoms, einem Enzymkomplex, sowie weiteren, letalen Effektormolekülen.

Mit Venetoclax steht der erste Anti-Bcl-2-Wirkstoff zur Verfügung. Er verursacht eine Verdrängung der antiapoptotischen Proteine und damit eine Verschiebung des Gleichgewichts in Richtung Apoptose mit den oben beschriebenen Vorgängen.

3.9.5 Hemmstoffe der Isocitratdehydrogenase (IDH)

Mutationen in den Genen IDH1 und IDH2 (IDH, Isocitratdehydrogenase) kommen bei Patienten mit

- Gliomen
- AML (akute myeloische Leukämie, bis zu 10%)
- MDS (myelodysplastisches Syndrom)
- angioimmunoblastischem T-Zell-Lymphom
- Chondrosarkom
- cholangiozellulärem Karzinom

und anderen Tumorarten vor.

Physiologisch spielt die IDH eine wichtige Rolle im Zitronensäurezyklus. Durch Mutationen im IDH 1/2 Gen kommt es zu einem Funktionsgewinn. Die IDH macht aus Isocitrat nicht mehr α-Ketoglutarat (α-KG), sondern 2-Hydroxyglutarat (2-HG). 2-HG übt epigenetische Effekte aus. 2-HG gilt als Onkometabolit und bewirkt unter anderem eine genomweite Histon- und DNS-Methylierung mit der Konsequenz der Stilllegung von Tumorsupressorgenen und Verhinderung der (funktionalen) Ausdifferenzierung. Durch die Akkumulation von 2-HG und der daraus resultierenden erhöhten 2-HG/α-KG-Ratio werden die epigenetischen Funktionen α-KG-abhängiger Enzyme (u.a. TET2, JMJD Histondemethylasen) gehemmt und ist mit einem ungünstigem Krankheitsverlauf assoziiert. Die IDH-Hemmung führt zu weniger 2-HG und zur Reduktion myeloischer Blasten und zur verbesserten und vermehrten Ausdifferenzierung myeloischer Zellen.

Hemmstoffe der Isocitratdehydrogenase (IDH)	
IDH-1	Ivosidenib
IDH-2	Enasidenib

IDH-Inhibitoren.

3.9.6 XPO = CRM1

Bei Tumoren kann das Chromosome Region Maintenance 1 Protein (CRM1) = Exportin 1 oder XPO1 überexprimiert vorliegen. XPO mediiert den Export von Proteinen aus dem Zellkern, so z. B.

- Tumorsuppressorproteine (TSPs), inklusive p53, p21, BRCA1/2, pRB, FOXO sowie die
- mRNS onkogener Proteine und anderer Wachstumsregulatorproteine.

Der Export von TSPs aus dem Zellkern fördert das ungebremste Zellwachstum. Durch die Blockade von XPO werden die TSPs im Zellkern retiniert und endogene Tumorsuppressorprozesse restauriert. Mit anderen Worten: TSPs akkumulieren wieder im Zellkern, der Gehalt an Onkoproteinen wie c-myc und Cyclin D1 wird reduziert. Es kommt zum Zellzyklusarrest, gefolgt von der Apoptose.
Selinexor ist der 1st-in-Class XPO-Inhibitor, was zu der Wirkstoffklassenbezeichnung SINE geführt hat – *Selective Inhibition of Nuclear Export*.

3.9.7 GTPase Hemmstoffe

GTPasen sind eine große Familie von Hydrolaseenzymen, die an das Nukleotid Guanosintriphosphat (GTP) binden und es zu Guanosindiphosphat (GDP) hydrolysieren. GTPasen fungieren als molekulare Schalter oder Zeitgeber in vielen grundlegenden zellulären Prozessen.

Beispiele für diese Rollen sind:

- Signaltransduktion als Reaktion auf die Aktivierung von Zelloberflächenrezeptoren, einschließlich Transmembranrezeptoren wie solchen, die Geschmack, Geruch und Sehvermögen vermitteln.
- Proteinbiosynthese (auch bekannt als Translation) am Ribosom.
- Regulierung der Zelldifferenzierung, -proliferation, -teilung und -bewegung.

- Translokation von Proteinen durch Membranen.
- Transport von Vesikeln innerhalb der Zelle und vesikelvermittelte Sekretion und Aufnahme durch GTPase-Kontrolle des Aufbaus der Vesikelhülle.

GTPasen sind aktiv, wenn sie an GTP gebunden sind, und inaktiv, wenn sie an GDP gebunden sind.

In der Onkologie bekannte GTPasen sind K-RAS und N-RAS. Kommt es zu einer Mutation im für K-RAS kodierenden Gen, ist häufig ein Kontrollverlust des betreffenden Proteins die Folge. In diesem Falle kommt es dann zu unkontrollierbaren und zahlreich ablaufenden Zellteilungen. Seine wichtige Beteiligung an der Entstehung oder der Chemotherapieresistenz von Tumoren macht K-RAS zu einem wichtigen Angriffspunkt in der Entwicklung neuartiger Krebsmedikamente. So muss vor dem Einsatz der Anti-EGFR-Antikörper Cetuxi- und Panitumumab auf pan-RAS-Wildtyp getestet werden, weil deren Einsatz bei mutiertem RAS sinnlos ist (mutiertes K-RAS „feuert" in der Signaltransduktionskette unterhalb von EGFR). K-RAS galt lange Zeit als "undruggable". Nun gibt es derweil 2 K-RAS-Inhibitoren, aber nur gegen die K-RAS-G12C-Mutation.

Hemmstoffe von K-RAS (nur G^{12C} Mutation)	Adagrasib
	Sotorasib

3.9.8 Notch Pathway und Gamma Sekretase

Die γ-Sekretase ist ein aus mehreren Untereinheiten bestehendes Enzymkomplex und hat verschiedene biokatalysatorische Funktionen. Insbesondere bei der Entwicklung von Geweben und Organen ist sie essenziell. Der Komplex besteht aus mehreren Untereinheiten mit den Protease-Untereinheiten

- Präsenilin-1- oder -2-Homodimer
- Nicastrin
- Stabilisationfaktor APH-1 und
- Präsenilin-Enhancer 2 (PEN-2).

Diese schneiden Transmembranproteine innerhalb der Transmembrandomäne. Die γ-Sekretase schneidet das Amyloid-Precursor-Protein (APP, aggregiert als „falsch gefaltetes" β-Amyloid bei Alzheimer-Erkrankungen), ein großes integrales Membranprotein, nach der β-Sekretase. Darüber hinaus wird das Rezeptorprotein Notch geschnitten.

Der Notch-Rezeptor bindet den membranständigen Liganden Delta von Oberflächen anderer Zellen. Durch seine folgende Proteolyse durch die γ-Sekretase wird der Notch-Signalweg aktiviert.

Der Notch-Rezeptor wird dreimal proteolytisch geschnitten, das erste Mal im Golgi-Apparat und danach zwei weitere Male, nachdem Delta gebunden hat. Zuerst wird die extrazelluläre Domäne (EC) von der ADAM-Metalloprotease (A Disintegrin And Metalloproteinase) nahe der Plasmamembran abgespalten. Dann wird der zytoplasmatische Teil des membranständigen Notch-Rezeptors (IC) – vermutlich durch Präsenilin-1 – abgetrennt und kann nun frei in den Zellkern diffundieren, wo das Fragment in einem Komplex, zusammen mit anderen Regulatorproteinen, bindet und so die Expression von Notch-Response-Genen reguliert. Chromosomale Translokationen, Punktmutationen und chromosomale Amplifikationen führen zur konstitutiven Aktivierung des Notch-Signalwegs und so zu Tumoren. Die Notch-Signalgebung kann durch Hemmung der γ-Sekretase inhibiert werden.

Die Notch-Signalgebung ist überaktiv bei Desmoidtumoren, auch als aggressive Fibromatosen bezeichnet. Sie entstehen aus den Zellen, die die Bindegewebestruktur des Körpers ausmachen, sind nicht metastasierend, wachsen aber in umliegende Gewebe oder Strukturen hinein und zerstören diese. Sie können überall im Körper auftreten, sind aber häufiger in bestimmten Bereichen wie der Bauchwand, im Bauchraum oder in den Beinen und Armen. Die Symptome können je nach Standort variieren und umfassen:

- Schmerzen
- eine sichtbare Masse oder Schwellung
- Funktionsstörungen des betroffenen Bereichs und
- Fälle von intestinale Obstruktion oder andere Komplikationen.

Bisherige therapeutische Optionen bestanden aus einer Kombination aus Chirurgie, Medikamenten, Strahlentherapie oder *Active Surveillance*. Desmoidtumore sind schwer zu behandeln und haben ein hohes Rezidivrisiko, auch nach einer scheinbar erfolgreichen Behandlung. Mit Nirogacestat steht nun der erste γ-Sekretase-Inhibitor zur Verfügung, mit dem auf die maligne Notch-Signalgebung Einfluss genommen werden kann. Hinweis: Nirogacestat ist ovartoxisch im Sinne von fruchtbarkeits- und fortpflanzungsschädlich.

3.9.9 Hemmstoffe der Ornithindecarboxylase

Polyamine, geradkettige Amine, die biosynthetisch von Aminosäuren abstammen, kontrollieren Genexpression auf der transkriptionalen, posttranskriptionalen und translationalen Ebene. Multiple, zelluläre onkogene Signalwege sind in der Regulation der Transkription und Translation von Polyamin-metabolisierenden Enzymen beteiligt.

Genetische Alterationen, Expressionslevel und Aktivität von Polyamin-metabolisierenden Enzymen verändern sich schnell während der Tumorgenese. Die Folge ist: Man findet hohe Polyaminspiegel in vielen menschlichen epithelialen Tumoren.

N-Myc, kurz für N-Myc-Protoonkogen-Protein, ist ein Transkriptionsfaktor der MYC-Familie. N-Myc wird in frühen Stadien der Embryonalentwicklung von neuronalen Progenitorzellen exprimiert. Im Gegensatz zu C-Myc wird die Genexpression von N-Myc eigentlich nach der Zelldifferenzierung abgeschaltet. Er reguliert die Transkription verschiedener Gene in Tumorzellen, insbesondere in Tumoren des Nervensystems. Die Expression von N-Myc ist bei Tumoren des Nervengewebes hochreguliert. Insbesondere bei Neuroblastomen und Medulloblastomen, aber auch bei der akuten myeloischen Leukämie gilt N-Myc als Indikator

für einen progressiven Verlauf und eine schlechte Prognose. Eine Inhibition der Ornithindecarboxylase, die Ornithin zu Tetramethylendiamin (1,4-Diaminobutan) decarboxyliert, restauriert das Ungleichgewicht im sog. LIN28/Let-7 metabolic pathway.
Eflornithin ist ein Ornithindecarboxylasehemmstoff, für Erwachsene und Kinder mit Hochrisiko-Neuroblastom, nach mindestens partieller Remission unter vorheriger, multimodaler Therapie inkl. Anti-GD2-Immuntherapie zugelassen ist. Hinweis: Eflornithin ist keineswegs neu. Es ist in diversen Dermatika zur Behandlung eines Hirsutismus im Gesicht bei Frauen enthalten.

3.10 Weitere Immunonkologika – nach ICIs

3.10.1 Hämatologie in Fahrt – von CAR-T-Zellen und TRUCKs, the living drugs

Die CAR-T-Zelltechnologie stellt ein anspruchsvolles Verfahren im Rahmen der Immunonkologie dar. CAR steht für chimäre Antigenrezeptor T-Zellen. Es handelt sich dabei um eine zelluläre Immuntherapie auf patientenindividueller Basis. Diese Therapeutika fallen unter den Begriff der ATMPs = Advanced Therapy Medicinal Products. Die deutsche Terminologie lautet Arzneimittel für neuartige Therapien.
Die ATMPs umfassen Gentherapeutika, somatische Zelltherapeutika und biotechnologisch bearbeitete Gewebeprodukte, sogenannte TEP – Tissue Engineered Products – also modifizierte, (lebende) Zellen und andere Gewebe. Kombinierte ATMP, also Kombinationen von ATMP und Medizinprodukten, zählen auch zu den ATMP. Sie sind besonderen Qualitätsnormen und Zulassungsverfahren unterworfen.

3.10.2 Verfahren und Wirkprinzip

Dem Patienten muss zunächst eine ausreichende Menge an T-Zellen entnommen werden. Dies geschieht durch eine nicht-stimulierte Leukapharese (ohne G-CSF). Die separierten, patienteneigenen T-Zellen werden dann ex vivo, d.h. außerhalb des Körpers, auf genetischer Ebene mit spezifischen, T-Zell aktivierenden, chimären Antigenrezeptoren (CARs) ausgestattet. Dies geschieht mit Hilfe lenti- oder retroviraler Gentransfervektoren, welche die genetische Information für den CAR auf die T-Zellen übertragen. Diese werden stabil in das Genom der T-Zellen eingebaut. Somit wird bei Aktivierung und Teilung der T-Zellen die genetische Information für den CAR an die Tochterzellen weitergegeben.
CARs setzen sich aus einer extrazellulären Bindedomäne, einer Linkerregion (Hinge), einer Transmembrandomäne und einer intrazellulären Signalsequenz zusammen. Für das Erkennen der Tumorzellen ist die Bindedomäne zuständig. Sie besteht aus einem Antikörperfragment (scFv – *single chain variable Fragment*), das an ein möglichst ausschließlich auf Tumorzellen vorhandenes Oberflächenantigen bindet. Das scFv ist derzeit murinen Ursprungs, daher auch **chimärer** Antigenrezeptor. Die Transmembrandomäne sorgt für eine Verankerung und Präsentation des CARs auf der Oberfläche der T-Zellen. Die zweite für die therapeutische Aktivität entscheidende Komponente ist die Signalsequenz, die nach Bindung des

CARs an Tumorzellen für eine Aktivierung der T-Zellen sorgt. CAR-Ts der ersten Generation hatten nur eine, aber essenzielle, Aktivierungsdomäne (CD3z). Diese Erstgenerationskonstrukte hatten aber eine limitierte Aktivierungs- und Expansionskapazität. Daraufhin wurden kostimulatorische Moleküle (CD28, 4-1BB) als Tandemkonstrukte inkorporiert. Die Bindung an das Tumorantigen via scFv kann MHC-unabhängig erfolgen.

Merke:
Chimäre Antigen-Rezeptoren (CAR) sind synthetische, tumorspezifische Rezeptoren, die *in vitro* genetisch reprogrammiert sind, um unter Verwendung der patienteneigenen Lymphozyten MHC-unabhängig an Tumorantigene zu binden und T-Zellen in die Lage zu versetzen, antigenexprimierende Tumorzellen zu erkennen und zu vernichten.

Durch Kombination mehrerer Signalsequenzen kann die Aktivierung der CAR-T-Zellen nach Tumorbindung als auch die daraus resultierende Zytokinproduktion und Proliferation verstärkt werden (3.-generations CAR-Ts). Das kostimulatorische Molekül CD28 stimuliert den B7 Signalweg (siehe Abschnitt Zytotoxische T-Zellen), während 1-4BB den Tumornekrosefaktor assoziierten Faktorensignalpfad triggert. CAR-T-Zellen mit CD28 expandieren schnell, wohingegen solche mit 1-4BB langsamer proliferieren, was sich auch im Toxizitätsprofil widerspiegelt (siehe CAR-T-Zellen assoziierte Toxizität). CAR-T-Zellen mit 1-4BB persitieren auch länger im Patienten. Weitere Unterschiede in den Phänotypen sind:
CAR-T-Zellen mit 1-4BB haben

- Eine höhere Proliferationsrate, nicht Geschwindigkeit, s.o.
- Eine stärke Differenzierung in zentrale Gedächtniszellen (*Central Memory T-Cells*)
- Eine Steigerung der intrazellulären mitochondrialen Funktion der CD8-positiven Zellen jeweils im Vergleich mit CD28.

Es ist eine absehbare Konsequenz, dass CAR-T-Zellen der 3. Generation entwickelt werden, die sowohl CD28 als auch 4–1BB oder weitere Sequenzen (OX40) als kombinierte Kostimulation enthalten werden.
Die Entwicklung genmodifizierter CAR-T-Zellen geht permanent weiter. Zur Toxizitätsverminderung und um gesundes Gewebe vor dem Angriff von CAR-T-Zellen zu verschonen, arbeitet man an sog. Tandem CAR-Ts, die erst dann „scharf gestellt" werden, wenn zwei tumorspezifische Antigene gleichzeitig vorliegen. Ein anderes Konzept sind sog. iCARs. Trifft eine solche T-Zelle auf nicht-tumoröses Normalgewebe, wird ein inhibitorisches Signal ausgelöst und die T-Zelle nicht aktiviert.

3.10.3 Das TRUCK-Konzept

Die verfügbaren CAR-T-Produkte haben ihre Anwendung bei B-Zell-Neoplasien. Der Erfolg in der Hämatologie kann bis dato nicht auf solide Tumore übertragen werden. Grund dafür ist ein zu immunsuppressives TME dieser Tumore, welches neben immunsuppressiven Zytokienen auch eingewanderte/angelockte imminsuppressive T_{regs} und MDSC enthält. Dieses repressive Milieu versucht man mittels des TRUCK-Konzepts zu umgehen. Anders ausgedückt: Man versucht die insuffiziente Produktion proinflammatorischer Zytokine der im Tumormilieu akkumulierenden T-Zellen zu verstärken. TRUCK steht für *T-cells redirected for antigen-unrestricted cytokine-initiated killing*. Es handelt sich bei den TRUCKs um CAR-T-Zellen, die zusätzlich ein oder mehrere transgene Zytokine enthalten, deren Synthese aber erst am/im Tumor nach Bindung an ein Tumorantigen beginnt. Erreicht wird dies durch sog. NFAT-Einheiten (*nuclear factor of activated T-cells*), die ihrerseits nach entsprechender Stimulation eine Zytokin-Genexpression in der T-Zelle induzieren/steigern und damit die sekundäre Immunantwort deutlich verstärken. Derzeit liegen die Zytokine IL-7, IL-12, IL-15 und IL-18 im Fokus der Erforschung. IL-12 verstärkt beispielsweise die Zytotoxizität von T- und NK-Zellen und induziert deren IFN-g Freisetzung. Die Zytokinfreisetzung kann auto- oder parakrin erfolgen. TRUCKs werden auch als CAR-T-Zellen der 4. Generation bezeichnet.

3.10.4 Wie kommen die Zellen in den Patienten?

Nach der erwähnten Leukapharese erfolgt die Produktion der CAR-T-Zellen in spezialisierten Zentren. Dort erfolgt auch eine Aufreinigung, Kultivierung, Stimulation und die Transduktion mit den Genfähren (CAR-Vektoren). Nach Fertigstellung erfolgen Kryokonservierung und qualitätssichernde Untersuchungen wie Freiheit von Bakterien, Endotoxinen, Mykoplasmen, Bestimmung der Zellzahl (die Dosierung beträgt X mal 10^6 bis 10^8 Zellen), Vektorkopienzahl pro Zelle und ein Funktionstest mittels Zytokinsekretions- oder -zytotoxizitäts-Assay. Der Transfusion geht eine dreitägige Konditionierung mittels nicht-myeloablativer, lymphodepletierender Chemotherapie, z.B. Cyclophospamid und Fludarabin (FC) voraus. Sie führt zu einer Reduzierung der Anzahl der körpereigenen Immunzellen und schafft im Körper des Patienten günstige Bedingungen für die Expansion der infundierten CAR-T-Zellen. Zwischen Konditionierung und Retransfusion wird noch ein bis zwei Tage pausiert, um die Proliferation und Funktionalität der CAR-T-Zellen möglichst nicht zu beeinträchtigen.

CAR-T-Zellen werden durch die Tumorzellbindung aktiviert und werden zu zytotoxischen T-Zellen. Bei Erkennung der Tumorzellen zerstören CAR-T-Zellen diese. Gleichzeitig beginnen sie aufgrund der Aktivierung zu proliferieren. Letzteres macht CAR-T-Zellen zu einem therapeutischen Wirkstoff, der sich im Patienten vermehrt und so über die Zeit zu einer „Wirkstofferhöhung" im Patienten führt. Man geht nämlich davon aus, dass nur ein Bruchteil der infundierten Zellen aktiviert wird, dann proliferiert und für die therapeutische Wirkung sorgt. Nach Verschwinden der Tumorzellen können CAR-T-Zellen zudem länger im Patienten persistieren und – theoretisch – bei Wiederauftreten des Tumors erneut aktiv werden. Andererseits sind nach einer CAR-T-Zelltherapie durchaus Rezidive beobachtet worden, so dass sie nicht das High-Tech-Allheil-&-Wundermittel sind.

3.11 Vakzinierung

3.11.1 Prophylaktische Vakzinierung

Norbert Schleucher

Eine Art Menschheitstraum ist es, den Körper prophylaktisch gegen die Entstehung von Krebs zu schützen. Das wiederum setzt die genaue Kenntnis der Ursachen und der Mechanismen voraus. Ein tumorgener Mechanismus ist die Infektion mit bestimmten Viren. Wenn auch eine Tumorinduktion durch Viren insgesamt selten ist, so tragen Viren dennoch ursächlich zu mindestens 15 % der Tumorentstehung bei. Davon sind 70 % mit dem humanen Papillomavirus in Form von Zervixkarzinomen assoziiert. Von den zirka 100 bekannten HPV-Typen können mindestens 14 Gebärmutterhalskrebs auslösen, wobei HPV 16 + 18 für zirka 70 % aller Zervixkarzinome verantwortlich sind.

Derzeit versucht man im Rahmen von Prophylaxeprogrammen, diese Erkrankung durch Impfungen von jungen Mädchen auszurotten. Die Impfung wirkt optimal, wenn die jungen Frauen noch nicht mit HPV infiziert sind. Mittlerweile gibt es mit Cervarix® und Gardasil® zwei prophylaktische HPV-Impfstoffe mit gutem Sicherheits- und Wirksamkeitsprofil. Das Zervixkarzinom gehört weltweit zu den häufigsten HPV-assoziierten Karzinomen [5].

Die nachfolgende Graphik stellt den Anteil der durch HPV-Infektionen verursachten Krebserkrankungen weltweit dar [6, 7].

Die Inzidenz des Zervixkarzinoms liegt in Deutschland bei 5000–7000 Frauen/Jahr [8, 9].

Die Mortalität liegt bei 1700–2000 Frauen/Jahr [8, 9].

Zervixkarzinome sind zu fast 100 % HPV-assoziiert [6–9].

Die beiden zugelassenen HPV-Impfstoffe sind zur Anwendung ab einem Alter von 9 Jahren zugelassen. Beide Impfstoffe zeigen gute Wirksamkeit bei guter Sicherheitsdatenlage [8, 10–11].

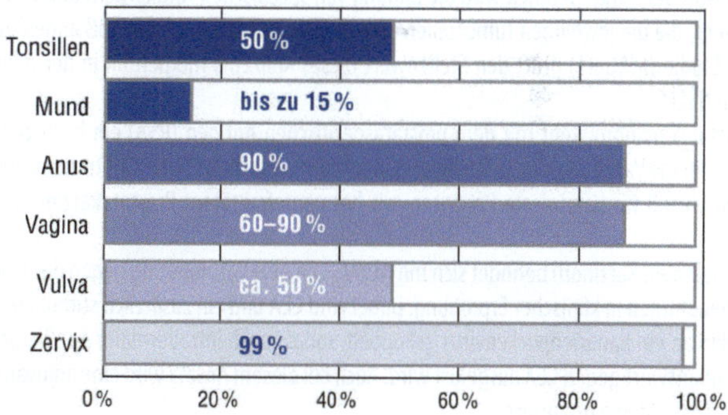

HPV-Infektionen und Krebserkrankungen [8].

3.11.2 Therapeutische Vakzinierung

Norbert Schleucher

Einen therapeutischen Ansatz stellt die sogenannte Impfung gegen Tumorzellen oder gegen wachstumsstimulierende Sekretionsprodukte dar, wie z. B. die Vakzinierung bei Tumoren des Gastrointestinaltraktes gegen wachstumsstimulierende Botenstoffe. Als Beispiel sei hier die Vakzinierung gegen Gastrin bei Magen- und Pankreaskarzinomen genannt. Bei diesen Tumoren ist der Gastrinrezeptor auf der Zelloberfläche überexprimiert und durch Bindung von Gastrin, welches im Serum zirkuliert, wird das Wachstum der Tumorzellen stimuliert. Therapeutisch wird hier ein an Diphtherietoxin gekoppeltes Gastrin (G17DT = Gastrimune) intramuskulär verabreicht. Dadurch werden bei etwa 85 % der Patienten neutralisierende Antikörper gegen die Aminosäurensequenz des Gastrinmoleküls gebildet. Somit wird das zirkulierende Gastrin auf immunogenem Wege reduziert, wodurch eine Wachstumsstimulation unterbleibt. Auch wird bei diesen Tumoren die Kombination der Vakzinierung mit etablierten Zytostatika geprüft.

Weitere Entitäten, bei denen Vakzinierungsansätze klinisch getestet werden, sind z. B. das Bronchialkarzinom, das Prostatakarzinom und das kolorektale Karzinom.

Angriffspunkte immuntherapeutischer Ansätze beim Bronchialkarzinom stellen MAGE-A3 (Melanoma-Antigen E A3), MUC-1 (mucinöses Glykoprotein) und das EGF-Protein dar. Das MAGE-A3-ASCI (MAGE-A3 antigen-specific cancer immunotherapeutic) richtet sich z. B. gegen das natürliche Antigen MAGE-A3, welches beim Melanom entdeckt wurde, aber auch auf verschiedenen anderen Tumoren, wie z. B. dem nicht-kleinzelligen Lungenkarzinom, exprimiert wird. Das Prinzip gleicht dem einer Impfung: Gentechnisch nachgebaute spezifische Tumorantigene werden zusammen mit einem Adjuvans injiziert, welches die Tumorantwort verstärkt. Dadurch wird die Bildung von spezifischen Antikörpern und T-Zellen angeregt, die die jeweiligen Tumorzellen erkennen und zerstören. Eine groß angelegte Phase-III-Studie (MAGRIT) prüft den Stellenwert dieses Konzepts momentan in der Adjuvanz beim NSCLC.

Beim Prostatakarzinom steht mit dem prostataspezifischen Antigen (PSA) ein hochspezifisches Ziel für die Vakzinierung zur Verfügung. Auch hier versuchen Phase-III-Studien einen Überlebensvorteil für vakzinierte Patienten mit hormonrefraktärem Prostatakarzinom zu zeigen.

Beim kolorektalen Karzinom befindet sich mit ALVAC-CEA eine Vakzinierung gegen das CEA-Oberflächenantigen in klinischer Erprobung. Dabei wird CEA und ein zusätzlich stimulierendes Molekül an ein Kanarienpockenvirus gekoppelt, sodass nach intradermaler Applikation eine Immunantwort gegen CEA ausgelöst wird. Auch bei diesem Ansatz wird eine adjuvante Vakzinierungsstrategie diskutiert.

3.12 Wirkprinzip Antiangiogenese (mit moAK und nmKI)

Jürgen Barth

Antiangiogenese: Ab einer gewissen Tumorgröße reicht die passive Diffusion für die Versorgung des Tumors mit Nährstoffen nicht mehr aus. Tumoren versuchen daher durch Gefäßneubildungen (Neoangiogenese) Anschluss an das Versorgungssystem des Wirtes zu bekommen. Dabei kommt es zuvor zur Sekretion von proangiogenen Zytokinen, wie beispielsweise den vaskulären endothelialen Wachstumsfaktoren (VEGF) mit diversen Subtypen. Für die neoplastische Gefäßbildung sind des Weiteren der PDGF- und FGF-Rezeptor von Bedeutung. Nach Anschluss an das Gefäßsystem ist der Tumor nicht nur gut mit Nährstoffen versorgt, er kann über diesen Weg auch metastasieren. Die Gefäßneubildung kann an unterschiedlichen Punkten gehemmt werden.
Mit dem moAK Bevacizumab wird im Blutkreislauf der zirkulierende VEGF abgefangen und erreicht seinen Rezeptor somit nicht. Gleiches wird mit Aflibercept erreicht. Es handelt sich um ein Fusionsprotein, bestehend aus den VEGF-bindenden Teilen der extrazellulären Domänen der humanen VEGF-Rezeptoren 1 und 2, fusioniert mit dem Fc-Teil des humanen IgG1. Aflibercept wird in der Literatur auch als VEGF-Trap – „Ligandenfalle" – bezeichnet. Ramucirumab blockiert den VEGF-Rezeptor 2, sodass VEGF nicht mehr binden kann. Die nmKI, wie z. B. Lapatinib, hemmen dagegen, wie beschrieben, die intrazelluläre, proangiogene Signaltransduktion.
Lange bevor die ersten antiangiogenen Wirkstoffe entwickelt waren, glaubte man an einen eleganten, „smarten", untoxischen Therapieansatz. Die Vorstellung des selektiven „Aushungerns" der Tumoren ist jedoch falsch. Im Gegenteil, der Selektionsdruck steigt und verursacht bei einer „Übertherapie" Resistenzen. Beobachtete Nebenwirkungen von Angiogenesehemmern umfassen (allgemein/Klasseneffekte):

- Bluthochdruck
- arterielle Thrombosen
- venöse Thrombosen
- Lungenembolien
- Wundheilungsstörungen
- Schwindel
- thromboembolische Ereignisse (z. B. Herzinfarkte)
- Blutungen
- Perforationen an Schwachstellen (nicht OP-bedingt; Peritonealkarzinose, Kolitis)

Das RPLS-Syndrom (RPLS = reversibles postanteriores Leukenzephalopathiesyndrom, zur Aussprechbarkeit auch PRES genannt), wahrscheinlich aufgrund von Bluthochdruck („Rindenblindheit"), wurde anfangs nur dem Bevacizumab zugeschrieben. Mittlerweile ist diese schwerwiegende Nebenwirkung auch für die mehr oder weniger stark antiangiogen wirkenden nmKI Axitinib, Bevacizumab, Regorafenib, Sorafenib, Sunitinib u.a.m. in der FI beschrieben (siehe hierzu auch Teil Nebenwirkungen Abschnitt Kardiotoxizität). Die Nebenwirkungen erklären sich auch dadurch, dass es derzeit keinen Wirkstoff gibt, der selektiv und alleinig die Gefäßneubildung des Tumors hemmt.

3.13 Zur Namensgebung von Wirkstoffen („-inib", „-tinib", „-anib", „-mab", „-mub")

Wirkstoffnamen werden auch mit den Begriffen „InteRNAtionaler Freiname" oder „INN (international nonproprietary name)" oder „Generischer Name" bezeichnet. Diese Bezeichnungen werden von der Weltgesundheitsorganisation (WHO) vergeben. Bei der Wahl des Namens hat der Entdecker zwar ein Vorschlagsrecht, es werden aber verschiedene Präfixe und Suffixe verwendet, um die Zugehörigkeit zu einer bestimmten Wirkstoffklasse anzuzeigen. Das geschieht entweder aus chemisch-struktureller Sicht oder aufgrund der Wirkungsweise. Bei den smKI erkennt man an der Wortendung (Suffix) **-tinib**, dass es sich um einen Hemmstoff von Tyrosinkinasen handelt. Wirkt der smKI antiangiogen, so wird er mit dem Suffix **-anib** versehen, auch wenn die gehemmte Kinase eine Tyrosinkinase ist. An der Endung **-tinib** erkennt man also das pharmakodynamische Wirkziel, an der Endung **-anib** die Gesamtwirkweise (Antiangiogenese; siehe auch [12]). So hemmt Lapa**tinib** die Tyrosinkinase-Domäne des HER2- und des EGF-Rezeptors. Pazop**anib** hemmt zwar auch Tyrosinkinasen (VEGFR-1, -2 und -3, c-kit sowie den PDGFR), wegen der antiangiogenen (Haupt-)Wirkung lautet das Suffix **-anib.** Ein derzeit „ungelöstes Problem" stellt die Substanz **Sorafenib** dar, von der man der Meinung war, sie würde nur die unterschiedlichen Serin-/Threoninkinasen der RAF-Familie beeinflussen, was sich schon im Namen widerspiegelt. Nachträglich wurde jedoch auch eine Hemmwirkung auf unterschiedliche Tyrosinkinasen nachgewiesen.
Die moAK erkennt man an der Endung **-mab** für monoclonal antibody. Einer der ersten klinisch eingesetzten moAK war Muromonab-CD3 (Orthoclone OKT 3®) gegen akute Abstoßungsreaktionen von allogenen Nieren-, Herz- und Lebertransplantaten.
Nimmt man den INN-Namen auseinander, so steht:

- *muro* für Maus bzw. von der Maus (murin)
- *monab* für monoklonaler Antikörper (monoclonal antibody)
- *mab* allerdings auch für monoklonaler Antikörper (monoclonal antibody)

Nach ihrer Herkunft können die moAK am Namensstamm erkannt werden. So steht:

- *-a- mab* für einen AK von der Ratte
- *-e- mab* für einen AK vom Hamster
- *-i- mab* für einen AK von Primaten
- *-o- mab* für einen AK von der Maus (mouse), Beispiel: Oregovomab, Ibritumomab

- *-u- mab* für einen AK vom Menschen (voll human), dieser wird jedoch nicht vom Menschen gewonnen, sondern durch rekombinante Gentechnologie hergestellt, Beispiel: Ipilimumab, Ramucirumab; siehe daher unten unter Chimäre AK.

Chimäre AK (hergestellt aus genetisch verschiedenen Geweben oder Organismen) werden wie folgt benannt:

- *-axo- mab* für einen Hybridantikörper Ratte x Maus (rat x mouse) Beispiel: Catumaxomab (Zulassung zurückgezogen)
- *-xi- mab* (z. B. Rituximab, Basiliximab, Infliximab) für „irgendeine" Chimäre, z. B. Mensch x Maus („ximeric" monoclonal antibody)
- *-zu- mab* (z. B. Trastuzumab) für einen humanisierten, also mittels rekombinanter Gentechnologie hergestellten AK („xi-meric", „zi-meric humanized" monoclonal antibody)
- *-xi- zumab* für eine Kombination aus chimärem und humanisiertem AK (derzeit kein Beispiel verfügbar)
- *-hu- mab* oder *-u- mab* kennzeichnen voll humanisierte moAK (Abbildung rechts). Diese werden aus Mäusen mit „menschlichem Immunsystem" gewonnen. Bei diesen modifizierten Mäusen wurden die mauseigenen Antikörpergene inaktiviert und durch die entsprechenden menschlichen Gene funktionell ersetzt. Diese transgenen Mäuse generieren vollständig menschliche Antikörper (XenoMouseTM). Daneben existiert noch das Trimera-Maus-System. Hierbei handelt es sich um normale Mäuse, die durch Ganzkörperbestrahlung immunoinkompetent gemacht wurden. Ein Beispiel für einen voll humanisierten AK ist das Panitumumab.

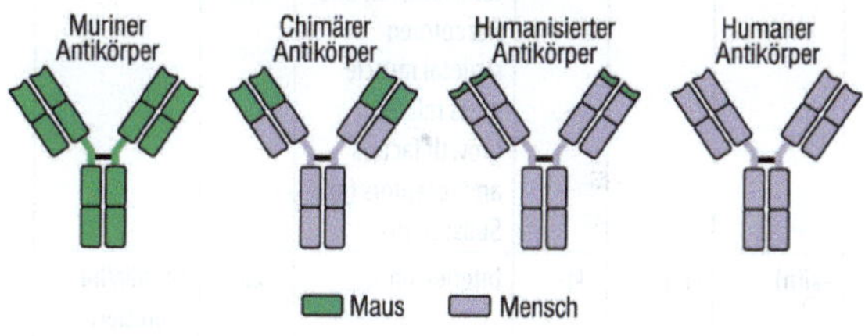

Chimäre und rekombinant-humanisierte AK tragen immer noch chimäre Restproteinanteile. Nur voll humanisierte AK sind aus reinem menschlichen Eiweiß.

Aus einem INN-Namen eines AK können noch weitere Dinge herausgelesen werden. Mit der Vorsilbe (Präfix) ist ein Hersteller variabel (Aussprechbarkeit sollte noch gewährleistet sein). Im Mittelteil des Namens (Infix) steckt, im Unterschied zu den nmKI (siehe oben), das therapeutische Ziel, gefolgt von der Herkunft. Die Nomenklatur wurde im Laufe der Zeit modifiziert bzw. geändert. Die INN-Namen der moAK die zu den Zeitpunkten zugelassen waren, wurden jedoch nicht geändert. Eine Übersicht gibt die folgende Tabelle.

Präfix	Therapeutisches Ziel / Unterstamm				Quelle / Unterstamm bis 2017		Stamm
	Alt (~1993)	2009	Neu 2017	Bedeutung		Bedeutung/ Herkunft	
Variabel	—	-ami-	-ami-	Serum Amyloid Protein (SAP) Amyloidosis (prä-Unterstamm)	-a-	Ratte	-mab -pab
	-anibi-	—	—	Angiogenese (Inhibitor)	-e-	Hamster	
	-ba(c)-	-b(a)-	-ba-	Bakteriell (bacterial)	-i-	Primaten	
	-ci(r)-	-c(i)-	-ci-	Kardiovsakulär (cardiovascular)	-o-	Maus	
	-fung-	-f(u)-	fung-	Fungal	-u-	Human	
	-d(e)-	-de-	—	Endokrin	-xi-	chimär (chimeric; human + foreign)	
	-gr(o)-	-gros-	gros-	Skelettale und Muskelmassen verwandte Wachstumsfaktoren und Rezeptoren skeletal muscle mass related growth factors and receptors (prä-Substamm)	-zu-	humanisiert	
	-ki(n)-	-k(i)-	-ki-	Interleukin	xizu-	chimär/humanisiert hybrid	
	-les-	—	—	Inflammatorische Läsionen inflammatory lesions	axo-	Ratten-Maus-hybrid (s. *Trifunktionaler Antikörper*)	
	-li(m)-	-l(i)-	-li-	Immunmodulierend (immunomodulating)			

Präfix	Therapeutisches Ziel / Unterstamm				Quelle / Unterstamm bis 2017		Stamm
	Alt (~1993)	2009	Neu 2017	Bedeutung		Bedeutung/ Herkunft	
	-mul-	—	—	Muskuloskelettales System (musculoskeletal system)			
	ne(u)(r)-	-n(e)-*	-ne-	Neural			
	-os-	-s(o)-	-os-	Knochen (ossär, bone)			
	-co(l)-	-t(u)-	-ta-	Dickdarmtumore (colonic tumor)			
	-go(t)-			Testikulärer Tumor (testicular tumor)			
	-go(v)-			Ovarialtumor (ovarian tumor)			
	-ma(r)-			Mammilärer Tumor (mammary tumor)			
	-me(l)-			Melanom (melanoma)			
	-pr(o)-			Prostatakarzionom (prostate tumor)			
	-tu(m)-			Verschiedene/ sonstige Tumore (miscellaneous tumor)			
	-toxa-	tox(a)-	toxa-	Toxin (gekoppelter moAK) (toxin)			
	—	—	-vet-	Veterinärmedizinische Verwendung veterinary use (prä-Stamm)			
	-vi(r)-	-v(i)-	-vi-	viral			

Silben und ihre therapeutischen Ziele bei der Namensgebung von moAK mit Modifikationen im Laufe der Zeit.

Diese Tabelle darf aber nicht einfach von links nach rechts gelesen werden, sondern man muss sich den gesammten AK-Namen zusammenstückeln. Beispiele basierend auf obiger Tabelle zeigt die Tabelle unterhalb.

Präfix	Therapeutisches Ziel / Unterstamm			Quelle / Unterstamm bis 2017		Stamm
Variabel	Alt (~1993)	2009	Neu 2017		Bedeutung/ Herkunft	
Ce	*-tu(m)-*	*t(u)-*	*-ta-*	*-xi-*	chimär	*-mab*
Den	*-os-*	*-s(o)-*	*-os-*	*-u-*	human	*-mab*
Ipi	*-li(m)-*	*-l(i)-*	*-li-*	*(m) -u-*	human	*-mab*
Pembro	*-li(m)-*	*-l(i)-*	*-li-*	*-zu-*	humanisiert	*-mab*
Ramu	*-ci(r)-*	*-c(i)-*	*-ci-*	*(r) -u-*	human	*-mab*
Tafasi	*-tu(m)-*	*-t(u)-*	*-ta-*		humanisiert	*-mab*
Tras	*-tu(m)-*	*t(u)-*	*-ta-*	*-zu-*	humanisiert	*-mab*
Belan	*-tu(m)-*	*-t(u)-*	*-ta-*		humanisiert	*-mab* (Mafodotin)
Ca	*tu(m)-*	*-t(u)-*	*-ta-*	*-axo-*	Ratten-Maus-hybrid-AK (*Trifunktionaler Antikörper*)	*-mab* (Zulassung zurückgezogen)

Beispiele der Namensgebung von moAK mit Berücksichtigung der Modifikationen im Laufe der Zeit. Bei einigen, neueren Antikörpern ist die Herkunft nicht mehr zu erkennen (s. Tafasitamab, Belantamab, Mafodotin).

Das Subsystem, das der AK-Quelle vorangestellt ist, bezieht sich auf das therapeutische Ziel, wie Tumorart und/oder Organsysteme (kardiovaskulär, Skelett/Knochen). Der Term *„Therapeutisches Ziel"* in obiger Tabelle impliziert jedoch nicht, welche Art der Pharmakodynamik der Antikörper ausübt. Es wird beispielsweise nicht unterschieden, ob es sich um einen therapeutischen, prophylaktischen oder diagnostischen AK handelt.
Im ursprünglichen System bestanden die Subterme meistens aus der Reihenfolge Konsonant-Vokal-Konsonant. Der letzte Buchstabe kann fallengelassen werden, wenn die Aussprechbarkeit Probleme mit sich bringt. Erkenntlich wird das durch einen in Klammern gesetzten letzten Buchstaben wie bei -ci(r)- für *circulatory system*, -li(m)- für *immune system* (lim steht dabei für *lymphocyte*) und -ne(r)- für *nervous system*. Dieser kann weggelassen werden. Das Weglassen kommt zum Tragen, wenn die darauffolgende Herkunftsquelle mit einem Konsonanten wie -zu- oder -xi- beginnt. Allerdings werden nicht alle Terme für die

therapeutischen Subterme in ihrer verkürzten Form verwendet. So wird -mul- (*musculo-skeletal system*) nicht zu -mu- reduziert, da kein chimärer oder humanisierter Antikörper einen INN-Namen bekommen hat (bisher). Kombinationen von Ziel- und Herkunftssubterm führen zu Endungen wie -limumab (*immune system*, human) oder -ciximab (*circulatory system*, chimeric, Konsonant doppeltes „m" im ersten, „r" im zweiten Fall weggelassen). Nach 2009 wurden kürzere Zielsubterme eingeführt. Sie bestehen meistens aus einer Konsonant-Vokal-Kombination, wobei der Vokal weggelassen wird, wenn der Herkunftssubterm mit einem Vokal beginnt. Humane AK, die das Immunsystem als therapeutisches Ziel haben, bekommen Namen die auf -lumab- enden anstatt auf -limumab- (Nivo**lumab** statt Nivolilumab, 2015 zugelassen; vgl. Ipi**limumab**, 2011 zugelassen).

Merke:
Nach Modifikation des Nomenklatursystems sind zugelassene moAK hinsichtlich ihres INN Namens nicht umbenannt worden.

Um die Namen aussprechbar zu machen oder z. B. Namensähnlichkeit zu vermeiden, besteht die Möglichkeit, die Originalnamen silbenweise zu permutieren. Macht man das geordnet, entsteht ein „Lateinisches Quadrat", wie in nachfolgender Tabelle am Beva-ci-zumab exemplarisch vorgestellt.

BE	VA	CI	ZU	MAB
VA	CI	ZU	MAB	BE
CI	ZU	MAB	BE	VA
ZU	MAB	BE	VA	CI
MAB	BE	VA	CI	ZU

Lateinisches Quadrat mit den Permutationen von Bevacizumab.

3.14 Mechanismen der Zytostatikaresistenz

Die in der antitumoralen Chemotherapie eingesetzten Substanzen stammen aus unterschiedlichen Quellen. Einige sind rein synthetisch, bei anderen handelt es sich um Naturstoffe oder deren Derivate. Sie greifen in diverse biochemische Prozesse der Zelle mit unterschiedlichen Angriffspunkten ein (siehe auch Abschnitt Wirkungs- und Resistenzmechanismen). Die Substanzen scheinen eine Gemeinsamkeit zu haben: Krebszellen haben die Fähigkeit, gegen praktisch jede Substanz(klasse) resistent werden zu können (erworbene oder intrinsische Chemotherapieresistenz).

3.14.1 Kinetische Resistenz

Von kinetischer Resistenz spricht man, wenn viele Tumorzellen sich in der sog. G_0-Phase des Zellzyklus befinden. Sie werden auch als „ruhende" Zellen bezeichnet. Der Tumor an sich wächst langsam und ist nach der Diagnose nicht zwingend behandlungsbedürftig (Beispiel: indolente Non-Hodgkin-Lymphome ⇨ Haarzellenleukämie). Allerdings sind die Tumorzellen temporär unempfindlich gegen Antineoplastika, da die G_0-Zellen prinzipiell jederzeit wieder zur Proliferationsfraktion rekrutiert werden können. Wenn das eintritt, wird der Tumor auch wieder „aktiver", er wächst schneller. Diese kinetische Resistenz erklärt die relative Chemotherapieresistenz langsam wachsender, großer Tumore. Der Anteil der Tumore, die einen hohen Anteil an G_0-Phasen-Zellen aufweisen, wird auch als q-Kompartiment bezeichnet (q = *„quiescent"*; ruhend, schlafend).

3.14.2 Genetische Resistenz

Die genetische Resistenz wird auch als primäre oder intrinsische Resistenz bezeichnet. Es besteht eine Unempfindlichkeit der Zellen bereits vor einer Zytostatikaexposition. Diese Unempfindlichkeit ist überwiegend genetisch bestimmt, die Ursachen dafür unklar. Diese genetische Resistenz ist nicht reversibel. Das Nierenzellkarzinom beispielsweise reagiert praktisch auf keins der klassischen, zytotoxischen Antitumortherapeutika.

3.14.3 Erworbene Resistenz (Acquired Resistance)

Die erworbene Resistenz ist der Empfindlichkeitsverlust von Zellen gegenüber einem oder mehreren Zytostatika nach oder während einer Exposition mit dem jeweiligen Agens. Im klinischen Sprachgebrauch wird überdies von Resistenz gesprochen, wenn ein Tumor auf eine Chemotherapie nicht mit einer Größenabnahme reagiert oder gar an Größe zunimmt (siehe auch Abschnitt Remissionsdefinitionen). Das bedeutet, dass das Nettotumorwachstum den Zellverlust übersteigt, nicht jedoch, dass alle Tumorzellen gegen die Zytostase resistent sind. Mit einer CTX können auch resistente Subklone eines Tumors selektiert werden, was schwer zu beurteilen ist. In der Konsequenz muss das Therapieregime geändert werden.

3.14.3.1 Voraussetzungen für eine zytotoxische Wirkung intrazellulär angreifender Moleküle

Das allgemeine Prinzip, damit ein Wirkstoff letale Wirkung auf eine Zelle hat, ist, dass

- der Wirkstoff durch die Zellmembran in die Zelle eindringt,
- dort teilweise einer Aktivierung bedarf und dann
- an das intrazelluläre Zielmolekül oder die Zielstruktur binden muss.

Man schätzt, dass zwischen 10.000 und 100.000 Moleküle eines Zytostatikums intrazellulär vorhanden sein müssen, um einen tödlichen Zellschaden zu verursachen.

Durch Modifikationen dieser allgemeinen Prinzipien kann die Arzneistoffwirkung vermindert werden. Hoch resistente Zelllinien bedienen sich einer Kombination der im Folgenden noch erläuterten Prozesse.

3.14.4 Verminderter Arzneistofftransport durch die Zellmembran

Obwohl einige Wirkstoffe durch passive Diffusion in die Zelle gelangen, sind viele andere Substanzen auf einen erleichterten oder gar aktiven Transport durch die Zellmembran angewiesen. Die sogenannten Antimetaboliten, die den natürlichen Substraten strukturell ja sehr ähnlich sind, werden beispielsweise über das gleiche Transportsystem, teilweise aktiv (d. h. unter Energieverbrauch), in die Zelle eingeschleust. Dieser Vorgang beinhaltet üblicherweise das Anbinden an ein (Rezeptor-)Protein auf der Zellmembran. Dieser Protein-Wirkstoff-Komplex durchwandert die Zellmembran, der Wirkstoff wird dann in das intrazelluläre Milieu freigesetzt. Durch Veränderungen in der Proteinstruktur des Bindeproteins oder durch Reduktion der Anzahl der Rezeptormoleküle auf der Zellmembran kommt es zu einer deutlichen Verminderung des aktiven Transports von Wirkstoffen in die Zelle. Daraus kann eine unzureichende Arzneistoffkonzentration in der Zelle resultieren – die erwünschte Zytotoxizität bleibt aus. Klinische Beispiele für diese Art der Resistenz betreffen Methotrexat und andere Antimetabolite.

3.14.4.1 Verminderter Arzneistofftransport durch veränderte Influxtransporter

Moleküle, die natürlichen Metaboliten nicht ähneln, gelangen ebenfalls in Körperzellen. Dies geschieht durch sog. Arzneistofftransporter, genauer Influxtransporter. Aus das kann aktiv erfolgen oder durch erleichterte Diffusion, also energieunabhängig entlang eines Konzentrationsgradienten. Man kennt über 400 Transportproteine, die in die „Superfamilien" ABC- und SLC-Transporter eingeteilt werden.

3.14.4.2 ABC-Transporter

„ABC" steht für *„ATP-binding Cassette"*, eine Proteindomäne, die ATP binden kann. Dieses wird dann für den Transport gespalten. ABC-Transporter arbeiten also primär aktiv. Es sind reine Effluxtransporter – sie transportieren Stoffe aus der Zelle heraus in den Extrazellulärraum (siehe Abschnitt Erhöhte intrazelluläre Entgiftung durch Effluxpumpen).

3.14.4.3 SLC-Transporter

„SLC" steht für *„Solute Carrier"*. Auch SLC-Transporter vermitteln sekundär aktiv oder durch erleichterte Diffusion den Influx und Efflux von Arzneimitteln und somit den Transport durch polare Zellen. Die Influxfunktion überwiegt jedoch bei den SLC Transportern, wie beispielsweise die Resorption des Medikaments aus dem Darmlumen und anschließend die Sekretion ins Blut.

Merke:
Die ABC-Transporter verbrauchen ATP als Energiequelle und pumpen die Fremdstoffe aus der Zelle heraus (Efflux).
Die SLC-Transporter sorgen mittels Konzentrationsgradienten für die Aufnahme in die Zelle (Influx).

Imatinib wird beispielsweise durch den Influxtransporter OCT1 (Organischer Kationentransporter; organic cation transporter) in die Zelle transportiert. Durch eine verminderte Affinität zum Imatinibmolekül oder verminderter OCT1 Expression auf der Zellmembran im Rahmen der angenommenen Zytostatikaresistenz gelangt nicht mehr ausreichend Imatinib in die (CML-)Zelle. Anders ausgedrückt, die extrazelluläre Imatinibkonzentration müsste erhöht werden, was aber nicht mehr tolerabel wäre. Influxtransporter können auch durch Medikamente gehemmt werden. Wie in Zellkulturen nachgewiesen, hemmt der Alpharezeptorenblocker Prazosin OCT1 und somit die Imatinibaufnahme in die CML-Zellen. Diclofenac hingegen fördert die zelluläre Aufnahme.

3.14.5 Reduzierte intrazelluläre Stoffaktivierung

Diverse Zytostatika kommen als Vorstufen in die Zellen. Sie müssen intrazellulär aktiviert werden, um ihre Wirkung zu entfalten. Purin- und Pyrimidinanaloga müssen intrazellulär zum korrespondierenden Triphosphat aktiviert werden. Sie können nicht als solches appliziert werden, da die Nukleotide die Zellmembran nicht durchdringen und auch nicht per Transportsystem in die Zelle geschleust werden. Durch Veränderung der zur Phosphorylierung notwendigen Kinasen bzw. Phosphoribosyltransferasen hinsichtlich Umsatzrate und/oder Selektivität wird weniger Substanz aktiviert. Eine Erhöhung der Dosis ist sinnlos, da der kritische Schritt – die metabolische Aktivierung – reduziert ist. Als weiteres Beispiel einer Resistenz aufgrund verminderter Substanzaktivierung sei die zelluläre Unempfindlichkeit gegenüber Irinotecan (Synonym: CPT 11) durch reduzierte Aktivität des Enzyms Carboxylesterase genannt. Dadurch wird CPT 11 nicht in ausreichenden Mengen zum aktiven Metaboliten SN 38 verstoffwechselt. Nicht außergewöhnlich ist auch der vollständige Verlust eines oder mehrerer solcher Aktivierungsenzyme. Vom Standpunkt der Zelle aus sind solche Enzymdeletionen nicht letale Mutationen und führen zur Selektion hoch resistenter Zellklone.

3.14.6 Veränderte oder erhöhte Menge intrazellulärer Zielmoleküle

Viele Zytostatika erzeugen ihre Wirkung durch die Bindung an normale Zellenzyme, inaktivieren diese oder halten sie in einem physiologisch nicht funktionalen Zustand. Substanzen, die so wirken, binden stärker – mit höherer Affinität – an das Enzym, sodass das physiologische Substrat nicht umgesetzt werden kann. Beispiele hierfür sind Methotrexat (MTX) als Dihydrofolatreduktase-Hemmstoff oder Fluorouracil (5-FU) in Modulation mit Folinsäure zur Thymidylatsynthetase-Hemmung. MTX-resistente Zellen zeigen entweder erhöhte Spie-

gel an Dihydrofolatreduktase (intrazelluläre MTX-Menge reicht nicht aus) oder synthetisieren Dihydrofolatreduktase-Varianten, die durch MTX nicht (mehr) hemmbar sind. Um diese Resistenzen zu umgehen, müssten MTX-Dosen appliziert werden, die mit dem menschlichen Leben nicht mehr vereinbar wären.
Ein weiteres Beispiel für veränderte intrazelluläre Zielmoleküle ist das Genprodukt BCR-ABL bei der Philadelphia-Chromosom-positiven CML. Für diesen molekularen Treiber sind derzeit über 73 Punktmutationen beschrieben, sodass Imatinib vermindert (Dosiserhöhung ist notwendig) oder gar nicht mehr wirken kann. Diese Mutationen betreffen die ATP-Bindungstasche, die sogenannte Aktivierungsschleife oder das katalytische Zentrum. Beim Austausch der Aminosäure Threonin zu Isoleucin in Position 315 (T315I-Mutation) verlieren Imatinib, Nilotinib und auch der duale SCR-ABL-Inhibitor Dasatinib vollständig ihre Wirksamkeit. Durch eine Amplifikation des BCR-ABL-Gens wird die Wirkung der nmKI praktisch „übersteuert" („zu viel" BCR-ABL; siehe MTX).

3.14.7 Veränderte Menge extrazellulärer Zielmoleküle

Von dieser Art Resistenzmechanismus sind primär moAK betroffen (siehe Abschnitt Resistenzen gegen monoklonale Antikörper – non-Checkpoint-Inhibitoren). Das von der Leber synthetisierte Akute-Phase-Protein a-saures Glykoprotein (AGP) bindet Imatinib mit hoher Affinität. Dies führt zur Verringerung der freien Imatinibkonzentration, da Imatinib nur in freier Form aktiv von der Leukämiezelle aufgenommen wird. Wird im Rahmen einer CML vermehrt saures α-1-Glykoprotein gebildet, führt das zu verminderten Imatinib-Plasmaspiegeln, weil der Wirkstoff dadurch im peripheren Blut sozusagen „abgefangen" wird. Die Bedeutung des APG als Resistenzmechanismus und Prognosefaktor für die Behandlung von Patienten mit CML in Blastenkrise und Bcr-Abl positiver ALL konnte mittlerweile sowohl in vitro als auch in vivo belegt werden.

3.14.8 Erhöhte intrazelluläre Entgiftung

Während bei der Arzneistoffaktivierung mit sogenannten Phase-I-Reaktionen die Wirkstoffe oxidiert (größte Bedeutung: Zytochrom P 450; Monooxygenasen), reduziert oder hydroxyliert und diese damit im Allgemeinen hydrophiler werden, handelt es sich bei Entgiftungsreaktionen vielfach um sogenannte Phase-II-Reaktionen. Hierbei kommt es zu Konjugationsreaktionen unter Beteiligung spezifischer Enzyme – den Transferasen. Wichtigste Konjugationsreaktionen sind die von Zytostatika mit Glutathion. Diese werden über Glutathion-S-Transferasen (GST) vermittelt. Hiervon gibt es beim Menschen eine ganze Reihe von Isoenzymen mit unterschiedlicher Spezifität. Es können z. B. eine erhöhte Substanzausscheidung und geringere antitumorale Aktivität resultieren, aber auch verstärkte Toxizität. Radikalbildende Zytostatika wie die Anthrazykline werden durch das GST-Redoxsystem, das physiologischerweise schädliche Peroxide und aggressive Radikale abfängt, in ihrer Effektivität gemindert.

Obwohl der Stellenwert der Glutathionsysteme im Resistenzgeschehen kontrovers diskutiert wird, kann man davon ausgehen, dass sie ihren Teil dazu beitragen. So dürften sie zytotoxische Effekte einiger Substanzen reduzieren und damit zumindest Bestandteil eines komplexeren Resistenznetzwerks sein.

3.14.8.1 Erhöhte intrazelluläre Entgiftung durch Effluxpumpen

Substrate können nicht nur aktiv in Zellen hinein transportiert werden, sondern auch aus ihnen heraus. Bei Arzneimitteln geschieht das über sog. „Drug Transporter". Die bedeutendste Gruppe der „Uptake Transporter" sind die Mitglieder der organischen Anionentransporter-Polypeptide (OATP) und die organischen Kationentransporter (OCT) (siehe Abschnitt SLC-Transporter). Effluxtransporter gehören zur Familie der ATP-binding-Cassette(ABC)-Transporter. Hierzu gehören das Breast Cancer Resistance Protein (BCRP) und das Multidrug Resistance Protein 2 (MRP2). Effluxtransporter für kationische Komponenten sind das Multidrug and Toxin Extrusion Protein 1 (MATE1) und 2-K. Mit hoher Wahrscheinlichkeit handelt es sich um natürliche Schutzmechanismen gegen Vergiftungen. Tumoren können eine erhöhte Menge an Effluxtransportern aufweisen. Sie können auch im Laufe der Chemotherapie induziert werden. Am besten untersucht ist in diesem Zusammenhang die Multidrug-Resistenz.

3.14.8.2 Der „Multidrug Resistance"-Phänotyp

Liegt eine Kreuzresistenz gegen verschiedene, chemisch nicht miteinander verwandte Substanzen vor, spricht man von „Multidrug-Resistenz", kurz MDR (Mehrfachresistenz gegen unterschiedliche Arzneistoffe). Dabei unterscheidet man die klassische und die atypische MDR.

Klassische MDR: Bei der klassischen MDR findet sich in den Tumorzellen eine Überexpression eines membranären Zelloberflächenglykoproteins mit einem Molekulargewicht von 170 Kilodalton. Daher der Name P-Glykoprotein 170, kurz Pgp170, wobei P für Permeabilität steht. Auch dieses Protein gehört zur sogenannten Familie ATP-bindender Enzyme (ABC-Transporter). Sowohl Pgp170 als auch weitere Vertreter der Familie sind in der Natur weit verbreitet. Man findet sie bei Säugern, Malariaerregern und auch bei Hefen. Die Funktion von Pgp170 ist die einer „Ausflusspumpe" im Sinne eines Entgiftungsmechanismus. Das für Pgp170 kodierende Gen (MDR1) ist in vielen Normalgeweben vorhanden, was die These eines physiologischen Entgiftungssystems unterstützt. Gewebe mit dem MDR1-Gen sind in folgender Tabelle wiedergegeben.

Hohe Expression	Mittlere Expression	Niedrige bis gar keine Expression
Nebennierenrinde Niere (proximal) Leber (Gallengänge) Plazenta Kolon Dünndarm Gehirn (Endothelzellen) Hoden (Endothelzellen) Pankreas (Epithelzellen) Makrophagen	Nebennierenmark Trachea Lunge (Hauptbronchien) Prostata CD34+ Progenitorzellen Lymphozyten (CD4+, CD8+, CD56+) fetales Gewebe	Haut Skelettmuskulatur Herz Ösophagus Magen Ovarien

Normalgewebe inklusive hämatopoetischer Zellen mit Pgp170-kodierendem MDR1-Gen (nach [14]). Im menschlichen Körper wird P-gp in solchen Organen und Geweben gebildet, die eine „Trennfunktion" zwischen „Innen und Außen" darstellen.

Physiologische Substrate für Pgp170 sind beispielsweise Steroidhormone, Aflatoxin B1 und Bilirubin. Das Glykoprotein kann auch von Substanzen, die vom MDR-Phänotyp eigentlich gar nicht erfasst werden, wie z. B. Arsen oder Tetrachlorkohlenstoff (Vergiftungen), induziert werden. Zytostatika, die von der klassischen MDR erfasst werden, sind Naturstoffe bzw. deren Derivate wie:

- Anthrazykline und verwandte Verbindungen (Dauno-, Doxo-, Epi-, Idarubicin(ol), Amsacrin, Actinomycin D)
- Vinca-Alkaloide
- Epipodophyllotoxin-Derivate
- Kinase-Inhibitoren (z. B. Imatinib)

Da diese Art der Resistenz, wie oben erwähnt, auch induzierbar ist (beispielsweise durch subtherapeutische Zytostatikadosen), muss immer auf eine adäquate Dosierung geachtet werden. Auf Grund dieser Zusammenhänge resultiert der Satz: *„Eine unterdosierte Chemotherapie ist meist schlechter als gar keine"*.

Während eine P-gp Hemmung zeitlich limitiert ist, scheint eine Induktion bei einem Tumor(!) von allein, also durch Weglassen des Induktors, nicht reversibel zu sein. Möglicherweise ist das für den Tumor ein Selektionsvorteil im Darwin'schen Sinne. Beispiel: Venetoclax erhöht durch P-gp Hemmung im Gastrointestinaltrakt die Bioverfügbarkeit und damit die Spiegel von Digoxin in für den Patienten kritischer Größenordnung. Es reicht aber ein Einnahmeabstand von 6 Stunden aus (Digoxin 6 Stunden vor Venetoclax), um diese Hemmwirkung aufzuheben [FPI Venetoclax].

Merke:
Eine P-gp-Induktion im Tumorgewebe bildet sich nach aktuellem Kenntnisstand nicht von alleine zurück. Auch dann nicht, wenn der Induktor weggelassen wird.

Vielfach sind P-gp Induktoren auch starke Induktoren für CYP3A4. So induzieren

- Carbamazepin
- Phenobarbital
- Phenytoin
- Rifampin
- Johanniskraut

neben CYP3A4 auch P-gp170.

Merke:
Johanniskraut ist ein starker CYP3A4 und P-gp 170-Induktor. Tumorpatienten sollten jegliche Johanniskrautprodukte, seien es Arzneimittel oder Nahrungsergänzungsmittel, strikt meiden.

Substrate verschiedener Arzneistofftransporter mit Augenmerk auf P-gp170 aus der Gruppe der modernen Kinase-Inhibitoren und Enzymhemmstoffe zeigt die nachfolgende Tabelle. Sie soll auch die Wichtigkeit des „Johanniskrautverbots" für Tumorpatienten unterstreichen.

INN	Drug-Transportersubstrat
Abemaciclib	**P-gp**, BCRP
Acalabrutinib	**P-gp**, BCRP
Afatinib	BCRP, **P-gp**
Alectinib	M4-Metabolit: **P-gp**
Asciminib	BCRP, **P-gp**, UGT2B7, UGT2B17
Binimetinib	**P-gp**, BCRP
Bosutinib	**P-gp**
Brigatinib	**P-gp**, BCRP
Capmatinib	**P-gp**
Ceritinib	**P-gp**
Cobimetinib	**P-gp**, UGT2B7
Dabrafrenib	BCRP, **P-gp**

INN	Drug-Transportersubstrat
Dacomitinib	**P-gp**, BCRP
Duvelisib	**P-gp**, BCRP
Encorafenib	**P-gp**
Entrectinib	M5-Metabolit: **P-gp**, BRCP
Erdafitinib	**P-gp**
Erlotinib	**P-gp**
Everolimus	**P-gp**
Fedratinib	**P-gp**
Futibatinib	**P-gp**, BCRP
Gefitinib	**P-gp**
Gilteritinib	**P-gp**
Glasdegib	**P-gp**
Ivosidenib	**P-gp**
Ixazomib	**P-gp** (low-affinity)
Lapatinib	BCRP, OATP1B1, **P-gp**
Larotrectinib	**P-gp**, BCRP
Lenvatinib	**P-gp**, BCRP
Momelotinib	**P-gp**, BCRP, OATP1B1/1B3
Nilotinib	**P-gp**
Nintedanib	UGT1A1, UGT1A7, UGT1A8, UGT1A10, **P-gp**
Niraparib	**P-gp**, BRCP
Nirogacestat	**P-gp**
Olaparib	**P-gp**
Osimertinib	**P-gp**, BCRP
Pazopanib	BCRP, **P-gp**
Pemigatinib	**P-gp**, BCRP
Pralsetinib	**P-gp**, BCRP
Quizartinib	**P-gp** | AC886 BCRP
Reprotrectinib	**P-gp**
Ripretinib	DP-5439 Metabolit: **P-gp**, BCRP

INN	Drug-Transportersubstrat
Rucaparib	**P-gp**, BRCP
Selpercatinib	**P-gp**, BCRP
Selumetinib	BCRP, **P-gp**
Talazoparib	**P-gp**, BRCP
Tazemetostat	**P-gp**
Tepotinib	**P-gp**
Trametinib	(BSEP), **P-gp**
Tucatinib	**P-gp**, BCRP
Vemurafenib	**P-gp**, UGT
Venetoclax	**P-gp**, BCRP
Zanubrutinib	**P-gp**
BCRP = *Breast Cancer Resistance Protein* BSEP = *Bile Salt Export Pump* **P-gp** = P-Glykoprotein 170 UGT = UDP Glucuronosyltransferasen	

Arzneistofftransportersubstrate (gem. FI/FPI). Der ganz links stehende Transporter hat die höchste Affinität. Die Induktion von von P-p 170 bewirkt, dass die besagten Substanzen schneller aus der Tumorzelle herausgeschleust werden. Gelistet sind nur nmKI und sonstige Enzym-Inhibitoren, die (auch) p-gp Substrat sind.

Eine P-gp Induktion auf medikamentösem Wege zu blockieren oder rückgängig zu machen, ist bisher gescheitert. Es ließen sich lediglich diverse Substanzen identifizieren, mit denen das auf Zellkulturniveau gelang. Ein wesentlicher Grund ist, dass im Menschen Dosierungen benötigt werden, die nicht tolerabel sind.

Atypische MDR: Während sich die klassische MDR auf das Pgp170 bezieht, spricht man von atypischer MDR im Zusammenhang mit einem Glykoprotein von 190 Kilodalton Molekulargewicht, auch als MRP (Multidrug Resistance Protein) bezeichnet. Die atypische MDR bezieht sich des Weiteren auf alle zellulären Phänotypen, die irgendeine Art der pleiotropen Resistenz aufweisen, und ist überdies mit Mutationen, beispielsweise der Topoisomerase II, vergesellschaftet (Veränderungen in der Enzymaktivität, reduzierte Enzymspiegel; siehe oben). Vom MRP sind mittlerweile fünf weitere Isoformen identifiziert (MRP2–6). Von diesen Isoformen verfügen mindestens MRP2 und MRP3 über Effluxkapazität gegenüber Zytostatika (MRP2: Epipodophyllotoxine, Doxorubicin, Cisplatin; MRP3: Epipodophyllotoxine).

Multidrug-Resistance-Protein-Subtyp		
MRP1	MRP2	MRP3
basolaterale[a] Plasma-membran-oberfläche polarisierter Zellen	apikale[b] Membranoberfläche von Gallengangskanälen, renales tubuläres Epithel	basolaterale Oberfläche diverser Gewebe, wie z. B. Kolon, Leber, Pankreas
[a] lateral(is): seitlich, von der Mitte(llinie) abgewandt [b] apikal: an der Spitze (Apex) eines Organs		

Gewebeverteilung des Multidrug Resistance Protein 1–3.

Sowohl die Rolle von MRP2 und MRP3 als auch die der derzeit weniger gut charakterisierten Isoformen MRP4–6 hinsichtlich ihrer klinischen Relevanz sind derzeit spekulativer Natur.

3.14.9 Erhöhte Reparaturkapazität

Zytostatika bedingen ihre Wirkung auch durch direkte Schäden an der DNS bzw. durch eine Beschädigung der strukturellen Integrität der DNS. Tumorzellen können hoch effektive Mechanismen zur Reparatur geschädigter DNS-Segmente entwickeln. Zelllinien, die Resistenz gegen Alkylanzien und Interkalatoren (z. B. Anthrazykline und verwandte Verbindungen) zeigen, verfügen meistens über eine erhöhte Reparaturkapazität gegen DNS-Schäden. Diese Mechanismen umfassen beispielsweise das Herausschneiden des geschädigten DNS-Segments (Exzision) und Ersatz durch die neu synthetisierte Basensequenz. Eine Resistenz gegenüber Cisplatin-DNS-Addukten konnte in bestimmten Fällen auf eine erhöhte Aktivität zweier DNS-Exzisionsreparaturenzyme zurückgeführt werden. Eine weitere wichtige Determinante der Alkylanzienresistenz ist die Fähigkeit der Zellen, Alkylierungen in bestimmter Position des Guanins spezifisch zu erkennen und gezielt zu entfernen. Von diesem Reparaturenzym sind in erster Linie die Nitrosoharnstoffverbindungen (ACNU, BCNU, CCNU) betroffen. Es können aber auch durch andere Zytostatika übertragene Methylreste und kurzkettige Alkylreste entfernt werden.

3.14.10 Unterdrückung apoptotischer Signalwege

Dass die Zytotoxiziät der verschiedenen Substanzklassen auf der Interaktion mit diversen molekularen Zielstrukturen basiert, darauf wurde mehrfach hingewiesen. Beispielhaft seien hier noch einmal genannt:

- Topoisomerase-II-Hemmung durch Epipodophyllotoxin-Derivate
- Addukte von Alkylanzien mit nukleophilen Zentren der DNS und von Proteinen
- Dihydrofolatreduktase-Hemmung mit der Folge reduzierter Purin- und Pyrimidinsynthese durch Methotrexat

Von diesen „Upstream"-Zielstrukturen abgesehen führen die meisten, wenn nicht gar alle Zytostatika durch eine „Downstream"-Signaltransduktion zum programmierten Zelltod (Apoptose). Die Apoptose ist ein energieverbrauchender, streng geregelter und gesteuerter Vorgang, der zum nicht nekrotischen Zelluntergang führt. Die Apoptose wird von proapoptotischen und antiapoptotischen Elementen – vornehmlich Proteinen – geregelt. Das p53-Genprodukt zählt zu den proapoptotischen Faktoren, ihm wird eine Schutzfunktion zugewiesen und es heißt auch „Wächter des Genoms".

Zellen mit funktionellem Verlust von p53 zeigen reduzierte Apoptosefähigkeit und somit eine relative Resistenz gegenüber DNS-Schäden. Weitere wichtige Regulatoren der Apoptose sind Proteine der Bcl-2-Familie und PTEN (siehe oben). Obwohl die Vorgänge der Apoptose als solche derzeit noch nicht vollständig verstanden sind, können die Proteine, respektive die Genprodukte Bcl-2, Bcl-XL, Bcl-w, A1 und Mcl-1 der antiapoptotischen Reihe zugeordnet werden, während die Genprodukte Bax, Bal, Bad, Bik und Bid proapoptotisch wirken (siehe auch Abschnitt Hemmstoffe von Regulatorproteinen). Für erhöhtes Vorkommen von Bcl-2 und seinen Homologen wurde eine verstärkte Resistenz lymphoider Zellen gegenüber Kortikosteroiden, Bestrahlung und durch Arzneimittel verursachte DNS-Schäden gezeigt. Erhöhte Mengen von Bcl-2 und Bcl-XL reduzieren die Sensitivität gegenüber DNS-schädigenden Arzneistoffen. Ein Resistenzphänotyp, der durch erhöhtes Zellüberleben, verstärkte Toleranz gegenüber DNS-Schäden und genomischer Stabilität gekennzeichnet ist (siehe Abschnitt Einteilung der antineoplastischen Substanzen).

3.15 Resistenzen gegen monoklonale Antikörper – non-Checkpoint-Inhibitoren

Monoklonale Antikörper benötigen ein extrazelluläres Tumorantigen zum Andocken. Fehlt dieses oder ist es auf Grund von Mutationen derart verändert, dass der Antikörper nicht mehr daran binden kann, sieht man klinisch keine Wirksamkeit mehr und höchstwahrscheinlich eine verstärkte Systemtoxizität. Im Fall von Trastuzumab (Anti-HER2-Antikörper) kann eine Resistenz durch die Expression eines mutierten ErbB2-Rezeptors (p95HER2) vermittelt sein. Weil bei diesem trunkierten Rezeptor die extrazelluläre Domäne fehlt, kann der Antikörper nicht an den Rezeptor binden und es kommt zu keiner antikörpervermittelten Wachstumshemmung mehr. Bei einer weiteren Rezeptorvariante, der EGFRvIII, ist dieser konstitutiv aktiviert, auch ohne dass ein agonistischer Ligand an ihn binden muss. Durch die Synthese von Muc4, einem membranassoziierten Glykoprotein, kommt es zu einer sterischen Behinderung der Bindung von Trastuzumab an HER2, da Muc4 selbst an den Rezeptor bindet und seine Phosphorylierung bewirkt.

Das Tumorsuppressorgen *PTEN* hemmt den antiapoptotischen Signalweg. Das bedeutet, dass bei Ausfall (durch Mutation) von PTEN diese „Bremse" nicht mehr funktioniert und das tumorale Überleben gefördert wird. Bei 50 % der HER2-überexprimierenden Tumoren kommen PTEN-Mutationen vor, die die tumorunterdrückende Wirkung ausschalten. Während

der Antikörper Trastuzumab seine Wirksamkeit beim sogenannten PTEN-loss verliert, zeigt der nmKI Lapatinib unter diesen Bedingungen weiter Wirksamkeit.
Das 1981 erstmals beschriebene Onkogen KRAS aktiviert im EGFR-Signaltransduktionsweg nachgeschaltete Proteine, die das Wachstum, die Proliferation, die Differenzierung, die Apoptose der Zellen und die Angiogenese beeinflussen. Ist KRAS und/oder NRAS mutiert, wandelt es sich zu einem konstitutiv aktiven Protein, das eine Dauerstimulation des intrazellulären Signalweges bewirkt. Die Anti-EGFR-Antikörper Cetuximab und Panitumumab verlieren dann ihre Wirkung, weil die intrazelluläre Reaktionskaskade auch ohne externe Stimulation abläuft bzw. durch einen extrazellulär angreifenden Antikörper nicht mehr unterbrochen werden kann. Bei kolorektalen Karzinomen treten in zirka 35 % der Fälle solche Mutationen auf. Die Antikörper dürfen erst nach einer Testung auf „Wildtyp" Pan-RAS eingesetzt werden.
Eine Mutation in der extrazellulären Domäne des EGF-Rezeptors ($S^{492}R$) induziert eine Cetuximab-Resistenz, da sie mit der Bindung des Antikörpers an den Rezeptor interferiert. Diese Mutation findet sich nicht bei KRAS-Wildtyp-Tumoren, die noch nicht mit einem Anti-EGFR-Antikörper, speziell Cetuximab, behandelt wurden. Man geht daher von einer erworbenen *(acquired)* Resistenz aus. Daher macht es auch keinen Sinn, therapienaive Patienten mit KRAS-Wildtyp auf diese Mutation routinemäßig zu testen. Nach aktuellem Kenntnisstand besteht keine Kreuzresistenz zu Panitumumab.

3.16 Resistenzen gegen monoklonale Antikörper – speziell Checkpoint-Inhibitoren

Immuncheckpoint-Inhibitoren haben die Krebsbehandlung revolutioniert. Sie sind nicht nur jenseits der traditionellen, zytotoxischen Chemotherapie, sondern auch jenseits der „Targeted Therapies" (siehe Abschnitt Targeted Therapies) anzusiedeln. Während bei einigen Patienten ein dramatisches Ansprechen zu verzeichnen ist, musste aber auch ernüchternd festgestellt werden, dass einige Tumore von Anfang an resistent sein können, oder, nach initialem Ansprechen, resistent werden können. Wie kommt das? Wir erinnern uns daran, dass die ICI – unkonjugierte Antikörper – nicht an ein Tumorantigen binden, sondern das Immunsystem, speziell T-Zellen aktivieren.
Die Resistenzen können genau wie bei den anderen Substazklassen in primäre – intrinsische – und sekundäre, oder erworbene Resistenz eingeteilt werden. Bei primärer Resistenz hat der Tumor niemals auf eine Checkpoint-Inhibitortherapie angesprochen.

Intrinsische und extrinsische Resistenz gegen ICI

Von intrinsischer Resistenz spricht man, wenn Tumorzellen relevante Prozesse der Immunerkennung, Signalpfade, Genexpressionen und ihre Antwort auf DNS-Schäden (DNA Damage Responses) verändern. Extrinsische Resistenz tritt außerhalb von Tumorzellen auf. So

z. B. durch immunologische und nicht-immunologische Interaktionen zwischen T-Zellen, Makrophagen, MDSC, Immuncheckpoints, Enzymen, der Angiogenese und dem Mikrobiom.

3.16.1 Mechanismen intrinsischer Resistenz

3.16.1.1 Mangel an Neoantigenen

Tumorantigenspezifische T-Zellen sind im Tumorgewebe anwesend, ohne dass sie eine antitumorale Immunantwort zeigen. Das wird öfter bei Tumoren beobachtet, die nicht über ein erhöhtes TMB als auch nicht über Neoantigene verfügen, die einen fokussierten $CD8^+$ T-Zellangriff stimulieren sollten. Genetische oder epigenetische Veränderungen seitens der Tumorzelle können nach initialem Ansprechen zur erworbenen Resistenz führen, da beispielsweise keine Tumorneoantigene mehr ausgebildet werden *(Immune Escape)*. Von Hause aus niedrig immunogen und oftmals mit niedrigem TMB sind das Prostata- und Pankreaskarzinom. Hoch immunogen mit oftmals hohem TMB sind das Melanom und das nicht-kleinzellige Bronchialkarzinom. Das Nierenzellkarzinom ist dahingehend eine Ausnahme, dass es zwar hoch immunogen ist, jedoch überwiegend eine relativ niedrige TMB-Last mit sich trägt. Es müssen also weitere Faktoren am oftmals guten Ansprechen auf ICIs vorliegen. Intrazelluläre Antigene werden über den MHC auf der Zelloberfläche präsentiert (siehe Abschnitt Zytotoxische T-Zellen). Eine Unterbrechung oder ein Zusammenbruch dieser Antigenpräsentation resultiert in einer Resistenz gegen T-Zell-mediierte Zytotoxizität. Dieser Antigenpräsentationsmechanismus kann beispielsweise durch Mutationen im Transporter für Antigenpräsentation (TAP) oder der MHC Struktur begründet sein. Des Weiteren sind Veränderungen in der Antigenpräsentationsmaschinerie und im b2M als auch eine Downregulation von MHC I beschrieben. Alterationen oder Mutationen, inkl. *Loss-of-Function*, im b2M führen beispielsweise zur Instabilität von MHC.

3.16.1.2 Epigenetische Veränderungen

Epigenetische Modifikationen wie Methylierung, Histonmodifikationen und das Ruhigstellen von Genen können die Expression immunrelevanter Gene verändern oder ausschalten. Dies führt zu Veränderungen in der Antigenprozessierung und -präsentation und damit zur Immunevasion und zur T-Zellerschöpfung *(Exhaustion)*.

3.16.1.3 Veränderungen von Signalwegen

Die Aktivierung verschiedener onkogener Zellsignalwege kann das lokale, immunologische Antitumoransprechen reduzieren oder ganz verhindern. Der RAS/RAF/Mitogen aktivierte Proteinkinase (MAPK) Signalweg übermittelt Signale aus dem Extrazellulärraum in den Zellkern. Dort werden diese Signale in Zellproliferation, -teilung und -differenzierung übersetzt. Eine Dysregulation dieses Signalwegs ist mit maligner Transformation verbunden. Der MAPK-Signalweg hat überdies einen inhibitorischen Einfluß auf die T-Zellrekrutierung und -funktion, sodass es zu einer T-Zell-armen Tumorumgebung kommt. Aktivierung des MAPK-

Signalwegs, beispielsweise durch EGFR- und KRAS-Mutationen oder EML4-ALK-Fusionen, kann zu einer Heraufregelung von PD-L1 auf den Tumorzellen führen, so dass es nahe liegt, dass der MAPK-Signalweg eine immunsuppressive Umgebung generiert und damit zur Resistenz gegenüber einer Immuntherapie führt.

Auch der PI3K/AKT Signalweg reguliert die Zellproliferation, oftmals mit der Information „stirb nicht" und ist bei Tumoren abnormal aktiviert. Ein PTEN-Verlust verstärkt die PI3K-Signalgebung, was zur Produktion immunsuppressiver Zytokine führt. Ein solches Zytokin ist der proangiogene VEGF. VEGF führt zu verminderter T-Zellinfiltration in das TME. Tumorangiogenese ist also als immunsuppressiv anzusehen. Daher macht die Kombination aus Antiangiogenese und ICI Sinn, wie es mit der Zulassung von Pembrolizumab (anti-PD-1) in Kombination mit Axitinib gegen das Nierenzellkarzinom seit 2019 umgesetzt worden ist. Kurze Zeit später erfolgte die Zulassung des PD-L1-Antikörpers Avelumab, ebenfalls in Kombination mit Axitinib. Das Wirkprinzip ICI plus Antiangiogenese wird sicherlich weiterverfolgt werden.

Mutationen im PTEN-Signalweg sind weitere Mediatoren der Resistenz gegenüber einer ICI-Therapie. Hier ist der Wnt-Signalweg zu nennen, der essenzielle zelluläre Prozesse wie Proliferation und Migration mitsteuert. Abberationen in diesem Signalweg wurden als bedeutender Mechanismus der Onkogenese identifiziert.

Die Tumor-intrinsische Aktivierung des b-Catenin Signalwegs verursacht eine T-Zellenausgrenzung beim Melanom und damit eine Resistenz gegen eine ICI-Therapie.

IFN-g ist eines der T-Zelleffektorzytokinen. Es unterstützt die Inhibition des Tumorzellwachstums durch Unterdrückung der Zellproliferation, erleichterte Apoptose und Heraufregelung der Tumorantigenpräsentation via b2M. Letzteres wird über den JAK-STAT-Signalweg vermittelt. Eine andauernde IFN-g Stimulation überführt jedoch sensible Melanomzellen in einen resistenten Zustand. Eine Analyse der Tumorzellen von Patienten, die nicht auf eine Anti-CTLA4-Therapie ansprachen, zeigte eine erhöhte Rate an Mutationen in IFN-g Signalweggenen. Zu nennen sind der IFN-g-Rezeptor 1 und -2, JAK2 und der Interferon-regulatorische Faktor 1. Darüber hinaus führen JAK1/2-Mutationen zur primären Resistenz gegenüber einer PD-1-/PD-L1-Blockade durch den Verlust der IFN-g induzierten Expression von MHC I und PD-L1, sowie der Phosphorylierung des STAT-Transkriptionsfaktors. Tumorzellen können also die Effekte von IFN-g umgehen, indem Moleküle des IFN-g-Signalwegs heruntergeregelt oder durch Mutationen funktionsunfähig gemacht werden.

3.16.2 Mechanismen extrinsischer Resistenz

Extrinsische Faktoren, die zur Ausbildung einer Resistenz gegen Immuntherapeutika beitragen, stehen überwiegend mit dem TME in Verbindung. Weitere, inhibitorische Checkpoints, Zytokine, angiogene Faktoren, als auch vom Tumor abgelegene Faktoren wie das Mikrobiom des Patienten können zur extrinsischen Resistenz beitragen.

3.16.2.1 Abwesenheit von T-Zellen und der STING-Signalpfad

Dass intrinsische Faktoren die T-Zell-Infiltration in das TME reduzieren können, wurde im vorigen Abschitt beschrieben. Aber auch dendritische Zellen (DCs) und adere APCs spielen eine bedeutende Rolle bei der T-Zell-Infiltration ins TME. Der *Stimulator of Interferon Genes*(STING)-Signalweg trägt wesentlich zur angeborenen Immunerfassung *(Innate Immune Sensing)* von immunogenen Tumoren bei. Eine Heraufregelung des STING-Signalpfades resultiert in einer Aktivierung von APCs und in einem Priming von $CD8^+$ T-Zellen gegen Tumore. Kommt es zu einer STING-Defizienz, wie im Mausmodell nachgewiesen, wird keine ausreichende T-Zellantwort gegen Tumore mehr ausgelöst. Grund ist eine insuffiziente Rekrutierung und Aktivierung von DCs. Dazu kommt, dass eine Inhibition von CTLA4 und PD-1/PD-L1 im STING-defizienten Mausmodell nicht mehr wirksam ist. Dem STING-Signalweg ist IFN-b nachgeschaltet. IFN-b ist essenziell für die Präsentation von Tumorantigenen gegenüber $CD8^+$ Zellen.

3.16.2.2 Exosomaler PD-L1

Normalerweisebefindet sich der PD-1-Ligand auf der Oberfläche von Tumorzellen (siehe Abschnitt Programmed Cell Death Protein 1) und unterdrückt die Immunantwort im TME. PD-L1 wurde aber auch auf der Oberfläche extrazellulärer Vesikel (EV) gefunden, die von den Tumorzellen generiert worden sind. Sie wirken sozusagen als Anti-PD-L1-Antikörper, da sie diese abfangen und der Antikörper gar nicht mehr mit der Tumorzelle interagieren kann. Werden solche EV im peripheren Blut gefunden, ist möglicherweise eine Vorhersage der Wirksamkeit einer Anti-PD-L1-Therapie bzw. deren Sinnhaftigkeit möglich.

3.16.2.3 Immunsuppressive Zellen

T_{regs}

Regulatorische T-Zellen (T_{regs}) unterdrücken Effektor-T-Zellen und APCs – beim Gesunden, um den Immunstatus aufrecht zu erhalten und für Selbsttoleranz zu sorgen. Das tun sie mittels drei wesentlicher Mechanismen:

- Sie „konsumieren" IL-2 durch ihren IL-2-Rezeptor, auch CD25.
- Sie regeln für Effektor-T-Zellen kostimulatorische Signale durch Bindung von CTLA4 und CD80/86 herunter.
- Sie sekretieren inhibitorische Zytokine wie IL-35, IL-10, TGF-b oder induzieren die Apoptose durch die Produktion von Perforin und Granzyme.

Zusätzlich zu diesen Mechanismen sorgt ein Ungleichgewicht von T_{regs} >> T-Zellen im TME für eine entsprechende, lokale Immunosuppression bzw. für die tumorale Evasion.

3.16.2.4 MDSC

Myeloid Derived Suppressor Cells (MDSC) sind Schlüsselmediatoren im TME, die den Immunstatus kontrollieren. Sie üben multiple Funktionen aus wie die Unterdrückung von $CD8^+$ T-Zellen, sie sorgen für Angiogenese, Zellinvasion und für die Metastasierung von Tumorzellen. Auch sie behindern/erschweren eine ICI-Therapie.

3.16.2.5 TAMs

Je nach Umgebung in die Makrophagen migrieren, können sie in M1 oder M2 Makrophagen eingeteilt werden. M2 Makrophagen verfügen über tumorigene Eigenschaften. Diejenigen, die im/vom TME „erzogen" worden sind, differenzieren zu spezifischen tumorassoziierten Makrophagen *(Tumor Associated Macrophages)*, kurz TAMs. Eine erhöhte Menge an TAMS ist bei humanen Tumoren mit Metastasierung und schlechter Prognose assoziiert. In vivo lässt sich nachweisen, dass TAMs Anti-PD-1-Antikörper von der T-Zelloberfläche unmittelbar nach der Bindung des Antikörpers an die PD-1-positiven, tumorinfiltrierenden $CD8^+$ T-Zellen abfangen, was in der Konsequenz auch eine Resistenz gegenüber einer ICI-Therapie zur Folge hat.

3.16.2.6 T-Zell-Erschöpfung (Exhaustion)

Dass T-Zellen ein tumorbekämpfendes Potenzial haben, wurde schon mehrfach dargelegt. Sie sind ausschlaggebend für eine immunologische Tumorantwort. Nun ist es so, dass eine dauerhafte Stimulation mit tumorspezifischen Neoantigenen auch erhöhte Spiegel von PD-1 auf Effektor T-Zellen induziert. Die Folge ist ein Erschöpfungs- und immunologisch ineffektiver Zustand. Hinweis: Je mehr PD-1 auf einer T-Zelle exprimiert wird, umso höher ist ja auch die Wahrscheinlichkeit, dass ein inaktivierender PD-1-Ligand daran bindet (siehe Abschnitt Programmed Cell Death Protein 1).

3.16.2.7 Der epithelial-mesenchymale Übergang (Epithelial-Mesenchymal Transition – EMT)

EMT ist der Prozess, bei dem eine Differenzierung von epithelialen Tumorzellen zu einem mesenchymalen Phänotyp stattfindet. Dieser Phänotyp verleiht den Zellen Motilität sowie invasive und metastatische Eigenschaften, u. a. durch Tumorzellplastizität. EMT und Tumorzellplastizität haben sich als Resistenzfaktoren gegenüber antitumoralen Therapien, sei es die zytotoxische oder auch die sog. zielgerichtete Therapie, erwiesen. Durch den EMT erwerben mesenchymal-ähnliche Tumore multiple Immun-Escape-Mechanismen wie:

- Resistenz gegenüber immun-mediierter Zytotoxizität durch T- und NK-Zellen
- Expression des PD-L1 auf Tumorzellen

3.16.3 Weitere Immuncheckpoints nicht-CTLA4/PD-1/PD-L1

Auf T-Zellen gibt es weitere Immuncheckpoints, wohingegen deren Liganden sich auf Tumorzellen befinden können.

3.16.3.1 Tim-3

Ein weiterer inhibitorischer Immuncheckpoint ist *T-Cell Immunglobulin and Mucin 3* (Tim-3). Tim-3 findet sich üblicherweise auf T-Zellen, Makrophagen und NK-Zellen. Im Speziellen limitiert Tim-3 die Stärke und die Dauer von IFN-g produzierenden $CD4^+$ T1 Helferzellen (Th1) und $CD8^+$ T-Zellen. Neben seinem Einfluss auf die aktivierte T-Zellpopulation fördert Tim-3 auch die Funktionen von immunsuppressiven MDSC als auch die von tumorassoziierten dendritischen Zellen (TADC). Es stimuliert die Expansion von T_{regs} und MDSC im TME.

3.16.3.2 TIGIT

TIGIT *(T-Cell Immunoglobulin and ITIM Domain)* mit ITIM *(Immunoreceptor Tyrosine-based Motif)* ist ein inhibitorischer Rezeptor auf Lymphozyten, hauptsächlich auf T- und NK-Zellen zu finden. Sein Ligand ist CD155 oder auch Poliovirusrezeptor, CD112 und CD113, wobei CD155 den Hauptliganden darstellt. Die Rolle von TIGIT im TME ähnelt der PD-1/PD-L1 Interaktion tumoraler Immunosuppression. CD155 findet sich auch auf APCs.

3.16.3.3 LAG-3

LAG-3 *(Lymphocyte-Activation-Gene-3)*, auch CD223, findet sich auf T-, NK-, B-Zellen, DCs und T_{regs}. LAG-3 hat drei Hauptliganden:

- MHC II Moleküle auf APCs
- Galectin-3
- LSECtin = *Liver Sinosidal Endothelial Cell Lectin*.

Ihre Aufgabe ist

- Kompetitive Inhibition von Antigenen und des T-Zellrezeptors
- Suppression von tumorspezifischen T-Zellantworten und die
- Inhibition von antitumoralen T-Zellantworten.

Verglichen mit anderen inhibitorischen Immuncheckpoints, scheint LAG-3 eine limitierte Funktionalität resp. eine milde Immunosuppression zu haben. Allerdings sind LAG-3^+ T_{regs} stark immunsuppressiv. Ein hoher prozentualer Anteil an LAG-3^+ T_{regs} im TME wird beim DLBCL als Biomarker für T-Zell-Erschöpfung gewertet.

3.16.4 Enzyme und Mikrobiom

3.16.4.1 Indolamin 2, 3-dioxygenase (IDO)

Die IDO ist ein Enzym, welches die essenzielle Aminosäure Tryptophan zu Kynurenin katabolisiert. Neben diversen Aufgaben und Funktionen ist Tryptophan essenziell für die T-Zell-Proliferation. Tumore können IDO hochregulieren, wodurch es zu einem Mangel an Tryptophan im T-Zellmilieu und damit auch zu peripherer Toleranz kommt. Verarmung an Tryptophan inhibiert die Serin-/Threoninkinase mTORC1 und aktiviert eine weitere Serin-/Threoninkinase GCN2. GCN2 ist mittlerweile als ein weiterer Immuncheckpoint realisiert. Er inhibiert z. B. Translation, und kontrolliert den Zellzyklus, indem der Übergang in die S-Phase verzögert wird. Auf T-Zellebene führt ein Tryptophanmangel zur Anergie von T-Effektorzellen. Darüber hinaus aktiviert der Metabolit Kynurenin AHR, was zur Differenzierung von immunsupprimierenden Tregs führt.

Neben den Immunescapemechanismen wie oben beschrieben moduliert die IDO auch die Level bestimmter inflammatorischer Zytokine wie IFN-g und IL-6, was zur Tumorzellproliferation führt.

3.16.4.2 Das Darmmikrobiom

Man geht mittlerweile davon aus, dass das Mikrobiom des menschlichen Darms „irgendwie" mit diversen Erkrankungen assoziiert ist, wie beispielsweise entzündliche Darmerkrankungen, Arthritis und auch Parkinson. Das Mikrobiom kann auch eine Krebsprognose beeinflussen. Die antitumorale Immunität kann mittels des Mikrobioms über die Aktivierung von DCs im Intestinum moduliert werden. Die Migration enteraler Bakterien in das TME mit gleichzeitiger Aktivierung von Effektor T-Zellen spielt eine entscheidende Rolle bei der Auslösung einer Antitumorimmunität. Produkte enterobakterieller Flora, wie pathogenassoziierte molekulare Muster, können die Antigenpräsentation induzieren und zu einer Aktivierung von T-Zellen, DCs und Makrophagen führen.

In Übereinstimmung mit diesen Daten konnte eine Korrelation zwischen dem Ansprechen auf eine Immuntherapie und dem Vorkommen bestimmter Darmbakterien hergestellt werden. Während Spezies wie *Bifidobacterium*, *Collinsella*, *Faecalibacterium*, *Ruminococcaceae*, *Akkermansia*, und *Enterococcus* angereichert im Darm von Respondern einer Anti-PD-1-Therapy gefunden wurden, fand man Spezies wie *Bacteroides* angereichert in non-Respondern. *Bacteroides* Spezies waren auch positiv assoziiert mit der Wirksamkeit einer Anti-CTLA4-Antikörpertherapie. Experimentelle Mikrobiomtransplantationen von Patienten mit gutem Ansprechen auf eine Anti-CTLA4-Antikörpertherapie in keimfreie („sterile") Mäuse mit transplantierten Tumoren hatten eine deutlich bessere Tumorkotrolle als Mäuse mit dem Mikrobiom von non-Respondern. Ähnliche Ergebnisse gibt es auch zur Anti-PD-1-Therapie. Die Mäuse mit dem Mikrobiom der Responder hatten eine bessere Tumorkontrolle und ein besseres Ansprechen auf die Anti-PD-1-Therapie. Dieses Ansprechen korrelierte mit einer erhöhten Anzahl antitumoraler $CD8^+$ T-Zellen im Tumor. Die Mäuse mit dem transplantierten Mikrobiom der non-Responder sprachen entsprechend schlecht auf die Anti-PD-1-Therapie an und hatten eine hohe Dichte an T_{regs} im TME.

Es gibt also Hinweise, dass ein bestimmtes, mikrobiontisches Darmmilieu die Effektivität einer ICI-Therapie verstärken kann. Der präzise immunologische und metabolische Mechanismus dazu ist derzeit jedoch unbekannt. Wir befinden uns diesbezüglich noch ziemlich weit unten auf der Lernkurve.

3.17 Überwindung der ICI-Resistenzen?

Synergismen, um die Ergebnisse eine Checkpoint-Inhibitortherapie zu verbessern, sind in Anfängen bereits in der Klinik angekommen. So kann die Kombination anti-CTLA4 plus anti-PD-1 beim Melanom, Nierenzellkarzinom und beim NSCLC bei Erfüllung der Therapievoraussetzungen angewendet werden. Die Kombination von anti-PD-1 plus Antiangiogenese ist ebenfalls beim Nierenzellkarzinom zugelassen. Die Kombination von ICI mit konventioneller CTX nicht zu vergessen.

Aus den Ausführungen in den Unterkapiteln ergeben sich – theoretisch – Strategien, um Resistenzen gegenüber ICI zu umgehen bzw. aufzuheben. Es seien kursorisch genannt (siehe auch jeweiliges Unterkapitel):

- Erhöhung der Neoantigene und/oder deren Präsentation (siehe Abschnitt T-Zell-Erschöpfung)
- Aufhebung der epigenetischen Veränderungen (siehe auch Abschnitt HDACi und Abschnitt DNMTi)
- Restaurierung veränderter Signalwege oder Blockade dieser veränderten Signalwege (siehe auch Abschnitt Veränderungen von Signalwegen)
- Entwicklung von STING-Agonisten (siehe auch Abschnitt Abwesenheit von T-Zellen)
- Unterdrückung extrasomaler PD-L1- oder Entwicklung Anti-extrasomaler-PD-L1-Antikörper (siehe auch Abschnitt Exosomaler PD-L1)
- Unterdrückung von T_{regs} im TME (siehe auch Abschnitt Immunsuppressive Zellen)
- Selektive Unterdrückung der Makrophagen-PI3Kg in MDSC
- Unterdrückung von TAMs; potenzielle Wirkstoffklassen: CXCR4- und CSF-1R-Inhibitoren, Anti-Makrophagenrezeptor mit kollaginöser Struktur (MARCO – *Macrophage Receptor with Collagenous Structure)* Antikörper (siehe auch Abschnitt TAMs)
- Unterdrückung der EMT
- Schaffung eines günstigen *(„hot")* TME, z. B. durch CD40 Agonisten für immunkompetente Zellen
- Blockade weiterer negativ-regulatorischer Immuncheckpoints ⇨ Tim-3-, TIGIT-, LAG-3-Antagonisten
- IDO-Inhibitoren

Die Immunokologie bzw. deren therapeutische Ansätze ist ein weites, kompliziertes, aber auch interessantes Forschungsfeld. Für bisher schwer bis gar nicht behandelbare Tumore eröffnen sich neue Möglichkeiten, sicherlich aber auch unter Inkaufnahme des einen oder anderen Rückschlags.

3.17.1 Resistenzen gegen CAR-T-Zellen

CAR-T-Zellen sind ja im Unterschied zu Anti-CTLA4/PD-1/PD-L1-Antikörpern gegen ein Tumorzellantigen gerichtet. Die ersten Produkte sind gegen das CD19-Antigen auf B-Zell-lymphom- und B-Leukämiezellen gerichtet. Auch unter einer CAR-T-Zelltherapie kann es zu Rezidiven auf Grund von Resistenzen kommen.

3.17.1.1 T-Zell-Faktoren

Die Antwort auf eine antitumorale Immuntherapie hängt vom Status der Immunfunktionalität ab. Ein Defekt im Immunsystem kann folglich die Prognose der Patienten verschlechtern. So ist bei einem Vergleich verschiedener CAR-T-Zellstudien die Wirksamkeit der Therapie gegen eine CLL deutlich schlechter als gegen eine B-ALL. Das wird auf Defekte des angeborenen Immunsystems der CLL-Patienten zurückgeführt. T-Zelldefekte zum Zeitpunkt der Ernte (Apharese) können dann einen Einfluss auf das Ergebnis der CAR-T-Zellproduktion haben. Expansion, Persistenz und antitumorale Zytotoxizität sind 3 Hauptcharakteristika von CAR-T-Zellen, die die therapeutische Wirksamkeit bedingen und beeinflussen. T-Zellen von Tumorpatienten können aber eine verminderte intrinsische Zytotoxizität aufweisen, wofür es aber keine leicht zugänglichen Biomarker gibt. Diese verminderte intrinsische Zytotoxizität kann auch durch ex vivo Modifikationen nicht zwingend verbessert oder aufgehoben werden.

Mit dem Alter des T-Zellpools ändert sich permanent dessen Zusammensetzung. So verschiebt sich der Anteil von undifferenzierten, naiven T-Zellen zu differenzierten Effektor-/Gedächtniszellen, denen CD28 fehlt und die nach Stimulation mit Antigenen eine verminderte Proliferationsfähigkeit aufweisen. Auch CAR-T-Zellen können der Erschöpfung unterliegen (siehe Abschnitt T-Zell-Erschöpfung). Zum einen kann eine Verminderung an Effektoren und eine gleichzeitige Erhöung der Expression inhibitorischer Rezeptoren, z. B. durch chronische Stimulation, zu dieser Dysfunktion führen. Zum anderen gibt es Hinweise aus Studien, dass sich CAR-T-Zellen spontan, antigenunabhängig zusammengruppieren (clustern) können und dadurch ein CAR-CD3z-Signal generieren, dass zur CAR-T-Zellexhaustion führt.

3.17.1.2 Tumor-Faktoren

Die tumoralen Faktoren können prinzipiell in zwei Kategorien eingeteilt werden: in Rezidive mit antigennegativer Expression und in Rezidive mit antigenpositiver Expression.

3.17.1.3 Zielantigen-negatives Rezidiv

Die Mechanismen von Zielantigen-negativen Rezidiven umfassen hauptsächlich 4 Aspekte:

- Präexistierende, Zielantigen-negative Tumorzellen (Zielantigen-negativer Subklon)
- Verminderte Expression des Zielantigens
- Mutations-, Splicevarianten oder Zelllinienwechsel-mediierter Antigenverlust
- Versagen der Ziellinienantigenpräsentation

Für diese Art der Rezidive gibt es derzeit den größten Datensatz mit anti-CD19 gerichteten CAR-T-Zellprodukten.

3.17.1.3.1 Präexistierende, Zielantigen-negative Tumorzellen – negativer Subklon

Die Wirksamkeit einer solchen Therapie hängt auch mit der Dichte des Zielantigens auf der Tumorzellmembran ab. So hat eine Forschergruppe vom Children´s Hospital of Philadelphia 628 Fälle von refraktären oder rezidivierten B-ALLs untersucht. Sie konnten mittels Durchflußzytometrie zeigen, dass 17% der Fälle prätherapeutisch CD19-negative Tumorzellen aufwiesen, definiert als ^{3} 1% an CD19 negativen Zellen. Verglichen mit Gesunden, zeigten 7% der Patienten eine verminderte, und 24% eine normale CD19 Expression.

3.17.1.3.2 Verminderte Expression des Zielantigens, Mutations- und Splicevarianten

Es konnten weiterhin Exon 2-Splicevarianten der mRNS für CD19 gefunden werden, die in der Konsequenz das CD19-Antigen auf den Tumorzellen verschwinden ließen. Eine Exon 5 und Exon 6 mediierte Defizienz der transmembranösen CD19-Domäne induziert ebenfalls ein CD19-negatives Rezidiv gegen eine Anti-CD19 CAR-T-Zelltherapie.
Mutationen in den Exonen 2 bis 5, wie Rastermutationen *(Frameshift)* in den Exonen 2, 3 oder 4, Insertionen in Exon 3 und nicht-synonyme Mutationen in Exon 4 führen zum CD19-Verlust in der Zellmembran und zu post-CD19 CAR-T-Zelltherapierezidiven.

3.17.1.3.3 Antigenverlust durch Zelllinienwechsel – Lineage Switching

Zelllinienwechsel *(Lineage Switching)* im Sinne einer Konversion kann ebenfalls zu CD19-regativen Rezidiven führen. Forschungsergebnisse haben gezeigt, dass Fälle von B-ALL mit Eradikation der Blasten nach einer Anti-CD19-CAR-T-Zellinfusion, mit einem CD19-negativen Rezidiv und myeloidem Phänotyp imponierten. Wie dieses Lineage Switching mechanistisch funktioniert, ist schwer nachvollziehbar. Es existieren hierzu aber 2 Mainstreamtheorien:

- Eine arzneimittelindizierte Reprogrammierung der originären Tumorstammzellen gefolgt von der Expansion unterschiedlicher, phänotypischer Klone von Tumorzellen während/unter der Therapie (vielleicht im Sinne von Selektionsdruck).
- Post-translationals, defiziente Ausreifung und Translokation von CD19

3.17.1.3.4 Maskierung des Antigenepitops (Epitope Masking)

Die Epitopenmaskierung wurde durch einen sehr seltenen und sehr unglücklichen Zufall entdeckt und stellt ein potenzielles Escapephänomen dar.

Ein 20-jähriger Mann wurde nach 3 chemotherapeutisch behandelten Rezidiven einer experimentellen CAR-T-Zelltherapie zugeführt. Am Tag 28 nach der CAR-T-Zellinfusion befand er sich in kompletter Remission. Neun Monate später erlitt er ein CD19-negatives Rezidiv. Im Rahmen der Aufarbeitung des Rezidivs wurden zunächst die erwähnten CD19-Mutationen und Splicevarianten ausgeschlossen. Es stellte sich heraus, dass der Anti-CD19-CAR während der gentechnischen Aufarbeitung in **eine einzelne** leukämische B-Zelle eingearbeitet wurde. Dieser Tumorklon wurde dann mit den CAR-T-Zellen dem Patienten retransfundiert, wo er letzendlich auch expandierte. Das führte zum Progess mit anschließendem Tod des Patienten. Der Progress resultierte daraus, dass das CAR-Molekül dem CD19-Antigen benachbart war, sodass das eigentliche Epitop wie von einem Regenschirm abgedeckt – maskiert – war und von den Anti-CD19-CAR-T-Zellen nicht mehr erreicht werden konnte.

3.17.1.4 Zielantigen-positives Rezidiv

Eine Vermutung der Ursache eines Zielantigen-positiven Rezidivs ist eine kurze Persitenz der CAR-T-Zellen im Patienten. Die Gründe dafür sind komplex und auf individueller Basis kaum zu ermitteln. Eine grobqualitative Beschreibung ist die Annahme, dass ein immunsupressives TME eine Rolle spielt. Wie erwähnt sind CAR-T-Zellen ja chimäre, da bei den derzeitigen Produkten der scFv-Teil murinen Ursprungs ist. Bei einer Untergruppe rezidivierter Patienten war der CAR-T-Zellverlust mit einer Anti-CAR-T-Zellimmunantwort gegen eben diese Epitope verknüpft, bildlich gesprochen über eine Art Anti-scFv-CAR-T-Zellantikörper (Hypothese).

Nun üben CAR-T-Zellen ihren antitumoralen Effekt nicht allein durch die Antigenerkennung aus, sondern durch Induktion der Apoptose. Apoptoseinduzierende (extrazelluläre) Signale umfassen (u. a.):

- TRAIL = *TNF-related apoptosis-inducing ligand*
- FasL = Fas-Ligand; der Fas-Ligand (CD95-Ligand, CD95L) ist ein zur TNF-Familie gehörendes Glykoprotein der Zelloberfläche, das nach Wechselwirkung mit dem Fas-Rezeptor (FasR, kurz Fas oder CD95 oder Fas/Apo-1 oder „Todesrezeptor") den programmierten Zelltod (Apoptose) auslöst und darüber hinaus eine Ca^{2+}-unabhängige Zytotoxizität bewirkt.
- Zytokine wie IFN-g

Experimente haben gezeigt, dass bei normal funktionierenden CAR-T-Zellen, gemessen an deren Zytokinsekretion, TRAIL-Inhibitoren (vom Tumor synthetisiert) deren Zytotoxizität unterdrücken kann. Der TRAIL-Signalweg kann in Tumorzellen auch komplett verloren gehen (Anti-Apoptose).

Wie bei den Resistenzen gegenüber ICI beschrieben, kann es, basierend auf Mutationen, zu Veränderungen von Signalwegen kommen (siehe Abschnitt Resistenzen gegen monoklonale Antikörper). Erwähnt sei auch hier der PTEN-Loss und und Loss-of-Function von JAK1 oder -2. Es ist aber unklar, ob die Resistenzmechanismen der Immuncheckpoint-Inhibitoren so auf die CAR-T-Resistenzen übertragbar sind.

3.17.2 Überwindung der CAR-T-Zellresistenzen?

Wie bei der Umgebung von ICI-Resistenzen ergeben sich auch bei den CAR-T-Zellen, zumindest theoretisch, Strategien, die Resistenzen zu überwinden.

3.17.2.1 Verbessertes CAR-T-Zelldesign (Engineering)

Erste Ansätze zur Optimierung von CAR-T-Zellen sind weiter oben beschrieben (siehe Abschnitt Hämatologie in Fahrt). Weitere, denkbare Modifikationen wären:

- Voll humane CARs, um eine Immunantworgt gegen das derzeit murine scFv-Fragment auszuschließen
- Weitere ko-stimulatorische Moleküle
- Modifikation von CAR-T-Zellen, sodass eine geringere Antigendichte benötigt wird, um sie zu stimulieren
- Fähigkeit, mehr spezifischer Zytokine im TME auszuschütten, beispielsweise IL-2 und IL-12 (CAVE: Toxizität?)
- „Bewaffnete" CAR-T-Zellen. Diese könnten nach Aktivierung im TME weitere Zytokine ausschütten oder Substanzen, die das immunsuppressive TME in ein proinflammatorisches TME überführen. In diesem Zusammenhang auch
- Steigerung der Apoptoseempfindlichkeit z. B. durch Ausschüttung proapoptotischer Moleküle im TME oder Unterdrückung antiapoptotischer Faktoren
- CAR-T-Zellen, die im TME PD-1-Inhibitoren sekretieren
- Gleichzeitige oder sequenzielle Infusion von CAR-T-Zellen mit unterschiedlicher Antigenspezifität. Dafür muss ein Tumor aber mehr als ein Antigen aufweisen.
- Multi-Targeted-CAR-T-Zellen – Verwendung eines Vektors, der für 2 oder 3 unterschiedliche CARs einer einzelnen T-Zelle kodiert (bi-, tricistronische CAR)
- Allogene CAR-T-Zellen gesunder Spender (CAVE: potenzielle GvHD-Reaktionen)
- Kombinationstherapien mit ICI, Radiotherapie, oder weiteren Inhibitoren wie beispielsweise T_{reg} selektive PI3K-Inhibitoren
- Knock-down des für die Kodierung von PD-1 notwendigen PDCD1 Gens

Ansonsten gelten auch die Überlegungen zur Optimierung des TME wie bei der Resistenz gegenüber ICI dargelegt.
Die Immunonkologie (IO) mit ICIs und CAR-T-Zellen hat die Landschaft der Krebstherapie dramatisch verändert. Trotz beeindruckenden Ansprechens werden aber auch hier Resistenzen beobachtet. Das Verständnis dieser Mechanismen führt zu neuen Einblicken in das Immunsystem und befeuert die Forschung, diese Resistenzen zu umgehen und/oder zu überwinden. Wie erfolgreich und humankompatibel das sein wird, zeigt die Zukunft. Die einsetzbaren IO Produkte basieren auf wissenschaftlich (hochpreisiger) Plattformtechnologie.

Literatur

[1] Eisenhauer EA, Therasse P, Bogaerts J et al (2009) New response evaluation criteria in solid tumors: Revised RECIST guideline (version 1.1). European Journal of Cancer 45: 228–247

[2] Barth J (2008) Zytostatikaherstellung in der Apotheke; einschließl. 6 Akt. Lfg. 2017, Deutscher Apotheker Verlag, Stuttgart

[3] Paulsen und Ferguson-Smith (2001) J Pathol 195: 97

[4] Force T, Krause DS, Van Etten RA (2007) Molecular mechanisms of cardiotoxicity of kinase inhibition. Nat Rev Cancer 7: 332–344

[5] Parkin DM (2006) Int J Cancer 118: 3030–3044

[6] zur Hausen et al (2009) Virology 384: 260–265

[7] Klussmann et al (2001) Cancer 92: 2875–2884

[8] Impfbrief, Dezember 2011, 56. Ausgabe

[9] WHO Information centre, summary report HPV, Sept. 2010, https://www.unav.edu/documents/16089811/16216616/HPVReport2010.pdf (aufgerufen am 15.3.2021)

[10] Fachinformation Cervarix 2013

[11] Fachinformation Gardasil 2013

[12] http://www.who.int/medicines/services/inn/en/ und http://www.who.int/medicines/services/inn/meetings/en/index.html (beide aufgerufen am 15.3.2021)

[13] O'Shaughnessy J, Blackwell K, Burstein H et al (2008) A randomized study of Lapatinib (Tykerb/Tyverb.) in combination with Trastuzumab versus Lapatinib monotherapy in heavily pretreated HER2+ metastatic breast cancer progressing on Trastuzumab therapy. ASCO-Meeting 2008, Vortrag

[14] Zeller/zur Hausen (1995) Onkologie; einschließlich 1. Erg. Lfg. 1996, ecomed Medizin, Landsberg

4 Wechselwirkungen von Zytostatika mit anderen Arzneimitteln

Irene Krämer

Unter Wechselwirkungen oder Interaktionen versteht man die Beeinflussung der Wirkung eines Arzneimittels durch ein anderes gleichzeitig angewendetes Arzneimittel. Die Wechselwirkung kann zu einer Wirkungsverstärkung oder einer Wirkungsabschwächung eines Arzneimittels führen. Die Wahrscheinlichkeit der Wechselwirkung wächst exponenziell mit der Anzahl der eingesetzten Arzneimittel. In der Regel werden dabei immer zwei Arzneimittel als Interaktionspartner betrachtet. Zu den Wechselwirkungen von Dreierkombinationen oder anderen Mehrfachkombinationen gibt es kaum Untersuchungen. Onkologische Patienten haben ein hohes Risiko für Wechselwirkungen, da sie durchschnittlich zehn verschiedene Arzneimittel einnehmen. Insbesondere ältere Patienten erhalten eine Poly-/Multimedikation wegen Komorbiditäten. Von den hohen Raten der Wechselwirkungen ist nur ein geringer Teil (ca. 20 %) klinisch relevant und mit schwerwiegenden unerwünschten Wirkungen verbunden. Allerdings führen diese dann häufig zu Symptomen und zur Krankenhausaufnahme. Klinisch relevante Wechselwirkungen treten insbesondere dann auf, wenn Arzneimittel mit geringer therapeutischer Breite, also einem schmalen Dosisbereich zwischen therapeutischer und toxischer Wirkung, gleichzeitig angewendet werden. Antineoplastische Arzneimittel gehören zu den Arzneimitteln mit geringer therapeutischer Breite. Da sie in der Regel in Kombination und zusätzlich weitere Arzneimittel als Begleit- und Supportivtherapie und möglicherweise noch weitere Arzneimittel für andere Erkrankungen des Patienten gegeben werden, entsteht ein hohes Interaktionspotenzial. Neben den Zytostatika und Supportivtherapeutika (insbesondere Antibiotika, Antimykotika, Schmerzmittel, Antikonvulsiva) werden nachfolgend auch bei Tumorpatienten und Blutstammzelltransplantierten häufig eingesetzte sonstige Arzneimittel betrachtet (z. B. Antihypertonika, Schilddrüsenhormone, Immunsuppressiva).
Bezüglich des Interaktionsmechanismus werden pharmakokinetische (gegenseitige Beeinflussung der Konzentrationen) und pharmakodynamische (gegenseitige Beeinflussung der Wirkung) Interaktionen unterschieden.
Pharmakodynamische Interaktionen führen durch gleichartige (additiv oder synergistisch) oder gegensätzliche Wirkung (antagonistisch) an der gleichen Zielstruktur zu Effektveränderungen. Folge können einerseits Wirkungsverstärkungen bis toxische Reaktionen oder andererseits Wirkungsabschwächungen bis hin zum Wirkungsverlust sein. In der Tumortherapie soll die Kombinationschemotherapie eine Wirkungsverstärkung herbeiführen und die Resistenzentwicklung der Tumorzellen vermeiden. Mit der Applikation von Folinsäure/Calciumfolinat kann die Wirkung von Fluorouracil verstärkt und von Methotrexat verhindert werden.

Pharmakokinetische Interaktionen können insbesondere bei der Arzneistoffaufnahme (= Resorption), der Verstoffwechselung (= Metabolismus) in der Leber und der Ausscheidung der Arzneimittel über Niere und Darm auftreten.

Pharmakokinetik nach oraler Applikation

- Freisetzung
- Aufnahme / Resorption
- Verteilung
- Verstoffwechselung / Metabolismus
- Ausscheidung

4.1 Wechselwirkungen bei der Absorption

Wechselwirkungen bei der Absorption spielen insbesondere bei der oralen Applikation eine Rolle. Während in der Vergangenheit nur wenige klassische Zytostatika oral angewendet wurden, spielt die orale Therapie mit den neuen oralen Antitumortherapeutika heute eine bedeutende Rolle. Bei den modernen oralen Antitumortherapeutika handelt sich um Arzneistoffe, die unterschiedliche Kinasen (z.B. Tyrosinkinasen, BRAF-Kinase, MEK-Kinasen) oder andere Zielstrukturen (z.B. Histon-Desacetylase, Poly(ADP-ribose)-Polymerase) hemmen. Nach der Einnahme muss der Wirkstoff aus dem Arzneimittel freigesetzt und über die Schleimhäute des Gastrointestinaltraktes (GIT) in den Blutkreislauf aufgenommen werden. Die Freisetzung und die Absorption sind u. a. vom Füllungszustand des Magens abhängig. Manche Arzneistoffe werden besser bei Nüchterneinnahme (z. B. Penicillin V), andere besser bei Einnahme mit einer Mahlzeit (z. B. Posaconazol-Suspension, Ciclosporin) resorbiert. Ein wesentlicher Faktor dafür ist die Löslichkeit des Arzneistoffs im GI-Trakt, die ihrerseits auch wieder pH-Wert abhängig ist. Der pH-Wert nimmt von extrem sauer im Magen über den oberen Dünndarm bis in den unteren Dünndarm immer mehr ab. Bei pH-abhängiger Resorption kann die gleichzeitige Anwendung von Protonenpumpenhemmern, H_2-Blockern oder Antazida die Absorptionsrate verändern. Protonenpumpenhemmer führen zur andauernden Hemmung der Magensäuresekretion und bedingen damit eine pH-Wert Erhöhung und Resorptionsverminderung von oral applizierten Kinase-Inhibitoren. Klinisch relevant ist diese Wechselwirkung bei Axitinib, Bosutinib, Ceritinib, Dacomitinib, Dasatinib, Erlotinib und Pazopanib. Die Kombination mit Protonenpumpenhemmern soll möglichst vermieden werden. Ersatzweise kann eine Antacidatherapie mit Al-Mg-haltigen Antacida erfolgen. Bei Ceritinib, Dacomitinib und Erlotinib können H2-Blocker zeitversetzt, d.h. 2 Stunden oder 10 Stunden nach den Tiniben, eingenommen werden. Ausführliche Informationen zum richtigen Zeitpunkt der Einnahme der Zytostatika in Bezug auf die Mahlzeit finden sich in Teil Durchführung Abschnitt Orale Gabe.

Durch Komplexbildung von Arzneistoffen wie Tetrazyklinen, Gyrasehemmern und Bisphosphonaten mit Metallionen, wie Calcium-, Magnesium- und Eisenionen, sinkt deren Resorptionsquote klinisch relevant. Die genannten Wirkstoffe dürfen daher nicht zusammen mit Mineralpräparaten oder Milchprodukten eingenommen werden (wegen des Calciumgehalts). Zur Vermeidung der Interaktion soll zwischen den Einnahmen ein Intervall von mindestens 2 Stunden eingehalten werden.
Wechselwirkungen von oral applizierten Zytostatika mit anderen oral applizierten Arzneimitteln können auch aus der Hemmung/Induktion von Zytochrom P-450 Enzymen und Transportersystemen (insbesondere P-Glykoprotein (PGP)) im Darmtrakt resultieren (siehe auch Abschnitt Wechselwirkungen beim Metabolismus und Abschnitt Wechselwirkungen bei der Ausscheidung).
Niedrig dosierte, an Nahrungsmittel adsorbierende Arzneistoffe wie L-Thyroxin (Mikrogramm!) müssen nüchtern eingenommen werden, um eine ausreichende Resorption zu gewährleisten. Der Abstand zur nächsten Mahlzeit soll 30–60 Minuten betragen.
Die Resorption kann auch durch veränderte Motilität (z. B. Diarrhö, Motilitätshemmer, Prokinetika), eine veränderte Darmflora und Schleimhautläsionen beeinflusst werden, was auch bei oraler Zytostatikatherapie zu beachten ist.

Arzneimittelwechselwirkungen bei der Absorption betreffen die orale Applikation. Wechselwirkungen bei der Verteilung, Verstoffwechselung/Metabolismus und Ausscheidung sind unabhängig von der Art der Applikation (z. B. intravenös, oral). Das Risiko von Wechselwirkungen besteht insbesondere, wenn neue Arzneimittel angesetzt oder Arzneimittel einer bestehenden Medikation abgesetzt werden.

4.2 Wechselwirkungen bei der Verteilung

Unter Verteilung versteht man den Transport mit dem Blut zu den Organen und Geweben. Viele Arzneistoffe zirkulieren gebunden an Plasmaproteine. Die Verdrängung aus der Plasmaeiweißbindung und die daraus resultierende Wirkungssteigerung kann bei Methotrexatdosierungen ab 25 mg/Woche und der gleichzeitigen Gabe von nichtsteroidalen Antirheumatika (NSAR) zu klinisch relevanten toxischen Effekten, wie verstärkter Neutropenie, Mukositis und Nierenschädigungen führen.

4.3 Wechselwirkungen beim Metabolismus

In der Leber werden die Arzneistoffe insbesondere über das Zytochrom-P-450-Enzymsystem metabolisiert, d. h. chemisch verändert. In der Regel führen die chemischen Reaktionen zu verbesserter Wasserlöslichkeit und Ausscheidung über die Niere. Andererseits werden auch Arzneistoffe in der Leber enzymatisch in ihre Wirkform überführt (z. B. Cyclophosphamid). Die wichtigsten Zytochrom-P-450-Enzymsubtypen sind das CYP1A2, 3A4, 2D6, 2C9 und 2C19. Der am häufigsten vorkommende Subtyp ist CYP3A4, durch den etwa

50 % aller Arzneistoffe metabolisiert werden. Weitere 25 % der Arzneimittel werden durch CYP2D6 metabolisiert. Für Letzteres gibt es einen genetischen Polymorphismus, d. h. manche Menschen produzieren viel Enzym und sind Schnellmetabolisierer, andere produzieren wenig und sind sogenannte Langsammetabolisierer. Die Variabilität beträgt Faktor 1000. Die unterschiedlichen Metabolisierungsraten erhöhen das Risiko für eine Arzneimittelinteraktion. Manche Arzneistoffe werden über mehrere Subtypen von CYP 450 metabolisiert. Dies ist vorteilhaft, wenn ein Eliminationsweg blockiert ist und andere Eliminationswege genutzt werden können.

Arzneistoffe, die über die CYP-Enzyme interagieren, werden unterteilt in Substrate, Inhibitoren und Induktoren:

Substrate interagieren bei den polymorphen Enzymen CYP2D6, 2C9 und 2C19. Die Konkurrenz um das gleiche Enzym kann zu erhöhten Konzentrationen des weniger metabolisierten Arzneistoffs führen.

Inhibitoren können einzelne oder alle CYP-Enzyme hemmen, wodurch bei gleichzeitiger Anwendung eines Substrats dessen Konzentration steigt und der Effekt verstärkt wird. Es steigt das Risiko für toxische Wirkungen, ggf. muss die Dosis reduziert werden. Die Interaktion tritt als Konkurrenzreaktion unmittelbar ein.

Induktoren führen zur vermehrten Bildung von CYP-Enzymen. Bei gleichzeitiger Anwendung von Substraten werden diese schneller metabolisiert und die Konzentration sinkt schneller ab, ggf. muss die Dosis erhöht werden. Da die Neusynthese der Enzyme einige Tage Zeit beansprucht, setzt die Interaktion mit neu angesetzten Induktoren erst nach einigen Tagen ein.

Manche Arzneistoffe bilden Substrate und Inhibitoren oder Induktoren am gleichen Enzymsubtyp.

Zytochrom-P-450-Subtyp	Substrat	Inhibitor	Induktor
CYP1A2	Bortezomib, Erlotinib	Gyrasehemmer (=Chinolone)	Johanniskraut, Tabak
CYP2D6	Doxorubicin, Tamoxifen	Abirateron, Amiodaron, Fluoxetin/Paroxetin, Gefitinib, Imatinib, Nilotinib, Panobinostat, Pazopanib	–
CYP2C9	Capecitabin, Imatinib	Capecitabin, Azole (Fluconazol, Voriconazol), Phenytoin	Aprepitant, Phenobarbital, Johanniskraut
CYP2C19	Bortezomib, Cyclophosphamid	Azole (Fluconazol, Voriconazol), Omeprazol/Esomeprazol	Carbamazepin, Phenobarbital, Phenytoin

Zytochrom-P-450-Subtyp	Substrat	Inhibitor	Induktor
CYP3A4	Abirateron, Afatinib, Abemaciclib, Axitinib, Bosutinib, Brigatinib, Cabozantinib, Ceritinib, Cobimetinib, Crizotinib, Cycloposphamid, Cytarabin, Dabrafenib, Dasatinib, Doxorubicin, Docetaxel, Entrectinib, Erlotinib, Etoposid, Gefitinib, Gilteritinib, Ibrutinib, Idelalisib, Ifosfamid, Irinotecan, Imatinib, Ivosidenib, Ixazomib, Lapatinib, Larotrectinib, Lorlatinib, Midostaurin, Nilotinib, Olaparib, Osimertinib, Paclitaxel, Palbociclib, Panobinostat, Ponatinib, Pazopanib, Ruxolitinib, Sonidegib, Sorafenib, Sunitinib, Tamoxifen, Vemurafenib, Venetoclax, Vinca-Alkaloide, Vismodegib Atorvastatin/Simvastatin, Ciclosporin, Cumarine, Dronedaron, Fentanyl	Aprepitant/Netupitant, Azole (Fluconazol, Ketoconazol, Posaconazol, Voriconazol), Ceritinib, Ciprofloxacin Ciclosporin, Crizotinib, Dasatinib, Clarithromycin, Erythromycin, Erlotinib, Gefitinib, Grapefruitsaft, Ibrutinib, Idelalisib, Imatinib, Isoniazid, Lapatinib, Larotrectinib, Letermovir, Nilotinib, Palbociclib, Ponatinib, Ribociclib, Rucaparib	Brigatinib, Carbamazepin, Dabrafenib, Dexamethason, Ivosedinib, Johanniskraut, Lorlatinib, Midostaurin, Osimertinib, Phenobarbital, Phenytoin, Rifampicin, Vemurafenib

Auswahl von CYP-450-Enzymen sowie weiteren, bei Tumorpatienten relevanten Arzneistoffen, die Substrate, Inhibitoren oder Induktoren darstellen.

4.4 Wechselwirkungen bei der Ausscheidung

Die Ausscheidung der Arzneistoffe und/oder ihrer Metaboliten erfolgt abhängig von den physikalisch-chemischen Eigenschaften über die Galle oder die Niere. Typischerweise werden Substanzen mit dem Molekulargewicht > 500 Dalton über die Galle ausgeschieden. Unter Umständen können Glukuronsäurereste im Darm wieder abgespalten werden und die Substanz wird wieder absorbiert (enterohepatischer Kreislauf).

Die Ausscheidung über die Niere erfolgt überwiegend durch glomeruläre Filtration. Eine reduzierte glomeruläre Filtration kann zur verminderten Ausscheidung und zur Kumulation führen. So können NSAR über die Hemmung der Prostaglandinsynthese zu reduzierter Nierenfunktion und damit einer verminderten Ausscheidung von Methotrexat und Ciclosporin führen. Methotrexat wird zudem aktiv sezerniert in der Niere. Die renale Sekretion kann durch andere Wirkstoffe, die auch über organische Anionentransporter (OAT) in den proximalen Tubuluszellen sezerniert werden, vermindert werden. Vorrangig zu nennen sind hier nicht-steroidale Antiphlogistika (NSAR), Penicillinderivate, Probenecid und Protonenpumpenhemmer. Bei einer Hochdosis-MTX-Therapie müssen die Protonenpumpenhemmer durch H2-Blocker ersetzt werden, um eine ausreichende Ausscheidung zu gewährleisten. Wechselwirkungen bei der Ausscheidung müssen besonders bei onkologischen Patienten mit reduzierter Nierenfunktion, die durch die Erkrankung oder durch die Chemotherapie bedingt sein kann, beachtet werden.

4.5 Wechselwirkungen an aktiven Transportsystemen

Aktive Transportsysteme können die aktive Aufnahme oder den aktiven Auswärtstransport von Substanzen in Zellen bewirken. Sie finden sich membrangebunden insbesondere an Geweben mit Barrierefunktion wie dem Intestinaltrakt, Leberzellen, Tubuluszellen der Niere und der Bluthirnschranke. Die Transportsysteme benötigen ATP als Energiequelle. Wegen der Bindung von ATP werden sie als ATP-Binding-Casette- oder ABC-Transporter bezeichnet. Für Arzneistoffe ist P-Gykoprotein (Pgp) der bedeutendste Transporter. Pgp transportiert Arzneistoffe aus der Zelle heraus und hemmt damit auch die intestinale Aufnahme von seinen Substraten. Dazu gehören viele Zytostatika, Immunsuppressiva und Antibiotika. Viele Arzneistoffe, die über CYP3A4 verstoffwechselt werden, werden auch über Pgp transportiert. Die Aktivität des Transportproteins kann durch Induktoren (z. B. Rifampicin) verstärkt und durch Inhibitoren (z. B. Ciclosporin) verringert werden. Darin besteht das Risiko der Wechselwirkung. Wird beispielsweise Docetaxel oder Paclitaxel gleichzeitig mit einem Pgp-Inhibitor appliziert, steigt die Bioverfügbarkeit und dadurch das Nebenwirkungsrisiko der Zytostatika. Werden die Zytostatika in Kombination mit einem Induktor angewandt, sinkt die Bioverfügbarkeit und die Wirkung.

Auf die Aktivität des Pgp wird auch die Resistenz von Tumorzellen gegen Anthrazykline, Paclitaxel und Vinca-Alkaloide zurückgeführt. Die Transportproteine pumpen die Zytostatika aus der Zelle und machen sie damit unempfindlich. Das kodierende Gen wird wegen dieser Wirkung als Multidrug-Resistance (MDR1)-Gen bezeichnet.

Pgp-Substrat	Pgp-Inhibitor	Pgp-Induktor
Azol-Antimykotika Dabrafenib Dactinomycin Daunorubicin DAOK (Apixaban, Edoxaban, Rivaroxaban) Doxorubicin Docetaxel Erlotinib Etoposid Imatinib Irinotecan Lapatinib Mitomycin Mitoxantron Nilotinib Paclitaxel Pazopanib Sorafenib Sunitinib Vinca-Alkaloide	Amiodaron Azol-Antimykotika Clarithromycin Ciclosporin Eythromycin Grapefruitsaft Lapatinib Midostaurin Omeprazol Pantoprazol Simvastatin Sorafenib Tacrolimus Venetoclax Verapamil	Carbamazepin Dabrafenib Ivosedinib Nilotinib Johanniskraut Rifampicin

Auswahl von Substraten, Inhibitoren oder Induktoren des P-Glykoproteins.

4.6 Spezifische Wechselwirkungen von klassischen Zytostatika

In der nachfolgenden Tabelle werden ausgewählte Interaktionen von Zytostatika mit anderen Arzneimitteln, resultierende Effekte, der wahrscheinliche Wirkungsmechanismus und mögliche Handlungsoptionen dargestellt.

Zytostatikum	Weitere Arzneimittel	Effekt	Mechanismus der Interaktion	Handlungs-option
Aldesleukin	Kortiko-steroide	↓ Antitumor-wirkung von Aldesleukin	Dexamethason hemmt die von Aldesleukin induzierte Freisetzung von Tumornekrose-faktor	Kombination möglichst

Zytostatikum	Weitere Arzneimittel	Effekt	Mechanismus der Interaktion	Handlungs-option
Busulfan	CYP3A4-Inhibitoren	↑ Toxizität von Busulfan, z. B. venoocclusive disease, pulmonale Fibrose	Hemmung des CYP3A4-Metabolismus von Busulfan	Monitoring der Busulfanspiegel, Kombination möglichst vermeiden
Capecitabin	Phenprocoumon	↑ Blutungsgefahr	Hemmung des CYP2C9-Metabolismus von Phenprocoumon durch Capecitabin als CYP2C9-Inhibitor	engmaschige INR-Kontrolle und ggf. Dosisanpassung von Phenprocoumon
	Brivudin	↑ Konzentration und Toxizität von Capecitabin/5-FU	Hemmung der Dihydropyrimidindehydrogenase	Kontraindiziert Mindestens 4 Wochen Abstand
Cisplatin	Methotrexat, Bleomycin Ifosfamid	↑ Toxizität der Kombinationspartner	reduzierte GFR durch Cisplatin bedingte Nephrotoxizität, Reduktion der renalen Ausscheidung	GFR kontrollieren und ggf. Dosierung der Kombinationspartner an Nierenfunktion anpassen
Cyclophosphamid	Trastuzumab	↑ kardiale Toxizität	additive Effekte (?)	Monitoring der kardialen Funktion
Docetaxel	CYP3A4-Inhibitoren Pgp-Inhibitoren Doxorubicin	↑ Risiko der Myelosuppression	Hemmung des CYP3A4-Metabolismus von Docetaxel	Monitoring der Myelosuppression, peripheren Neuropathie usw.
Doxorubicin	Paclitaxel	↑ Risiko der Neutropenie, Mukositis, Kardiomyopathie	reduzierte Doxorubicin-Clearance	Doxorubicin vor Paclitaxel applizieren

Zytostatikum	Weitere Arzneimittel	Effekt	Mechanismus der Interaktion	Handlungs-option
Etoposid	CYP3A4-Inhibitoren Pgp-Inhibitoren	↑ Risiko der Myelosuppression	Hemmung des CYP3A4-Metabolismus von Etoposid	Monitoring der Myelosuppression
Irinotecan	CYP3A4-Inhibitoren	↑ erhöhte Konzentration und Toxizität des aktiven Metaboliten SN38	Hemmung des CYP3A4-Metabolismus von Irinotecan	Dosisreduktion von Irinotecan
Irinotecan	CYP3A4-Induktoren	↓ Antitumorwirkung von Irinotecan	intensiver CYP3A4-Metabolismus von Irinotecan	Absetzen der CYP3A4-Induktoren oder Dosiserhöhung von Irinotecan
Mercaptopurin	Allopurinol	↑ erhöhte Konzentration und Toxizität von Mercaptopurin	Hemmung des Abbaus durch Xanthinoxidase	Allopurinol absetzen oder Dosisreduktion von Mercaptopurin um 75%
Methotrexat (insbesondere Hochdosis)	NSAR, Ciclosporin, Ciprofloxacin, hochdosierte Penicilline, Piperacillin/Tazobactam, Probenecid, Protonenpumpen-Inhibitoren Sulfamethoxazol/Trimethoprim	↑ Toxizität von Methotrexat	Verminderung der renalen Ausscheidung	keine Applikation von NSAR innerhalb von 10 Tagen der HD-MTX-Therapie engmaschiges Monitoring der MTX Spiegel, Penicilline durch Cephalosporine ersetzen, PPI durch H2-Blocker ersetzen

Zytostatikum	Weitere Arzneimittel	Effekt	Mechanismus der Interaktion	Handlungs-option
Paclitaxel	Trastuzumab	↑ kardiale Toxizität	additive Effekte (?)	Monitoring der kardialen Funktion
Procarbazin	Tyraminhaltige Lebensmittel, MAO-Hemmer: Antidepressiva, Linezolid, Morphin, Tramadol	Serotonin-syndrom	Procarbazin wirkt selbst auch als MAO-Hemmer und hemmt den Abbau von Katecholaminen	Kombination möglichst vermeiden, Monitoring bei hypertensiven Patienten
Procarbazin	CYP3A4 induzierende Antikonvulsiva	↑ Risiko für Hypersensitivitätsreaktionen bei Patienten mit ZNS-Tumoren	verstärkte Bildung von ursächlichen Procarbazin-Metaboliten	Umstellung des Antikonvulsivums
Tamoxifen	Fluoxetin, Paroxetin	↓ Antitumorwirkung von Tamoxifen durch CYP2D6 Inhibition	Reduzierte Metabolisierung von Tamoxifen (pro-drug) zum aktiven Metaboliten	Kontraindiziert Andere Antidepressiva einsetzen: Sertralin, Venlafaxin
Temsirolimus	CYP3A4-Induktoren	↓ Antitumorwirkung von Temsirolimus	intensiver CYP3A4-Metabolismus von Temsirolimus und dessen Metaboliten Sirolimus	Absetzen der CYP3A4-Induktoren oder Dosiserhöhung von Temsirolimus
Vinblastin	Erythromycin	↑ Risiko für Neurotoxizität, Ileus, Knochenmarktoxizität	Hemmung des CYP3A4-Metabolismus und Pgp	Kombination vermeiden

Zytostatikum	Weitere Arzneimittel	Effekt	Mechanismus der Interaktion	Handlungs-option
Vincristin	CYP3A4-Inhibitoren (wie Azol-Antimykotika, Isoniazid, Letermovir)	↑ erhöhte Konzentration und Risiko der peripheren Neuropathie	Hemmung des CYP3A4-Metabolismus und Pgp	Kombination möglichst vermeiden, Monitoring der Neurotoxizität, ggf. Dosisreduktion von Vincristin

Ausgewählte Wechselwirkungen von Zytostatika mit anderen Arzneimitteln.

4.7 Spezifische Wechselwirkungen von neuen oralen Antitumortherapeutika

Viele der neuen oralen Antitumortherapeutika werden als Substrate über das CYP-Enzymsystem metabolisiert und sind gleichzeitig Inhibitoren oder Induktoren verschiedener CYP-Enzyme. Ähnliches gilt für Pgp und Antitumortherapeutika Sie sind Substrate, Inhibitoren und Induktoren des Pgp (siehe dazu Tabellen oberhalb). In der nachfolgenden Tabelle werden ausgewählte Interaktionen und die resultierenden Effekte/Maßnahmen dargestellt.

Neue orale Antitumor-therapeutika ATT)	Interaktionspartner	Effekt und Maßnahme
Abirateron Ixazomib	Carbamazepin Johanniskraut Phenytoin Rifampicin	Plasmakonzentration der ATT verringert durch CYP3A4-Induktion Kombination möglichst vermeiden.
Axitinib, Bosutinib, Erlotinib, Ibrutinib, Nilotinib	Ciprofloxacin	Plasmakonzentration der ATT erhöht durch CYP3A4-Inhibition Kombination möglichst vermeiden

Neue orale Antitumor-therapeutika ATT)	Interaktionspartner	Effekt und Maßnahme
Axitinib, Bosutinib, Brigatinib, Ceritinib, Crizotinib, Dabrafenib, Dasatinib, Entrectinib, Erlotinib, Gefitinib, Gilteritinib, Ibrutinib, Idelalisib, Imatinib, Ivosidenib, Larotrectinib, Lorlatinib, Midostaurin, Nilotinib, Osimertinib Ponatinib, Ruxolitinib, Venetoclax	Aprepitant, Netupitant	Plasmakonzentration der ATT erhöht durch CYP3A4-Inhibition Engmaschiges Monitoring der Toxizität
	Azol-Antimykotika, Clarithromycin, Isoniazid, Letermovir	Plasmakonzentration der ATT erhöht durch CYP3A4-Inhibition Kombination möglichst vermeiden
	Carbamazepin, Johanniskraut, Phenytoin, Rifampicin	Plasmakonzentration der ATT verringert durch CYP3A4-Induktion Kontraindiziert
	Dexamethason	Plasmakonzentration der ATT verringert durch CYP3A4-Induktion. Dexamethason: Plasmakonzentration verringert durch Dabrafenib, Ivosidenib (CYP3A4-Induktion), erhöht durch Ceritinib (CYP3A4-Inhibition). Kombination möglichst vermeiden
Brigatinib, Dabrafenib, Lorlatinib, Osimertinib	Cumarine (Phenprocoumon, Warfarin)	Plasmakonzentration der Cumarine verringert durch CYP3A4-Induktion. Erhöhtes thromboembolisches Risiko. Engmaschige INR Kontrolle, ggf. Dosisanpassung

Neue orale Antitumortherapeutika ATT)	Interaktionspartner	Effekt und Maßnahme
Ceritinib, Dasatinib, Erlotinib, Gefitinib, Ibrutinib, Idelalisib, Imatinib, Nilotinib, Ponatinib, Venetoclax	Cumarine (Phenprocoumon, Warfarin)	Plasmakonzentration der Cumarine erhöht durch CYP3A4-Inhibition. Erhöhtes Blutungsrisiko. Engmaschige INR Kontrolle, ggf. Dosisanpassung
Dabrafenib, Ivosedinib, Nilotinib	Apixaban, Rivaroxaban (DOAK)	Plasmakonzentration der DOAKs verringert durch PGP Induktion Kombination möglichst vermeiden
Midostaurin, Venetoclac	Apixaban, Edoxaban, Rivaroxaban (DOAK)	Plasmakonzentration der DOAKs erhöht durch PGP Inhibition Kombination möglichst vermeiden
Dasatinib, Ibrutinib, Ponatinib,	Apixaban, Edoxaban, Rivaroxaban (DOAK)	Additives Blutungsrisiko Kombination möglichst vermeiden
Ceritinib, Dasatinib, Idelalisib, Imatinib, Larotrectinib, Nilotinib, Venetoclax	Atorvastatin, Simvastatin	Plasmakonzentration der Statine erhöht durch CYP3A4-Inhibition Kombination möglichst vermeiden
Arsentrioxid, Ceritinib, Crizotinib, Dabrafenib, Entrectinib, Gilteritinib, Ivosidenib, Midostaurin, Panobinostat	Chinolone, Ivabradin, Makrolide	QT-Zeit-Verlängerung Kardiologisches Monitoring empfohlen Panobinostat und Makrolide kontraindiziert
Panobinostat	Johanniskraut, Rifampicin	Plasmakonzentration von Panobinostat verringert durch CYP3A4-Induktion Kontraindiziert

Ausgewählte, klinisch (sehr) schwerwiegende Wechselwirkungen von neuen oralen Antitumortherapeutika mit anderen Arzneimitteln.

4.8 Umgang mit Wechselwirkungen

Bei Verdacht auf Wechselwirkungen in Form von verstärkter Toxizität oder verminderter Wirkung sollte geprüft werden, ob eine Wechselwirkung für die infrage gestellten Arzneimittel literaturbekannt ist. Dazu können die Fachinformationen oder spezielle Datenbanken durch die Apotheke herangezogen werden. Die einzelnen Datenbanken unterscheiden sich in Art, Umfang, Einstufung des Schweregrads und Evidenzniveau der Informationen sowie hinsichtlich ihrer Eignung für die jeweilige Fragestellung. Neben Stockley's Drug Interactions als Referenzinstrument sind die Datenbanken drugs.com, Lexi-interact, bccancer.bc.ca, Cancer Drug Interactions Checker (www.cancer-druginteractions.org, kostenfrei) hilfreich. Falls die Wechselwirkungen beschrieben sind, sind die Schwere und die Häufigkeit des Vorkommens festzustellen. Leider werden in vielen Datenbanken keine Angaben zum Schweregrad und der klinischen Relevanz einer Wechselwirkung gemacht und es werden keine Hinweise zu den zu ergreifenden Maßnahmen gegeben. Bestätigt sich der Verdacht auf eine klinisch-relevante Wechselwirkung, ist zu überlegen, welche Maßnahme angebracht ist.
Die Maßnahmen bestehen in der Regel

- aus dem engmaschigen Monitoring von Wirkstoffspiegeln oder klinischen Effekten,
- der Dosisanpassung für einen Interaktionspartner,
- dem Absetzen eines der beiden oder sogar beider verursachenden Arzneimittel,
- dem Prüfen, ob eine alternative Arzneimitteltherapie mit einem geringeren Interaktionspotenzial durchgeführt werden kann.

Beispiele für die Vermeidung von CYP3A4-bedingten Wechselwirkungen sind die Anwendung von Pantoprazol anstelle Omeprazol, Fluvastatin anstelle Simvastatin und Echinocandine anstelle Azolantimykotika. In den Tabellen oberhalb sind mögliche Maßnahmen für sehr schwerwiegende und schwerwiegende Wechselwirkungen angegeben. Für die Antitumortherapeutika selbst kommt keine Substitution, sondern nur die Dosisanpassung infrage.

Literatur

Bornmann L, Herdrich K (Hrsg) (2012) Drug Interactions in the therapy of malignant tumors. 6th ed., Baxter Oncology, ISBN 978-3-927105-99-7

Filipowski-Geisselmann K, Gutjahr P (2012) Bedeutsame Arzneimittelwechselwirkungen in der pädiatrischen Onkologie – eine handlungsorientierte Übersicht für die Klinische Praxis. Shaker, Aachen

http://medicine.iupui.edu/clinpharm/ddis/main-table

Krause J, Mildner C, Krämer I (2020) Entwicklung und Implementierung einer Übersichtstabelle zu schwerwiegenden Interaktionen bei (hämato)onkologischen Patienten, Krankenhauspharmazie (41):90–98

Rosentreter J, Engl A-K, Wojnowski L, Kühn M, Wölfel T, Krämer I (2020) Optimierung des Interaktionsmanagements zur Prävention potenzieller schwerwiegender Arzneimittelinteraktionen bei onkologischen Patienten, Best Practice Onkologie, DOI 10.1007/s11654-020-00271-y

Schlichtig K; Dürr P; Dörje F; Fromm MF (2019) Arzneimitteltherapiesicherheit bei neuen oralen Antitumortherapeutika, Dtsch Arztebl 116:775–82, DOI: 10.3238/arztebl.2019.0775

Ritter CA, Höckel M (2019) Vorsicht: Interaktionen! Klinikarzt 48(01/02):36–43, DOI 10.1055/a-0842-3514

B Durchführung der Chemotherapie

Jürgen Barth

1 Applikation von Zytostatika – Möglichkeiten und Hilfsmittel

Grundsätzlich kann eine grobe Einteilung der Zytostatikaapplikation in die systemische und die lokale bzw. regionale Applikation vorgenommen werden. Die gebräuchlichsten Applikationsarten sind zur Übersicht in folgender Tabelle wiedergegeben.

Systemisch	Lokal/Regionala[a]
Intravenös	Intraarteriell
peripher	Intrathekal/Intraventrikulär
zentral	Intraperikardial
Intramuskulär	Intrapleural
Subkutan	Intravesikal
Oral	Intraperitoneal
	Topisch

Übersicht über die häufigsten Applikationsarten von Zytostatika.

[a] Auch bei lokoregionaler Applikation kann es zu einer systemischen (Neben-)Wirkung kommen.

1.1 Systemische Applikation

1.1.1 Intravenös

Die intravenöse Applikation ist das Standardverfahren in der Therapie mit Zytostatika. Es kann dabei weiter unterschieden werden in periphervenöse und zentralvenöse Applikation. Die Wahl des jeweiligen Zugangs und des dazugehörigen Applikationssystems ist von einer Vielzahl von Faktoren abhängig. Dazu gehören:

- Art und Länge der Therapie
- Art der verwendeten Arzneimittel (Toxizität, Konzentration)
- stationäre oder ambulante Behandlung
- Patientenfaktoren (z. B. Venenverhältnisse des Patienten)
- Kompatibilität Arzneimittel – Applikationssystem

Periphere Systeme eignen sich nur für kurzfristige stationäre Aufenthalte und bergen – laut klinischer Erfahrung – ein höheres Risiko von Infektionen und Thrombophlebitiden (lokale Venenreizung). Diese Systeme müssen nach wenigen Tagen gewechselt werden. Es besteht eine viel größere Gefahr einer Dislozierung mit der Möglichkeit der Extravasation (siehe auch Abschnitt Verhalten bei Paravasaten).

Hilfsmittel zur periphervenösen Applikation

Die periphervenöse Applikation erfolgt fast ausschließlich über gut zugängliche Armvenen. Ein peripherer Zugang via Fußvenen ist vom Prinzip her möglich, aber in praxi eher die Ausnahme. Bei schlechten peripheren Venen wird meist eine Portanlage bevorzugt.

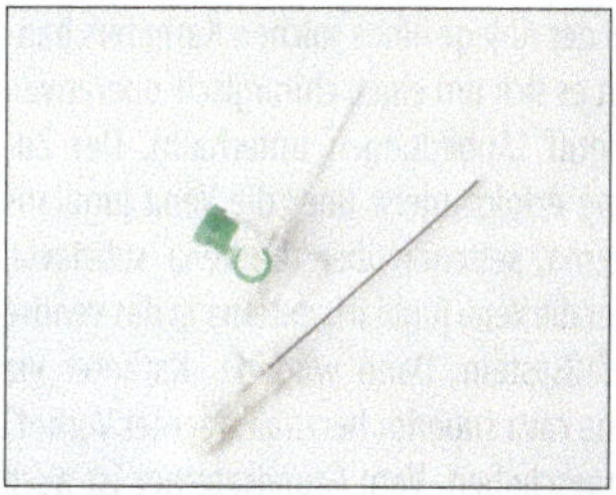

Venenverweilkanüle.

Hilfsmittel für eine periphervenöse Applikation sind im einfachsten Fall eine Spritze nebst i.v. Kanüle bzw. ein Infusionsbehältnis mit Infusionsbesteck und i.v. Kanüle (nicht mehr zeitgemäß). Üblich ist der Einsatz einer Venenkanüle als kurze bis mittelmäßig lange Verweilkanüle für eine Injektion oder Infusion (Abbildung links). Ein gesicherter venöser Zugang ist jedoch unabdingbar (siehe auch Abschnitt Verhalten bei Paravasaten).

Hilfsmittel zur zentralvenösen Applikation

Zentrale Venenkatheter: Geradezu protektive Bedeutung hat die zentralvenöse Gabe bei stark gefäß- oder gewebereizenden Substanzen. Hierbei ist eine Dislozierung des Systems unwahrscheinlicher als bei den Hilfsmitteln zur periphervenösen Applikation. Die Substanzen werden zudem im Blutkreislaufsystem sehr rasch verdünnt und abtransportiert, sodass es nicht zu lokalen Reizerscheinungen aufgrund von Substanz- oder Konzentrationseffekten kommt (pH-Wert, Osmolarität, hypertone Lösungen).

Für die zentralvenöse Gabe stehen aus Kunststoff bestehende, zentrale Venenkatheter (ZVK) zur Verfügung. Sie heißen auch Kavakatheter oder Vena-cava-Katheter bzw. (Sub-)Klavia-Katheter. Die entsprechenden Katheter sind meist in zwei- oder dreilumiger Ausführung (Abbildung folgende Seite) erhältlich, sodass nicht kompatible Substanzen, z. B. für Begleittherapien wie notwendige Spülungen, parallel laufen können. Dabei ist von entscheidender Bedeutung, ob jedes Katheterlumen eine eigene Austrittsöffnung hat oder ob jedes Lumen in einen gemeinsamen kurzen Schenkel mündet und der Katheter eine einzige Austrittsöffnung zum Gefäßsystem hat. Ist das der Fall, so kommt es zum Kontakt bzw. zur Vermischung der Substanzen im Katheterlumen. Sind diese untereinander inkompatibel, kommt es in der Folge zu den nicht erwünschten Effekten, wie beispielsweise:

- Inaktivierung einer oder mehrerer Komponenten (z. B. wird Oxaliplatin durch alkalische pH-Werte oder Elektrolyte inaktiviert; selbst eine Parallelinfusion von 5-FU mit einem pH-Wert ~ 8,5 verbietet sich)
- Reaktionen miteinander, unter Entstehung toxischer Produkte (z. B. Calcium parallel zu einer Fettemulsion; die Fettemulsion bricht, es kommt zu einer Fettembolie)

- Ausfällen/Aussalzen der Einzelkomponenten mit irreversiblem Verschluss des Katheters (z. B. Amsacrin wird durch Elektrolyte ausgesalzen, trübige Ausfällung von Heparin mit Cytarabin, sofortiges Ausfällen von Gentamicin mit Heparin)

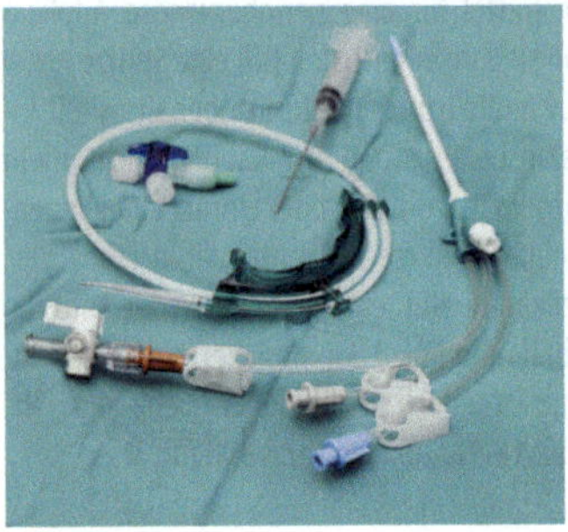

3-Lumen-ZVK.

Bei der Anlage eines solchen Katheters handelt es sich um einen chirurgisch-operativen Eingriff (Abbildungen unterhalb). Der Zugang erfolgt meist über die Vena jugularis interna, seltener über die Vena subclavia, oder die Vena jugularis externa in das venöse Gefäßsystem. Dann wird der Katheter via Vena cava superior herznah (rechter Vorhof) vorgeschoben. Vom Grundsatz her ist auch ein Zugang über die untere Körperhälfte (Vena saphena, Vena femoralis) mit Lage in der Vena cava inferior möglich.

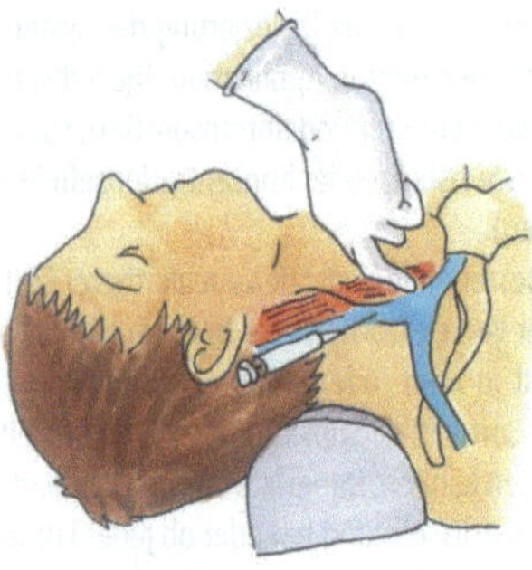

Zentraler Venenkatheter, Punktion der Vena jugularis interna.

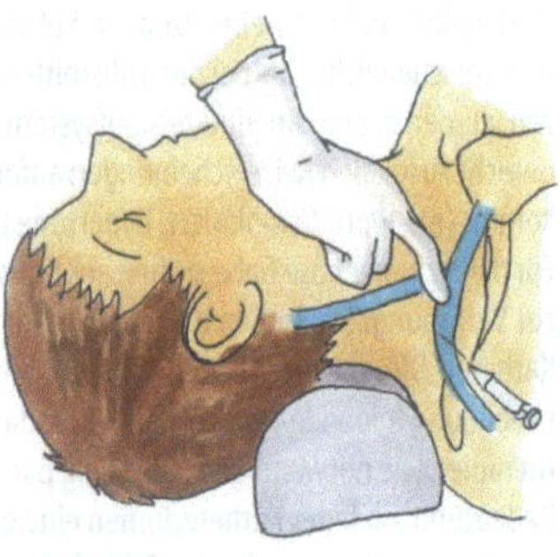

Zentraler Venenkatheter, Punktion der Vena subclavia.

Ports und Pumpensysteme für Ports: Bei Portsystemen wird ein Kathetersystem mit Reservoir in eine subkutane Tasche implantiert. Über einen – üblicherweise einlumigen – Katheter wird ein Zugang zu einer großen Vene geschaffen. Ports und Portsysteme sind quasi eine besondere Art eines ZVK. Man wird sich für einen solchen Zugang bei langfristigem oder häufig benötigtem Gefäßzugang entscheiden. Ein solcher Port benötigt meistens spezielle Nadeln (z. B. Huber-Nadel). Voraussetzung bzw. sinnvoller Einsatz solcher Ports sind mobile (d. h. ambulante oder tagesstationäre) Patienten.

Empfehlungen zur Portpflege

- Eine Punktion des Ports ist streng aseptisch vorzunehmen.
- Eine gewissenhafte Behandlung des Portkatheter-Systems erhöht dessen Haltbarkeit und Verweildauer. Zudem sind die bekannten Methoden zur Applikation der Infusionslösung und zur Pflege des Katheters zu beachten.
- Zur Portpunktion sind ausschließlich Portnadeln mit Spezialschliff, die nicht materialabtragend sind, zu benutzen. Herkömmliche Nadeln würden Stückchen aus der Silikonmembran über der Portkammer herausdrücken und die Membran verletzen. In der Folge kann sie undicht werden oder es kommt zu Verschlüssen des Portkatheters.
- Zu beachten ist, dass die Portnadel nicht über die Haut hinausreicht. Zu lange Nadeln werden unter Umständen beim Einführen beschädigt; zieht man sie heraus, kommt es entsprechend zu Verletzungen der Silikonmembran. Die Membran kann durchlässig werden oder die Silikonpartikel verschließen den Portkatheter.
- Die Nadeln dürfen auch nicht zu kurz sein, da sie die Silikonmembran dann möglicherweise nicht ganz durchstechen. In diesem Fall läuft die Infusion nicht in die Portkammer ein, sondern möglicherweise in das umliegende Gewebe, und/oder es kommt zu einer Blockierung der Nadel.
- Wenn der Port gespült wird, dürfen nur Spritzen mit einem Volumen von mindestens 10 ml benutzt werden. Kommen Spritzen mit einem kleineren Volumen zum Einsatz, kann sich ein größerer Druck aufbauen und den Portkatheter zerstören.
- Die behandelnde Ärztin ordnet an, wie oft die Portnadel ausgetauscht wird. Bei einigen Patienten wird die Portnadel entfernt, wenn die Infusionstherapie zu Ende ist. Für die nächste Infusion erfolgt dann eine erneute Punktierung des Ports.
- Üblicherweise – falls nichts anders ärztlich angeordnet – wird die Portnadel nach dem Ende der Infusion belassen. Dann ist es nach den Leitlinien der Deutschen Gesellschaft für Ernährungsmedizin e. V. aber notwendig, sie jeden 3. bis 7. Tag auszutauschen.
- Um eine liegende Portnadel abzudecken, ist ein Verband aus steriler Gaze oder steriler durchsichtiger semipermeabler Folie aufzubringen.
- Der behandelnde Arzt ordnet abhängig vom Zustand der Punktionsstelle an, wie oft der Verband zu wechseln ist.

CAVE! Um dislozierte oder falsch positionierte Portnadeln rechtzeitig zu erkennen, ist der Umgang damit zu trainieren!

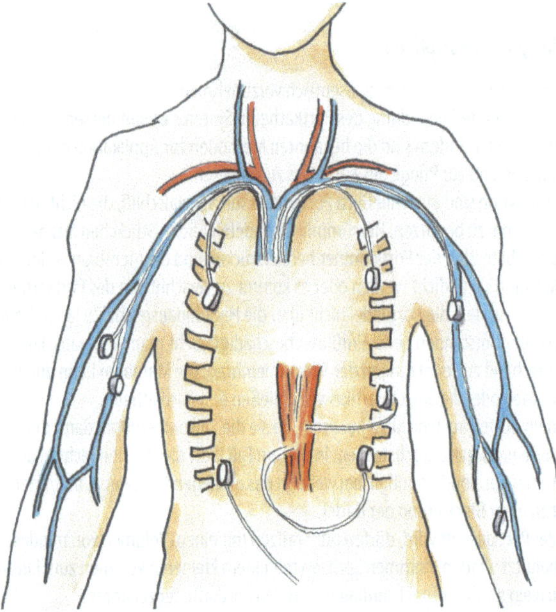

Mögliche Portlokalisation.

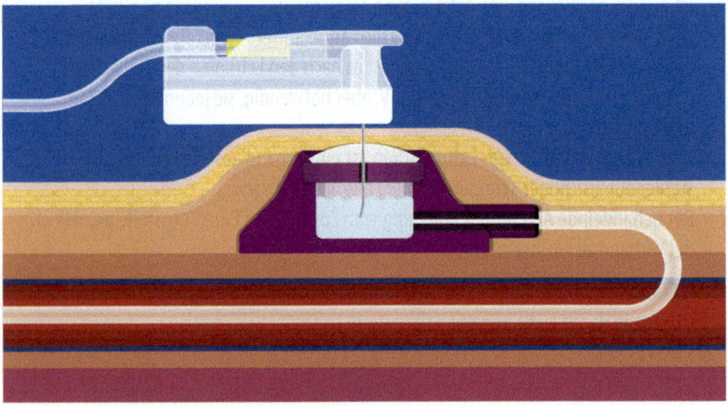

Aufbau eines Portkathetersystems (Querschnitt).

Für über bestimmte Zeiträume gesteuerte Infusionen kann ein solcher Port auch mit einem Pumpensystem beschickt werden. Pumpensysteme für Ports eignen sich grundsätzlich zur:
- Chemotherapie
- Antibiotikatherapie (Mukoviszidose, HIV)
- Analgetikatherapie bei Patienten mit chronischen Erkrankungen

Für das letztgenannte Anwendungsgebiet kommen derzeit der höheren Präzision wegen überwiegend elektronische Pumpen zum Einsatz, obwohl es auch für diese Indikation Einmalpumpen gibt.
Die Pumpen lassen sich vom Grundsatz her in folgende Typen einteilen:
- Elastomerpumpen
- mechanische Pumpen
- Peristaltikpumpen

Elastomerpumpen (z. B. Intermate®, Infusor®, Surefuser®, Easypump®) funktionieren nach dem Prinzip eines sich entleerenden „Ballons". Ein ballonartiges Infusionsreservoir wird mit der Infusionslösung befüllt. Der Infusionsdruck wird durch die Elastizität des Ballons aufgebaut. Ein spezieller Durchflussbegrenzer, die sogenannte Steuerkapillare, sorgt für eine konstante und damit berechenbare Infusionsgeschwindigkeit. Einflussfaktoren hierauf sind z. B. die (Umgebungs-)Temperatur oder die Viskosität der Arzneimittellösung. Anders ausgedrückt: Fast alle Systeme sind hinsichtlich ihrer Laufpräzision auf ein bestimmtes Lösungsmittel bei bestimmter Temperatur geeicht. Zur „Temperaturregelung" werden die Systeme entweder direkt auf der Haut oder in unmittelbarer Körpernähe getragen (auf Körpertemperatur kalibriert). Bedingt durch die unterschiedlichen Arzneimittelzusätze und gegebenenfalls andere Lösungsmittel können sich in der Praxis mehr oder weniger große Abweichungen von diesen Basiswerten ergeben. Bei Abweichungen (eigene Beobachtungen, Patientenangaben) sollten diese „Erfahrungswerte" gesammelt werden. Elastomerpumpen sind Einmalsysteme, die nach Gebrauch zu verwerfen sind.
Mechanische Pumpen (z. B. Ultraflow®, Ultrasafe®, Onkoworker®) erhalten ihren Infusionsdruck durch eine Metallfeder, die den Infusionsbeutel komprimiert. Auch hier wird mithilfe eines Durchflussbegrenzers für eine konstante Infusionsgeschwindigkeit gesorgt. Wie bei den Elastomerpumpen besteht auch bei diesem System die Abhängigkeit der Infusionsgeschwindigkeit von Temperatur und Viskosität. Die Pumpe als solches kann mehrfach verwendet werde. Der Infusionsbeutel ist Einmalmaterial.
Peristaltikpumpen (z. B. Logomed-Pumpe®, CADD®, Pegasus PCA®, Curlin 6000) sind kleine Schlauch- oder Peristaltikpumpen, die elektrisch (Batterie) betrieben werden. In der Regel können sie auf verschiedene Infusionsgeschwindigkeiten eingestellt/programmiert werden. Pumpen für die Schmerztherapie sind teilweise auch variabel programmierbar und ermöglichen automatische oder patientenkontrollierte Bolusgaben (PCA = Patient Control-

led Analgesia; Patientenkontrollierte Analgesie). Aufgrund des Funktionsprinzips ist die Temperatur- und Viskositätsabhängigkeit dieser Systeme wesentlich geringer als bei den Elastomerpumpen. Allerdings besteht die Abhängigkeit von der Stromversorgung. Moderne Systeme verfügen unter anderem über automatische Alarmeinrichtungen, sind aber sehr teuer. Das Infusionsreservoir stellt den nach Gebrauch zu verwerfenden Einmalartikel dar. Die Pumpensysteme an sich sind bei regelmäßiger Wartung (TÜV, gemäß Medizinproduktegesetz) beliebig oft wiederverwendbar.
Eine Sonderform der niedrigvolumigen gesteuerten (Dauer-)Infusion ist die Applikation mit einer Perfusorspritze (Abbildung unterhalb). Die Patienten sind damit vom Grundsatz her mobil, allerdings ist dieses System mobilen stationären Patienten vorbehalten (preiswertes Verbrauchsmaterial: Perfusorspritze; relativ hohe Anschaffungskosten: Perfusor); vergleiche auch: lokoregionale Applikation.

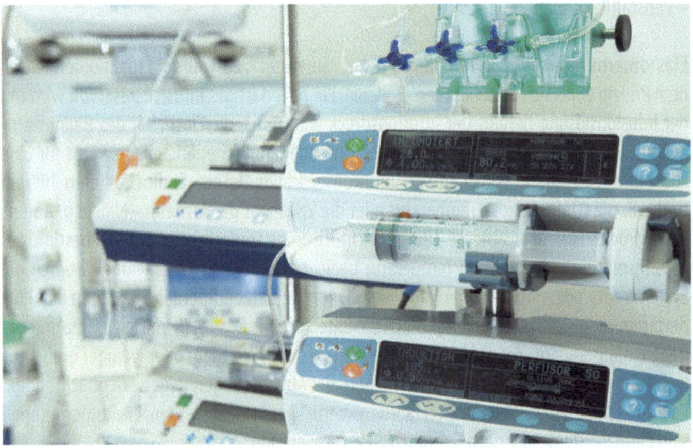

Perfusorspritze im Perfusor mit fest programmierter Infusionsrate.

Wichtig für alle Pumpensysteme für Ports: Aufgrund der unterschiedlichen Kunststoffmaterialien in den Systemen muss prinzipiell die Kompatibilität mit dem jeweiligen Arzneimittel bestimmt werden. Daher sollten grundsätzlich nur solche Kombinationen eingesetzt werden, für die positive Untersuchungsdaten vorliegen. Vorteile solcher Systeme liegen auf der Hand:
- Mobilität für den Patienten
- einfache Bedienbarkeit
- teilweise Programmierbarkeit
- Unauffälligkeit

- (Applikations-)Sicherheit
- Therapiekosten (?)

Die Systeme zeigen aber (produktabhängig) auch Nachteile:
- limitiertes/ungünstiges Volumen
- unterschiedliche Materialien
- z. T. starke Abhängigkeit von Temperatur und Eigenschaften der Lösung (Viskosität!)
- z. T. zeitintensive Befüllung
- relativ hoher Preis für einen Einmalartikel
- gegebenenfalls hoher Batterieverbrauch

Der Vollständigkeit halber sei erwähnt, dass es mittlerweile auch vollständig implantierbare Pumpensysteme gibt (z. B. Pfizer Infusaid®, Medtronic SynchroMed®). Diese Systeme sind äußerlich nicht sichtbar und sollen sich hoher Compliance erfreuen. Sie sind allerdings teuer und es bedarf eines chirurgischen Eingriffs (Implantation). Die Befüllung erfolgt wie bei Ports mit einer stanzfreien Huber-Nadel. Das Applikationsvolumen ist begrenzt (18–50 ml). Die Steuerung der Pumpen erfolgt entweder elektrisch (Batterie) oder mechanisch mittels eines aufgebauten Gasdrucks in einer sogenannten Zwei-Kammer-Pumpe. Etablierte Schemata für solche Systeme existieren derzeit für Zytostatika nicht.

1.1.2 Intramuskulär/Subkutan

Voraussetzung für diese Art der Arzneimittelgabe ist eine ausreichende Resorbierbarkeit der Substanzen bei hinreichender Gewebeverträglichkeit. Die Applikation ist relativ einfach, da kein Gefäßzugang geschaffen werden muss. Aus Verträglichkeitsgründen sollte, wenn substanzbedingt möglich, das Injektionsvolumen nicht zu groß gewählt werden. Substanzen, die stark gewebereizende Eigenschaften besitzen (z. B. Anthrazykline, Vinca-Alkaloide; allgemeine Nekrotika siehe Abschnitt Verhalten bei Paravasaten) sind für diese Applikationsart kontraindiziert. Ebenso verbietet sich der Einsatz bei thrombozytopenischen Patienten wegen der erhöhten Blutungsgefahr (Hämatombildung). Zur i.m. Gabe sind derzeit nur noch Bleomycin, Cytarabin und Methotrexat zugelassen. Onkologika für die s.c. Gabe sind in der nachfolgenden Tabelle gelistet.

Zytostatika	Zytokine	Antikörper
Azacitidin#	Aldesleukin (IL-2)	Alemtuzumab*
Bortezomib	Erythropoetin	Atezolizumab
Cladribin	Filgrastim	Daratumumab s.c.
Cytarabin	Interferone	Rituximab s.c.

Zytostatika	Zytokine	Antikörper
Erwinase	Lenograstim	Talquetamab
MTX	Lipegrastim	Teclistamab
	PEG-Filgrastim	Trastuzumab s.c.

Auch die zugelassene s.c. Applikation führt vielfach zu Hautreizungen.

* Keine onkologische Zulassung mehr. S.c. Gabe war nie explizit zugelassen, wurde aber aus Gründen der besseren Verträglichkeit basierend auf einer Studie von Lundin et al. (2002) so praktiziert (Blood 100: 768–773).

Diverse onkologisch eingesetzte Wirkstoffe zur s.c. Gabe (in alphabetischer Reihenfolge).

Hilfsmittel zur intramuskulären/subkutanen Gabe: Spritze, Kanüle/Subkutankanüle

1.2 Orale Gabe

Orale Zytostatika gibt es schon sehr lange. 6-Mercaptopurin oder Thioguanin sind seit den 1960er-Jahren im Gebrauch. Mit den neuen niedermolekularen Kinase-Inhibitoren (nmKI) wurde die Palette der „Zytoralia" erheblich erweitert und sie wächst ständig (Tabelle unten). Viele Patienten geben einer oralen Therapie den Vorzug, wenn sie die Wahl haben. Sie können ihr Leben so flexibler gestalten und haben mehr Lebenszeit zur Verfügung als Patienten, die für Infusionstherapien zu definierten Zeiten, gegebenenfalls mehrmals wöchentlich, einen Arzt aufsuchen müssen. Orale Therapien sind jedoch nur dann von Vorteil, wenn die Compliance der Patienten und die individuelle Verträglichkeit gewährleistet sind.
Non-Compliance oder Falschanwendung wegen ungenügender Patientenunterweisung können nicht nur den Therapieerfolg bedrohen, sondern im schlimmsten Fall auch das Leben des Patienten gefährden. So ist neben Unverträglichkeiten auch an Interaktionen zu denken; Letzteres nicht nur in Bezug auf andere Medikamente, sondern auch auf den Einnahmezeitpunkt (nüchtern / nicht nüchtern) (siehe Teil Grundlagen, Abschnitt Wechselwirkungen).

Substanzklasse	Wirkstoffe (INN)
Alkylanzien	Busulfan, Chlorambucil, Cyclophosphamid, Estramustin, Lomustin, Melphalan, Procarbazin, Temozolomid, Treosulfan, Trofosfamid
Antimetabolite	Capecitabin, Fludarabinphosphat, Methotrexat, Mercaptopurin, Tegafur + Gimeracil + Oteracil (vormals S 1), Tegafur + Uracil, Tioguanin, Trifluridin/Tipiracil

Substanzklasse	Wirkstoffe (INN)
Podophyllotoxin-derivate	Etoposid
Topoisomerase-I-Hemmer	Topotecan
Topoisomerase-II-Hemmer	Idarubicin
Vinca-Alkaloide	Vinorelbin
Sonstige	Hydroxycarbamid, Mitotan, Hormone/Antihormone (diverse)
IMiDs®	Lenalidomid, Pomalidomid, Thalidomid
nmKI (nur Tyrosin- und Serin/Threoninkinase-Inhibitoren)	Abemaciclib, Acalabrutinib, Afatinib, Alectinib, Alpelisib, Asciminib, Avapritinib, Axitinib, Binimetinib, Bosutinib, Brigatinib, Cabozantinib, Capivasertib, Capmatinib, Ceritinib, Cobimetinib, Crizotinib, Dabrafenib, Dacomitinib, Dasatinib, Duvelisib, Encorafenib, Entrectinib, Erdafitinib Erlotinib, Everolimus, Fedratinib, Fruquintinib, Futibatinib, Gefitinib, Gilteritinib, Ibrutinib, Idelalisib, Imatinib, Lapatinib, Larotrectinib, Lenvatinib, Lorlatinib, Midostaurin, Momelotinib, Neratinib Nilotinib, Nintedanib, Osimertinib, Palbociclib, Pazopanib, Pemigatinib, Pexidartinib, Ponatinib, Pralsetinib, Quizartinib, Regorafenib, Reprotrectinib, Ribociclib, Ripretinib, Ruxolitinib, Selpercatinib, Selumetinib, Sorafenib, Sunitinib, Tepotinib, Tivozanib, Trametinib, Tucartinib, Vandetanib, Vemurafenib, Zanubrutinib
Sonstige Enzymhemmstoffe	
GTPase-Inhibitoren	Adagrasib, Sotorasib
HDAC-Inhibitoren	Panobinostat
Hedgehog-Inhibitoren (SMO)	Glasdegib, Sonidegib, Vismodegib
IDH 1/2 Hemmstoffe	Enasidenib, Ivosidenib
Hemmstoffe der Ornithindecarboxylase	Eflornithin

Substanzklasse	Wirkstoffe (INN)
PARP-Inhibitoren	Niraparib, Olaparib, Rucaparib, Talazoparib
Proteasom-Inhibitoren	Ixazomib
Hemmstoffe der γ-Sekretase	Niregacestat
Hemmstoffe von Regulatorproteinen	
BCL-2	Venetoclax
Hemmstoffe von Transportproteinen	
XPO 1	Selinexor
Es sind auch Wirkstoffe gelistet, die zum Zeitpunkt der Manuskripterstellung nicht in Deutschland zugelassen sind (EU-Ausland, USA) HDAC = Histondeacetylase IDH = Isocitratdehydrogenase IMiDs® = Immunmodulatory imide Drugs nmKI = niedermolekulare Kinase-Inhibitoren; Tyrosin- und Serin-/Threoninkinase-Inhibitoren PARP = Poly-(ADP-Ribose-)Polymerase	

Übersichtstabelle oraler Zytostatika.

Merke: Bei oralen Tumortherapeutika ist eine angemessene Beratung und Schulung der Patienten durch den Arzt, den Apotheker und die Pflege entscheidend. Patienten müssen zu Therapiebeginn zwingend mit den Einnahmehinweisen und den möglichen Nebenwirkungen vertraut sein.

1.2.1 Einnahmezeitpunkte

Der korrekte Einnahmezeitpunkt war ein jahrzehntelang unterschätztes Problem. Der Magen selbst ist kein Resorptionsorgan. In ihm werden die Wirkstoffe aus der oralen Darreichungsform (Kapsel, Tablette) freigesetzt.

Dort können sie sich im sauren Magensaft zersetzen, was aber bei der Arzneistoffentwicklung berücksichtigt wird. Allerdings kann es in Abhängigkeit des Füllungszustandes

des Magens zu nachteiligen Reaktionen kommen. Einige Wirkstoffe müssen nüchtern eingenommen werden, da sie sich im Speisebrei, insbesondere bei langer Verweildauer, zersetzen. Oder sie reagieren mit Nahrungsbestandteilen. Calcium- und magnesiumreiche Mineralwässer oder Mineralstoffpräparate (Eisen, Zink) können schwer und/oder langsam lösliche Komplexe mit Wirkstoffen bilden, so z. B. die Bisphosphonate zur Behandlung der Osteoporose oder der tumorbedingten Hyperkalzämie. Auch die antibiotisch wirkenden Gyrasehemmer wie Ciprofloxacin bilden schwer lösliche Calcium- und Magnesiumkomplexe. Ebenso das ITP-Medikament Eltrombopag und die Virustatika Elvitegravir und Ledipasvir.

Merke: Das beste Einnahmemedium für orale Tumortherapeutika ist ein calcium- und magnesium**armes** Wasser (geringer Anteil mehrwertiger Ionen).

1.2.2 Food-Effekte – Einfluss der Nahrung

Es gibt eine ganze Reihe von Wirkstoffen, die unabhängig, also mit oder ohne Nahrung, eingenommen werden können. Man muss sich also keine Gedanken zum Einnahmezeitpunkt machen.

1.2.2.1 Positiver Food-Effekt

Erhöht die gleichzeitige Nahrungsaufnahme die Bioverfügbarkeit (BV) von Wirkstoffen, so spricht man von einem *positiven Food-Effekt*. Das ist zunächst einmal nichts Schlimmes, denn es gibt auch Wirkstoffe, die diesen Effekt unbedingt brauchen. So hat Nintedanib eine Nüchtern-Bioverfügbarkeit von < 5 %, was für ausreichende Wirkspiegel zu gering ist. Nintedanib muss zwingend mit einer Mahlzeit eingenommen werden, damit eine ausreichende Bioverfügbarkeit von ca. 20 % erreicht wird. Das Essen schleppt sozusagen den Wirkstoff mit in das System. Auffälligerweise müssen viele Virustatika für eine ausreichende Bioverfügbarkeit mit der Nahrung eingenommen werden, z. B. Cobicistat (im Fixkombinationspräparat Stribilid®), Dasabuvir, Elvitegravir (im Fixkombinationspräparat Stribilid®), Rilpivirin (im Fixkombinationspräparat Eviplera®), Ritonavir, Tenofovir, Simeprevir, Sofosbuvir. Ein *positiver Food-Effekt* kann die Bioverfügbarkeit von Wirkstoffen aber derart erhöhen, dass toxische Konzentrationen im Blut erreicht werden. Diese Substanzen müssen daher nüchtern eingenommen werden. Zu nennen wären: Erlotinib, Lapatinib, Nilotinib, Pazopanib und Olaparib Hartkapseln. Bei Letzterem liegt es an der Galenik und nicht am Wirkstoff. Die Filmtabletten können zu jeder Zeit eingenommen werden. Die Wirkstoffe mit potenziell toxischem *positiven Food-Effekt* sind in der nachfolgenden Übersichtstabelle mit (BV+) gekennzeichnet, was bedeutet, dass, wenn sie nicht nüchtern eingenommen werden, die Bioverfügbarkeit in toxische Bereiche steigt.

1.2.2.2 Negativer Food-Effekt

Beim *negativen Food-Effekt* bewirkt eine zeitnahe Nahrungsaufnahme eine Verminderung der Bioverfügbarkeit in subtherapeutische Dosen. Ein Einnahmeabstand von 30 Minuten vor einer Mahlzeit ist auf jeden Fall zu gering für ein Medikament, das, aus welchen Gründen auch immer, nüchtern eingenommen werden muss. Der Abstand vor oder nach einer Mahlzeit sollte im Stundenbereich liegen.

Merke: Muss ein Medikament nüchtern eingenommen werden, so sind 30 Minuten vor einer Mahlzeit ein zu geringer Zeitabstand.

Es folgen zwei Übersichtstabellen zu den Einnahmezeitpunkten der Nicht-Kinase-Inhibitoren so wie der nmKI und weiterer Enzym- und Protein-Inhibitoren. Bei einigen Altsubstanzen ist der korrekte Einnahmezeitpunkt nicht bestimmt worden bzw. nicht genau bekannt.

Einnahme mit der Nahrung	Einnahme ohne Nahrung	Egal
Capecitabin[1]	Chlorambucil	Anagrelid
Mitotane[2]	Decitabin/Cedazurin	Azacitidin
Tretionin	Estramustinphosphat	Bexaroten
Trifluridin : Tipiracil (1 : 0,5)[3]	Etoposid[4]	Busulfan
Vinorelbin	Lomustin[8]	Cyclophosphamid[5]
	Melphalan[9]	Fludarabin
	Methotrexat	Hydroxycarbamid
	Tegafur : Uracil (1 : 4)	Idarubicin
	Temozolomid[4]	Lenalidomid
	Tioguanin[4]	Mercaptopurin[6]
		Pomalidomid
		Procarbazin
		Tegafur : Gimeracil : Oteracil (S 1)
		Thalidomid
		Topotecan

Einnahme mit der Nahrung	Einnahme ohne Nahrung	Egal
		Treosulfan[7]
		Trofosfamid[5]

[1] mit der Mahlzeit besser verträglich, deshalb innerhalb 30 Minuten nach einer Mahlzeit
[2] am besten mit fettreicher Mahlzeit
[3] innerhalb 1 Stunde nach einer Mahlzeit
[4] auf nüchternen Magen
[5] dazu ausreichend trinken, keine genauen Angaben zur Mahlzeit in Fachinformation
[6] immer entweder mit oder ohne Mahlzeit, mindestens 1 Stunde vor oder 2 Stunden nach Milchprodukten
[7] mit Milch oder Nahrung besser verträglich
[8] mindestens 3 Stunden nach einer Mahlzeit oder abends vor dem Schlafengehen
[9] mindestens 30 Minuten vor einer Mahlzeit, besser > 1 h; veraltete/nicht aktualisierte Fachinformation

Übersicht zu den Einnahmezeitpunkten der oralen Nicht-Kinase-Inhibitoren („klassische" Zyostatika, Altsubstanzen).

Einnahme mit der Nahrung	Einnahme ohne Nahrung	Egal
Alectinib	Afatinib	Abemaciclib
Alpelisib[1]	Asciminib	Acalabrutinib
Bosutinib	Avapritinib (BV+)	Axitinib
Ceritinib[5]	Cabozantinib (BV+)	Binimetinib
Imatinib	Dabrafenib	Brigatinib
Midostaurin	Erlotinib (BV+)	Capivasertib
Neratinib	Lapatinib (BV+)	Capmatinib
Nintedanib	Nilotinib (BV+)	Cobimetinib
Regorafenib[2]	Pazopanib (BV+)	Crizotinib
Tepotinib	Pexidartinb (BV+)	Dacomitinib
	Pralsetinib (BV+)	Dasatinib
	Trametinib	Duvelisib
		Encorafenib
		Entrectinib

Einnahme mit der Nahrung	Einnahme ohne Nahrung	Egal
		Erdafitinib
		Everolimus[3]
		Fedratinib
		Fruquintinib
		Futibatinib
		Gefitinib
		Gilteritinib
		Ibrutinib[4]
		Idelalisib
		Larotrectinib
		Lenvatinib
		Lorlatinib
		Momelotinib
		Osimertinib
		Palbociclib
		Pemigatinib
		Pirtobrutinib
		Ponatinib
		Quizartinib
		Reprotrectinib
		Ribociclib
		Ripretinib
		Ruxolitinib
		Selpercatinib
		Selumetinib
		Sorafenib[6]
		Sunitinib
		Tivozanib
		Tucatinib

Einnahme mit der Nahrung	Einnahme ohne Nahrung	Egal
		Vandetanib
		Vemurafenib
		Zanbrutinib
Sonstige (Enzym-)Inhibitoren		
Venetoclax	Ixazomib	Adagrasib
	Olutasidenib	Eflornithin
	Sonidegib (BV+)	Enasidenib
		Glasdegib
		Ivosidenib
		Nirogacestat
		Niraparib
		Olaparib
		Panobinostat
		Rucaparib
		Selinexor
		Sotorasib
		Talazoparib
		Tazemetostat
		Vismodegib

1 unmittelbar nach Mahlzeit
2 nach leichter Mahlzeit
3 immer entweder mit oder immer ohne Mahlzeit
4 keine genauen Angaben zur Mahlzeit in FI (BV+)
5 Die Mahlzeit kann von einer leicht bis hin zu einer vollwertigen Mahlzeit variieren.
6 unabhängig von Mahlzeit oder zusammen mit einer leicht oder mäßig fettreichen Mahlzeit, bei fettreicher Mahlzeit mindestens 1 Stunde vor oder 2 Stunden nach der Mahlzeit
(BV+) = muss nüchtern eingenommen werden, sonst steigt die Bioverfügbarkeit in toxische Bereiche

Übersicht zu den Einnahmezeitpunkten der oralen Enzymhemmstoffe.

Hormonpräparate

Einnahme mit der Nahrung	Einnahme ohne Nahrung	Egal
Darolutamid	Abirateron (BV+)	Anastrozol
Elacestrant		Apalutamid
		Bicalutamid
		Enzalutamid
		Exemestan
		Letrozol
		Relugolix
(BV+): muss nüchtern eingenommen werden, da mit der Nahrung die Bioverfügbarkeit steigt		

Übersicht zu den Einnahmezeitpunkten der oralen Hormonpräparate.

Eine Aktualisierung zu den Einnahmezeitpunkten ist unter den Beratungstools auf der Internetseite der Deutschen Gesellschaft für Onkologische Pharmazie (DGOP) zu finden (https://www.orale-krebstherapie.de/fuer-fachkreise/beratungstools/). Dort findet sich auch eine Übersicht zu problembehafteten Kombinationen von oralen Zytostatika und ausgewähltem Obst, in erster Linie mit Grapefruit und verwandten, Furanocoumarine enthaltende Früchte (siehe auch Lit. 2).

1.2.3 Weitere Nahrungs- und Bioverfügbarkeitsphänomene

Auch bei diversen „klassischen" Zytostatika (Nicht-Kinase- und Enzym-Inhibitoren) finden sich Bioverfügbarkeitsprobleme bei der Einnahme mit oder ohne Nahrung. Während Chlorambucil eine Bioverfügbarkeit (BV) von 70–80 % aufweist, kommt es zu einer verzögerten Resorption durch gleichzeitige Nahrungsaufnahme um 10–20 %. Die resultierende AUC sinkt ebenfalls um 10–20 %. Daher sollte Chlorambucil nüchtern eingenommen werden. Die Fachinformation Leukeran® empfahl bis min. 2012 die Einnahme mindestens eine halbe Stunde vor der Mahlzeit. Diese „merkwürdige" halbe Stunde, die sich bei diversen anderen Arzneimitteln (Melphalan Filmtabletten, ältere Nicht-Zytostatika), die ebenfalls nüchtern eingenommen werden müssen, findet, ist aber niemals systematisch untersucht worden. Gemäß des deutschen Arzneibuchs müssen nicht-modifizierte Oralia (Nicht-Retardtabletten oder -kapseln) binnen 30 Minuten im sauren Magensaft zerfallen. Der Magen ist aber, wie erwähnt, kein Resorptionsorgan. Erst nach der Passage in den Dünndarm findet die Resorption statt. Aus heutiger Sicht ist eine Magen-Darm-Transitzeit (MDT) von ca. 30 Minuten selbst für schnell zerfallende Tabletten dramatisch unterschätzt. So wird bei gesunden (!) Menschen für reine Getränke auf Wasserbasis eine MDT von 0 bis 1 Stunde angegeben. Die Fachinformation von Leukeran® wurde den Erkenntnissen angepasst. Seit 2016 ist zu lesen: *Durch eine Einnahme der Leukeran 2 mg Filmtabletten unmittelbar nach einer Mahlzeit wird die Resorption des Wirkstoffs verzögert und insgesamt auch verringert. Daher wird empfohlen, die Tabletten mindestens eine Stunde vor dem Essen bzw. drei Stunden nach dem Essen einzunehmen.* Ähnlich dem Chlorambucil verhält es sich mit Melphalan. Die Nüchtern-BV beträgt ca. 85 % und sinkt bei zeitnaher Nahrungsaufnahme auf 58 %. Hinzu kommt, dass die Resorption von Melphalan durch Aminosäuren, insbesondere L-Leucin, vermindert wird. Leucinreiche Lebensmittel sind beispielsweise Weizenkeime, Thunfisch, Erdnüsse, Lachs, Rindfleisch, Filet, Kichererbsen, Hüttenkäse und unpolierter Reis. Patienten sollten leucinreiche Lebensmittel daher während der oralen Melphalantherapie meiden und die Substanz aus Gründen der drastisch sinkenden BV nüchtern einnehmen.

Wird Procarbazin gleichzeitig mit tyraminreicher Nahrung (Käse, eingelegter Hering, Hefeextrakte) eingenommen, kommt es bei Patienten zu klinisch relevanten hypertensiven Krisen, schlimmstenfalls auch zu einem Serotoninsyndrom.

Problematisch ist auch Etoposid, denn neben inter- und intraindividuellen Schwankungen hängt die Bioverfügbarkeit hier von der eingenommenen Dosis ab. Wird die Dosis schrittweise von 100 mg auf 600 mg per Einzelgabe erhöht, so erfolgt keine analoge Erhöhung der AUC, sondern diese sinkt disproportional. In der Konsequenz muss die Antwort auf die Patientenfrage: *„Ich habe heute Morgen vergessen, meine Etoposidtabletten einzunehmen. Soll ich heute Abend die doppelte Menge einnehmen?"* entschieden *„Nein"* heißen.

Orales Treosulfan darf im Fall von Schluckbeschwerden keinesfalls auf ein mit Wasser gefülltes Glas aufgestreut werden. Es kommt unverzüglich zur Abspaltung kleiner Mengen Methansulfonsäure, die der gesamten Flüssigkeit sofort einen pH-Wert von 1 verleiht.

Neben Enzymhemmstoffen und Induktoren des Zytochrom-P-450-Isoenzyms 3A4 (CYP P-450 3A4) kann auch der Genuss von Tabak für eine Enzyminduktion sorgen. So bewirkt gleichzeitiges Rauchen bei einer Erlotinib-Einnahme eine erhöhte Clearance, wodurch die Serumkonzentration erniedrigt wird.

Patienten sollte unbedingt nahegelegt werden, bei oraler medikamentöser Tumortherapie auf eine begleitende Selbstmedikation zu verzichten (siehe dazu auch Teil Grundlagen Abschnitt Wechselwirkungen) oder diese bei ihrem Arzt oder Apotheker zumindest zu erfragen.

Nebenwirkungen

Um Compliance-Probleme zu vermeiden, müssen Patienten aber ebenso auf mögliche Nebenwirkungen vorbereitet werden. So kommt es bei niedermolekularen Kinase-Inhibitoren zu anderen Toxizitäten als bei i.v. applizierten Zytostatika. Diese arzneimittelinduzierten Toxizitäten müssen als solche erkannt und zugeordnet werden können.

Hier ist an erster Stelle die *Diarrhö* zu nennen. Diarrhö muss definiert und dem Patienten erklärt werden, denn das Auftreten dieser Nebenwirkung hat (Handlungs-)Konsequenzen. So muss die Einnahme des die Diarrhö auslösenden Medikaments gestoppt und es muss mit der Einnahme von Loperamid nach einem festgelegten Schema begonnen werden. Weiterhin muss der behandelnde Arzt informiert werden (siehe auch Teil Nebenwirkungen Abschnitt Gastrointestinale Toxizität). Der Beratende (Arzt, Apotheker, Pflegende, PTA etc.) tut gut daran, sich davon zu überzeugen, dass der Patient das verstanden hat. Ein einfaches: *„Ja"* auf die Frage *„Haben Sie das verstanden?"* ist erfahrungsgemäß nicht ausreichend. Auch die *„klassische" Myelosuppression*, wie sie beim Einsatz von nmKI und diversen anderen Enzym-Inhibitoren eintreten kann, oder die *Kardiotoxizität* diverser nmKI müssen von den in die Patientenführung eingebundenen Personen beachtet werden. *Thyreotoxizität* wird unter hinreichend langer Gabe diverser nmKIs gesehen. Nach der Erstbeschreibung unter Sunitinib zeigen auch unter Axitinib, Dasatinib, Imatinib, Nilotinib, Pazopanib, Sorafenib und Vandetanib thyreotoxische Effekte. Ein Klasseneffekt antiangiogener Substanzen ist eine *Blutdruckerhöhung*, die sekundär in einer Herzinsuffizienz münden kann, sowie die *Lebertoxizität*. Hepatozyten sind reich an EGF-Rezeptoren. Wird der Rezeptor durch einen EGFR-Antagonisten gehemmt, so wird auch der Transport der Gallensalze deutlich vermindert und man sieht das Erscheinungsbild eines Ikterus. Diese Rezeptorenhemmung auf Hepatozyten kann auch für den Untergang von Leberzellen verantwortlich sein, was sich durch eine zunächst asymptomatische Transaminasenerhöhung zeigt, jedoch zu einer Hepatitis führen kann. Eine Transaminasenerhöhung tritt im Übrigen relativ häufig innerhalb der ersten 3 Monate auf.

Es gilt daher – je nach Medikament – das Herz, den Blutdruck, die Leber oder zusätzlich weitere Organe zu kontrollieren, gegebenenfalls interventionell zu behandeln oder die Medikation aus- oder abzusetzen. Auch wenn der Patient das Rezept von seinem Arzt, der ihn aufklärt und unterweist, bekommen hat, so stehen die Patienten bei beginnenden Nebenwirkungen meist vor der Pflege oder in der Apotheke. Daher ist bei allen Beteiligten Sachkunde bezüglich der Patientenberatung und -unterweisung nötig und setzt das Erkennen dieser neuen, z. T. bedrohlichen Nebenwirkungen voraus.

Dennoch zeigt eine Studie, dass 96 % der Patienten, wenn sie gut beraten und gut geführt sind, ihre oralen Krebstherapien gewissenhaft und vorschriftsmäßig einnehmen [1].

Literatur

1. Rough A, MacLeod A, Cassidy J et al (2004) Questionnaire audit assessing compliance in colon cancer patients (pts) taking adjuvant capecitabine (X) as part of the X-ACT trial. Ann Onk 15 (Supp 3): iii75 (Abstract 283P)
2. Bailey, D.G., Dresser, G., Arnold, JMO (2013) Grapefruit–medication interactions: Forbidden fruit or avoidable consequences? CMAJ 185(4) | DOI:10.1503/cmaj.120951

1.3 Lokoregionale Applikation

1.3.1 Intraarteriell

Die intraarterielle Infusion findet z. B. Anwendung bei hepatozellulären Karzinomen, hepatischen Metastasen anderer Primärtumoren, Sarkomen und malignen Melanomen. Voraussetzung für diese Applikationsart ist ein chirurgisch angelegtes Katheter- oder Portsystem, über welches dann meist mittels einer Pumpe, die den arteriellen Druck überwinden kann, die Applikation erfolgt. Eine Spezialform der IA-CTX (intraarteriellen Chemotherapie) ist die Perfusion des Auges mit Melphalan bei Patienten mit Retinpoblastom. Diese Art der Therapie kann eine Exstirpation des Bulbus Oculi und damit eine Erblindung vermeiden.

Chemoembolisation der Leber: Zusätzlich zu den Zytostatika werden Gelatine- oder Stärkepartikel infundiert, die im Kapillarsystem der betroffenen Arterie eine temporäre Embolie ausbilden. Dadurch wird die Ausschwemmung der Zytostatika vermindert und eine höhere Tumorkonzentration und -einwirkzeit erzielt. Eine Weiterentwicklung sind mit Wirkstoff beladene Mikrosphärenkugeln, die diesen langsam freigeben, sog. DC Beads, für die transarterielle Chemoembolisation (TACE). Die derzeit gängigsten Beads enthalten Doxo-/Epirubicin oder Irinotecan (siehe auch Teil Grundlagen Abschnitt Weitere Chemotherapieformen).

Gliedmaßenperfusion: Bei der Gliedmaßenperfusion wird ein lokaler Tumorbezirk innerhalb einer Extremität über eine Art extrakorporalen Kreislauf kontinuierlich mit Zytostatika durchspült, wobei das venöse Blut gesammelt und nach Aufarbeitung arteriell wieder zugeführt wird. Dabei wird das Blut mit den Zytostatika aufgeheizt (siehe Teil Grundlagen Abschnitt Hyperthermiebehandlung).

1.3.2 Chemosaturation/Chemofiltration

Bei der Chemosaturation mit Chemofiltration handelt es sich um eine Organperfusion mit bis zu 100-facher Zytostatikadosis i. Vgl. zur sytemischen Therapie. Salopp gesprochen handelt es sich um eine lokoregionale Therapie mit Absaugung, wobei nach der Perfusion eine Chemofiltration der CTX und Elimination aus dem Körper erfolgt.

Folgende Organe und Körperteile können chemosaturiert werden:

- Extremitäten (Arm, Bein)
- Brustkorb (Lungen, Thoraxwand und Kopf)
- Abdomen (Bauch)
- Becken
- Leber

Als ein weiteres Beispiel der lokoregionalen CTX sei an dieser Stelle noch die ITP-F = Isolierte Thoraxperfusion mit Chemofiltration, wie sie z. B. beim Pleuramesotheliom zur Anwendung kommt, erwähnt.

Hilfsmittel zur intraarteriellen Infusion/Perfusion: Die intraarterielle Perfusion erfolgt unter Druck mittels eines sogenannten Perfusors. In diesen wird eine Perfusorspritze eingespannt. Damit ist eine bestimmte Infusionsrate programmierbar und eine kontinuierliche Infusion auch gegen den arteriellen Druck möglich. Grundsätzlich ist mittels eines Perfusors eine kleinvolumige (50–60 ml) infusionsratengesteuerte (Dauer-)Infusion möglich.

1.3.3 Intraperitoneal

Bei einer Peritonealkarzinose oder Karzinose des Bauchfells (*Carcinosis peritonei oder Peritonitis carcinomatosa*) haben bösartige Tumorzellen das Bauchfell (Peritoneum) flächig befallen. In der Regel handelt sich dabei um Metastasen anderer im Bauchraum gelegener Tumore oder es sind Tumore mit Begrenzung auf den Bauchraum, wie z. B. das Ovarialkarzinom, kolorektale Tumore, Mesotheliome und Melanome. Die Zytostatika sollen sich möglichst gleichmäßig in der Bauchhöhle verteilen, um alle Tumorzellen zu erreichen. Peritoneale Verwachsungen sind daher eine Kontraindikation für eine i.p. Gabe. Die Wirkstoffe verweilen für eine gewisse „Spülzeit" in der Peritonealhöhle und werden nach dieser Einwirkzeit entfernt.

Merke: Solange die Peritonealkarzinose besteht, gelangen die Zytostatika auch in den systemischen Kreislauf und können dort typische Nebenwirkungen und Organschäden verursachen (z. B. Nephrotoxizität durch i.p. Cisplatin).

Der Zugang in das Peritoneum erfolgt entweder über einen Tenckhoff-Katheter oder über ein Portsystem. Die zu applizierenden Arzneimittel werden in großen Volumina (1–2 Liter) gelöst oder den körperwarm laufenden Infusionen im Bypass zugespritzt. Die heutzutage am häufigsten intraperitoneal eingesetzten Substanzen sind:

- Cisplatin
- Mitomycin C
- Doxorubicin
- Carboplatin
- Oxaliplatin

1.3.4 Hypertherme intraperitoneale CTX – HIPEC und PIPAC

1.3.4.1 HIPEC

Die intraperitoneale Gabe von Zytostatika unter erhöhter Temperatur (39–45°C) wird als HIPEC bezeichnet. Sie kann als offenes oder geschlossenes Verfahren durchgeführt werden. Durch die Hyperthermie wird das Tumorgewebe ebenfalls erwärmt, und es kommt zu einer erhöhten Empfindlichkeit des Tumorgewebes gegenüber dem Zytostatikum. Ein weiterer Effekt der Hyperthermie soll sein, dass Tumorzellen dadurch vom Immunsystem des Körpers besser erkannt und durch Abwehrmechanismen bekämpft werden können. Auch bei der HIPEC erfolgt eine Drainage nach einer gewissen Einwirkzeit.

1.3.4.2 PIPAC

Bei der hyperthermen intraperitonealen Druck-Aerosolchemotherapie PIPAC (Pressurized Intraperitoneal Aerosol Chemotherapy) werden die Zytostatika im geschlossenen Bauchraum vernebelt.

Man kann die PIPAC auch als geschlossene HIPEC unter Aerosolierung bezeichnen. Durch dieses Vernebeln erhofft man sich eine bessere/optimierte intraabdominelle Arzneistoffverteilung. Durch Aufblähen des Bauchraums mit Luft oder CO2 kann der Abstand zusammen liegender / eng anliegender Organe vergrößert werden und eine optimale Dispergierung der Wirkstofflösungen erreicht werden. Für die Pleurakarzinose kann ein der PIPEC analoges Verfahren angewendet werden. Es wird als PITAC (Pressurized Intrathoracic Aerosol Chemotherapy) bezeichnet.

Hilfsmittel zur intraperitonealen Gabe: Tenckhoff-Katheter, Portsystem, Infusionszubehör (Zu-, Ablaufkatheter), hypertherme Pumpe (HIPEC/PIPEC) Vernebler, Luft-/Gas-Insufflator (PIPEC).

1.3.5 Intrathekal, intraventrikulär

Die Indikation einer intrathekalen Gabe ist primär die Prophylaxe (gegebenenfalls die Therapie) von ZNS-Metastasen vor allem bei Leukämien (*Meningiosis leucaemica, Meningoencephalomyelopathica leucaemica*). Die Blut-Hirn-Schranke ist für die meisten Zytostatika nicht oder zumindest nicht nennenswert passierbar. Die Applikation erfolgt in der Regel in Form einer Lumbalpunktion (LP) zwischen dem 4. und 5. Lendenwirbel (Abbildung unterhalb). Mittlerweile weiß man, dass Substanzen wie Topotecan die Blut-Hirn-Schranke passieren können und damit auch systemisch ihre Wirksamkeit entfalten können.

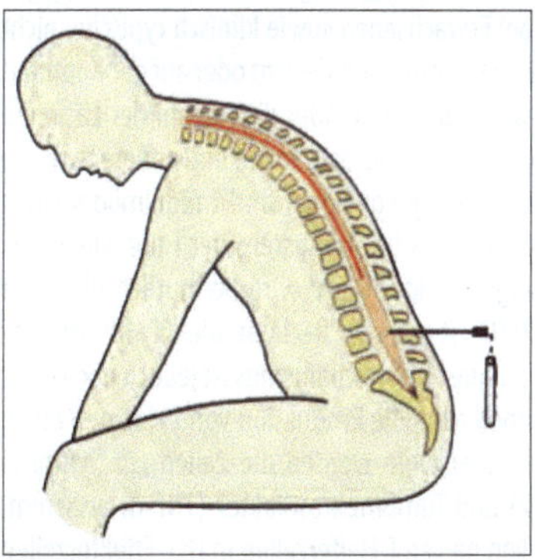

Lumbalpunktion zur intrathekalen Gabe von Zytostatika.

Für planbare, häufige Lumbalpunktionen kann ein sogenanntes Ommaya-Reservoir gelegt werden. Es handelt sich um ein Ventrikelkathetersystem mit Katheterzugang in einen Seitenventrikel des Gehirns.

Bei der intrathekalen Gabe werden Volumina bis zirka 2 ml gut vertragen. Bei größeren Volumina muss vor der Applikation eine entsprechende Menge an CSF entnommen werden. Wegen der Gefahr neurotoxischer Nebenwirkungen ist auf Abwesenheit von Konservierungsmitteln in den Zytostatika-/Arzneimittellösungen zu achten. Substanzen zur intrathekalen Applikation sind Cytarabin, Methotrexat sowie Kortikosteroide wie Dexamethason oder Prednisolon (keine Kristallsuspensionen!).

Hilfsmittel zur intrathekalen Gabe: Spinalkanüle, Spritzen (meist Tuberkulinspritzen)

1.3.6 Intravesikal

Indikation ist das oberflächliche Blasenkarzinom, adjuvant zur Chirurgie oder auch in der palliativen Situation. Die Applikation erfolgt als Instillation über einen Blasenkatheter. Die Lösung sollte zirka 1–2 Stunden in der Blase verbleiben (~ 30–60 ml!) und unter Lageveränderung des Patienten sollte für eine gute Verteilung in der Blase gesorgt werden. Die wichtigsten Substanzen zur intravesikalen Applikation sind:

- Mitomycin C
- BCG-Vakzine
- Doxorubicin
- Epirubicin

Hilfsmittel zur intravesikalen Gabe: Blasenkatheter

1.3.7 Topische Applikation auf die Haut

Zur topischen Applikation gibt es derzeit nur drei Präparationen in Deutschland.

Efudix® (Fluorouracil) ist als Salbe zur Behandlung von prämalignen Veränderungen und oberflächlichen Basaliomen in strahlengeschädigter Haut indiziert, deren Lokalisation oder Ausdehnung eine Bestrahlung oder Operation problematisch erscheinen lässt.

Imiquimod ist ein Immunmodulator, der, neben äußerlichen Feigwarzen, die Zulassung gegen kleine superfizielle Basalzellkarzinome bei Erwachsenen sowie klinisch typische, nicht hyperkeratotische, nicht hypertrophe aktinische Keratosen im Gesicht oder auf der Kopfhaut bei immunkompetenten Erwachsenen hat, wenn die Größe oder die Anzahl der Läsionen die Wirksamkeit und/oder die Akzeptanz einer Kryotherapie begrenzen und andere topische Behandlungsmöglichkeiten kontraindiziert oder weniger geeignet sind. Imiquimod zerstört die Viren und Krebszellen nicht, sondern aktiviert das Immunsystem der Haut. Qualitativ beobachtet man eine provozierte Entzündungsreaktion. Diese wird vermutlich über den sog. Toll-like-Rezeptor 7 (TLR7) vermittelt. TLR7 ist ein Oberflächenmolekül von Immunzellen, insbesondere von Makrophagen. Der genaue Wirkmechanismus ist jedoch noch nicht vollständig geklärt. In vitro stimuliert Imiquimod auch die Produktion von Zytokinen durch Makrophagen und andere Immunzellen. In erster Linie werden die Zellen zur Synthese von Interferon (IFN-α), Interleukin-12 (IL-12) und Tumornekrosefaktor (TNF-α) angeregt. Außerdem soll Imiquimod die Umwandlung von naiven T-Helferzellen in Th1-Effektorzellen unterstützen. Im Effekt ergibt sich eine antivirale und antitumorale Aktivität.

Chlormethin (Syn. Mechlorethamin, Stickstoff-Lost, N-Lost) war einer der ersten zugelassenen zytostatischen Wirkstoffe. Die Substanz ist sehr reaktiv (die Injektionslösung hält max.

1 h!) und gefürchtet bei Paravasation. Als Senfgasabkömmling ist sie blasenziehend und nekrotisch. Chlormethin ist als Mustargen® Ende der 1990er-Jahre vom deutschen Markt verschwunden. Im Jahr 2017 hat es als tiefgefrorenes Gel (minus 15 bis minus 25°C) zur topischen Behandlung von kutanem T-Zell-Lymphomen des Typs Mycosis fungoides bei Erwachsenen (MF-CTCL) eine europäische Zulassung erhalten. Pro Gramm Gel sind 160 µg des Alkylans enthalten. Nach dem Auftauen des Gels ist dieses bei 2–8°C 60 Tage lang stabil. Chlormethin verursacht bei Hautkontakt Reizungen. Schleimhäute oder die Augen dürfen damit nicht in Kontakt kommen. Ein direkter Augenkontakt verursacht Schmerzen, Brennen, Entzündungen, Photophobie und Sehstörungen. Es können Erblindung und schwere irreversible Augenschäden des vorderen Augenabschnitts auftreten. Patienten sollen sich das Gel auf die CTLC-Läsionen schmieren und müssen sich danach gründlich die Hände waschen. Bis das Gel getrocknet ist, dürfen die Patienten nicht in die Nähe von Feuer oder Flammen kommen und sie dürfen nicht rauchen. Das ungetrocknete Gel ist entzündlich. Pflegende werden angewiesen, zur Applikation Einmalhandschuhe aus Nitril zu verwenden.
Hilfsmittel zur topischen Applikation: Schutzhandschuhe, Spatel

1.4 Abschließende Bemerkungen zu Infusionen

Es sollte mittlerweile Standard sein, Infusionsbestecke mit Trägerlösung zu entlüften und auch nachzuspülen. Durch Beschickung des Infusionsbestecks mit inerter Trägerlösung und folgendem Anstechen der Zytostatikainfusion wird die Gefahr des „Kleckerns" mit Zytostatika auf Haut, Kleidung oder Gegenstände umgangen (Personen- und Umgebungsschutz). Der Rauminhalt von 20 ml/Infusionsbesteck ist ein realistischer Wert. Wird z. B. eine Kurzinfusion von 100 ml Volumen mit Infusionsbesteck ohne Nachspülen vom Patienten getrennt, ist dieser um 20 % unterdosiert! Eine Dosierungsrundung von ± 5 % liegt im üblichen Toleranzbereich. 10 % Dosisabweichung vom Soll macht sich klinisch bemerkbar. 20 % liegen außerhalb der Toleranz jeglicher Qualitätskriterien. Durch das Nachspülen der Infusionsbestecke kommt der Patient näher an seine 100-%-Solldosis und es fällt weniger Sondermüll an. Mit ein wenig Training lassen sich aber die genannten Probleme umgehen. Hier sei folgende Handhabung vorgeschlagen:

- Tropfregler ganz zudrehen
- (leeren) Infusionsbeutel oder Flasche vom Infusionsständer nehmen
- Flasche oder Beutel wenden, sodass diese nicht tropfen können
- Infusionsbesteck diskonnektieren und Flasche oder Beutel in vorher bereitgestellten Entsorgungsbehälter entsorgen
- am Einstichdorn eventuell anhaftende Flüssigkeitstropfen mit einer sterilen Kompresse abwischen und diese entsorgen
- die vorher bereitgestellte und desinfizierte Trägerlösungsflasche (Inhalt von 100 ml ausreichend) mit dem Infusionsbesteck einstechen

- Infusionsbesteck mit dieser Trägerlösung spülen (Entlüftung nicht notwendig, da noch mit einer Restmenge der Zytostatikalösung befüllt, siehe oben)
- nach Infusionsende ungetrennt entsorgbar (höchstens niedrig kontaminiert)

Der Vollständigkeit halber bliebe noch zu erwähnen, dass für diverse Zytostatika oftmals eine Venenspülung obligat ist (z. B. Vinorelbin, Anthrazykline). Mittlerweile gibt es auch Infusionsbeutel mit integriertem Infusionsschlauch. Diese Systeme entleeren sich vollständig „patientennah", es verbleiben minimale Mengen an Restlösung im System. Zur Applikation von (obligaten) Spüllösungen muss immer das gesamte System gewechselt werden. Eine weitere Möglichkeit, Zytostatikaverwurf zu minimieren, ist die Verwendung von Multi-Zugang-Infusionssystemen. Die Zytostatikainfusionen können komplett leerlaufen und ohne Umstecken oder Systemtrennung kann mit Trägerlösung nachgespült werden (Abbildung unterhalb).
Das oben beschriebene Verfahren des Umsteckens ist aus Personenschutzgründen von der Berufsgenossenschaft (BGW) nicht gern gesehen. Verbleibende Reste sind jedoch therapeutisch relevant (siehe auch Der vergessene Rest – Totvolumina bei Kurzinfusionen, in: Bulletin zur Arzneimittelsicherheit, Ausgabe 2, Juni 2015 [https://www.bfarm.de/SharedDocs/Downloads/DE/Arzneimittel/Pharmakovigilanz/Bulletin/2015/2-2015.html; aufgerufen am 23.2.2021]). Eine technische Lösung stellen die erwähnten Multi-Access-Systeme oder Piggyback-Infusionen dar. Hierbei handelt es sich um eine Sekundärinfusion, die nur die Spüllösung (gleiche Trägerlösung wie die des Arzneistoffs) enthält. Die Piggyback-Infusion wird über ein Y-Stück an die Infusionsleitung der Primärinfusion (Arzneimittelinfusion) angeschlossen. Diese kann bis zum Verbindungsstück ganz leerlaufen. Nach Abschluss der Primärinfusion erfolgt das Nachspülen mittels der Sekundärinfusion, ohne dass ein Umstecken nötig ist. Sofern korrekt durchgeführt, ist dieses Nachspülen die beste Methode, um einen Wirkstoffverlust im Sinne einer Unterdosierung vorzubeugen. Darüber hinaus verbleibt ein minimal mit Wirkstoff belastetes Infusionsbesteck anstatt einer hoch konzentrierten Wirkstofflösung.

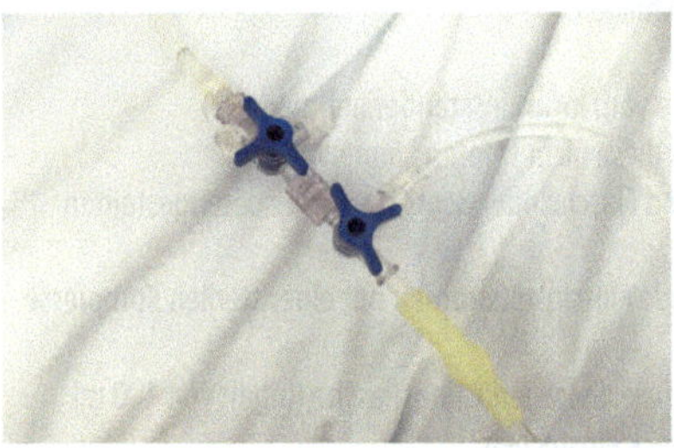

Multi-Zugang-Infusionssystem.

1.5 Applikation von Zytostatika unter pflegerischem Aspekt

Mirko Laux, Sabine Gärtner, Rolf Bäumer, Rita Bodenmüller-Kroll

Die Anwendung von Katheter-, Port- und Pumpensystemen soll von Pflegenden sicher durchgeführt werden können, da Probleme in der fachgerechten Durchführung der ärztlich angeordneten Therapien fatale Folgen für die Patienten nach sich ziehen können. Außerdem hat das Pflegepersonal auch häufig die Schulung des Patienten für die häusliche Versorgung zu übernehmen. Sie müssen dem Patienten, Angehörigen oder ambulanten Pflegekräften die Handhabung und den Gebrauch der Systeme in verständlicher Form erklären und Hilfestellung bei Problemen leisten.
Im Umgang mit Katheter- und Pumpensystemen sollten sich Pflegende Kenntnisse im Gebrauch der Systeme aneignen, Standards und Richtlinien zur Handhabung entwickeln und einhalten und die Information und Schulung von Patienten übernehmen und überprüfen.

1.5.1 Zentralvenöse Kathetersysteme

Vorteile von venösen Kathetersystemen sind:

- weniger schmerzhafte Venenpunktionen
- Vermeidung strangförmiger Verhärtungen der Venen
- verbesserte Mobilität des Patienten
- verkürzte Krankenhausaufenthalte
- Steigerung der Lebensqualität
- ambulante Behandlung möglich

Indikationen aus therapeutischer Sicht sind:

- schlecht zugängliche oder vorgeschädigte Venen
- voraussichtlich längere zytostatische Therapie
- dosisintensivierte Chemotherapie
- intravenöse Schmerztherapie
- parenterale Ernährung
- Antibiotika-/Antimykotikatherapie
- Transfusionen
- häufige diagnostische Blutentnahmen

Unter den zentralvenösen Kathetern kommt dem ZVK (Subklavia-Jugularis-Katheter) die wichtigste Rolle zu. Er ermöglicht Behandlungskonzepte, die über periphere Venen nur schwer möglich wären. Die Anlage erfolgt nach Aufklärung des Patienten durch den Arzt, das Pflegepersonal leistet Unterstützung zum Abbau von möglichen Ängsten. Nach der Anlage erfolgt die Lagekontrolle mittels Sonografie oder Röntgen. Der sterile Verbandwechsel an der Hauteintrittstelle wird alle 1–2 Tage je nach Standard der Abteilung durchgeführt.

Grundsätzliches:

- täglich Inspektion des Verbandes
- bei Fixomull®-Verband: täglich Inspektion und Palpation der Einstichstelle
- bei Patienten mit Bewusstseinstrübung, Neutropenie, Immunsuppression: täglich Verbandwechsel
- Verbandwechsel bei Verschmutzung, Durchfeuchtung und Ablösung des Verbandes oder alle 7 Tage
- alle Einstichstellen werden unter sterilen Bedingungen verbunden (Non-Touch-Technik oder sterile Handschuhe)
- nicht über der Einstichstelle sprechen, da es zu Keimbesiedlung kommen kann
- Händedesinfektion
- Hautdesinfektion
- bei Druckschmerz, Fieber, unklarer Genese oder Sepsis: Verband entfernen und Inspektion der Einstichstelle
- bei Infektionszeichen: Zugang nach Rücksprache mit dem Arzt entfernen und dokumentieren
- bei Sekretaustritt/Belag: Wundabstrich in Absprache mit dem Arzt
- Bei Verbänden mit Biopatch®(Chlorhexidingetränkte Plättchen) kann der Verbandwechsel nach 5–7 Tagen erfolgen, die tägliche Inspektion und Druckdolenzprüfung wird beibehalten.

Material:
Folienverband, sterile Watteträger oder sterile Kompressen, Tupfer, sterile Pinzette und Schere oder sterile Handschuhe, Einmalhandschuhe, Hautdesinfektionsmittel, Händedesinfektionsmittel, Abwurf
Durchführung:

- Händedesinfektion
- Einmalhandschuhe anziehen
- Verband abnehmen, danach Handschuhe ausziehen
- Händedesinfektion
- Hautdesinfektion
- mit sterilem Watteträger Einstichstelle säubern (von der Einstichstelle nach außen wischen)
- neuen Verband anbringen
- bei nicht angenähtem ZVK Zügel anlegen

Merke:

- Haut- und Händedesinfektion laut Herstellerangaben der angewendeten Desinfektionsmittel
- bei gesichtsnahen Verbänden Patienten vor dem Einatmen alkoholischer Desinfektionsmittelaerosole schützen
- bei Verwendung anderer Verbandstoffe entsprechende Dokumentation
- kein Aufbringen von antibakteriellen Salben

Grundsätzlich sind alle Manipulationen am System unter strenger Beachtung der Antiseptik durchzuführen. Vor jeder Manipulation sollte eine Inspektion der Einstichstelle auf Rötung/Sekretaustritt erfolgen.
Die *Spülung des ZVK* wird wie folgt durchgeführt:

- hygienische Händedesinfektion
- sterile Handschuhe anziehen
- Tupfer unterlegen, Katheterschenkel abklemmen, Verschlusskonus entfernen
- Katheteransatzstück mit alkoholischem Desinfektionsmittel einsprühen
- Katheterblockung mit 5-ml-Spritze abziehen
- Spüllösung pro Katheterschenkel
- 1 Spritze mit 10 ml NaCl 0,9 %
- 1 Spritze mit mindestens 5 ml physiologischer Kochsalzlösung (Kein Heparin! Cave: HIT II)
- Katheter abklemmen, neuer Verschlusskonus

Wichtig ist, dass nur 5-ml- bzw. 10-ml-Spritzen verwendet werden. Wird der ZVK nicht genutzt, erfolgt eine Spülung jeweils nach Blutentnahme. Nach Blutentnahme soll mit 20 ml NaCl 0,9 % gespült werden.
Bei Infektionszeichen muss der Arzt informiert werden. Keine Spülung bei Widerstand im Katheter.
Zum Gebrauch des Systems wird ein 3-Wege-Hahn montiert, dieser wird wie alle anderen Infusionssysteme alle 24 Stunden gewechselt.
Die *Katheterinfektion* ist eine der häufigsten Komplikationen, deren Entstehung auch durch nicht sterile Handhabung entstehen kann. Anzeichen sind Fieber und Schüttelfrost bis hin zum septischen Schock. Der Patient sollte engmaschig überwacht werden; es erfolgt eine Blutabnahme für periphere und zentrale Blutkulturen; sofortige systemische Gabe von Antibiotika ist angezeigt und bei bestehender Symptomatik trotz Antibiotikawechsel muss ein Entfernen des Kathetersystems in Betracht gezogen werden.
Die *Venenthrombose* entsteht durch nicht zentrale Lage des Katheters, bei erhöhter Thromboseneigung eines Patienten und durch die Verabreichung ätzender Substanzen. Anzeichen

sind eine Schwellung des Armes, eine livide Verfärbung und die Bildung eines Umgehungskreislaufes. Aspiration und Injektion sind nicht mehr möglich. Die Behandlungsmöglichkeiten sind Heparinisierung, Fibrinolyse, eine chirurgische Thrombektomie und die Entfernung des Systems.

Die *Embolie* entsteht durch einen Thrombus oder Luft, der Patient reagiert mit Dyspnoe, Unruhe, Tachykardie, thorakalen Schmerzen, Schocksymptomatik bis hin zum Herz-Kreislauf-Stillstand. Intensive Überwachung des Patienten, Bettruhe, Analgesie und eventuell Sedierung, Gabe von Sauerstoff, Heparinisierung oder eine Lysetherapie sind hier sofort einzuleitende Maßnahmen.

Bei der *Dislokation* liegt der Katheter nicht mehr zentral, Aspiration und Injektion sind nicht mehr möglich, eventuell liegt eine Armschwellung vor. Die adäquate Maßnahme liegt hier im Katheterwechsel.

1.5.2 Implantierbare Systeme – venöses Portsystem

Die Entscheidung für oder gegen ein implantierbares Kathetersystem muss individuell beurteilt und mit jedem Patienten besprochen werden. Die Akzeptanz des Systems durch den Patienten ist Voraussetzung zur Anlage eines Portsystems. Der Vorteil gegenüber zentralvenösen Kathetern, die aus der Haut austreten, liegt sicher in der längeren Liegezeit des Systems, dem deutlich besseren kosmetischen Ergebnis, der Erhöhung der Bewegungsfreiheit und dem komplikationslosen Umgang beim Nichtgebrauch des Systems.

> Zur Verbesserung der Patientenakzeptanz sind bei verschiedenen Firmen Patientenbroschüren zur Information erhältlich, hilfreich kann auch die Herstellung eines Kontaktes zu Mitpatienten sein, die bereits ein solches System tragen.

Die Aufklärung über die Anlage des Systems erfolgt durch den betreuenden Arzt, aber gerade hier haben die Pflegekräfte einen entscheidenden Anteil am zusätzlichen Informationsbedarf des Patienten zum Umgang mit dem System und zum Abbau eventueller Ängste und Vorbehalte.

Die Anlage des Portsystems erfolgt in Lokal- oder Vollnarkose, die postoperative Versorgung erfordert einen täglichen sterilen Verbandwechsel bis zum Entfernen der Nähte. Unter Umständen kann es zu Wundschmerz oder Druckschmerz nach der Anlage kommen; dies sollte aber spätestens nach einer Woche rückläufig sein. Bei einer Hämatombildung an der Operationsstelle sollte mit dem Gebrauch des Systems längere Zeit gewartet werden. Zur reizloseren Abheilung wird das System erst nach der vollständigen Wundheilung verwendet, es kann aber, je nach medizinischer Notwendigkeit, auch sofort benutzt werden. Nach der Anlage erhält der Patient einen Ausweis, der ihn als Träger eines implantierten Kathetersystems ausweist und ihn damit auch von der Anschnallpflicht beim Autofahren befreit.

1.5.3 Portsystem anstechen

Grundsätzlich gilt auch hier, dass alle Manipulationen am Portsystem unter strenger Beachtung der Antiseptik durchzuführen sind. Vor jeder Manipulation am Port erfolgt eine Inspektion der Einstichstelle auf Rötung/Sekretaustritt. Es sollten nur 10-ml- oder 20-ml-Spritzen verwendet werden. Eine langsame Injektionsgeschwindigkeit ist zu empfehlen, da ansonsten die Gefahr der Diskonnektion oder Ruptur des Systems besteht. Die Liegedauer der Portnadel variiert je nach Herstellerangaben, sollte aber 7–10 Tage nicht überschreiten.

Material: Händedesinfektionsmittel, Hautdesinfektionsmittel, sterile Handschuhe, Portnadel (19 G, Länge 19 mm, 25 mm oder 32 mm), 10-ml- oder 20-ml-Spritze, NaCl 0,9 %, Kombi-Stopper und Verbandmittel für einen aseptischen Verband

Durchführung:

- Information des Patienten, Sitz-/Liegeposition einnehmen lassen
- Händedesinfektion durchführen
- Durchführung der Hautdesinfektion
- Portnadelverpackung steril öffnen und System mit NaCl 0,9 % füllen, Spritze am System belassen
- sterile Handschuhe anziehen
- Portkammer tasten, mit drei Fingern fixieren und mit der anderen Hand anstechen (bei korrekter Lage der Nadel ist ein Klick zu hören, wenn die Nadelspitze die Bodenplatte berührt)
- Portsystem mit mindestens 5 ml NaCl 0,9 % spülen
- Aspirationsversuch mit belassener Spritze, anschließend mit 40 ml NaCl 0,9 % spülen
- Infusion anschließen oder Portsystem abstöpseln

Die Kriterien zur Auswahl der Portnadel sind wie folgt:

- Länge der Nadel
- Stärke der Nadel
- Art und Umfang der Maßnahme
- Laufzeit der zu verabreichenden Substanz
- Viskosität der zu verabreichenden Substanz
- Zustand des Patienten

Wichtig: Bei Verdacht auf Infektion/Portverschluss ist Rücksprache mit dem Arzt zu halten. Die Portspülung erfolgt mittels 20 ml NaCl 0,9 % und sollte vor und nach jeder Injektion/Infusion durchgeführt werden. Zum Schluss wird die Portklemme während des letzten Milliliters unter Druck geschlossen. Wird das Portsystem nicht genutzt, sollte es alle 4–8 Wochen gespült werden.

Das Blocken des Ports mit Heparin wird in der Literatur kontrovers diskutiert. Es gibt jedoch keinen wissenschaftlichen Hinweis, dass ein Spülen mit Heparin Vorteile gegenüber den

Spülvorgängen nur mit NaCl 0,9 % hat. Cave: HIT II durch Heparin. Auch praktische Erfahrungen haben gezeigt, dass ein Blocken mit Heparin nicht erforderlich ist, sofern die Portspülung sachgerecht und mit einer entsprechenden Menge NaCl 0,9 % erfolgt. Die Menge richtet sich unter anderem nach der zuvor infundierten Lösung. Nach der Applikation von Blutprodukten oder Ernährungsinfusionen sollte unter Umständen mit mehr als 20 ml NaCl 0,9 % gespült werden. Wichtig ist es, dass die internen Standards eingehalten werden und Patienten nicht dadurch verunsichert werden. Eine einheitliche Vorgehensweise sollte diskutiert und umgesetzt werden.

Komplikationen

Die Komplikationen ähneln denen des zentralvenösen Katheters.

Die Ursachen von *Diskonnektion und Katheterruptur* liegen meist an der Spülung der Systeme mit zu hohem Druck. Anzeichen sind Schmerzen und Schwellung am Port bei Injektion oder Infusion. Nach der Entfernung der Nadel erfolgt hier eine sofortige chirurgische Intervention.

Ein *Membrandefekt* entsteht durch die Anwendung einer nicht geeigneten oder defekten Portnadel oder bei über 2.000 Punktionen, was aber äußerst selten ist. Symptome sind wie beim Paravasat Schmerzen, Schwellung und Rötung über dem Port bei der Injektion oder Infusion. Beim Auftreten dieser Symptome die laufende Infusion sofort unterbrechen, die Lage der Portnadel überprüfen, das Portsystem mit Kontrastmittel im Röntgenbild darstellen, um das Leck zu lokalisieren; danach chirurgische Intervention.

Ursachen einer *Infektion an der Einstichstelle* sind meist eine Dauertherapie oder eine unsaubere Arbeitsweise. Bei gering ausgeprägter Entzündung wird die Einstichstelle versetzt und es werden lokale Maßnahmen, wie Wundreinigung und Salbenverband, eingesetzt. Bei großflächigen Entzündungen Portnadel entfernen, Port nicht benutzen, lokale Maßnahmen und eventuell antibiotische Behandlung.

Infektionen der Portkammer und des Portkatheters treten häufiger in der Zeit der Neutropenie nach erfolgter Chemotherapie auf, können aber auch Ursache einer unsauberen Arbeitsweise sein. Ein sicheres Anzeichen sind subfebrile bis septische Temperaturen kurze Zeit nach der Portbenutzung. Zur Keimbestimmung werden Blutkulturen sowohl aus dem Katheter wie auch peripher abgenommen, es erfolgt eine systemische Antibiose über den Port. Bei Katheterinfektionen kann außer den systemischen Antibiotika ein wiederholter Antibiotikablock in das Portsystem erfolgreich sein. Bei bestehender Symptomatik wird das System eventuell entfernt.

Bei der Nutzung implantierter Portsysteme ergeben sich für das Pflegepersonal viele Aufgaben. Um die oben erwähnten Komplikationen teilweise zu vermeiden, sind Richtlinien im Umgang mit diesen Systemen erforderlich, diese müssen ständig überprüft und eingehalten werden.

Da die implantierbaren Systeme auch teilweise von Patienten und Angehörigen gehandhabt werden, kann die gewünschte Patientenunabhängigkeit nur dann erfolgreich praktiziert werden, wenn frühzeitig, möglichst postoperativ, mit der Schulung von Patienten und ihren Angehörigen begonnen wird und ein kompetenter Ansprechpartner bei Problemen immer zur Verfügung steht.

1.5.4 PICC-Line-Katheter

Eine Alternative zu ZVK und Portkathetern stellt der peripher eingeführte zentralvenöse Katheter PICC-Line dar (peripherally inserted central venous catheter). Dieser wird unter Ultraschallkontrolle und örtlicher Betäubung über eine Armvene eingeführt, meistens knapp oberhalb der Ellenbeuge. Von dort wird der Katheter unter Durchleuchtungskontrolle bis in die große Hohlvene vorgeführt. An der Einstichstelle bleibt das Anschlussteil des Katheters sichtbar, wird an der Haut mit speziellen Systemen fixiert und steril verbunden. Ein PICC kann bis zu vier Monate, bei guter Pflege aber auch länger benutzt werden. Im Gegensatz zum ZVK kann beim PICC genau wie beim Port die zentralvenöse Therapie auch ambulant durchgeführt werden. Im Gegensatz zum Port erfolgt beim PICC keine Punktion durch die Haut. Der PICC ist darüber hinaus auch für die Blutabnahme geeignet. Bei sorgfältiger Pflege (wie beim ZVK) sind Infektionen des Katheters sehr selten. Das Duschen ist mithilfe eines speziellen Verbandes möglich. Ob sich dieser Katheter auch in der Onkologie etablieren wird, ist zurzeit noch nicht vorhersehbar.

1.5.5 Pumpensysteme

Indikationen für den Einsatz von Pumpen sind neben der wiederholten, zeitgenauen Applikation von Zytostatika vor allem die kontinuierliche Schmerztherapie, die Substitution von Elektrolyten, die Verabreichung von Antibiotika und Antimykotika, Insulin-Dauertherapie und die parenterale Ernährung (siehe Abschnitt Systemische Applikation).
Anforderungen an die Pumpen und Voraussetzung für ihren Einsatz:

- Sicherheit, Genauigkeit
- Netzunabhängigkeit
- Handlichkeit, Bedienerfreundlichkeit
- Kosten-Nutzen-Relation
- ausreichende Herstellerinformation
- Schulung der Anwender
- Beachtung der MedGV

Vor Einführung eines Pumpensystems müssen genaue Informationen und Schulungen durch den Hersteller erfolgen, die dann intern im Schneeballsystem weitergegeben werden. Bei verschiedenen Geräten müssen die MedGV-Vorschriften beachtet, dies regelmäßig kontrolliert und schriftlich festgehalten werden.

Wichtig sind die Leistungen der Hersteller von Pumpen: in verständlicher Sprache abgefasste Unterlagen, direkte Instruktionen des Pflegepersonals durch den Hersteller, Schulungsangebote und Informationsbroschüren auch für Patienten.

Je sicherer das Pflegepersonal im Umgang mit Pumpen ist, je besser sich die Zusammenarbeit zwischen dem ärztlichen und pflegerischen Bereich darstellt, umso besser wird auch die Anleitung von Patienten im Umgang mit dieser Technik sein. Das Vertrauen des Patienten zu Arzt und Pflegenden, das Vertrauen in die Technik, aber auch die Zuverlässigkeit des Patienten und seine Kenntnisse über Art der Therapie und deren Ablauf spielen hier eine große Rolle.

Die Schulung und Beratung des Patienten erstreckt sich über das Starten der Pumpe, das Wechseln des Reservoirs und das Lösen einfacher Probleme. Bei Störungen in der Abgabe des Medikamentes muss dies für den Patienten ersichtlich sein und er braucht einen Ansprechpartner über ein 24-Stunden-Notfalltelefon. Das Erlernen der Handhabung von Pumpen für den ambulanten Bereich ist sicher oft sehr zeitintensiv für das therapeutische Team. Diese Zeit einzuplanen ist aber sinnvoll, da viele Pumpensysteme die Selbstständigkeit und Unabhängigkeit des Patienten fördern und somit die Lebensqualität erhöhen können.

Literatur zum Umgang mit Portsystemen

[1] Asmis, L. M.; Bösiger, J.; Fehr, J. (2004): Heparin-induzierte Thrombopenie (HIT). In: Schweiz Med Forum 4, S. 997–1002

[2] Bradford, Natalie K.; Edwards, Rachel M.; Chan, Raymond J. (2020): Normal saline (0.9 % sodium chloride) versus heparin intermittent flushing for the prevention of occlusion in long-term central venous catheters in infants and children. In: The Cochrane database of systematic reviews 4, CD010996. DOI: 10.1002/14651858.CD010996.pub3

[3] Frank, U. (2007): Heparininduzierte Thrombozytopenie HIT Typ I und II. Hg. v. Kantonsspital. Graubünden

[4] López-Briz, E.; Ruiz Garcia, V.; Cabello, Juan B.; Bort-Martí, S.; Carbonell Sanchis, R.; Burls, A. (2018): Heparin versus 0.9 % sodium chloride locking for prevention of occlusion in central venous catheters in adults. In: The Cochrane database of systematic reviews 7, CD008462. DOI: 10.1002/14651858.CD008462.pub3

[5] Sharma, S. K.; Mudgal, S. K.; Gaur, R.; Sharma, R.; Sharma, M.; Thakur, K. (2019): Heparin flush vs. normal saline flush to maintain the patency of central venous catheter among adult patients. A systematic review and meta-analysis. In: Journal of family medicine and primary care 8 (9), S. 2779–2792. DOI: 10.4103/jfmpc.jfmpc_669_19

[6] Xin, Y.; Rupnow, M.; Bastide, P.; Lafuma, A.; Ovington, L.; Jarvis, W. R. (2011): Economic impact of use of chlorhexidine-impregnated sponge dressing for prevention of central line-associated infections in the United States. In: American Journal of Infection Control 39 (8), S. 647–654

2 Zubereitung von Zytostatika

Irene Krämer und Vanessa Häfner

Im Umgang mit Zytostatika sind bei direktem Kontakt mit Haut- oder Schleimhäuten oder systemischer Aufnahme in den Körper schädliche Wirkungen nicht auszuschließen. Nach Art der Schädigung werden unterschieden:
- lokale Toxizität (wie z. B. Haut- oder Schleimhautreizungen)
- akute Toxizität (wie z. B. Übelkeit, Erbrechen, Haarausfall)
- Genotoxizität (krebserzeugend, erbgutverändernd, fruchtschädigend)

Die genotoxischen Eigenschaften werden auch als **CMR**- oder KMR-Eigenschaften bezeichnet:
- Carcinogenität oder Karzinogenität = krebserzeugende Eigenschaften
- Mutagenität = erbgutverändernde Eigenschaften
- Reproduktionstoxizität = fortpflanzungsgefährdende oder fruchtbarkeitsgefährdende (Rf) und fruchtschädigende (Re) Eigenschaften

Die genetischen Schädigungen betreffen in erster Linie schnell wachsende Zellen, wie Zellen des Magen-Darm-Traktes, Haarfollikelzellen, Keimzellen und Blutzellen. Viele klassische Zytostatika wirken direkt am genetischen Material der Zellen und haben dadurch *CMR-Eigenschaften*. Die in der Tumortherapie eingesetzten monoklonalen Antikörper sind als fruchtschädigend anzunehmen. *CMR-Arzneimittel* sind als *Gefahrstoffe* eingestuft und beim Umgang ist die Richtlinie TRGS 525 (Abkürzung siehe Abschnitt Arbeitsschutzrechtliche Bestimmungen) zu beachten. Neben den antineoplastischen Zytostatika sind heute auch immunmodulierende Arzneimittel unverzichtbarer Bestandteil der modernen Tumortherapie. Ob von einem Arzneimittel eine Gefahr für die Gesundheit der Beschäftigten ausgeht, ist in der Regel nicht ohne weiteres ersichtlich, da für Arzneimittel keine gefahrstoffrechtliche Kennzeichnungspflicht besteht. Doch sind diese Informationen Grundlage für eine Gefährdungsbeurteilung gemäß Gefahrstoffrecht.
Nach dem Gefahrstoffrecht sind Arbeitsbereiche in Einrichtungen der humanmedizinischen Versorgung (z. B. Krankenhaus, Arztpraxis), in denen ein Umgang mit Zytostatika erfolgt, zu erfassen und die eingesetzten CMR-Arzneimittel nach Art und Menge im Gefahrstoffverzeichnis der Einrichtung aufzuführen (erfolgt im Krankenhaus in der Regel in Zusammenarbeit mit dem sicherheitstechnischen Dienst und/oder dem Betriebsarzt). Als Arbeitshilfe für die gefahrstoffrechtliche Zuordnung empfiehlt sich das Themenheft der BGW (Berufsgenossenschaft für Gesundheitsdienst und Wohlfahrtspflege) „Gefahrstoffrechtliche Kennzeichnung von Arzneistoffen in der Tumortherapie" (BGW 09-19-008, Stand 12/2018) [2], das sich auch von der BGW-Homepage herunterladen lässt. Das Gefahrstoffverzeichnis ist fortzuschreiben und mindestens einmal jährlich zu überprüfen. Die Liste der Arzneistoffe

bietet eine Hilfestellung bei der Informationsermittlung und ist so Ausgangspunkt für die betriebliche Gefährdungsbeurteilung nach § 6 Gefahrstoffverordnung bzw. TRGS 525 (siehe Abschnitt Arbeitsschutzrechtliche Bestimmungen). Mit den angeführten Angaben zu den Arzneistoffen können unter Berücksichtigung der Expositionsbedingungen und der konkreten Arbeitsumstände vor Ort Gefährdungen ermittelt werden, um im Anschluss Schutzmaßnahmen festzulegen.
Der Umgang mit CMR-Arzneimitteln ist nach der Gefahrstoffverordnung der zuständigen Gewerbeaufsicht anzuzeigen (die Berufsgenossenschaft verzichtet auf Anzeige). Körperflüssigkeiten von Patienten mit CMR-Arzneimitteltherapien sind in der Regel nicht als Gefahrstoffe einzuordnen, da Konzentrationen von 0,1 % (ein Teil Zytostatikum auf 1000 Teile Urin, Stuhl oder Erbrochenes) nicht überschritten werden. Eine Ausnahme könnte Erbrochenes während oder kurz nach einer Hochdosistherapie darstellen.

Belastung durch Zytostatika
Die Aufnahme von Zytostatika in den Körper kann durch Einatmen, Verschlucken oder Resorption über die Haut oder Schleimhaut erfolgen. Typische Tätigkeiten, bei denen es zur Exposition und Aufnahme kommen kann, sind die Herstellung applikationsfertiger Zytostatikazubereitungen, deren Applikation (Verabreichung) am Patienten, Reinigungsarbeiten verschütteter Zytostatika, der Umgang mit Erbrochenem und Exkrementen von Chemotherapiepatienten (z. B. nach Hochdosistherapien, Erbrechen direkt nach oraler Zytostatikagabe) und die Handhabung von verunreinigten Textilien, Geräten und Flächen. Bei diesen Tätigkeiten sind daher besondere Vorsichtsmaßnahmen einzuhalten.
Auch unter Einhaltung aller Vorsichtsmaßnahmen lassen sich mit sehr empfindlichen, modernen analytischen Methoden noch Belastungen bei Beschäftigten nachweisen. Über die Bedeutung des Nachweises dieser minimalen Zytostatikamengen und die daraus resultierenden genetischen Risiken besteht keine Klarheit. Bei konsequenter Einhaltung der Schutzmaßnahmen wird die Gefährdung als gering eingestuft. Da es bis heute nicht möglich ist, verbindliche Grenzwerte für Zytostatika im biologischen Material zu definieren, werden routinemäßige Untersuchungen von Blut und Urin auf Zytostatika (Biomonitoring, Belastungsmonitoring) und sonstige spezielle arbeitsmedizinische Untersuchungen, wie z. B. Chromosomenaberrationen, als nicht zweckmäßig angesehen.
Empfohlen ist zurzeit eine Erstuntersuchung vor Aufnahme der Tätigkeit und die jährliche bis zweijährliche Nachuntersuchung z. B. nach dem berufsgenossenschaftlichen Grundsatz G 40 (krebserzeugende Gefahrstoffe allgemein) oder im Rahmen der Vorsorgeuntersuchung G 42 (Tätigkeiten mit Infektionsgefährdung). Weitergehende Untersuchungen (z. B. Belastungsmonitoring) können im Einzelfall bei großflächigem Kontakt sinnvoll sein und sind auf Verlangen durchzuführen, wenn der Beschäftigte einen ursächlichen Zusammenhang zwischen seiner Erkrankung und seiner Tätigkeit am Arbeitsplatz vermutet. Das biologische Beanspruchungs- und zytogenetische Effektmonitoring ist wissenschaftlichen Studien

mit einem ausreichend großen Beschäftigtenkollektiv unter kontrollierten Bedingungen vorbehalten. Routinemäßige Untersuchungen der Arbeitsplätze auf Kontamination mit Zytostatika mittels Wischproben (Umgebungsmonitoring) sind wegen des Problems der Interpretierbarkeit der Messergebnisse und bisher nicht definierter Arbeitsschutzgrenzwerte ebenfalls nicht zweckmäßig. Sie eignen sich zur Untersuchung der Wirksamkeit von Arbeitsschutzmaßnahmen für wissenschaftliche oder exemplarische Zwecke. Das Ausmaß der Umgebungskontamination soll im Vergleich zu vorangegangenen Proben oder im Vergleich zu anderen Einrichtungen bewertet werden. Detaillierte Informationen zum Umgebungsmonitoring mit Wischproben und durchgeführte Studien finden sich im BGW-Themenheft „Zytostatika im Gesundheitsdienst" [1].

2.1 Zubereitung

Unter Zubereiten von Zytostatika sind alle Bearbeitungsvorgänge der Fertigarzneimittel bis zum Erreichen einer applikationsfertigen Darreichungsform (z. B. Injektion, Infusion) zu verstehen. Dazu gehören das Auflösen von Trockensubstanzen in dem dafür vorgesehenen Lösungsmittel, das Aufziehen von Spritzen und die Verdünnung mit Infusionsträgerlösungen. Die Gefährdung kann dabei entstehen durch Stäube von Zytostatika (z. B. außen an den Injektionsflaschen anhaftend, defekte Ampullenflaschen mit Trockensubstanz) sowie Verspritzungen, Verschüttungen oder Aerosolbildung von Zytostatikalösungen. Unter Aerosolen versteht man feinst verteilte, mit bloßem Auge nicht sichtbare Tröpfchen von Zytostatikalösungen in der Luft, die insbesondere beim Auflösen von Trockensubstanzen in Durchstechflaschen entstehen können. Durch Zuspritzen des Lösungsmittels und mangelnden Druckausgleich entsteht in der Flasche ein Überdruck, der beim Herausziehen der Kanüle zur Freisetzung der Zytostatikalösung in Sprayform führt (zu erkennen auch am hörbaren Zischen). Um die Gefährdung zu minimieren, ist dem zentralen Zubereiten von Zytostatika unter kontrollierten Bedingungen in der (Krankenhaus-)Apotheke Vorzug vor dem dezentralen Zubereiten in Stationsstützpunkten und Praxen zu geben. Wenn Zytostatika als Trockensubstanzen und Konzentrate verfügbar sind, sollen Letztere bevorzugt eingesetzt werden.

2.1.1 Räume

Die Herstellung von Zytostatikazubereitungen darf nur in deutlich gekennzeichneten, abgetrennten Arbeitsräumen erfolgen. Dazu kann an der Tür beispielsweise ein Schild mit der Aufschrift „Zytostatikazubereitung – Zutritt für Unbefugte verboten" angebracht werden. Der Gefahrenbereich muss zusätzlich durch Verbotszeichen abgegrenzt werden. Größe und Luftführung des Raums müssen den sicheren Betrieb der Sicherheitswerkbank gewährleisten. Eine ausreichende Belüftung und geeignetes Raumklima ist gemäß Arbeitsstättenverordnung sicherzustellen. Fenster dürfen während der Arbeiten an der Werkbank grundsätzlich nicht geöffnet werden. Das Öffnen von Türen darf die Funktion der Werkbank

nicht negativ beeinträchtigen, was der Fall ist, wenn die Sicherheitswerkbank zu nahe an der Tür steht.
Der Raum soll ausschließlich für befugtes Personal in Schutzkleidung zugänglich sein. Während der Zytostatikazubereitung sollen keine anderen Tätigkeiten im gleichen Raum ausgeführt werden und die Zahl der anwesenden Personen soll so gering wie möglich gehalten werden. Das Essen, Trinken und Rauchen ist im Herstellungsbereich verboten. Es sind geeignete Verbotszeichen dafür anzubringen. In unmittelbarer Nähe sollte eine Waschmöglichkeit vorhanden sein.

2.1.2 Sicherheitswerkbänke/Zytostatikawerkbänke

Die Zubereitung von Zytostatika hat ausnahmslos in geeigneten Sicherheitswerkbänken der Klasse 2 zu erfolgen, die den aktuellen Prüfgrundsätzen (zurzeit DIN 12980 oder gleichwertig) entsprechen und regelmäßig geprüft werden. Möglicherweise bei der Herstellung entstehende Aerosole werden durch die Hochleistungs-Schwebstofffilter in den Werkbänken abgefiltert. Die Freisetzung von Zytostatika als Zytostatikadämpfe, die nicht abfiltriert werden, wird nach heutigem Kenntnisstand als vernachlässigbar angesehen. Die Werkbänke sind sachgerecht aufzustellen, zu betreiben, zu warten und zu prüfen (detaillierte Regelungen siehe Kapitel Abschnitt Arbeitsschutzrechtliche Bestimmungen). Der sichere Betrieb ist durch eine Prüfung vor Ort nachzuweisen. Prüfungen gemäß den aktuellen Prüfgrundsätzen sind im Gerätebuch zu dokumentieren. Zuluft- und Abluftführung des Aufstellungsraumes müssen auf die Sicherheitswerkbank abgestimmt sein. Fortluftsysteme dürfen nicht direkt angeschlossen sein. Wenn Zytostatikawerkbänke im Umluftverfahren betrieben werden, darf von dem berufsgenossenschaftlich anerkannten Verfahren nicht abgewichen werden. Während des Arbeitens müssen Veränderungen der Luftströmung vermieden werden, die zu einer Einschränkung

- des Rückhaltevermögens = Austreten von potenziell mit Zytostatika kontaminierter Luft aus dem Arbeitsbereich der Werkbank,
- des Produktschutzes = Eintreten von potenziell mit Keimen verunreinigter Luft in den Arbeitsbereich der Werkbank oder
- des Verschleppungsschutzes = Querverteilung von potenziell mit Zytostatika kontaminierter Luft innerhalb des Arbeitsbereiches der Werkbank führen.

Störungen der Luftströmung können auch entstehen durch das Öffnen von Türen oder Fenstern, das Verdecken der Lüftungsschlitze in der Arbeitsplatte, das Einbringen voluminöser Gegenstände oder Geräte mit starker Eigenbewegung, das Überladen mit Gegenständen sowie schnelle Hand-, Arm- oder Körperbewegungen der Bedienungsperson.
Für das Arbeiten an den Sicherheitswerkbänken ist eine Betriebsanweisung gemäß TRGS 555 zu erstellen. Das Arbeiten an der Sicherheitswerkbank sollte z. B. unter der Anleitung eines Apothekers oder Sicherheitsingenieurs geübt werden. Die Sicherheitswerkbank

sollte möglichst ununterbrochen betrieben werden (wenn nicht gearbeitet wird, im energiesparenden Stand-by-Verfahren). Im Falle des Nichtbetriebs ist die Arbeitsöffnung mit der Schutzklappe zu verschließen. Abgeschaltete Geräte müssen mindestens 30 Minuten vor Arbeitsbeginn eingeschaltet werden. Nach Arbeitsende sollte stets die Reinigung der Arbeitsfläche (wässrige Reinigungslösung) und vor Arbeitsbeginn eine Wischdesinfektion erfolgen (z. B. mit 70–80 % Isopropanol oder Ethanol (teurer); nicht sprühen wegen Explosionsgefahr!). Alternativ ist auch eine desinfizierende Reinigung nach Arbeitsende möglich. Die Reinigung der Zytostatikaarbeitsplätze in den Sicherheitswerkbänken erfolgt durch das zubereitende Personal selbst. In regelmäßigen Abständen sollten auch alle zugänglichen Bereiche der Zytostatikawerkbank einer Grundreinigung unterzogen und damit eventuell vorhandene Zytostatikakontaminationen inaktiviert bzw. aufgewischt werden.
Einrichtungen, wie z.B. Isolatoren oder vollautomatische geschlossene Systeme (sogenannte Zytostatikaroboter), die eine gleichwertige Sicherheit nach DIN 12980 bieten, dürfen ebenfalls eingesetzt werden. Diese Einrichtungen müssen auf Gleichwertigkeit geprüft und der sichere Betrieb muss analog gewährleistet werden. Studien zeigen, dass vollautomatische Systeme einen mindestens gleichwertigen Mitarbeiterschutz gewähren.

2.1.3 Persönliche Schutzausrüstung

Merke: Im Umgang mit Zytostatika ist eine geeignete (mit CE-Kennzeichen) Schutzausrüstung zu tragen, die vom Arbeitgeber zur Verfügung zu stellen ist: flüssigkeitsdichte Einweghandschuhe, Schutzkittel/-overall, Schutzbrille, Atemschutz, Überschuhe.

Flüssigkeitsdichte Einweghandschuhe: Geeignet sind z. B. ungepuderte, proteinarme Latexhandschuhe der Mindestdicke 0,2 mm, mit guter Griffigkeit, hoher Festigkeit und dokumentierter Qualität (EN ISO 374-Schutzhandschuhe gegen gefährliche Chemikalien; DIN EN 16523-1 Bestimmung des Widerstands von Materialien gegen die Permeation von Chemikalien). Untersuchungshandschuhe aus Latex sind ungeeignet. Die Länge des Handschuhschaftes muss ausreichend sein, um auch während des Arbeitens über dem Bündchen des Schutzkittels dicht abzuschließen. Die Handschuhe sind regelmäßig in einem Zeitabstand von maximal 30 Minuten zu wechseln (Wecker stellen). Bei sichtbarer Kontamination oder Undichtigkeit und nach der Verarbeitung von Carmustin und Thiotepa müssen die Handschuhe sofort gewechselt werden. Zur weiteren Risikominimierung können Handschuhe mit doppelter Wandstärke im Fingerbereich oder zwei Paar Handschuhe übereinander getragen werden. Beim Tragen von zwei Paar Handschuhen können Materialmixe, wie Nitrilhandschuhe auf der Haut (geringere Allergisierungsgefahr) und Latexhandschuhe (nachgewiesene geringe Permeabilität von Zytostatika), sinnvoll sein. Es empfiehlt sich, wegen möglicher Außenkontaminationen beim Auspacken von CMR-haltigen Fertigarzneimitteln Schutzhandschuhe (unsteril ausreichend) zu tragen. Grundsätzlich sollte alles, was mit Zytostatika in Berührung gekommen ist, wie die Infusionsbehältnisse, Spritzen, Infusionssysteme usw., nur mit Handschuhen angegriffen werden, da eine Kontamination mit Zytostatika nie völlig ausgeschlossen werden kann. Mit den behandschuhten Händen sollte möglichst nichts angegriffen werden, was nicht mit dem Prozess zusammenhängt (z. B. Telefon, Schubladengriffe, Türklinken). Andere fassen diese Gegenstände möglicherweise ohne Handschuhe an! Die Handschuhe sollen immer nach außen gekrempelt ausgezogen werden. Nach dem Arbeiten sind die Hände auf jeden Fall zuerst unter fließendem, kaltem Wasser zu waschen. Eine primäre Händedesinfektion mit alkoholischem Händedesinfektionsmittel könnte die Resorption von Zytostatika beschleunigen.

Schutzkittel/Schutzoveralls: Die Schutzkittel/-overalls sollen vorne hochgeschlossen sein und über lange Ärmel und enganliegende Armbündchen verfügen. Beim Zubereiten von Zytostatika an der Sicherheitswerkbank können flüssigkeitsdichte oder textile Einwegkittel/-overalls und darüber gezogene flüssigkeitsdichte Armstulpen empfohlen werden. Die Schutzkittel/-overalls dürfen nicht außerhalb der gekennzeichneten Räumlichkeiten getragen werden und sind mindestens täglich, bei Verunreinigung oder Beschädigung sofort zu wechseln.

Schutzbrille mit Seitenschutz: Eine Korbbrille ist bei der Beseitigung von Zytostatikaverschüttungen zu tragen sowie bei Reinigungsarbeiten der Sicherheitswerkbank.

Atemschutz: Partikelfiltrierende Halbmasken der Schutzstufe P3 (FFP 3) nach DIN EN 149 sind erforderlich beim Aufnehmen von größeren Verschüttungen und sonstigen Fällen, in denen Zytostatika außerhalb der Werkbank gehandhabt werden müssen sowie bei Reinigungsarbeiten der Sicherheitswerkbank. OP-Masken stellen keinen Atemschutz dar, da Aerosole diese ungehindert passieren können.

Überschuhe: Diese sind zu tragen bei der Beseitigung von unbeabsichtigten Verunreinigungen. Das Tragen von geschlossenen Schuhen beim Umgang mit Zytostatika stellt einen Schutz vor herunterfallenden Gegenständen und möglichen Kontaminationen dar.

Technische Hilfsmittel: Es sind grundsätzlich Spritzen und Kanülen mit verriegelbarem Luer-Lock-Anschluss zu benutzen. Beim Arbeiten mit Durchstechflaschen sollen Druckentlastungseinrichtungen (Spikes) mit wasserabweisenden Filtern (aber ohne Partikelfilter im Flüssigkeitsgang) zum automatischen Druckausgleich eingesetzt werden. Dies gilt auch für die Zubereitung an der Sicherheitswerkbank. Zytostatikum und Lösungsmittel bzw. Trägerlösung sollen mit Überleitsystemen (Transfernadeln, Transferkappen) unter internem Druckausgleich zwischen den Behältern überführt werden, sodass bei der abschließenden Diskonnektion keine Druckdifferenzen herrschen, die zur Freisetzung von Zytostatikaaerosolen führen könnten. Es werden verschiedene Überleitsysteme angeboten, die der Gefahr einer relevanten Freisetzung von Zytostatika vorbeugen sollen (z. B. Cyto-set®-Mix, Phaseal®, Tevadaptor®).

Textile Materialien: Die Herstellung von Zytostatikazubereitungen muss zur einfachen Entfernung möglicher Kontaminationen auf einer saugfähigen Unterlage mit flüssigkeitsdichter Unterseite erfolgen. Beim Herausziehen von Kanülen aus Durchstechstopfen und dem Entlüften von Spritzen sind durch Verwendung von Kompressen oder Tupfern Kontaminationen mit Spritzern oder Aerosolen zu vermeiden. Luft und kleinste Mengen überschüssiger Zytostatikalösung sollen unter Verwendung eines sterilen Tupfers vorsichtig und langsam aus der aufgezogenen Spritze herausgedrückt werden.

2.1.4 Unbeabsichtigte Freisetzung von Zytostatika (Spillkit)

Verschüttungen von Zytostatika sind unverzüglich und sachgerecht zu beseitigen. Alle zur Beseitigung erforderlichen Hilfsmittel (Einmaltücher in ausreichender Menge, Handschaufel für Glasbruch, Abfallbehältnis), inklusive einer Anweisung, sind in einem Set (Dekontaminationsset, Spill-Kit) bereitzuhalten. Vor der Beseitigung der Verschüttung ist die komplette Schutzkleidung anzulegen (flüssigkeitsdichter Schutzkittel/-overall, Überschuhe über geschlossenen Schuhen, Handschuhe, Schutzbrille, P3-Atemschutzmaske). Bei größeren Verunreinigungen und Glasbruch sind zusätzliche Schutzhandschuhe (am besten Haushaltshandschuhe) überzuziehen. Die Aufnahme nasser Verschüttungen erfolgt mit trockenen Einmaltüchern (z. B. Zellstoff). Pulvrige Substanzen sind mit angefeuchteten Einmaltüchern aufzunehmen, sie dürfen auf keinen Fall gekehrt werden. Die Beseitigung der Verschüttungen erfolgt vom Rand nach innen. Alle kontaminierten Materialien sind in einem verschließbaren Einwegbehältnis (Abfalltüten) der Entsorgung zuzuführen. Nach Aufnahme der Verschüttungen sind die betroffenen Flächen mit Reinigungslösung und, wenn möglich, ethanolischer Natronlauge (= z. B. 0,1N Natronlauge in 70 %-igem Ethanol) als Inaktivierungslösung zu reinigen.

Kontaminationen

Wenn Patientenwäsche im Rahmen der Zytostatikaapplikation kontaminiert wird, ist diese sofort zu wechseln. Dabei sind Schutzkittel/-overall und Handschuhe zu tragen. Die Wäsche ist wie infektiöse Wäsche zu sammeln und zu behandeln. Dies gilt auch für kontaminierte Mehrwegwäsche von Beschäftigten.

Mit Zytostatika kontaminierte Haut ist sofort unter reichlich fließendem, kaltem Wasser für mindestens 5 bis 10 Minuten zu spülen. Bei Kontamination der Augen sind diese mindestens 10 Minuten mit fließendem Wasser oder NaCl 0,9 % zu spülen. Bei reizenden Stoffen ist umgehend ein Augenarzt aufzusuchen und die verfügbare Stoffinformation (z. B. Sicherheitsdatenblatt) mitzunehmen. Die Maßnahmen müssen Bestandteil der Betriebsanweisung sein und in der Unterweisung vermittelt werden. Nach massiver Kontamination sollte in Absprache mit dem Betriebsarzt erwogen werden, ob der betroffenen Person neben einer Vorsorgeuntersuchung ein Belastungsmonitoring angeboten wird.

2.2 Verpackung, Transport und Entsorgung

Der Transport von CMR-Arzneimittelzubereitungen muss in bruchsicheren, auslaufdichten und verschließbaren Behältnissen erfolgen. Die Transportbehältnisse sind entsprechend zu kennzeichnen, z. B. „Vorsicht Zytostatika". Die Zubereitungen sollen einzeln in Einschweißbeutel verpackt sein. Es wird empfohlen, das Transportbehältnis mit ausreichend saugfähigem Material auszukleiden. Bei dem Transport handelt es sich wegen der geringen Mengen nicht um einen Gefahrguttransport. Der Transport darf nur durch unterwiesenes Personal erfolgen. Persönliche Schutzausrüstungen sind für den Transport nicht erforderlich.

CMR-Stoff-haltiger Abfall muss so entsorgt werden, dass Dritte nicht gefährdet werden und die abfallrechtlichen Bestimmungen im jeweiligen Bundesland eingehalten werden:

Vollzugshilfe zur Entsorgung von Abfällen aus Einrichtungen des Gesundheitsdienstes der Bund-/Länderarbeitsgemeinschaft Abfall (LAGA), https://www.laga-online.de/documents/m_2_3_1517834373.pdf (aufgerufen am 24.2.2021).

Die Abfälle werden mit einer europaweit einheitlichen Abfallschlüsselnummer (AS) versehen:

18: Abfälle aus der humanmedizinischen oder tierärztlichen Versorgung und Forschung, z. B. 18 01 08: Zytotoxische und zytostatische Arzneimittel.

Hinweise für die Kennzeichnung von Abfallsammel- und Abfalltransportbehältern gibt die TRGS 201 „Einstufung und Kennzeichnung bei Tätigkeiten mit Gefahrstoffen"; zur Entsorgung insgesamt die BGW-Publikation „Abfallentsorgung – Information zur sicheren Entsorgung von Abfällen im Gesundheitsdienst".

Zytostatikareste und mit Zytostatika verunreinigte Materialien können sowohl bei der Zubereitung als auch bei der Verabreichung anfallen, so beispielsweise Reste konzentrierter und verdünnter Zytostatikalösungen (z. B. in Infusionsbehältnissen, Zuleitungen, Infusionssystemen), leere Infusionsbehältnisse und Spritzen, Hilfsmittel wie Kanülen, Tupfer, Handschuhe.

CMR-haltige Abfälle (AS 18 01 08), die hauptsächlich aus festen Zytostatikaresten bestehen (z. B. Trockensubstanzen, Filter aus Sicherheitswerkbänken), werden mit der UN 2811 und Lösungen in einer Menge von über 20 ml in Applikationszubehör, mit großen Mengen Flüssigkeit kontaminierte Materialien werden mit der UN 2810 gekennzeichnet und entsorgt. Der besonders überwachungsbedürftige Abfall ist in bauartgeprüften, dicht schließenden und ausreichend widerstandsfähigen Abfalltonnen zu sammeln und der Entsorgung zuzuführen. Das Transportbehältnis soll ausreichend Bindemittel enthalten, damit eventuell freiwerdende Flüssigkeit aufgesaugt wird. Um beim Öffnen des Deckels der Sonderabfalltonnen die Freisetzung von Zytostatika zu vermeiden, empfiehlt es sich, die Materialien in Plastikabfalltüten zu verpacken und diese z. B. durch Verknoten zu verschließen. Auf den Abfalltonnen muss das Totenkopfsymbol angebracht werden (Gefahrzettel Nr. 6.1.).

Geringfügig mit CMR-Arzneimitteln kontaminierte Materialien (Tupfer, Spritzen, leere Behältnisse, Einwegschutzkleidung etc.) können zusammen mit Abfällen nach dem

AS 18 01 04 (Patientenpflegemüll ohne besondere Anforderungen aus infektionspräventiver Sicht, früher B-Abfälle) entsorgt werden. Scharfe oder spitze Gegenstände, wie Kanülen, Überleitkanülen, Spikes etc. (AS 18 01 01), müssen in durchstoßfesten und sicher verschließbaren Behältern (z. B. Kanülenabwurfbehältern) am Entstehungsort gesammelt werden.

Körperflüssigkeiten und Ausscheidungen von mit CMR-Arzneimitteln behandelten Patienten können in die Kanalisation eingeleitet werden. Beim Umgang mit Ausscheidungen müssen die allgemeinen hygienischen Richtlinien eingehalten und zumindest Schutzhandschuhe getragen werden. Das Sammeln von 24-Stunden-Urin soll während der Behandlung mit CMR-Arzneimitteln vermieden werden.

Mehrwegwäsche ist ohne weitere Behandlung zu sammeln und in der Wäscherei aufzubereiten. Zytostatika werden in geringen Mengen auch mit dem Schweiß ausgeschieden, was bei der Bettenaufbereitung zu beachten ist. Die Matratzen sind mit einer Matratzenhülle zu versehen. Für Bereiche, in denen mit Zytostatika umgegangen wird, ist das Reinigungspersonal hinsichtlich des Gefährdungspotenzials, Schutzmaßnahmen und Entsorgung der Reinigungslösungen und Abfallentsorgung zu schulen. Bei allen Reinigungsmaßnahmen sind Schutzhandschuhe zu tragen. Es genügt die Verwendung von üblichen Reinigern in den Reinigungslösungen, doch sollten die Arbeitsmittel (Putzwagen, Putzeimer usw.) für den möglicherweise kontaminierten Bereich reserviert sein und nicht in anderen Bereichen eingesetzt werden. Die Wischtücher dürfen nur für einmaliges Wischen verwendet und nicht im Wischwasser ausgewaschen werden. Die Wischtücher können Einmaltücher sein oder in der Wäscherei aufbereitet werden.

2.3 Pharmazeutische Aspekte der Herstellung und Applikation von Zytostatika

Zur Vorbereitung der zytostatikahaltigen Injektionen und Infusionen sind die Herstellerangaben zu beachten. Im Teil Zytostatika Abschnitt Lösungs- und Applikationsvorschriften findet sich eine Auflistung der Antitumorarzneimittel, alphabetisch geordnet nach Wirkstoffnamen und Beispielen von Fertigarzneimitteln, sowie Angaben zur Vorbereitung der applikationsfertigen Lösungen. Es sind die erforderlichen Lösungsmittel nach Art und Menge sowie die geeigneten Infusionsträgerlösungen aufgeführt. Wenn eine Trägerlösung mit Ausrufungszeichen versehen ist, darf nur diese eingesetzt werden. Das Volumen der Infusionslösung kann je nach Therapieschema und Infusionsdauer variieren. Wenn bestimmte Konzentrationen einzuhalten sind, wird darauf hingewiesen.

Als Behältnismaterial für Infusionslösungen soll Glas wegen der Bruchgefahr ausgeschlossen werden. Infusionsträgerlösungen in PVC(Polyvinylchlorid)-Beuteln werden wegen der enthaltenen Weichmacher als problematisch erachtet. Eingesetzt werden sollen Infusionsträgerlösungen in Infusionsbeuteln bzw. Plastikflaschen bestehend aus Polyethylen (PE)

(z. B. Ecobag® von B. Braun, Freeflex® von Fresenius Medical) bzw. Polypropylen (PP) (z. B. Ecoflac® von B. Braun).
Die Polyethylen-Beutel sind für die Zytostatikaapplikation besonders geeignet. Sie sind inert, flexibel, sehr gut durchsichtig und kollabieren gleichmäßig. Im Teil Zytostatika Abschnitt Lösungs- und Applikationsvorschriften finden sich Angaben zur Verträglichkeit für die einzelnen Zytostatika mit den diversen Kunststoffen. Wenn die Verträglichkeit nicht durch experimentelle Untersuchungen gesichert ist, sondern auf Plausibilitätsüberlegungen basiert, ist der betreffende Kunststoff eingeklammert. Die Materialeigenschaften können auch für das Infusionszubehör geeignet sein. So dürfen Paclitaxel-Infusionen nicht mit DEHP(=Weichmacher)-haltigem PVC-Infusionszubehör (Infusionsfilter, Infusionsgerät) appliziert werden, sondern ausschließlich mit den dafür empfohlenen PVC-freien oder PVC-armen Systemen.
Die im Teil Zytostatika Abschnitt Lösungs- und Applikationsvorschriften angegebenen Aufbewahrungsbedingungen für die applikationsfertigen Zubereitungen gelten für zentral in der Apotheke hergestellte Zubereitungen, die auch ein definiertes Haltbarkeitsdatum haben. Nicht unter Reinraumbedingungen vorbereitete Injektionen und Infusionen sind unmittelbar nach der Zubereitung (spätestens nach 1 Stunde Aufbewahrung) anzuwenden (d. h. Applikation beginnen). Alle Anbrüche sind zu verwerfen!
In der Spalte *Besonderheiten* wird beispielsweise darauf hingewiesen, dass die Zubereitungen von Dacarbazin und Fotemustin auch während der Applikation strengstens vor Licht zu schützen sind: *Infusionsbehältnis und Infusionssystem bedürfen des Lichtschutzes.* Bei Carmustin, Cisplatin, Temsirolimus und Gemtuzumab-Ozogamicin genügt Lichtschutz für das Infusionsbehältnis. Unter Lichteinfluss kommt es zur raschen Zersetzung dieser Wirkstoffe, woraus eine erhöhte Toxizität oder reduzierte Wirksamkeit resultiert. Alle anderen Zytostatika können ohne Lichtschutz der Infusionslösung appliziert werden. Der maximal mehrere Stunden andauernde Lichteinfluss hat keine relevanten, nachteiligen Wirkungen auf die Infusionslösungen. In der Spalte *Besonderheiten* finden sich auch Hinweise auf die Notwendigkeit oder Schädlichkeit der Verwendung eines Infusionsfilters (Inline-Filter). Eine Grobfilterung der Infusionslösung über einen 15-µm-Filter findet in der Tropfkammer der Infusionsgeräte statt. Eine weitere Partikelfiltration kann über Infusionsfilter der Porengröße 5 µm oder auch bakteriendichte Filter der Porengröße 0,2 µm erfolgen, was z. B. für Paclitaxel-Infusionen empfohlen wird. Andererseits können liposomale Infusionslösungen derartige Filter nicht passieren und einige Zytostatika (z. B. Asparaginase, Dactinomycin) werden von den Filtermaterialien absorbiert, sodass bei deren Applikation die Filter nicht zum Einsatz kommen dürfen.

2.4 Kompatibilität/Inkompatibilität beim Zubereiten und Anwenden

Im Rahmen der Antitumortherapie werden in der Regel mehrere Zytostatika/Immuntherapeutika sowie Supportivtherapeutika verabreicht, sodass häufig Parallelinfusionen erforderlich sind. Die Infusionsmischung verschiedener Zytostatikalösungen oder von Zytostatikalösungen mit Trägerlösungen, Hydratationslösungen oder sonstigen Arzneimitteln aber kann wegen der Unverträglichkeit der Lösungen (Inkompatibilität) zur Inaktivierung der Kombinationspartner, z. B. durch Auskristallisation, oder der Bildung toxischer Reaktionsprodukte führen. Die Gefahr der Inkompatibilität ist umso größer, je höher konzentriert die Lösungen und je länger die Kontaktzeiten sind. Die Mischung inkompatibler Infusionslösungen – auch in den Infusionsleitungen bei Parallelinfusion – muss möglichst vermieden werden. Experimentell bestätigte Inkompatibilitäten (Unverträglichkeiten) und experimentell bestätigte Kompatibilitäten (Verträglichkeiten) sind für das jeweilige Zytostatikum im Teil Zytostatika Abschnitt Lösungs- und Applikationsvorschriften angegeben. Inkompatible Kombinationspartner sollen weder parallel infundiert werden, noch dürfen damit Mischinfusionen hergestellt werden.

Auch wenn mit bloßem Auge keine Veränderungen sichtbar sind, kann man nie sicher sein, dass die Mischung nicht zu einer chemischen Reaktion führt, die für den Patienten von Nachteil ist.

Finden sich in der Tabelle im Teil Zytostatika Abschnitt Lösungs- und Applikationsvorschriften keine Angaben zu Kompatibilität, ist immer von Inkompatibilität auszugehen und auf jeden Fall eine getrennte Applikation vorzunehmen. Bei speziellen Fragen zur Verträglichkeit von Infusions- und Injektionslösungen wenden Sie sich an Ihre Apotheke.

Als Hydratationslösung werden immer häufiger Vollelektrolytlösungen wie Jonosteril® und Sterofundin®Iso anstelle von Natriumchlorid 0,9 % und Glucose 5 % Infusionslösung angewendet, um eine Chlorid-Acidose zu vermeiden. Bei der Parallelinfusion und dem Einsatz als Spüllösung bei der Zytostatikaapplikation muss auf die Unverträglichkeit der enthaltenen Ionen mit Zytostatika geachtet werden. So dürfen Carfilzomib, Oxaliplatin, Bleomycin und Pemetrexed nicht mit den Vollelektrolytlösungen über gemeinsame Leitungen infundiert werden. Amsacrin fällt als Amsacrinhydrochlorid mit allen chloridhaltigen Lösungen aus und es darf nur Glucose 5 % Infusionslösung als Trägerlösung und als Spüllösung für das Infusionssystem eingesetzt werden.

Inkompatibilitäten treten häufig infolge von pH-Wert-Verschiebungen auf, so z. B. bei Kontakt von sauren Lösungen mit alkalischen Lösungen, wie natriumhydrogenkarbonat-haltigen Lösungen. Natriumhydrogencarbonatlösung wird in erster Linie zur Alkalisierung des Urins und verbesserten Ausscheidung bei Methotrexat-(Hochdosis-)therapien eingesetzt. Methotrexat-Infusionslösungen selbst sind mit Natriumhydrogencarbonatlösung kompatibel. Im Teil Zytostatika Abschnitt Lösungs- und Applikationsvorschriften sind Zytostatika aufgelistet, die mit Natriumhydrogenkarbonat(= Natriumbikarbonat, kurz Bikarbonat)-Lösungen inkompatibel sind. Diese Zytostatika sollen nicht mit bikarbonathaltigen Infusionen zeitgleich über das gleiche Lumen eines zentralvenösen Katheters infundiert werden. Zu beachten ist auch die Unverträglichkeit von bikarbonathaltigen Lösungen mit Vollelektrolytlösungen. Mit den enthaltenen Calciumionen kann es zu Auskristallisation von Calciumcarbonat kommen.

Folgende Zytostatika sollten nicht parallel mit Natriumbikarbonat-Lösungen infundiert werden:	
5-Fluorouracil	Fotemustin
Alemtuzumab	Gemtuzumab Ozogamicin
Amsacrin	Idarubicin
Asparaginase	Interleukin
Bendamustin	Irinotecan
Calciumfolinat	Mitoxantron
Carboplatin	Oxaliplatin
Cetuximab	Pemetrexed
Carmustin	Rituximab
Cisplatin	Topotecan
Cladribin	Trastuzumab
Dacarbazin	Vinblastin
Daunorubicin	Vincristin
Doxorubicin	Vindesin
Epirubicin	Vinorelbin
Filgrastim	
Zur Sicherheit in der praktischen Anwendung sollten immer die Informationen der Hersteller berücksichtigt werden.	

Bikarbonat-Unverträglichkeit von Antitumorarzneimitteln.

2.5 Verabreichung von Zytostatika

Unter Verabreichen von CMR-Arzneimitteln werden in der TRGS 525 alle Tätigkeiten zur Anwendung des zubereiteten Arzneimittels am Patienten verstanden. Dazu gehört das Anstechen der applikationsfertigen Infusion, das Anbringen des Infusionsgerätes (Konnektieren) am Patienten sowie die Abnahme und Beseitigung des Infusionszubehörs. Vor jeder Zytostatikaapplikation müssen Patient und Zytostatikalösung eindeutig identifiziert werden. Dazu eignen sich insbesondere die Barcode-Identifizierung des Patienten und der patientenindividuellen Zubereitung. Die Dosierung der Zytostatikalösung ist anhand der Deklaration auf dem Injektions-/Infusionsbehältnis zu prüfen. Zudem ist zu prüfen, ob die notwendige Prämedikation, z. B. Antiemetika oder Antihistaminika, appliziert wurde und der erforderliche Zeitabstand eingehalten ist.

Bei allen Handhabungen sind zumindest Handschuhe zu tragen. Alle Verbindungen sollen über einen verriegelbaren Anschluss hergestellt werden, um auch unter Zug oder Druck sicher und fest zu sitzen.

Bevorzugt werden spezielle Sicherheitssysteme für die Zytostatikaapplikation (z. B. Cyto-Set, Codan Connect Z) verwendet. Wird mit herkömmlichen Systemen gearbeitet, so ist das Infusionssystem zunächst mit Trägerlösung (passend zum Zytostatikum, siehe Abschnitt Kompatibilität/Inkompatibilität) zu befüllen und zu entlüften.
Wenn die speziellen Mehrfachinfusionssysteme eingesetzt werden, wird die zytostatikahaltige Infusionslösung mit nadelfreien Adaptern mit einer Leitung des Mehrfachinfusionssystems verbunden. Integrierte Rückschlagventile verhindern ein Zurückfließen von Zytostatika in die angeschlossenen Sekundärleitungen. Die Sekundärleitungen mit diesen Adaptern werden häufig bereits bei der zentralen Zubereitung des Zytostatikums angeschlossen.
Wenn konventionelle Infusionssysteme benutzt werden, wird am mit Trägerlösung vorbefüllten Infusionssystem die Verschlusskappe am Kanülen-/Katheteranschluss wieder aufgesetzt, der Tropfenregler ganz zugedreht und die Zytostatikainfusion verbunden. Hierbei ist der Einstichdorn so durch den Verschluss des Infusionsbehältnisses zu stecken, dass möglicherweise heraustropfende Zytostatikalösung nicht die Handschuhe benetzt. Das Infusionsgerät ist also immer in stehende oder liegende Infusionsbehältnisse, nie in hängende Infusionsbehältnisse, zu stecken.

Injektion von Zytostatika
Die Injektion von Zytostatikalösungen sollte am besten im Bypass über eine laufende Infusion und über eine Venenverweilkanüle oder eine Butterfly-Kanüle erfolgen. Auf das Entlüften von Spritzen und gegebenenfalls auch Kanülen nach Konnektion ist zu verzichten. Die minimale Menge von Luft in der Kanüle schadet dem Patienten bei Injektion nicht, doch würde beim Entlüften eine zusätzliche Gefahr der Kontamination bestehen. Vor jeder Zytostatikaapplikation ist eine Kontrollaspiration vorzunehmen und es sind jeweils 5–10 ml Trägerlösung vor- und nachzuspülen. Während der Zytostatikaapplikation soll der Arm des Patienten bequem auf einer saugfähigen Unterlage gelagert werden. Dem Patienten ist das Ruhighalten der Extremität zu empfehlen, ebenso wie sofortiges Alarmieren bei Schmerzen, Schwellung, Rötung oder sonstigen Symptomen.

Bei peripherveröser Applikation ist das Risiko der Paravasation höher als bei zentralvenöser Injektion. Nekrotisierende Zytostatika können bei Paravasation zu Ulzerationen und zur Gewebezerstörung führen. Insbesondere Anthrazykline, wie z. B. Doxorubicin, Epirubicin und

Idarubicin, sowie Vinca-Alkaloide, wie Vinblastin, Vincristin, Vindesin und Vinorelbin, sowie Mitomycin und Dactinomycin sind daher periphervenös nur mit größter Vorsicht und strenger Überwachung zu applizieren.
Begünstigende Faktoren für Paravasation stellen „schlechte" Venen (z. B. dünn, brüchig, entzündet, sklerosiert), wiederholte Punktionsversuche (z. B. erneute Punktion distal zu einer misslungenen Punktion), verminderter venöser Blutstrom bei Herzerkrankungen oder Lymphstau, eine lange Infusionsdauer und ungenügendes Fixieren des periphervenösen Zugangs dar.
Größere Venen sind immer gegenüber kleineren zu bevorzugen. Für die Applikation von nekrotisierenden Zytostatika sind Venen des Unterarms gegenüber Venen des Handrückens und des Handgelenks zu bevorzugen. Bei Letzteren fehlt der Schutz von umgebendem Muskelgewebe für die wichtigen Nerven und Sehnen.
Die periphervenöse Dauerinfusion mittels Pumpe ist auf jeden Fall bei nekrotisierenden Zytostatika zugunsten der zentralvenösen Applikation zu vermeiden! Die notfallmäßige Behandlung von Paravasaten wird im Abschnitt Verhalten bei Paravasaten erläutert.
Während der gesamten Applikation ist auf Undichtigkeiten zu achten, die zu einer Kontamination der Umgebung mit Zytostatika führen könnten. Für den Fall unbeabsichtigter Freisetzung von Zytostatikalösungen ist auch in den Infusionsräumlichkeiten ein Dekontaminationsset/Spill-Kit bereitzuhalten.
Bei der Verwendung von Zytostatikasicherheitssystemen wird das System nach jeder Infusion, wie auch am Ende gespült, sodass keine bzw. minimale Wirkstoffmengen zurückbleiben und die Kontaminationsgefahr als gering zu sehen ist.
Bei herkömmlichen Systemen sind nach Ende der Infusion die Infusionssysteme (Spritzen, Infusionsleitungen, Infusionsgeräte) so vom Zugang zu trennen, dass etwaige Zytostatikareste im System verbleiben und nicht die Umgebung benetzen. Bei der üblichen Applikation von Infusionen über Infusionsgeräte können dort 10–20 ml verbleiben, was bei einer 100-ml-Infusion 10–20 % Verlust bedeutet. Bei einem Infusionsvolumen bis 100 ml muss daher gewährleistet sein, dass das Infusionsgerät leerläuft oder mit 10–20 ml reiner Trägerlösung nachgespült wird (siehe Abschnitt Applikation). Mit zunehmendem Infusionsvolumen nimmt der prozentuale Verlust ab. Die leeren Infusionsbehältnisse und Infusionssysteme sowie Spritzen und Kanülen sollen nicht voneinander getrennt, sondern komplett entsorgt werden. Kanülen dürfen nicht mit Schutzkappen versehen werden (kein recapping). Infusionsständer und Infusionspumpen sollten nach jeder Verabreichung gereinigt werden; dabei sind Schutzhandschuhe zu tragen.
Bei speziellen Applikationsformen, z. B. Blaseninstillation, Peritonealinstillation, transarterielle Chemoembolisation und hypertherme intraperitoneale Chemoperfusion (HIPEC), sind entsprechend der Kontaminationsgefahr Schutzhandschuhe, wasserdichte Schutzkittel, Schutzbrille und Atemschutz zu tragen. Beim PIPAC-Verfahren werden Zytostatika-Aerosole minimal-invasiv über eine Pumpe in den Bauchraum eingebracht. Auch wenn in Studien

bisher keine Kontamination der Raumluft nachgewiesen wurde, ist prinzipiell durch Undichtigkeiten eine Kontamination der Umgebung und des Personals möglich. Das OP-Personal befindet sich während des Einbringens des Zytostatika-Aerosols und der 30-minütigen Verweilzeit des Aerosols aus Gründen der Sicherheit außerhalb des OP-Raumes, von wo aus die Pumpe ferngesteuert und der Patient überwacht wird. Der OP-Bereich wird nur im Notfall (z. B. Patient wird kreislaufinstabil) mit entsprechender Schutzausrüstung betreten.

Orale Verabreichung und Salben

Im Umgang mit zytostatikahaltigen Tabletten und anderen Arzneiformen zur oralen Verabreichung sind Schutzhandschuhe zu tragen. Das Teilen solcher Tabletten sollte möglichst umgangen werden, da es dabei zwangsläufig zur Freisetzung von zytostatikahaltigen Stäuben kommt. Unter Arbeitsschutzaspekten erscheint es angebracht, Dosierungen oder Dosierungsintervalle so zu gestalten, dass ganze Tabletten verabreicht werden können. Wenn immer möglich, sollen bei abweichenden Dosierungen und insbesondere bei pädiatrischen Patienten die Arzneistoffe in Form einer oralen Suspension oder Lösung verabreicht werden, um die Freisetzung von Stäuben zu umgehen. Einige Arzneistoffe (z. B. Hydroxycarbamid, Mercaptopurin, Methotrexat, Thioguanin) stehen als zugelassene (Import-)Fertigarzneimittel zur Verfügung. Für andere Arzneistoffe (z. B. Cyclophosphamid, Etoposid, Irinotecan) kann in der Apotheke die i.v. Lösung in der passenden Dosierung in Oralspritzen aufgezogen werden. Auch für die Gabe über die Ernährungssonde sind die Suspensionen oder Lösungen geeignet. Die Tabletten dürfen auf keinen Fall gemörsert werden. Das Herstellen einer Suspension für die Sondenapplikation aus einer ganzen Tablette oder Kapsel kann mit einer 20-ml-Luer-Lock-Spritze erfolgen. Dabei ist Schutzkleidung zu tragen (Handschuhe, FFP3-Maske, Schutzkittel). Die Tablette wird nach Herausziehen des Kolbens in die Spritze gelegt. Der Kolben wird wieder aufgesetzt, es wird etwa 10 ml steriles Wasser aufgezogen, die Spritze verschlossen und leicht hin und her geschwenkt. Nach der Applikation wird erneut Wasser aufgezogen, um verbliebene Tablettenreste zu applizieren.

Ist das Brechen von Tabletten nicht zu vermeiden, kann dies zum Schutz vor Kontamination in Druckverschlussbeuteln erfolgen. Beim Teilen muss Schutzkleidung getragen werden (Handschuhe, FFP3 Maske, Schutzkittel). Die Tablette wird im geschlossenen Druckverschlussbeutel ggf. mit einem Tablettenteiler geteilt. Nach dem Teilen ist ein Moment zu warten und dann die Tablettenhälfte zu entnehmen. Falls die Tabletten in Dispensern verteilt werden, sind dafür gesonderte Dispenser zu verwenden, die so zu reinigen sind, dass ein Kontakt mit der Reinigungslösung der übrigen Dispenser vermieden wird. Alternativ können Einnahmebecher für die Einmalanwendung benutzt werden.

Das Auftragen von zytostatikahaltigen Salben (z. B. fluorouracil-haltig) muss mit Schutzhandschuhen unter Verwendung eines Spatels erfolgen.

2.6 Arbeitsschutzrechtliche Bestimmungen

2.6.1 Betriebsanweisung und mündliche Unterweisung

Für den Umgang mit CMR-Arzneimitteln müssen Betriebsanweisungen erstellt werden. Sie sind Teil der Unterrichtung, die arbeitsplatzbezogen vor Aufnahme der Tätigkeit und mindestens jährlich durch die betrieblichen Vorgesetzten mündlich zu erfolgen hat und die auftretenden Gefahren und Schutzmaßnahmen zum Inhalt hat. Bei maßgeblichen Veränderungen ist die Betriebsanweisung zu aktualisieren und das Personal zu unterweisen. Die mündliche Unterweisung sollte durch praktische Übungen ergänzt werden. Die Teilnahme an der Unterweisung muss durch Unterschrift bestätigt werden.

Gefahrstoffverordnung § 14 Unterrichtung und Unterweisung der Beschäftigten
Mindestens folgende Angaben:

- Bezeichnung der am Arbeitsplatz auftretenden Gefahrstoffe, Kennzeichnung, Gefährdungen
- Informationen über angemessene Vorsichtsmaßregeln am Arbeitsplatz (Verhütung der Exposition, Schutzausrüstung, Schutzkleidung, Hygienevorschriften)
- Informationen über Maßnahmen bei Betriebsstörungen, Unfällen

Beispielhafte Betriebsanweisungen: siehe BGW-Themenheft „Zytostatika im Gesundheitsdienst" [1]
Mutterschutz-, Jugendarbeitsschutzgesetz: Schwangere, Stillende und Jugendliche dürfen nicht mit Zytostatika umgehen.
Gefahrstoffverordnung (GefStoffV), basierend auf dem Chemikaliengesetz: unter anderem Vorgaben für Gefahrstoffverzeichnis, Gefährdungsbeurteilung, Anzeigepflicht für den Umgang mit CMR-Arzneimitteln gegenüber Gewerbeaufsicht, Schutzstufen, Betriebsanweisung, Unterweisung des Personals, arbeitsmedizinische Vorsorge, Verordnung zur arbeitsmedizinischen Vorsorge

2.6.2 Technische Regeln für Gefahrstoffe (TRGS)

(www.baua.de; aufgerufen am 24.2.2021)
TRGS 400: Gefährdungsbeurteilung für Tätigkeiten mit Gefahrstoffen: Ermitteln und Beurteilen der Gefährdungen durch Gefahrstoffe am Arbeitsplatz: Vorgehensweise (Ermittlungspflichten)
TRGS 525: Gefahrstoffe in Einrichtungen der medizinischen Versorgung: Umgang mit Gefahrstoffen wie CMR-Arzneimittel, Schutzmaßnahmen beim Auspacken, Zubereiten und Anwenden, bei Lagerung, Transport, Entsorgung
TRGS 555: Betriebsanweisung und Unterweisung der Beschäftigten

2.6.3 Behördlich und berufsgenossenschaftlich anerkannte Verfahren (BuBaV)

Anforderungen an den Betrieb von Sicherheitswerkbänken mit Luftrückführung für Arbeiten mit krebserzeugenden oder erbgutverändernden Zytostatika, 1998 bzw. Bundesarbeitsblatt 3 (2000) 65, spezifiziert den Betrieb von Sicherheitswerkbänken mit Luftrückführung
Berufsgenossenschaft für Gesundheitsdienst und Wohlfahrtspflege

Literatur

[1] Berufsgenossenschaft für Gesundheitsdienst und Wohlfahrtspflege: Zytostatika im Gesundheitsdienst, Informationen zur sicheren Handhabung von Zytostatika, 2019, detailliert die Umsetzung der TRGS 525; https://www.bgw-online.de/DE/Medien-Service/Medien-Center/Medientypen/BGW-Broschueren/BGW09-19-042_Zytostatika_im_Gesundheitsdienst.html (aufgerufen am 17.04.2024)

[2] Berufsgenossenschaft für Gesundheitsdienst und Wohlfahrtspflege: Gefahrstoffrechtliche Kennzeichnung von Arzneistoffen in der Tumortherapie, 2018; https://www.bgw-online.de/DE/Medien-Service/Medien-Center/Medientypen/BGW-Broschueren/BGW09-19-008-Gefahrstoffrechtliche-Kennzeichnung-Arzneistoffe-Tumortherapie.html (aufgerufen am 17.04.2024)

2.7 Die Durchführung der zytostatischen Therapie aus pflegerischer Sicht

Mirko Laux, Sabine Gärtner, Rolf Bäumer, Rita Bodenmüller-Kroll

Die Aufklärung des Patienten über Art, Umfang und eventuelle Nebenwirkungen der zytostatischen Behandlung liegt in der Hand des behandelnden Arztes. Zur Durchführung intravasaler zytostatischer Therapie ist die Beschäftigung qualifizierten Personals sicherzustellen. Neben staatlich geprüftem Pflegepersonal, möglichst mit der Fachweiterbildung „Krankenpfleger/in für die Onkologie" und/oder „Palliative Care", können in onkologischen Schwerpunktpraxen zur Assistenz qualifizierte Medizinische Fachangestellte hinzugezogen werden. Da in der Ausbildung zur medizinischen Fachangestellten keine onkologischen Erkrankungen behandelt werden, sollten in einer „Fortbildung für Medizinische Fachangestellte in der Onkologie" mit 120 Stunden entsprechende Kenntnisse erworben werden. Diese Fortbildungen werden nach einem Curriculum gesteuert, welches von der Bundesärztekammer festgelegt wurde.
Für Personal, das über keine Weiterbildung verfügt, sollte eine spezielle Schulung angeboten werden. Die KOK (Konferenz onkologischer Kranken- und Kinderkrankenpflege) hat hierzu entsprechende Empfehlungen aus haftungsrechtlicher Sicht veröffentlicht und ebenso Inhalte für eine 2-tägige Fortbildungsveranstaltung festgelegt (https://www.kok-krebsgesellschaft.de/service/handlungsempfehlungen/zytostatika/ (aufgerufen am 24.2.2021)).
Vor Beginn der Behandlung muss das Einverständnis des Patienten vorliegen; das gesamte therapeutische Team sollte darüber informiert sein. Die Erstgabe von Zytostatika sollte immer durch den behandelnden Arzt erfolgen. Dasselbe gilt für die Applikation von Zytostatika, bei denen Gewebenekrosen durch Paravasate entstehen können. Deshalb sollten

alle Pflegekräfte und Medizinischen Fachangestellten, die in die Verabreichung von zytostatischen Substanzen involviert sind, genauestens die Art der Verabreichung, Wirkung und Nebenwirkungen der Zytostatika kennen. Dazu gehört auch das schriftliche Vorliegen des Behandlungsplans für jeden Patienten, die genaue Dokumentation auftretender Nebenwirkungen und die exakte Patientenbeobachtung während der gesamten Behandlung.

2.7.1 Die Verantwortlichkeit des Pflegepersonals bei der Ausführung ärztlicher Tätigkeiten

Aufgrund der Arbeitsteilung zwischen Arzt und Pflegepersonal muss man die verschiedenen Verantwortungsebenen unterscheiden. Dem Arzt obliegt die Anordnungsverantwortung, dem Pflegepersonal die Durchführungsverantwortung. Die typischen Fälle eigentlich ärztlicher Tätigkeiten, die an Pflegekräfte delegiert werden können, sind Injektionen, Infusionen und Blutentnahmen. Delegationen sind vor dem Hintergrund des Arbeits- und Haftungsrechts zu sehen. Injektionen, Infusionen und Blutentnahmen sind Eingriffe, die zum Verantwortungsbereich des Arztes gehören. Im Vordergrund der pflegerischen Aufgaben stehen die Grund-, Behandlungs- und Funktionspflege. Problematisch ist, dass aus dem Pflegeberufereformgesetz (PflBRefG) von 2017 keine ausdrücklichen Vorgaben für die Delegation ärztlicher Tätigkeiten an Pflegepersonen hervorgehen. Es ist aber in § 5 Abs. 3, Ziff. 2 PflBRefG festgelegt, dass die Ausbildung dazu befähigen soll, „ärztlich angeordnete Maßnahmen eigenständig durchzuführen, insbesondere Maßnahmen der medizinischen Diagnostik, Therapie oder Rehabilitation". Die Rechtsprechung hat, da es an eindeutiger gesetzlicher Regelung fehlt, Delegationskriterien erarbeitet. Das persönliche und fachliche Vermögen der Pflegekraft ist hierbei das wichtigste Kriterium. Dem delegierenden Arzt bleibt indes die Aufgabe zu prüfen, ob die angewiesene Pflegekraft über das erforderliche Fachwissen und Können verfügt. Ihm obliegt die Anordnungsverantwortung.

Übertragbare Kriterien abgestuft nach Gefahrenbereichen:

- Tätigkeiten mit relativer Einfachheit
- Tätigkeiten mit nur geringer Gefährdungstendenz
- Tätigkeiten mit absoluter Kontrollierbarkeit bei höherer Gefahrneigung
- Tätigkeiten mit absoluter Beherrschbarkeit bei fehlender Arztpräsenz

Zu den nicht delegationsfähigen Tätigkeiten gehört nach dem Transfusionsgesetz die Verabreichung von Blutprodukten. Dies ist ausschließlich ärztliche Tätigkeit; die Aufgaben des Pflegepersonals liegen in der Vorbereitung von Blutprodukten, der Überwachung des Patienten und der exakten Dokumentation nach den Richtlinien des Transfusionsgesetzes.

Literatur

Genge DE (2008) In: Bäumer, Maiwald (Hrsg) Onkologische Pflege, Thieme, Stuttgart

Weiß T, Meißner T & Kempa S (2018) Pflegeberufereformgesetz (PflBRefG), Springer Gabler, Wiesbaden

3 Verhalten bei Paravasaten

Jürgen Barth

Wenn der Zugang zum Gefäßsystem des Patienten disloziert und das betroffene Blutgefäß, üblicherweise eine Vene, durchstochen wurde oder es aus sonstigen Gründen zum Substanzaustritt in das umliegende Gewebe kommt, spricht man von einem Paravasat oder einer Extravasation. Unter den parenteral verabreichbaren Substanzen können von den lokal völlig untoxischen und subkutan oder intramuskulär verabreichbaren die sogenannten Irritanzien und Vesikanzien unterschieden werden (nachfolgende Tabelle). Während ein Irritans lokale Schmerzen, Brennen, eine atypische Entzündung des Gefäßes bis zur Phlebitis verursachen kann, bewirkt ein Vesikans eine Nekrose. Hierbei handelt es sich um die schwerste Folge einer lokalen „Stoffwechselstörung". Sie geht immer mit einem Gewebetod einher (Abbildung unterhalb).

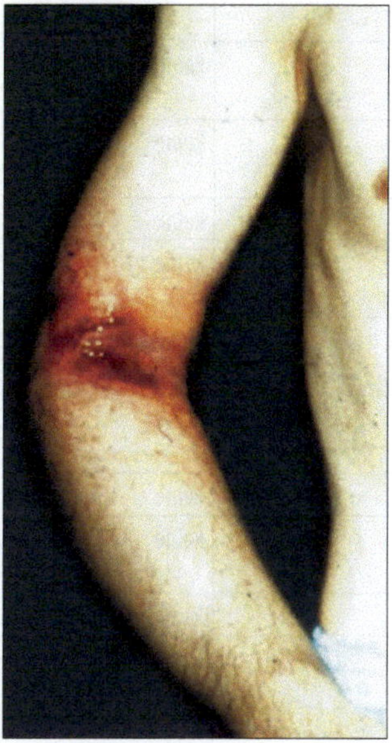

Gewebenekrose nach einem Paravasat.

Zu spät erkannt oder zu spät behandelt führt eine Nekrose letztlich zu Gewebeveränderungen mit oder ohne Gewebeschwund (Dystrophie und Atrophie). Grundsätzlich können Nerven, Muskeln und Sehnen geschädigt werden. An Gelenken im Extremitätenbereich kann es zu Funktionsverlust kommen. Die Schädigungen erfordern teilweise die plastisch-chirurgische Intervention. Es finden sich auch Berichte über Extremitätenamputationen [1, 2].

Die Art der lokalen Reaktion hängt von verschiedenen Faktoren ab wie:

pH-Wert (des aufgelösten Fertigarzneimittels → stark sauer ⇔ stark alkalisch wie Säuren oder Laugen)

- Osmolarität
- Hypersensitivität gegen die Substanz
- Substanzmenge
- Substanzeigenschaften wie vesikant oder nekrotisierend
- Einwirkdauer

3.1 Einteilung der Zytostatika in Irritanzien bzw. Vesikanzien

Wirkstoffname	Schädigungstyp	Allgemeine Maßnahmen (s. nachfolgende Tabelle)	Substanzspezifische Maßnahmen
Amsacrin	gewebenekrotisierend	III	+ DMSO topisch, Kälte CAVE! NICHT bei Einsatz von Dexrazoxan (siehe Hinweise dort)
Asparaginase	nicht gewebeschädigend	I	keine
Azacitidin	nicht gewebeschädigend	I	keine
Belantamab Mafodotin	gewebereizend	I	keine
Bendamustin	gewebereizend	II	keine
Bevacizumab	nicht gewebeschädigend	I	keine
Bleomycin	nicht gewebeschädigend	I	keine
Blinatumumab	nicht gewebeschädigend	I	keine
Bortezomib	gewebereizend	II	keine
Brentuximab Vedotin	gewebereizend	I	keine
Busulfan	gewebereizend	II	keine
Carboplatin	nicht gewebeschädigend, aber potenziell allergen	I	keine
Carmustin	gewebereizend	II	keine
Carfilzomib	nicht gewebeschädigend	I	keine

Wirkstoffname	Schädigungstyp	Allgemeine Maßnahmen (s. nachfolgende Tabelle)	Substanzspezifische Maßnahmen
Cemiplimab	nicht gewebeschädigend	I	keine
Cetuximab	nicht gewebeschädigend	I	keine
Cisplatin	nicht gewebeschädigend, aber potenziell allergen	III	+ DMSO topisch, Kälte
Cladribin	nicht gewebeschädigend	I	keine
Clofarabin	nicht gewebeschädigend	I	keine
Cyclophosphamid	nicht gewebeschädigend	I	keine
Cytarabin	nicht gewebeschädigend	I	keine
Dacarbazin	gewebereizend	II	Cave!
Dactinomycin	gewebenekrotisierend	III	+ DMSO
Daratumumab	nicht gewebeschädigend	I	keine
Daunorubicin	gewebenekrotisierend	III	+ DMSO topisch, Kälte CAVE! NICHT bei Einsatz von Dexrazoxan (siehe Hinweise dort)
Daunorubicin liposomal	gewebereizend	II	+ trockene Kälte
Decitabin	nicht gewebeschädigend	I	keine
Dinutuximab	nicht gewebeschädigend	I	keine

Wirkstoffname	Schädigungstyp	Allgemeine Maßnahmen (s. nachfolgende Tabelle)	Substanzspezifische Maßnahmen
Docetaxel	gewebereizend	II	keine
Doxorubicin	gewebe-nekrotisierend	III	+ DMSO topisch, Kälte CAVE! NICHT bei Einsatz von Dexrazoxan (siehe Hinweise dort)
Doxorubicin liposomal und pegyliert liposomal	gewebereizend	II	+ trockene Kälte
Elotuzumab	nicht gewebe-schädigend	I	keine
Enfortumab Vedotin	gewebereizend	I	keine
Epirubicin	gewebe-nekrotisierend	III	+ DMSO topisch, Kälte CAVE! NICHT bei Einsatz von Dexrazoxan (siehe Hinweise dort)
Eribulin	nicht gewebe-schädigend	I	keine
Estramustin	nicht gewebe-schädigend	I	keine
Etoposid	nicht gewebe-schädigend, hoch konzentrierte Lösungen möglicherweise gewebereizend aufgrund der Lösungsmittel	II	keine
Etoposidphosphat	nicht gewebe-schädigend	I	keine

Wirkstoffname	Schädigungstyp	Allgemeine Maßnahmen (s. nachfolgende Tabelle)	Substanzspezifische Maßnahmen
Fludarabin	nicht gewebeschädigend	I	keine
Fluorouracil	gewebereizend schmerzhafte, reversible Blasenbildung möglich	I	Uridinsalbe NRF [3]
Fotemustin	gewebereizend	II	keine
Gemcitabin	gewebereizend	II	keine
Gemtuzumab Ozogamicin	nicht gewebeschädigend	I	keine
Idarubicin	gewebenekrotisierend	III	+ DMSO topisch, Kälte CAVE! NICHT bei Einsatz von Dexrazoxan (siehe Hinweise dort)
Ifosfamid	nicht gewebeschädigend	I	keine
Inotuzumab Ozogamicin	nicht gewebeschädigend	I	keine
Irinotecan	nicht gewebeschädigend	I	keine
Irinotecan liposomal	nicht gewebeschädigend	I	keine
Ipilimumab	nicht gewebeschädigend	I	keine
Isatuximab	nicht gewebeschädigend	I	keine
Melphalan	gewebereizend	II	keine
Methotrexat	nicht gewebeschädigend	I	keine

Wirkstoffname	Schädigungstyp	Allgemeine Maßnahmen (s. nachfolgende Tabelle)	Substanzspezifische Maßnahmen
Mitomycin C	gewebe-nekrotisierend	III	+ DMSO topisch, Kälte
Mitoxantron	gewebe-nekrotisierend	III	+ DMSO topisch, Kälte CAVE! NICHT bei Einsatz von Dexrazoxan (siehe Hinweise dort)
Mogamolizumab	nicht gewebeschädigend	I	keine
Moxetumomab pasudotox	gewebereizend	I	keine
Necitumumab	nicht gewebeschädigend	I	keine
Nelarabin	nicht gewebeschädigend	I	keine
Nivolumab	nicht gewebeschädigend	I	keine
Obinutuzumab	nicht gewebeschädigend	I	keine
Oxaliplatin	gewebereizend, potenziell allergen	II	CAVE! keine kalten Umschläge!
Paclitaxel	hoch konzentrierte Lösungen möglicherweise gewebereizend aufgrund der Lösungsmittel; gewebenekrotisierend aufgrund eines histopathologischen Befundes		+ Hyaluronidase s.c.

Wirkstoffname	Schädigungstyp	Allgemeine Maßnahmen (s. nachfolgende Tabelle)	Substanzspezifische Maßnahmen
Paclitaxel, albumingebundene Nanopartikel	gewebereizend	II	keine
Panitumumab	nicht gewebeschädigend	I	keine
Pegaspargase	nicht gewebeschädigend	I	keine
Pemetrexed	nicht gewebeschädigend	I	keine
Pembrolizumab	nicht gewebeschädigend	I	keine
Pentostatin	nicht gewebeschädigend	I	keine
Pertuzumab	nicht gewebeschädigend	I	keine
Pixantron*	gewebenekrotisierend	III	+ DMSO topisch, Kälte CAVE! NICHT bei Einsatz von Dexrazoxan (siehe Hinweise dort)
Polatuzumab Vedotin	gewebereizend	I	keine
Raltitrexed	nicht gewebeschädigend	I	keine
Ramucirumab	nicht gewebeschädigend	I	keine
Rituximab#	nicht gewebeschädigend	I	keine
Sacituzumab Govitecan	nicht gewebeschädigend	I	keine

Wirkstoffname	Schädigungstyp	Allgemeine Maßnahmen (s. nachfolgende Tabelle)	Substanzspezifische Maßnahmen
Streptozocin	gewebereizend	II	keine
Tafasitamab	nicht gewebeschädigend	I	keine
Temsirolimus	nicht gewebeschädigend	I	keine
Teniposid	nicht gewebeschädigend, hoch konzentrierte Lösungen möglicherweise gewebereizend aufgrund der Lösungsmittel	II	keine
Thiotepa	nicht gewebeschädigend	I	keine
Topotecan	nicht gewebeschädigend	I	keine
Trabectedin	gewebereizend	II	keine
Treosulfan	gewebereizend	II	keine
Trastuzumab[#]	nicht gewebeschädigend	I	keine
Trastuzumab Deruxtecan	nicht gewebeschädigend	I	keine
Trastuzumab Emtansin (T-DM1)	nicht gewebeschädigend	I	keine
Trimetrexate	gewebereizend	II	keine
Vinblastin	gewebenekrotisierend	III	+ Hyaluronidase s.c./Wärme
Vincristin	gewebenekrotisierend	III	+ Hyaluronidase s.c./Wärme
Vindesin	gewebenekrotisierend	III	+ Hyaluronidase s.c./Wärme

Wirkstoffname	Schädigungstyp	Allgemeine Maßnahmen (s. nachfolgende Tabelle)	Substanzspezifische Maßnahmen
Vinflunin	gewebe-nekrotisierend	III	+ Hyaluronidase s.c./Wärme
Vinorelbin	gewebe-nekrotisierend	III	+ Hyaluronidase s.c./Wärme
Modifiziert nach [4–6]; * Analogschluss zu Mitoxantron, keine Daten verfügbar. # Von diesen Antikörpern gibt es subkutane Darreichungsformen.			

Zytostatika nach Schädigungspotenzial.

Unkonjugierte Antikörper sind nicht gewebeschädigend. Einige wurden von der i.v. Form zur s.c. Darreichungsform entwickelt (Rituximab, Trastuzumab, Daratumumab). Es kann allerdings zu einer lokalen Reaktion im Sinne einer allergischen Reaktion auf das Fremdeiweiß kommen. Einige Toxine der gekoppelten Antikörper könnten auf Grund ihres intrazellulären Wirkungsmechanismus ein stark gewebeschädigendes Potenzial haben. Ob die Antikörper im Paravasatgebiet von ihrem Verbindungsmolekül (Linker) getrennt werden, ist derzeit unklar. Derzeitige Sachlage bei einer sehr begrenzten Anzahl an Extravasationen ist: Basierend auf klinischer Erfahrung haben toxingekoppelte Antikörper bisher leichte Hautreaktionen verursacht, die höchstens als Irritans zu werten wären.

Radionuklide, genauer radionuklidgekoppelte Antikörper, können sich ebenfalls als vesikant erweisen, wie in dem Fallbericht von *Williams* und Kollegen dargestellt. Das vesikante Potenzial ist hierbei auf das Radionuklid bzw. auf die applizierte Strahlendosis zurückzuführen [7]. Neben den in obiger Tabelle aufgezeigten Irritanzien und Vesikanzien sind nach *McCaffrey Boyle* [8] noch die verzögerte Extravasation und die sogenannte „flare reaction" bekannt: Während bei der verzögerten Extravasation die Symptome erst bis zu 48 Stunden nach der Arzneimittelapplikation auftreten, ist die „flare reaction" eine lokale, allergische Reaktion aufgrund einer infusionsinduzierten Histaminfreisetzung ohne Schmerzen, aber begleitet von rötlichen Flecken und/oder Streifen entlang der Vene. Weiterhin können Begleitsymptome wie Ödeme und Juckreiz beobachtet werden. Dieses Phänomen ist eine bekannte Nebenwirkung der Anthrazykline bei zirka 3 % der Behandlungen.

Vorgehensweise bei Paravasaten	
1.	Injektion/Infusion sofort stoppen
2.	Paravasate-Set bereitstellen
3.	(sterile) Handschuhe anziehen

Vorgehensweise bei Paravasaten	
4.	Infusionsleitung bzw. Spritze durch eine 5-ml-Einmalspritze ersetzen und langsam so viel wie möglich vom Paravasat aspirieren; Achtung: keinen Druck auf Paravasationsstelle ausüben
5.	i.v. Zugang unter Aspirationsbedingungen entfernen
	a) bei nicht gewebeschädigenden Zytostatika (I)
	6. ––
	7. die betroffene Extremität hochlagern und ruhigstellen
	8. ––
	b) bei gewebereizenden Zytostatika (II) und gewebenekrotisierenden Zytostatika (III)
	6. bei Blasen: mit 1-ml-Spritze und s.c. Kanüle aspirieren, für jeden Aspirationsversuch neues Besteck verwenden
	7. die betroffene Extremität hochlagern und ruhigstellen
	8. substanzspezifische Maßnahmen einleiten
9.	Wundauflage: ja, Okklusionsverbände: nein
10.	Paravasate-Dokumentationsbogen ausfüllen (Ausdehnung des Paravasates angeben!)
11.	Aufklärung und Instruktion des/der Patienten/in sowie der Angehörigen
12.	regelmäßige Kontrollen (Nachsorge)
13.	bei gewebenekrotisierenden Zytostatika immer innerhalb von 72 Stunden einen (plastischen) Chirurgen konsultieren

Vorgehen bei Paravasaten. Modifiziert nach [4].

Symptom	Zeit
Erythem, Ödem (Schmerz)	Tag 0–7
Überwärmung, Schmerz	Tag 8–10
Beginnende Ulzerationen, Schmerzen	ab Tag 7
Zunahme der Ulzera, roter Randwall, gelblicher Grund, Schmerzen	Monat 2–4
Reizfreier Gewebedefekt	elektiv

Klinik und zeitlicher Verlauf einer Extravasation.

Hinweis: Die Einteilung Irritanz ⇔ Vesikans ist nicht absolut. Die Verläufe können bei ein und derselben Substanz unterschiedlich verlaufen, so beispielsweise bei Oxaliplatin:
Berichte **ohne** Gewebsschädigung:
Perez Fidalgo et al. Management of chemotherapy extravasation: ESMO-EONS Clinical Practice Guidelines. Ann Oncol 2012; 23(7 Suppl): vii167
Fallberichte **mit** Gewebsschädigung – aber **keine Nekrose**:
Baur et al. (2000) Extravasation of Oxaliplatin (Eloxatin®) – Clinical Course. Onkologie 23:468
Foo et al. (2003) A case report of oxaliplatin extravasation. Ann Oncol 14:961
Wie viele andere Toxizitäten können auch die Extravasationsschäden nach den CTC-AE-Kriterien des National Institute of Health, National Cancer Institute klassifiziert werden; CTC AE = Common Terminology Criteria for Adverse Events.

Grad 1	Grad 2	Grad 3	Grad 4	Grad 5
Schmerzloses Ödem	Erythem mit Begleitsymptomen wie Ödem, Schmerz, Induration, Phlebitis	Ulzeration oder Nekrose; schwerer Gewebeschaden; operative Intervention ist indiziert	Lebensbedrohliche Konsequenzen; eilige Intervention ist indiziert	Tod

Klassifizierung von Extravasationsschäden.

3.2 Klinischer Verlauf

Die Tabelle oberhalb zeigt den zeitlichen Ablauf einer paravasatinduzierten Gewebeschädigung. Bestimmte Substanzen werden im Gewebe depotartig „gefangen" gehalten [9], mit der Folge möglicherweise sehr lang anhaltender Gewebereaktionen. Insbesondere in solchen Fällen, vor allem bei anhaltenden Schmerzen und zeitlich lang andauernden Gewebekonzentrationen, ist eine chirurgische Intervention obligat [9]. (Eine kurze Übersicht chirurgischer Deckungsverfahren ist bei *Larson* [10] dargestellt.) Ein Stillstand der Gewebereaktion ist zwar auf jeder dargestellten Stufe möglich, da eine Abhängigkeit der Gewebetoxizität von der zugeführten Menge bzw. Dosis besteht [11, 12]. Die teilweise lang anhaltende nekrotisierende Wirkung von Paravasaten (besonders der Anthrazykline) beruht aber, neben einer andauernden Gewebelokalisation, unter anderem auf der Bildung von freien Radikalen (Anthrazykline; siehe auch Teil Grundlagen Abschnitt Wirkungs- und Resistenzmechanismen). Diese Radikale führen unmittelbar zur Denaturierung von DNS. Bei Zelluntergang werden überdies die Komplexe aus an DNS gebundenen Zytostatika von den untergegangenen Zellen in Intervallen freigesetzt. Sie werden dann wiederum durch Endozytose in benachbarte Zellen aufgenommen, wo sie ihre schädigende Wirkung fortsetzen. Sie reagieren quasi nicht ab. Durch diesen Kreislauf werden immer weitere Zellen in Mitleidenschaft gezogen. Somit lässt sich dieser „Teufelskreis" bei solchen Substanzen nur durch radikale chirurgische Entfernung geschädigter Gewebeteile unterbrechen.

3.3 Risikofaktoren für Paravasate

Es finden sich diverse Risikofaktoren für Paravasate:

3.3.1.1 Iatrogene Risikofaktoren für Paravasate

- Auswahl des Injektionsortes (Ellenbogen > Handrücken > Unterarm; > bedeutet schlechter/ungünstiger als; vergleiche Abbildung S. 175, vormals bestrahlte Hautareale)
- wenig Injektionspraxis, Sorglosigkeit, Unversiertheit
- unzureichende Patienteninformation (Meldung bei Missempfindungen/Schmerzen)
- mangelnde Beachtung von geäußerten Patientenbeschwerden
- mangelnde Überwachung des Zugangs
- zu langsames Reagieren bei Auftreten von lokalen Reaktionen/Paravasaten

Substanzabhängige Risikofaktoren für Paravasate

- Substanz ist starkes Vesikans
- Substanzmenge, -konzentration, Osmolarität, pH-Wert im Extravasationsbereich
- Dauer der Schädigung (Zeit)

Patientenabhängige (anatomische und physiologische) Risikofaktoren für Paravasate

- Alter (erhöhte Gefäßbrüchigkeit)
- verminderter Gefäßdurchmesser
- bereits viele Gefäßpunktionen erhalten
- verminderter lokaler Blutfluss aufgrund von venösem Rückstau oder Herz-Kreislauf-Erkrankungen
- erhöhter Venendruck
- obstruierte venöse Drainage nach axillärer Chirurgie
- disseminierte Hauterkrankungen
- Ekzeme, Psoriasis
- Patientenbewegungen / Unruhe
- sensorische Defizite seitens des Patienten
- Paralyse
- Sedierung
- Somnolenz
- beeinträchtigte Wahrnehmung

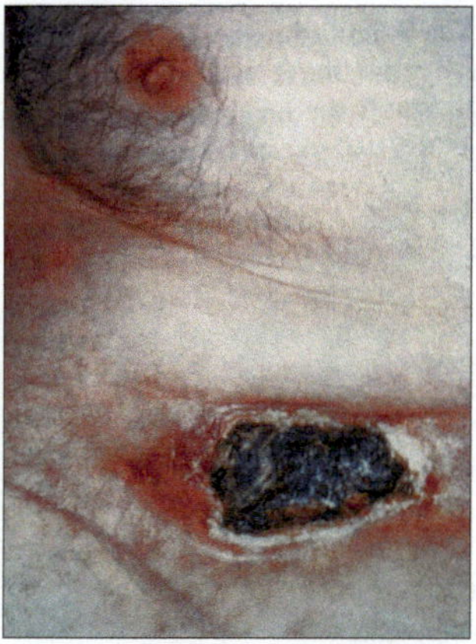

Gewebenekrose durch einen dislozierten oder defekten Port.

Auch implantierte Ports sind nicht „narrensicher" im Hinblick auf Arzneimittelextravasationen. Portnekrosen (Abbildung links) sind nicht nur möglich, sondern auch gefürchtet. Demgegenüber bieten zentrale Venenkatheter (ZVK) ein Höchstmaß an (Extravasations-) Sicherheit. Gründe für Portnekrosen können sein:

- Katheterseparation vom Körperport
- Bruch oder Riss im Katheter
- Riss im Portseptum
- exzessiver Rückstau um die Katheter- oder Portnadel aufgrund eines Fibrinpfropfens an der Katheterspitze
- unvollständige oder schlechte Penetration der Injektionsnadel durch das Portseptum

3.4 Risikominimierung und Präventionsmaßnahmen

Sämtliche Risikofaktoren müssen bewusst gemacht und durch Präventionsmaßnahmen minimiert werden. Präventionsmaßnahmen sind:

- Einschätzung des nekrotischen Potenzials der Substanz durch den Anwender
- Art und Ort des gewählten venösen Zugangs (zentral? peripher? Port? welches Katheter- oder Portsystem?)
- Applikation gegebenenfalls unter Überwachung durch trainiertes Personal
- optimale Umgebungsbedingungen (Lichtverhältnisse, Ruhe, vorübergehende Ruhigstellung der Extremität z. B. mittels Armschiene, Sicherung des Zugangs mittels Pflaster)
- keine Venen mit vorher misslungenen Punktionsversuchen verwenden (nicht unterhalb einer misslungenen Applikation)
- möglichst nicht den Handrücken oder (Ellenbogen-)Gelenksnähe als Punktionsort wählen
- Gängigkeit des Zugangs „testen" (Blutaspiration, Spülung mit Kochsalzlösung)
- Patienten unterweisen/aufklären (hauseigener Aufklärungsbogen?), Meldung bei den geringsten Missempfindungen
- Kontrolle/Überwachung des Zugangs während längerer Applikationsdauer von Vesikanzien (z. B. Anthrazyklin-Infusionen)

3.5 Primäre Allgemeinmaßnahmen bei Extravasationen

Einen Standard zur Behandlung von Extravasation gibt es nicht, jedoch zahlreiche ähnlich lautende Empfehlungen (Erfahrungswerte). Ebenso fehlt es an spezifischer Therapie – im Sinne eines echten Antagonismus – für eine bestimmte Einzelsubstanz auf der Basis randomisierter Studien (allein schon aus ethischen Gründen undenkbar). Die zu treffenden Allgemeinmaßnahmen sind oben tabellarisch aufgelistet.

Merke:

Alle Therapiehinweise basieren auf

- dokumentierten Fallberichten
- klinischen Anekdoten

Alle Therapiehinweise

- sind Handlungsempfehlungen, z. T. auch basierend auf Extrapolationen
- sind kein Garant für ein reproduzierbar sicheres Ergebnis
- es handelt sich um Notfallbehandlungen im Sinne eines Heilversuchs

3.6 Antidota

Untersuchungen gezielt eingesetzter, potenzieller Antidota gegen nekrotisierende Arzneimittel, speziell von Zytostatika, liegen begrenzt vor [11, 13–15]. Sie basieren auf Studien an Tieren und weisen überdies inhomogene Ergebnisse auf. Für die Interpretation dieser Studienergebnisse [z. B. 16] muss angemerkt werden, dass

- die in diesen Untersuchungen üblicherweise intradermal applizierten Zytostatika eine höhere Konzentration aufweisen mussten, um eine Reaktion auszulösen, als sie typischerweise im klinischen Alltag zum Einsatz kommen;
- das Verhalten der untersuchten Tiergewebe (Maus, Ratte, Meerschweinchen) sich zum Teil deutlich vom Verhalten menschlichen Gewebes unterscheidet und somit nicht ohne Weiteres auf den Menschen übertragbar ist.

Eine mögliche Folge davon ist, dass eine Substanz, die sich im Tierversuch als nicht effektiv zeigte, beim Menschen aber einen Antidot-Effekt haben könnte [9]. Es existieren diverse Empfehlungen zur Verwendung bestimmter (exotischer) Antidota, die jedoch aus Einzelfallberichten und aus anekdotischen Quellen stammen.

Als Substanzen von gesichertem Wert zur Intervention müssen primär Hyaluronidase und Dimethylsulfoxid (DMSO) angesehen werden.

Hyaluronidase: Durch das Enzym Hyaluronidase werden Hyaluronsäure, Chondroitin- und Mukoitinsulfate depolymerisiert. Es wirkt physiologischerweise als Diffusions- oder auch Spreitungsfaktor (spreading factor) mit Strukturauflockerung von Binde- und Stützgeweben. Damit wird sowohl der Flüssigkeitsaustausch zwischen Geweben und dem Gefäßsystem erleichtert als auch die Ausbreitung von Fremdsubstanzen. Aufgrund dieser Substanzeigenschaften können nach subkutaner/intradermaler Injektion interstitielle Räume geöffnet und/oder vergrößert und eine systemische Aufnahme subkutaner Flüssigkeitsmengen erleichtert werden [14]. Wichtig ist jedoch, dass zur Erreichung dieser Effekte eine ausreichend hohe Hyaluronidasedosierung gewählt wird. Die dosisabhängige Gewebeprotektion konnte in einem Tiermodell gezeigt werden [17]. Zu empfehlen ist eine Dosierung bzw. Konzentration von 150 U pro Milliliter [13, 14, 18]. Es sei jedoch ausdrücklich darauf hingewiesen, dass eine großzügige Umspritzung des Paravasatareals mit Hyaluronidase mit starken, brennenden Schmerzen für den Patienten verbunden ist. Diese bedürfen einer adäquaten symptomatischen Therapie. Die Nutzen-Risiko-Abwägung liegt jedoch eindeutig auf der Seite des Nutzens [19]. Der Hyaluronidase kommt bei Paravasaten mit Vinca-Alkaloiden der größte Stellenwert zu [14, 20]. Bei Paravasaten mit Anthrazyklinen ist das Enzym kontraindiziert, da Hyaluronidase im Tierexperiment(!) die Hautulzeration verstärkt [9].

Dimethylsulfoxid (DMSO): Dimethylsulfoxid ist eine Lösung, die entzündungshemmend, lokal anästhetisch, vasodilatatorisch sowie kollagenauflösend wirkt [8]. Sie hat gute Penetrationseigenschaften in Haut und Gewebe und gilt als potenter Radikalfänger [21]. Konzentrationsabhängige Nebenwirkungen auf der Haut sind Erytheme, Pruritus, Brennen, Stechen, gelegentliche Blasenbildung, Austrocknung und Schuppung. Sie können schon bei 10 %-igen Lösungen auftreten, aber interindividuellen Unterschieden unterliegen. All diese Phänomene basieren auf der Vasodilatation und nehmen mit der Dauer der Anwendung zu. Das insbesondere dann, wenn mit okklusiver Wundabdeckung gearbeitet wird.

Die eingesetzten DMSO-Konzentrationen zur Paravasatbehandlung sind sehr inhomogen und rangieren zwischen 55 % und 100 %. Es gibt derzeit kein DMSO-Handelspräparat zur Behandlung von Paravasaten. Erfahrungsgemäß sollte eine Konzentration der Lösung zwischen 100 % und 80 % angestrebt werden. Es empfiehlt sich, ein hochreines DMSO (reinst) zu verwenden. Dieses wird „frisch“ mit Aqua ad injectabilis auf (höchstens) 80 % verdünnt. Zur Paravasationsbehandlung wird diese Lösung großzügig auf das Paravasatgebiet aufgetragen. Die Fläche wird dann mit Kompressen locker abgedeckt. Ein Verband, insbesondere ein okkludierender Verband, sollte unbedingt vermieden werden (siehe auch oben). Dieses Verfahren wird an den ersten 3 Tagen in 4-stündigem Abstand wiederholt. Das Intervall kann an den Tagen 4–14 auf 6 Stunden ausgedehnt werden. Diese Behandlung darf nicht zu frühzeitig abgesetzt werden (Patientencompliance).

Es muss sichergestellt werden, dass das nekrotisierende Agens so vollständig wie möglich aus dem Gewebe entfernt (geschleppt) wird. Zwischenzeitlich kann dexamethason- oder mometasonhaltige Fettcreme auf den betroffenen Bereich aufgetragen werden [19], um die DMSO-bedingten kutanen Nebenwirkungen zu begrenzen und um eventuelle, leichte, oberflächliche, paravasatbedingte Entzündungsreaktionen zu lindern.

Eine systemische oder intradermale/intrakutane Glukokortikoid-Applikation ist nicht zu empfehlen. Bisher konnte mit keiner der durchgeführten Untersuchungen ein klinischer Nutzen der subkutanen Glukokortikoid-Applikation gezeigt werden [9, 11, 13, 16, 22]. DMSO-Lösung sollte zur Behandlung von Paravasaten mit Anthrazyklinen [9, 21, 23, 24], Vinca-Alkaloiden [19, 25] und Mitomycin C zum Einsatz kommen [15]. Im Mäusemodell soll DMSO allerdings marginale Effekte bei Paravasaten mit dem ebenfalls zu den Anthrazyklinen gehörenden Daunorubicin zeigen [9].
Aggressive Alkylanzien, wie z. B. Mitomycin C, sollen mit Natriumthiosulfat als Ersatznukleophil chemisch abreagieren. Cisplatin dürfte ebenfalls mit der Substanz abreagieren, bedarf aber üblicherweise keiner Behandlung. Die handelsübliche Thiosulfatlösung darf jedoch nicht unverdünnt zum Einsatz kommen.
Je 5–6 ml der in angloamerikanischer Literatur 1/6- oder 1/3-molar bezeichneten Lösung[1] werden durch den noch liegenden Zugang periläsional s.c. injiziert. Nach mehreren Stunden soll die s.c. Gabe wiederholt werden [9].
Unterstützend, neben Hochlagerung der Extremität, kann die lokale Applikation von Wärme oder Kälte sein. Man geht von erhöhtem Blutfluss mit folgender Schmerzlinderung und schnellerer Abschwellung aus. Im Gegensatz dazu kann der lokale Blutfluss durch Kälte reduziert und der zelluläre (nekrotische) Metabolismus vermindert werden. Etabliert ist eine lokale Kühlung bei Paravasaten mit Anthrazyklinen. Paravasate aggressiver Alkylanzien (siehe oben) können ebenfalls mit Kälte positiv beeinflusst werden. Kontraindiziert ist Kälte jedoch bei Paravasaten mit Vinca-Alkaloiden; siehe Empfehlungen zu Einzelsubstanzen sowie [9].

3.7 Substanzspezifische Maßnahmen

Anthrazykline und ähnliche Substanzen (Aclarubicin, Dauno-, Doxo-, Epi-, Ida-rubicin, Losoxantron; Mitoxantron): Initial: Dimethylsulfoxid (DMSO) 80–100 % alle 6 Stunden für im Allgemeinen bis zu 14 Tagen, Extremität hoch lagern, Kältepacks, glukokortikoidhaltige Creme während der Nachbehandlung (siehe oben unter Dimethylsulfoxid).
Seit 2007 steht der Eisenchelator Dexrazoxan (Savene®) als zugelassenes Antidot nach Anthrazyklin-Paravasationen zur Verfügung. Hierbei ist Folgendes zu beachten:

- die erste Infusion muss binnen 6 Stunden nach einer stattgefundenen Paravasation begonnen worden sein
- das mitgelieferte Verdünnungsmittel weist einen recht hohen Gehalt an Kalium und Natrium auf (K+: 98 mg/500 ml, Na+: 1,61 g/500 ml)

[1] Herstellung: 4 ml Na2S203 + 8 ml Aqua ad inject. ergibt 1/6-molare Lösung; 8 ml Na2S203 + 2 ml Aqua ad inject. ergibt 1/3-molare Lösung

- bei Patienten, die mit Dexrazoxan behandelt werden, darf das Extravasationsgebiet nicht gekühlt werden; eine bereits bestehende Kühlung muss mindestens 15 Minuten vor dem Infusionsbeginn beendet werden
- DMSO ist kontraindiziert; bei der Mehrzahl von Mäusen, die zusätzlich zu Dexrazoxan mit DMSO behandelt wurden, entstanden Hautwunden [26]
- Dexrazoxan hat mutagene Eigenschaften [27] und ist wie ein Zytostatikum handzuhaben

Die klinische Effektivität von Dexrazoxan kann derzeit noch nicht abschließend beurteilt werden. Bei den zwei zulassungsrelevanten Studien für Dexrazoxan handelt es sich um zwei einarmige, multizentrische, offene Studien [28]. Ein direkter Wirksamkeitsvergleich mit der sonst, basierend auf klinischer Erfahrung, durchgeführten Behandlung mit Kälte und Pinselung mit DMSO fand nicht statt [23].

Liposomal verkapselte Anthrazykline scheinen nach derzeitiger Datenlage nicht nekrotisierend zu wirken. Es sind zwar Erytheme, Ödeme und weitere Irritationen beschrieben, die Entwicklung von Ulzera bzw. einer Nekrose unterbleibt offenbar. Eine DMSO-Behandlung sollte jedoch, auch aus forensischen Gründen, mindestens erwogen werden.

Carmustin (BCNU): Als „Antidot" wirkt 8,4%-iges Natriumhydrogenkarbonat (NaHCO3) nur bei Hautkontakt. Es ist hier jedoch für den Fall von Bruch des Infusionsbehältnisses mit BCNU und folgender Kontamination von Patient oder Pflegepersonal erwähnt. Die Substanz selbst ist nicht vesikant. Phlebitiden werden wahrscheinlich aufgrund von zu wenig verdünnten Infusionslösungen mit dann entsprechend hohem Alkoholgehalt beobachtet. Durch den alkalischen pH wird Carmustin abgebaut.

Mitomycin C: Periläsionale Injektion von Natriumthiosulfat-Lösung; 0,4–0,8 ml pro Injektionsstelle. Faustregel für die zu applizierende Gesamtmenge: 0,5 ml pro mg extravasierter Substanz. Herstellung siehe Anmerkung 1 oben. Nachbehandlung wie Anthrazykline.

Vinca-Alkaloide (Vincristin, Vindesin, Vinblastin, Vinorelbin): Periläsionale Injektion von Hyaluronidase (150 U/ml) 0,1–0,2 ml pro Injektionsstelle.

Merke: Trockene Wärme! Niemals kühlen!

Sonderfall: Vincristin + Doxorubicin im Gemisch. Bei der Behandlung des multiplen Myeloms wurden Vincristin (0,4 mg) und Doxorubicin (9 mg/m^2) pro Tag über 96 Stunden appliziert (veraltetes VAD-Schema). Aber auch im *dose-adjusted* EPOCH Schema werden beide Substanzen über 4 Tage als Dauerinfusion im Gemisch oder als Parallelinfusion verabreicht (VCR 0,4 mg/m^2, Doxorubicin 10 mg/m^2). Aus dem vorher Dargelegten stellt sich nun die Frage bei einer Extravasation: wärmen oder kühlen?

In der Mischung liegt das Anthrazyklin 25-fach höher konzentriert vor als das Vincristin. Auf der Basis dieser Überlegungen empfiehlt es sich, in diesem Fall primär gegen die Anthrazyklinwirkung zu behandeln (DMSO und gegebenenfalls Kühlung).

3.8 Zusammenfassung

Ein abwartendes Verhalten im Fall von Paravasaten, insbesondere mit nekrotisch wirkenden Substanzen, ist weder zeitgemäß noch ethisch und forensisch zu vertreten, sondern erfordert unverzügliches Handeln. Nur bei Paravasaten mit Mitoxantron und den Taxanen ist eine initiale Beobachtung zu rechtfertigen. Das gewebeschädigende Potenzial von Mitoxantron scheint sehr individuell ausgeprägt. Der Substanz werden jedoch Sklerotisierungseigenschaften unterstellt, sodass sie auch zur Pleurodese zum Einsatz kommt.

Bei den meisten Substanzen begrenzt Kühlung ein subkutanes oder subdermales Spreiten der Noxe. In den meisten Fällen scheint Wärme die Gewebenekrose zu verstärken. Vorstellbar wäre eine gesteigerte Gewebedurchblutung mit größerer intradermaler Flächenverteilung. Das gilt jedoch nicht für die Vinca-Alkaloide. Hier scheint Kühlung einen lokalen Aufkonzentrationseffekt zu bewirken, was die Nekrosepotenz quasi noch steigert. Die teilweise noch Wochen später auftretenden oder anhaltenden Schmerzsensationen sind wahrscheinlich neurologisch bedingt. Die topische Nachbehandlung mit DMSO sollte nicht vernachlässigt werden und nicht zu kurz sein (bis 14 Tage). Durch die geeigneten Maßnahmen ist es somit möglich, die Gewebeschäden zu begrenzen und eine drohende Extremitätenamputation zu vermeiden. Bei „alten" Paravasaten kann ein chirurgisches Débridement (Wundausschneiden) angezeigt sein [10, 18, 25, 29, 30] bzw. stellt dieses noch die einzige Behandlungsoption dar. Von der Apotheke kann beispielsweise ein Paravasateset bereitgestellt werden. Dieses sollte sich griffbereit auf onkologischen Schwerpunktstationen respektive in den Praxen befinden. Der Inhalt muss allerdings regelmäßig auf Vollständigkeit (nebst Verfall!) überprüft werden. Pragmatischerweise sollte eine solche Überprüfung nach jedem bekannten Zugriff auf dieses Set erfolgen. Ein solches Notfallset beinhaltet:

- Kurzanleitung zur Paravasatebehandlung (nicht erst bei Eintritt eines Schadenfalles lesen!)
- Bestandliste
- Einmalspritzen verschiedener Volumina (1 ml, 2 ml, 3 ml, 5 ml, 10 ml und 20 ml)
- Einmalkanülen (s.c. und i.v. Kanülen)
- sterile Kompressen
- Cold-Hot-Pack
- sterile Einmalhandschuhe (OP-Handschuhe)
- Hyaluronidase-Ampullen (zu 1500 Einheiten)
- Dimethylsulfoxid (reinst)
- Aqua ad injectabilis
- Natriumchlorid-Lösung
- glukokortikoidhaltige Salbe oder Creme (Dexamethason oder Mometason)

Es sei abschließend angemerkt, dass nicht nur Zytostatika zu den Vesikanzien gehören. So haben z. B. das vorschriftsmäßig aufgelöste Virustatikum Ganciclovir (Cymeven®) und das Antiepileptikum Phenytoin einen pH-Wert von 11 (wie Natronlauge).
Weitere, nicht zytostatische Substanzen mit Nekrosepotenzial sind in folgender Tabelle wiedergegeben. Dabei sollten Konzentrationseffekte (hoch konzentrierte, hyperosmolare Elektrolytlösungen) jedoch nicht unberücksichtigt bleiben [8].

Substanzklasse	Wirkstoff
Antibiotika	Cephalotin Chloramphenicol Gentamicin Nafcillin Oxacillin Vancomycin
Vasopressiva	Dobutamin Dopamin Epinephrin Metarminol Norepinephrin
Elektrolyte	Calciumchlorid Calciumglukonat Kaliumchlorid
Sonstige	Amitriptylin Diazepam Ganciclovir Glukose >> 10 % Natriumhydrogenkarbonat 8,4 % parenterale Ernährung (TPN) Phenytoin Röntgenkontrastmittel allgemein

Nicht zytostatische Arzneimittel mit Nekrosepotenzial.

Literatur

[1] Schneider MS, Distelhorst CW (1989) Chemotherapy-induced emergencies. Semin Oncol 16: 572–578

[2] Van Sloten Harwood K, Aisner J (1984) Treatment of chemotherapy extravasation: current status. Cancer Treat Rep 68: 939–945

[3] Barth J (2000) Uridin-Hand-Fußsalbe und Uridin-Haftpaste als effektive Antidota nach akzidenteller Hautkontamination mit 5-Fluorouracil – ein Fallbericht. Krankenhauspharmazie 21: 625–628

[4] Mader et al (2006) Paravasation von Zytostatika. Springer, Wien

[5] Barth J (2022) Zytostatika in der Apotheke, 1. Aufl. inkl. 7. Akt.lfg., Deutscher Apotheker Verlag, Stuttgart

[6] http://www.bccancer.bc.ca/health-professionals/clinical-resources/cancer-drug-manual/drug-index (aufgerufen am 17.04.2024)

[7] Williams G, Palmer MR, Parker JA, Joyce R (2006) Extravasation of therapeutic yttrium-90-ibritumomab tiuxetan (Zevalin®): a case report. Cancer Biother Radiopharm 21: 101–105

[8] McCaffey Boyle D, Engelking C (1995) Vesicant extravasation: myths and realities. Oncol Nurs Forum 22: 57–67

[9] Dorr RT (1990) Antidotes to vesicant chemotherapy extravasations. Blood Rev 4: 41–60

[10] Larson DL (1982) Treatment of tissue extravasation by antitumor agents. Cancer 49: 1796–1799

[11] Barr RD, Sertic J (1981) Soft-tissue necrosis induced by extravasated cancer chemotherapeutic agents: a study of active intervention. Br J Cancer 44: 267–269

[12] Soble MJ, Dorr RT, Plezia P et al (1987) Dose-dependent skin ulcers in mice treated with DNA binding antitumor antibiotics. Cancer Chemother Pharmacol 20: 33–36

[13] Dorr RT, Alberts DS (1985) Vinca alkaloid skin toxicity: antidote and drug disposition studies in the mouse. J Natl Cancer Inst 74: 113–120

[14] Dorr RT, Bool KL (1995) Antidote studies of vinorelbine-induced skin ulceration in the mouse. Cancer Chemother Pharmacol 36: 290–292

[15] Dorr RT, Solble MJ, Liddil JD et al (1986) Mitomycin C skin toxicity in mice: reduced ulceration and altered pharmacokinetics with topical dimethyl sulfoxide. J Clin Oncol 4: 1399–1404

[16] Dorr RT, Alberts DS, Chen HSG (1980) The limited role of corticosteroids in ameliorating experimental doxorubicin skin toxicity in the mouse. Cancer Chemother Pharmacol 5: 17–20

[17] Zimmet SE (1996) Hyaluronidase in the prevention of sclerotherapy-induced extravasation necrosis. Dermal Surg 22: 73–76

[18] Ignoffo RJ, Friemann MA (1980) Therapy of local toxicities caused by extravasation of cancer chemotherapeutic drugs. Cancer Treat Rev 7: 17–27

[19] Barth J, Bildat S (2000) Empfehlungen zur Behandlung von Paravasaten mit Vinorelbin. Krankenhauspharmazie 21: 622–624

[20] Bertelli G, Dini D, Forno GB et al (1994) Hyaluronidase as an antidote to extravasation of vinca alkaloids: clinical results. J Cancer Res Clin Oncol 120: 505–506

[21] Olver IN, Aisner J, Hament A et al (1988) A prospective study of topical dimethyl sulfoxide for treating anthracycline extravasation. J Clin Oncol 11: 1732–1735

[22] Reilly JJ, Neifeld JP, Rosenberg SA (1977) Clinical course and management of accidental adriamycin extravasation. Cancer 40: 2053–2056

[23] Bertelli G, Gozza A, Forno GB, Vidili MG, Silvestro S, Venturini M, Del Mastro L, Garrone O, Rosdso R, Dini D (1995) Topical Dimethylsulfoxide for the prevention of soft tissue injury after extravasation of vesicant cytotoxic drugs: a prospective clinical trial. J Clin Oncol 13: 2851–2855

[24] Lawrence HJ, Walsh D, Zapotowski KA et al (1989) Topical dimethylsulfoxide may prevent tissue damage from anthracycline extravasation. Cancer Chemother Pharmacol 23: 316–318

[25] Dorr RT (1994) Pharmacologic management of vesicant chemotherapy extravasations. In: Dorr RT, Von Hoff DD (eds) Cancer chemotherapy handbook. 2nd edition. Appelton & Lange, Simon & Schuster Business and Professional Group, pp 109–115

[26] Langer SW, Thougaard SV, Sehested M, Jensen PB (2006) Treatment of anthracycline extravasation in mice with dexrazoxane with or without DMSO and hydrocortisone. Cancer Chemother Pharmacol 57: 125–128

[27] TopoTarget A/S (2006) Savene® Brief prescribing information, Fruebjergvej 3, 2100 Copenhagen, Denmark

[28] Mouridsen HAT, Langer SW, Buter J, Eidtmann H, Rosti G, de Wit M, Knoblauch P, Rasmussen A, Dahlstøm K, Jensen PB, Giaccone G (2006) Treatment of anthracycline extravasation with savene (dexrazoxane): results from two prospective clinical multicentre studies. Ann Oncol; doi:10.1093/annonc/mdl413

[29] Hirsh JD, Conlon PF (1983) Implementing guidelines for managing extravasation of antineoplastics. Am J Hos Pharmac 40: 1516–1519

[30] Rudolph R, Larson DL (1987) Etiology and treatment of chemotherapeutic agent extravasation injuries: a review. J Clin Oncol 5: 1116–1126

C Tumorassoziierte Komplikationen

Norbert Schleucher, Mirko Laux, Daniel Wecht

1 Hirnmetastasen/Meningeosis carcinomatosa

1.1 Ätiologie

Bei Hirnmetastasen handelt es sich stets um hämatogene Absiedelungen des Primärtumors. Hirnmetastasen entstehen überwiegend bei Mammakarzinomen, Bronchialkarzinomen, malignen Melanomen, Nierenzellkarzinomen oder Schilddrüsenkarzinomen. Die Symptomatik resultiert aus dem raumfordernden Charakter der Metastasen bei nur begrenzt zur Verfügung stehendem Raum innerhalb der Schädelkalotte. Ein wesentlicher Faktor ist dabei das perifokale Ödem um die Metastasen herum.

1.2 Symptomatik

Symptome, die auf eine zerebrale Metastasierung bei Tumorpatienten hindeuten können, sind:

- anhaltende und therapierefraktäre Übelkeit
- Sehstörungen
- Auftreten von Doppelbildern
- anhaltende Kopfschmerzen
- Vigilanzstörungen bis hin zur Somnolenz und/oder Koma
- neu aufgetretene Konzentrationsstörungen ohne andere Erklärungsmöglichkeit
- Verhaltensänderungen bis hin zu psychotischen Entgleisungen
- Auftreten von Krampfanfällen (generalisiert oder fokal)

Eine besondere Situation stellt auch die Meningeosis carcinomatosa (= Besiedelung der Rückenmarkhäute wie *Dura mater* und *Pia mater* durch einzelne Tumorzellen und kleine Tumorzellverbände) dar. Auch hier kann die oben geschilderte neurologische Symptomatik resultieren.

1.3 Diagnostik

Diagnostisch ist notfallmäßig eine kraniale Computertomografie erforderlich, bei dezidierter Frage nach *Meningeosis carcinomatosa* ist jedoch eine Kernspintomografie sensitiver. Bei Verdacht auf *Meningeosis carcinomatosa*, ohne Nachweis einer Raumforderung mit Einklemmungsgefahr im Zerebrum, ist darüber hinaus eine Liquorpunktion erforderlich. Dieser Liquor wird nach Präparation in der Zytozentrifuge und Anfärbung mikroskopisch untersucht. Mit dem Nachweis von Tumorzellen in der Rückenmarkflüssigkeit (= *Liquor cerebrospinalis*) wird die Diagnose einer *Meningeosis carcinomatosa* und damit die Indikation zur Einleitung einer intrathekalen zytostatischen Chemotherapie gestellt.

1.4 Therapie/Pflege

Bei einer *Meningeosis carcinomatosa* besteht die Indikation zur intrathekalen zytostatischen Chemotherapie. Dabei werden üblicherweise die Substanzen Methotrexat, Dexamethason und Cytosin-Arabinosid (Ara-C) verwendet. Klinisch üblich ist dabei der Therapiebeginn mit Ara-C oder Methotrexat in Kombination mit Dexamethason. Ob die Dreifachkombination aus Methotrexat, Ara-C und Dexamethason bessere Ergebnisse liefert, ist aktuell ungeklärt. Cytosin-Arabinosid steht dabei auch in liposomaler Form zur Verfügung (Vorteil der selteneren Punktionen [14-tägig] durch liposomale Galenik). Auch die Verwendung des Alkylanz Thiotepa ist möglich, ebenso die intrathekale Gabe von Trastuzumab in niedriger Dosis bei einer Meningeosis durch HER-2-positives Mammakarzinom. Die Verabreichung erfolgt über wiederholte Lumbalpunktionen oder in seltenen Fällen über einen intrathekal angelegten Port, ein sogenanntes Ommaya-Reservoir. Eine Strahlentherapie ist bei einer *Meningeosis carcinomatosa* von geringer Bedeutung. Lediglich in kurativen Konzepten, z. B. bei der Behandlung von Glioblastomen im Kindesalter mit Abtropfmetastasen innerhalb der Wirbelsäule, kann die gesamte Neuro-Achse bestrahlt werden (Schädel und gesamte Wirbelsäule), ebenso bei akuter lymphatischer Leukämie (prophylaktische Radiation nach Pinkel).

Bei Hirnparenchymmetastasen gilt die Strahlentherapie als wichtigstes Therapieelement. Es erfolgt in der Regel eine Ganzschädelbestrahlung mit einer Zielvolumendosis von 30–40 Gy. Darüber hinaus besteht bei isolierten Hirnmetastasen – neben einer neurochirurgischen operativen Intervention – die Möglichkeit einer stereotaktischen Bestrahlung in speziellen Zentren. Dabei wird die zu bestrahlende Hirnmetastase unter kernspintomografischer Kontrolle milimetergenau eingestellt, sodass ohne Schädigung des umliegenden Hirngewebes höhere Dosen bis zu etwa 60 Gy punktuell eingestrahlt werden können.

Die chirurgische Resektion einer Hirnmetastase kann vereinzelt im Rahmen einer Individualentscheidung indiziert sein. Dies hängt u. a. ab vom zugrunde liegenden Tumor und der extrazerebralen Metastasenlast.

Die systemische Chemotherapie kommt sowohl bei *Meningeosis carcinomatosa* als auch bei Hirnparenchymmetastasen zum Einsatz. Bei chemosensiblen Tumoren ist ihre Bedeutung hoch, z. B. kleinzelliges Bronchialkarzinom, Lymphome, Mammakarzinom, Hodentumoren. Problematisch ist dabei, dass nur wenige liquorgängige Zytostatika zur Verfügung stehen. Beispielsweise kommen hier Nitrosoharnstoffe wie CCNU (Lomustin) oder Topotecan zum Einsatz, aber auch höher dosiertes Ifosfamid und Methotrexat sind liquorgängig. Auch der duale Tyrosinkinase-Inhibitor Lapatinib eignet sich zum Einsatz beim HER2-positiven Mammakarzinom.

Zur Reduktion des perifokalen Ödems ist in nahezu allen Fällen eine Begleittherapie mit Dexamethason erforderlich, welche in einigen Fällen auch um ein Schleifendiuretikum ergänzt werden muss.

Engmaschige Überwachung der Vitalparameter bei veränderter Bewusstseinslage; bei entsprechenden Wesensveränderungen einfühlsam auf den Patienten eingehen, Ruhe und Sicherheit vermitteln, Angehörige integrieren und umfassend aufklären.

1.5 Prognose

Prognostisch stellt eine zerebrale Metastasierung ein *Signum malis* dar. Neben den akuten Gefahren, wie Einklemmungen oder Tod durch massiven Hirndruck, bedeutet jeder Nachweis einer Hirnmetastasierung, dass ein Patient nicht mehr kurativ behandelbar ist. Ausnahmen bilden möglicherweise intrazerebrale Manifestationen von Hodentumoren oder intrazerebrale Lymphome.

2 Hyperkaliämie/Hypokaliämie

2.1 Definition

Hyperkaliämie: Unter einer Hyperkaliämie versteht man die Erhöhung der Serumkaliumkonzentration über 5 mmol/l (unterschiedliche Laborbereiche in verschiedenen Krankenhäusern sind zu beachten).
Hypokaliämie: Eine Hypokaliämie bezeichnet die Verminderung der Serumkaliumkonzentration unter 3,5 mmol/l (verschiedene Normbereiche vorbehalten).

2.2 Pathophysiologie

Hyperkaliämie: Hyperkaliämien bei Tumorpatienten treten meist bei raschem Zerfall von Tumorzellen im Rahmen eines Tumorlysesyndroms auf (siehe Teil Nebenwirkungen Abschnitt Tumorlysesyndrom). Auch bei niereninsuffizienten Patienten (z. B. Nierenschädigung bei Plasmozytompatienten) kann die Serumkaliumkonzentration erhöht sein. Dabei wird ein langsamer Anstieg der Serumkaliumkonzentration vom Patienten aufgrund schnell einsetzender Adaptationsprozesse meist nicht bemerkt. Schnell auftretende Hyperkaliämien können zur Asystolie führen.
Hypokaliämie: Von pathophysiologischer Seite ist die Hypokaliämie bei Tumorpatienten meistens Folge einer zytostatischen Chemotherapie (z. B. Kaliumverlustniere nach Cisplatin), einer supportiven Therapie mit nephrotoxischen Substanzen (z. B. Aminoglykosidantibiotika, antimykotische Therapie mit Amphotericin-B) oder einer intensivierten diuretischen Therapie mit Schleifendiuretika. Nephrotoxische Chemo- und Supportivtherapien induzieren einen Schaden am distalen Tubulus mit der Folge einer verminderten Kaliumrückresorption.

2.3 Symptomatik

Hyperkaliämie: Ein Leitsymptom der Hyperkaliämie gibt es nicht. Der Schweregrad kann über die Herzfrequenz und bereits vorhandene EKG-Veränderungen beurteilt werden. Es ist insbesondere auf Bradykardie (Puls < 60/min) zu achten.

Hypokaliämie: Da es sich um eine sich langsam entwickelnde Elektrolytstörung handelt, wird der Patient hier keinerlei Symptome schildern. Prinzipiell droht jedoch bei ausgeprägter Hypokaliämie ein hyperdynamer Herzstillstand (Kammerflimmern). Im Rahmen regelmäßiger Pulskontrollen ist auf Tachykardien (Puls > 100/min) zu achten.

2.4 Diagnostik

Hyperkaliämie: Die Diagnose wird mittels Kaliumbestimmung im Serum gestellt und ist in den meisten Fällen ein Zufallsbefund. Jede Hyperkaliämie muss durch eine zweite Blutprobe verifiziert werden, wobei diese Blutprobe mittels venöser Punktion gewonnen wird und nicht aus einem liegenden Katheter oder einer Braunüle® abgenommen werden darf. Eine häufige Fehlerquelle ist die Blutentnahme oberhalb einer kaliumhaltigen Infusion! Weiterhin ist eine Blutgasanalyse zur Klärung der metabolischen Situation (Azidose?) erforderlich. EKG-Veränderungen korrelieren gut mit dem Ausmaß der Hyperkaliämie, sodass ein EKG als obligat gilt. Besonderes Augenmerk gilt der Herzfrequenz, bradykarde Patienten sind asystoliegefährdet.

Hypokaliämie: Die Diagnose erfolgt mittels Serumkaliumbestimmung. Das EKG dient ebenfalls zur klinischen Risikoeinschätzung, tachykarden Patienten droht ein Kammerflimmern.

2.5 Therapie/Pflege

Hyperkaliämie: Zunächst ist jede Kaliumzufuhr zu beenden. Patienten dürfen keine Bananen, Tomaten oder Trockenobst erhalten. Therapeutisch wird auch bei der Hyperkaliämie als Basismaßnahme mit einer forcierten Diurese in Kombination mit einem Kationenaustauscher (Resonium®) begonnen. Sollten diese Maßnahmen nicht ausreichend sein, wird ein Glukose-Insulin-Tropf verabreicht. Dabei induziert die Gabe von Insulin und Glukose eine vermehrte Membranexpression des Glukose-Carriers. Dieser transportiert Glukosemoleküle und in gleichem Zuge auch Kaliumionen in die Zellen.

Eine weitere wesentliche Maßnahme in der Hyperkaliämiebehandlung ist die Gabe von Natriumbikarbonat. Dies ist insbesondere deshalb wichtig, da eine metabolische Azidose häufig Ursache der Hyperkaliämie ist.

Bei vital bedrohlich erhöhten Kaliumkonzentrationen können intravenös Beta-2-Sympathomimetika (Sultanol®) verabreicht werden. Diese senken erhöhte Kaliumkonzentrationen binnen 15–30 Minuten. Auch hier kommt als Ultima ratio die Dialyse zum Einsatz.

Patientenbeobachtung inklusive der Überwachung der Vitalparameter, Flüssigkeitsbilanzierung aufgrund der forcierten Diurese.

Hypokaliämie: Therapeutisch ist die wesentliche Maßnahme bei Hypokaliämie die intravenöse Kaliumsubstitution. Dazu ist ein zentralvenöser Katheter oder ein Portsystem erforderlich. Man kann Kalium in Maximaldosen von 20 mval pro Stunde substituieren. Das entspricht einer Tageshöchstdosis von 480 mval.
Sollte eine alleinige intravenöse Kaliumsubstitution nicht ausreichend sein, kann diese Behandlung durch Spironolacton ergänzt werden. Dabei handelt es sich um ein kaliumsparendes Diuretikum mit jedoch extrem niedriger diuretischer und eher hoher kaliumsparender Potenz.
Beachten, dass Kalium langsam über einen Perfusor infundiert werden muss, dabei engmaschige Überwachung der Vitalwerte. Bei gleichzeitiger Gabe anderer Infusionen ist darauf zu achten, dass das Kalium kontinuierlich einläuft und möglichst keinen Schwankungen der Infusionsgeschwindigkeit unterliegt.

3 Hyperkalzämie/Hypokalzämie

3.1 Definition

Hyperkalzämie: Unter einer Hyperkalzämie versteht man – je nach Labornormbereich – die Erhöhung der Serumcalciumkonzentration über 2,5 mval/l oder über 4,5 mmol/l. Ab einer Hyperkalzämie von über 3,5 mval/l liegt eine hyperkalzämische Krise vor!
Hypokalzämie: Die Verminderung des Serumcalciums wird als Hypokalzämie bezeichnet.

3.2 Pathophysiologie

Hyperkalzämie: Pathophysiologisch ist die Hyperkalzämie in den allermeisten Fällen (> 60 %) Ausdruck einer ossären Metastasierung. Dabei kommt es durch Infiltration des Knochens durch Tumorzellen zu einer vermehrten Calciumfreisetzung mit Anstieg der Serumcalciumkonzentration. In seltenen Fällen kann die Calciumkonzentration jedoch auch paraneoplastisch erhöht sein. In diesem Fall bildet der Tumor ein dem Parathormon chemisch ähnliches Hormon (das sogenannte Parathormon related peptide). Dieses führt wie das in den Nebenschilddrüsen produzierte Parathormon zu einem Anstieg der Serumcalciumkonzentration.
In vielen Fällen wird das maligne Grundleiden auch erst durch eine erhöhte Calciumkonzentration diagnostiziert. Dabei gilt, dass bei einer allgemein-internistischen Abklärung einer Hyperkalzämie in 60–70 % der Fälle ein Neoplasma zugrunde liegt! Tumoren, die dabei häufig in die Knochen metastasieren, sind das Mammakarzinom, das Bronchialkarzinom und das Prostatakarzinom. Insbesondere die Hyperkalzämie des alten Mannes ist bis zum Beweis des Gegenteils verdächtig auf ein Prostatakarzinom.
Hypokalzämie: Die Hypokalzämie bei Tumorpatienten ist kein eigenständiges Phänomen. Da bei Tumorpatienten aufgrund einer katabolen Stoffwechsellage erniedrigte Albumin- und Gesamteiweißkonzentrationen gefunden werden, ist konsekutiv die Serumcalcium-

konzentration erniedrigt, was auf die Plasmaproteinbindung des Calciums zurückzuführen ist. In diesen Fällen ist das ionisierte Calcium (nicht albumingebundenes Calcium) normal. Oftmals ist eine Hypokalzämie auch Nebenwirkung einer Bisphosphonattherapie.

3.3 Symptomatik

Hyperkalzämie: Die Symptome einer Hyperkalzämie sind vielfältig. Sie reichen von einfachen neurologischen Störungen wie Dysästhesien, Kribbelparästhesien, unkontrollierten Muskelbewegungen oder einer muskulären Schwäche bis hin zum hyperkalzämischen Koma. Darüber hinaus kann die Hyperkalzämie Herzrhythmusstörungen induzieren. Nahezu jeder Patient mit Hyperkalzämie beklagt eine Polyurie. Dabei handelt es sich um eine osmotische Diurese, d. h. die erhöhte Calciumkonzentration im Urin fördert die zusätzliche Wasserausscheidung durch die Niere.

Hypokalzämie: Leichtgradige Hypokalzämien sind asymptomatisch, bei höhergradigen Hypokalzämien ist das Leitsymptom die hypokalzämische Tetanie mit Parästhesien, typischer „Pfötchenstellung" und teilweise Stimmritzenkrampf. Die QT-Zeit im EKG ist bei Hypokalzämie meistens verlängert.

3.4 Diagnostik

Hyperkalzämie: Die Diagnose einer Hyperkalzämie wird im Rahmen der routinemäßig durchgeführten Laborbestimmungen gestellt. Bei bekanntem malignem Grundleiden sind dann keine weiteren Diagnostiken erforderlich, ohne bekanntes Neoplasma ist eine Hyperkalzämie jedoch abklärungsbedürftig (Malignom-Ausschluss, Diagnostik bezüglich Hyperparathyreoidismus etc.).

Hypokalzämie: Die Diagnose erfolgt ebenfalls laborchemisch.

3.5 Therapie/Pflege

Hyperkalzämie: Therapeutisch beginnt man bei der Behandlung der Hyperkalzämie mit einer forcierten Diurese. Dazu eignet sich die intravenöse Applikation mehrerer Liter isotoner Natriumchloridlösung in Kombination mit 20–40 mg Furosemid pro Liter Kochsalz. Damit sind leichtgradige Hyperkalzämien ausreichend behandelt.

Bei höhergradigen Hyperkalzämien werden Bisphosphonate, wie Pamidronat, Zoledronat, Ibandronat etc. appliziert. Diese senken erhöhte Calciumkonzentrationen binnen Stunden. Auch die Applikation von Calcitonin (subkutan oder als Nasenspray) ist möglich, allerdings gelten Bisphosphonate als effektiver. Eine Senkung erhöhter Calciumkonzentrationen ist auch mit Denosumab möglich (jedoch besteht dafür keine Zulassung).

Steroide (antagonisieren Vitamin D) sind in ihrem Wert bei der Behandlung einer Hyperkalzämie etwas umstritten. Zwar senken sie erhöhte Serumcalciumkonzentrationen, bewirken jedoch reaktiv eine vermehrte Calciumfreisetzung aus dem Knochen.

Als Ultima ratio in der Behandlung einer Hyperkalzämie kommt bei Versagen der konservativen Maßnahmen eine Dialyse in Betracht.
Überwachung der Vitalparameter, vor allem hinsichtlich möglicher Anzeichen einer kardialen Dekompensation wie Ödeme, Atemnot; Flüssigkeitsbilanzierung bei forcierter Diurese; bei Bedarf Interventionen bei Magen-Darm-Störungen wie Übelkeit und Erbrechen und Obstipation; auf psychoneurologische Veränderungen achten.
Hypokalzämie: Bei niedrigem Calciumspiegel und normalem Gesamteiweiß wird eine entsprechende orale oder i.v. Calcium-Substitutionstherapie durchgeführt. Bei persistierender Hypokalzämie erfolgt die Behandlung mit einem Vitamin-D-Analogon (Calcitriol).
Auf Krämpfe (Tetanie) nach anfänglichem „Kribbeln, Ameisenlaufen und Pelzigkeitsgefühl" achten, Überwachung der Vitalparameter, Beobachtung der Stuhlfrequenz.

3.6 Prognose

Eine hyperkalzämische Krise ist ein vital bedrohliches Krankheitsbild, deren Letalität in der Literatur mit bis zu 50 % beziffert wird.

4 Hypernatriämie/Hyponatriämie

Hypernatriämie: Unter Hypernatriämie versteht man die Erhöhung der Serumnatriumkonzentration über 150 mmol/l. Eine isolierte Hypernatriämie stellt keine tumortypische Komplikation dar, die Ursache ist meistens eine Exsikkose des Patienten oder eine Behandlung mit Medikamenten, deren Trägermaterial einen hohen Natriumgehalt hat (z.B. Fosfomycin).
Hyponatriämie: Im Gegensatz dazu kann eine Hyponatriämie ein spezifisches paraneoplastisches Syndrom, das sogenannte SIADH-Syndrom (Syndrom der inadäquaten ADH-Sekretion), signalisieren. Dieses Syndrom tritt als paraneoplastisches Phänomen insbesondere bei kleinzelligen Bronchialkarzinomen auf und wird im Abschnitt Paraneoplastische Erkrankungen besprochen. Klinisch finden sich Hyponatriämien mit Natriumserumkonzentrationen unter 130 mmol/l ohne Ödeme bei den Patienten. Eine zügige Besserung wird durch Gabe von Tolvaptan erreicht (siehe Abschnitt SIADH-Syndrom).

5 Paraneoplastische Erkrankungen

5.1 Definition

Unter paraneoplastischen Syndromen versteht man Begleiterkrankungen, die bei bösartigen Tumoren auftreten, jedoch nicht vom Primärtumor oder seinen Metastasen direkt ausgehen, sondern auf einer humoralen Fernwirkung beruhen. Für einige dieser Erkrankungen wurden auslösende Hormone identifiziert.
Man unterscheidet zwischen obligaten und fakultativen Paraneoplasien. Bei obligaten Paraneoplasien liegt immer ein Tumorleiden zugrunde; das paraneoplastische Syndrom kann

der Manifestation des Malignoms jedoch Monate und manchmal Jahre vorausgehen. Bei fakultativen Paraneoplasien muss nicht zwingend ein malignes Grundleiden bestehen. Der Tumor, der am häufigsten paraneoplastische Syndrome auslöst, ist das kleinzellige Bronchialkarzinom. Paraneoplastische Syndrome haben die Eigenschaft, sich bei wirksamer Antitumortherapie zu bessern und bei Progression zu verschlechtern.

5.2 Paraneoplastische Hautveränderungen

Als eine charakteristische paraneoplastische Hautveränderung gelten die sogenannte *Acanthosis nigricans maligna* und die *Tylosis palmaris et plantaris*.
Die *Acanthosis nigricans maligna* beschreibt eine dunkelbraun bis schwärzliche Verfärbung, insbesondere der Nackenhaut, mit deutlicher Vergröberung des Faltenreliefs. Diese Hautverfärbung kann in ausgeprägten Fällen auf den Rumpf und das Gesicht übergreifen. Sie ist eine obligate Paraneoplasie, die bei Adenokarzinomen des Magens auftritt.
Die *Tylosis palmaris et plantaris* bezeichnet eine Schwielenbildung an Hand und Fußsohlen, ebenfalls einhergehend mit einer bräunlichen Verfärbung. Diese Hautveränderung tritt insbesondere bei Ösophaguskarzinomen auf.
Die *Akrokeratosis Bazex* beschreibt eine psoriasiforme, schuppenbildende und weitgehend symmetrische Eruption von Effloreszenzen an Akren und Gesicht. Sie zeichnet sich durch Schuppung und Fissuren der Fingerbeeren aus. Dieses paraneoplastische Syndrom ist häufig mit Bronchial-, Ösophagus- oder Oropharynxtumoren assoziiert.
Eine *Thrombophlebitis migrans sive saltans* ist eine seltene Paraneoplasie, die häufig mit Pankreaskarzinomen vergesellschaftet ist. Sie wird auch als *Erythema necroticans migrans* bezeichnet. Man findet hierbei in wechselhafter Lokalisation entzündliche Hautreaktionen, die an das Bild einer Thrombophlebitis erinnern. Es kommt binnen weniger Tage zum spontanen Abheilen und Wiederaufflammen an einem anderen Ort. Darüber hinaus findet man bei Pankreaskarzinomen gehäuft paraneoplastische Thrombosebildungen.
Als *Hypertrichosis lanuginosa* bezeichnet man ein relativ abrupt auftretendes exzessives Wachstum lanugoähnlicher und meist rötlich verfärbter Haare. Dieser Haarwuchs beginnt meist im Gesicht, kann aber auf den gesamten Körper übergreifen. Um die Jahrhundertwende (1900) wurden solche Menschen als Wolfsmenschen auf Jahrmärkten ausgestellt. Wichtig ist, dass dieses Krankheitsbild auch hereditär (erblich) bedingt sein kann. Die zugrunde liegenden Malignome können mannigfaltig sein, wie Magen-, Darm-, Bronchial-, Gallenblasen- oder Blasenkarzinome.
Als *Erythema gyratum repens* bezeichnet man ein am Stamm auftretendes streifen- oder kreisförmig angeordnetes Erythem mit randständiger Schuppung. Auch hier kann eine Vielfalt von Malignomen zugrunde liegen.
Letztendlich können auch blasenbildende Dermatosen wie das *bullöse Pemphigoid* paraneoplastisch bedingt sein. Beim bullösen Pemphigoid finden sich erbsen- bis nussgroße Blasen am gesamten Integument. Diese lassen sich teilweise verschieben. Vereinzelt ist die

Mundschleimhaut befallen. Beim bullösen Pemphigoid handelt es sich um eine fakultative Paraneoplasie.

5.3 Syndrom der inadäquaten ADH-Sekretion (SIADH-Syndrom)

Das Syndrom der inadäquaten ADH-Sekretion stellt mit etwa 10 % die häufigste Paraneoplasie dar. Ursache ist eine vermehrte Sekretion des Hormons ADH (antidiuretisches Hormon). Das antidiuretische Hormon führt zur Wasserretention am distalen Nierentubulus und am Sammelrohr. Dadurch kommt es zu einer Verdünnungshyponatriämie, dem Leitsymptom des SIADH-Syndroms.
Klinisch bestehen dabei oft Appetitlosigkeit, Übelkeit, Erbrechen, Kopfschmerzen, Muskelkrämpfe und eine unbestimmbare Reizbarkeit. Die Symptome entsprechen etwa einer Wasserintoxikation. Da die Wasserretention nur zirka 3–4 Liter beträgt, treten keine Ödeme auf.

Merke: Ödeme schließen SIADH aus.

Die Therapie besteht zunächst in Flüssigkeitsrestriktion und einer diuretischen Therapie mit Furosemid. Darüber hinaus steht mit der Substanz Tolvaptan ein selektiver kompetitiver Antagonist des Arginin-Vasopression-Rezeptors 2 zur Behandlung der Hyponatriämie zur Verfügung. Tolvaptan bewirkt eine Aquarese ohne Natriurese (im Vergleich zu Diuretika) und wirkt binnen weniger Tage. Eventuell kommt ein Therapieversuch mit der Substanz Demeclocyclin (Tetrazyklin-Antibiotikum) in Betracht, welches die renale Wirkung des antidiuretischen Hormons durch Destruktion von „Wasser-Rückresorptionskanälen" inhibiert. Demeclocyclin ist jedoch in Deutschland nicht zugelassen.
Pflege: Beobachtung auf Anzeichen eines SIADH-Syndroms wie verminderte Harnausscheidung, veränderte Bewusstseinslage, Lethargie, Schwäche, Erregbarkeit, Übelkeit. Bei entsprechender Diagnose liegt der Fokus der pflegerischen Interventionen auf dem Flüssigkeitshaushalt: Kontrolle der Flüssigkeitsrestriktion, Vitalzeichenkontrolle, Kontrolle des Elektrolythaushaltes durch Überwachung und Erfassung von Symptomen wie Lethargie, Reizzustände, Krämpfe.

5.4 Paraneoplastisches Cushing-Syndrom

Das paraneoplastische oder ektope Cushing-Syndrom entsteht durch die Sekretion des adrenokortikotropen Hormons durch einen malignen Tumor. In sehr seltenen Fällen kann durch den Tumor auch das Kortikotropin-Releasing-Hormon (CRH) sezerniert werden. Klinisch präsentieren die Patienten ein typisches cushingoides Bild mit Vollmondgesicht (Facies lunata) einschließlich Plethora, Stiernacken und Stammfettsucht. Es besteht eine diabetogene Stoffwechsellage und bei fast allen Patienten eine arterielle Hypertonie. Diagnostisch ist beim paraneoplastischen Cushing-Syndrom die ACTH-Konzentration im Plasma deutlich

erhöht und steigt nach Gabe von CRH nicht weiter an. Die erhöhten Kortisolspiegel fallen auch nach hohen Dosen von Dexamethason (Dexamethason-Hemmtest) nicht ab.
Therapeutisch können neben einer Behandlung des Primärtumors sogenannte adrenostatische Substanzen, die die Kortisolsynthese in der Nebenniere blockieren, versucht werden. Dazu gehören beispielsweise Ketokonazol, Aminoglutethimid und Metopiron (in Deutschland nicht zugelassen). Auch Glukokortikoid-Antagonisten wie Mifepriston (= Ru 486) können versucht werden.

5.5 Paraneoplastische Hyperkalzämie

Dieses Krankheitsbild entsteht durch ektope Bildung parathormonverwandter Peptide (PTH rP = Parathormon related peptide). Klinisch entspricht das Krankheitsbild dem unter Hyperkalzämie geschilderten Bild. Auch die therapeutischen Optionen zur Senkung des Serumcalciums sind identisch.

5.6 Lambert-Eaton-Syndrom

Unter dem Lambert-Eaton-Syndrom versteht man ein myasthenisches Syndrom, das in seiner klinischen Symptomatologie der *Myasthenia gravis pseudoparalytica* ähnelt, jedoch durch Parasympathomimetika wie Neostigmin kaum zu bessern ist. Neben dem Auftreten beim kleinzelligen Bronchialkarzinom kann ein Lambert-Eaton-Syndrom auch in Kombination mit Autoimmunkrankheiten auftreten.
Klinisch beginnt die Myasthenie mit Ermüdbarkeit der Beckenmuskulatur, während später Doppeltsehen und Schluckstörungen hinzutreten. Auch eine Senkung der Augenlider (*Ptosis*) ist charakteristisch. Antikörper gegen Acetylcholin-Rezeptoren wie bei der klassischen *Myasthenia gravis* fehlen.
Die Diagnose wird mittels Elektromyografie (EMG) und Stimulations-EMG gesichert. Gesicherte therapeutische Ansätze neben der Behandlung des Primärtumors existieren nicht.

5.7 Paraneoplastische zerebelläre Degeneration

Bei dieser Paraneoplasie kommt es pathologisch zu einem Verlust der Purkinje-Zellen und zu einer Auflockerung im Gliagewebe des Kleinhirns. Dieser Prozess schreitet vom Kleinhirn in Richtung Medulla oblongata fort.
Klinisch zeigen die Patienten eine Extremitätenataxie, später auch eine Rumpfataxie und Gangunsicherheit. Wie bei vielen Kleinhirnschädigungen besteht ein Nystagmus.
Die Diagnosesicherung erfolgt mittels kranieller Computer- und Kernspintomografie. Insgesamt handelt es sich um eine extrem seltene Paraneoplasie.

5.8 Polioenzephalopathie und Myelopathie

Diese das ZNS betreffende Paraneoplasie kann in verschiedenen Regionen des Gehirns und/oder des Rückenmarks zu Schädigungen führen. Bei Schädigungen bestimmter Hirnabschnitte spricht man von paraneoplastischer Enzephalopathie. Beispielsweise kann das limbische System betroffen sein, was sich in einem Nachlassen der Merkfähigkeit und einer rasch progredienten Demenz mit Verhaltensauffälligkeiten äußert. Das klinische Bild kann bis zu paranoid-halluzinatorischen Psychosen reichen. Auch Krampfanfälle sind beschrieben.

Demgegenüber wird die Lähmung kaudaler Hirnnerven als paraneoplastische bulbäre Enzephalitis bezeichnet. Dabei besteht eine paraneoplastische Schädigung der Pons. Es kommt zu Störungen der Bewegungskoordination und zu Blickparesen.

Schädigungen des Rückenmarks werden als paraneoplastische Myelopathie bezeichnet. Hier kann eine paraneoplastische Myelitis eine subakute Degeneration von Vorderhornzellen bewirken. Dies äußert sich in Muskelatrophien und Reflexverlusten. Das Bild ähnelt der spinalen Muskelatrophie vom Typ Duchenne mit Beginn im Beckenbereich und Aszension zum Schultergürtel. Fulminanter kann die Schädigung des Rückenmarks als paraneoplastische akute Querschnittmyelitis verlaufen. Hierbei treten rasch sensible und motorische Lähmungen einschließlich Blasenstörungen auf. Dieses paraneoplastische Syndrom führt binnen Wochen zum Tode.

Darüber hinaus können paraneoplastische Syndrome ähnlich einer amyotrophen Lateralsklerose oder einer kombinierten Strangdegeneration (Bild einer funikulären Spinalerkrankung) entstehen.

Die Therapie aller paraneoplastischen Enzephalo- und Myelopathien ist schwierig und beschränkt sich auf supportive Maßnahmen. Eine Wiederherstellung der Funktion von paraneoplastisch zerstörtem Gewebe ist nicht möglich. Wichtigste Maßnahme, um ein Fortschreiten der Paraneoplasie zu verhindern, ist die antineoplastische Therapie.

5.9 Paraneoplastische Polyneuropathien

Neben den durch die zytostatische Chemotherapie induzierten Polyneuropathien (insbesondere nach Cisplatin oder Taxanen) können sensible Polyneuropathien auch als paraneoplastische Komplikationen entstehen. Diese betreffen bevorzugt die Beine und weniger die Arme. Sie äußern sich in Parästhesien, Gangunsicherheit und Reflexabschwächungen.

Die Diagnostik erfolgt hier durch Messung der Nervenleitgeschwindigkeit und, falls erforderlich, über eine Liquorpunktion.

5.10 Polymyositis und Dermatomyositis

Die paraneoplastische Polymyositis bezeichnet eine entzündliche Systemerkrankung der Skelettmuskulatur, gekennzeichnet durch eine lymphozytäre Infiltration. Bei der Dermatomyositis handelt es sich um eine Polymyositis mit gleichzeitiger Hautbeteiligung. Charakterisiert ist dieses Erkrankungsbild durch eine Muskelschwäche bis hin zu myoplegischen Lähmungen, eine allgemeine Hinfälligkeit und oft auch Schmerzen in den betroffenen

Muskelarealen. Dabei ist insbesondere die Muskulatur des Becken- und Schultergürtels betroffen.
Diese Muskelschwäche breitet sich im Verlauf nach kranial aus, sodass die Nackenmuskulatur und später auch die bulbäre Muskulatur geschwächt bis gelähmt sind. Dies bewirkt ein Kopfsinken nach vorne, Schluckstörungen und eine nasale Sprache. Die begleitende charakteristische Hautveränderung bei der Dermatomyositis ist eine ödematös veränderte und bläulich violette Verfärbung in den betroffenen Hautarealen. Zusätzlich manifestiert sich diese Verfärbung periokulär, perinasal sowie am Hals und den Schultern. Es kann auch zu Pigmentverschiebungen und Teleangiektasien kommen, parallel tritt häufig an den Händen ein Raynaud-Syndrom auf.
Die Diagnostik wird neben dem klinischen Bild über Laboruntersuchungen mit Bestimmung der Kreatinkinase und des Myoglobins gestellt. Klassische EMG-Befunde runden das Bild ab. Eine Muskelbiopsie ist nicht zwingend erforderlich.
Die kausale Behandlung besteht in der antineoplastischen Therapie. Da insgesamt nur in 10 % der Fälle von Polymyositis und/oder Dermatomyositis ein maligner Tumor zugrunde liegt, besteht bei den übrigen 90 % die Therapie in einer immunsuppressiven Behandlung mit Steroiden, Methotrexat, Ciclosporin, bis zur Plasmapherese.

5.11 Paraneoplastische Osteoarthropathie

Dieses paraneoplastische Syndrom wird auch als Pierre-Marie-Bamberger-Syndrom oder als Akropachie bezeichnet. Pathophysiologisch kommt es zu einer dermatoperiostalen Reaktion, die zu einer hyperplastischen Periostitis im Diaphysenbereich der Röhrenknochen führt.
Klinisch äußert sich diese Erkrankung durch Auftreibungen an kleinen und in seltenen Fällen auch großen Gelenken. Es kann zur Bildung von Trommelschlegelfingern und Weichteilschwellungen an den Gliedmaßenenden kommen (sogenannte Polsterhand). Subjektiv dominieren Schmerzen in den kleinen Gelenken.
Die Diagnose wird konventionell radiologisch und mittels Knochenszintigrafie gesichert. Diese Form der Osteoarthropathie kann nicht nur paraneoplastisch, sondern auch bei chronischen Lungenerkrankungen auftreten.
Eine kausale Therapie außer der Behandlung des Grundleidens ist nicht bekannt.

Literatur

[1] Bunn PA, Ridgeway EC (1993) Paraneoplastic syndromes. In: De Vita VT, Hellman S, Rosenberg SA (eds) Cancer – Principles and Practice of Oncology, Lippincott, Philadelphia, pp 2026–2072

[2] Fritsch P (1990) Hautveränderungen bei Tumoren innerer Organe. In: Fritsch P (Hrsg) Dermatologie, Springer, Berlin, pp 550–555

[3] Poeck K (1992) Paraneoplastische Syndrome. In: Poeck K (Hrsg) Neurologie, Springer, Berlin, pp 493–497

6 Pathologische Fraktur

6.1 Definition

Unter einer pathologischen Fraktur versteht man den Bruch eines Knochens ohne Einwirkung eines adäquaten Traumas.

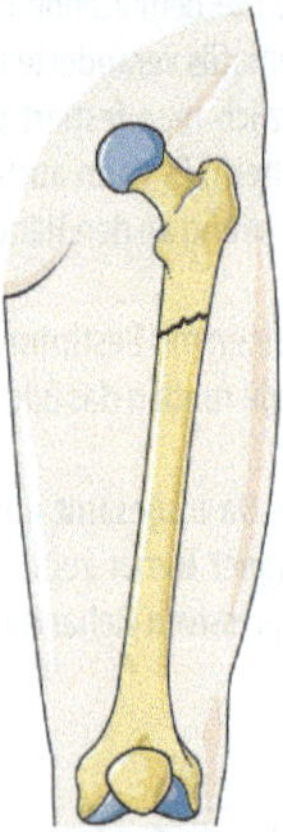

Femur-Fraktur (Servier Medical Art).

6.2 Pathophysiologie

Die Ursache einer pathologischen Fraktur bei einem Tumorpatienten ist eine Knochenmetastasierung, die mit Ausdünnung der *Substantia corticalis* (= *Substantia compacta*) einhergeht. Durch diesen punktuellen Verlust an Knochensubstanz kommt es zu Frakturen bei einfachen Bewegungen, wie Gehen, Tragen einer kleinen Last oder Händeschütteln. Dabei können pathologische Frakturen nicht nur bei osteolytischen, sondern auch bei osteoplastischen Metastasen auftreten.

6.3 Symptomatik

Klinisch schildern die Patienten oft einen plötzlich einsetzenden Schmerz über dem gebrochenen Areal, ohne dass ein auslösendes Trauma erinnerlich ist. Die klinischen Frakturzeichen, wie Schwellung, Schmerz oder abnorme Stellung einer Extremität, können positiv sein, deren Fehlen schließt jedoch bei persistierendem Schmerz eine Fraktur nicht aus.

6.4 Diagnostik

Die Diagnosesicherung erfolgt mittels Röntgenuntersuchung. Bei unklaren Fällen im Bereich der Wirbelsäule werden CT oder MRT eingesetzt.

6.5 Therapie/Pflege

Pathologische Frakturen sind eine therapeutische Domäne der chirurgischen Disziplinen wie Orthopädie oder Unfallchirurgie. Dabei können alle chirurgisch-therapeutischen Modalitäten, wie Plattenosteosynthesen, Marknagelung oder Implantation einer Tumor-Totalendoprothese (Tumor-TEP) mit oder ohne Zementimplantation zum Einsatz kommen.
Von konservativer Seite erfolgt eine unterstützende Behandlung mit Bisphosphonaten, wie Clodronsäure, Pamidronsäure, Zoledronsäure oder Ibandronsäure, oder mit dem Antikörper gegen RANK-Ligand Denosumab (Handelsname: XGEVA®).
Darüber hinaus sind alle stabilitätsgefährdenden Osteolysen prinzipiell zu bestrahlen, z. B. 30 Gy in 10 Tagen.
Zu Schmerzerfassung und Umsetzung der angeordneten Schmerztherapie inkl. nicht medikamentöser Maßnahmen bei drohender Querschnittproblematik siehe Abschnitt Querschnittsymptomatik.

6.6 Prognose

Für die Überlebensprognose haben pathologische Frakturen keine Bedeutung, sie können jedoch die Lebensqualität palliativ versorgter Patienten mit Knochenmetastasen deutlich herabsetzen.
Bei Schmerzsymptomatik ist über die chirurgische Versorgung hinaus eine Behandlung gemäß des WHO-Stufenschemas zur Schmerzeinstellung bis hin zu Morphinderivaten erforderlich (siehe Teil Schmerz).
Besonders gefürchtet sind pathologische Frakturen an Wirbelkörpern, da diese zu einer Querschnittsymptomatik oder sogar zu einer Tetraparese führen können. Besonders gefürchtet sind dabei hohe Wirbelkörperfrakturen im HWS-Bereich oder auch pathologische Frakturen am *Dens axis*. Die Letztere kann bei einfachen Kopfbewegungen zu einem „Genickbruch" mit sofortigem Tod führen.
Pathologische Frakturen von Wirbelkörpern mit Beeinträchtigung des Rückenmarks stellen einen onkologischen Notfall dar und erfordern eine sofortige Intervention.

7 Querschnittsymptomatik

7.1 Ätiologie

Bei einer tumorbedingten Schädigung des Rückenmarks kann es zu akuten oder sich langsam entwickelnden Lähmungserscheinungen bis hin zur vollständigen Querschnittsymptomatik kommen. Als Maximalvariante einer hohen Schädigung auf Ebene des Zervikalmarks resultiert eine Tetraparese, bei noch höher angesiedelten Schädigungen darüber hinaus Störungen in der Atem- und Kreislaufregulation mit Todesfolge.
Ursache für eine Schädigung des Rückenmarks kann ein ausgeprägter Konglomerattumor sein, der per continuitatem Knochen und Rückenmark infiltriert. Darüber hinaus können

Rückenmarkläsionen durch die neoplastische Infiltration der auskleidenden Hirnhäute (Meningeosis carcinomatosa) ausgelöst werden. Weitere Schädigungsursachen sind pathologische Frakturen von Wirbelkörpern, paraneoplastische Lähmungserscheinungen (siehe Abschnitt Paraneoplastische Erkrankungen) oder auch eine Schädigung durch therapeutische Maßnahmen (Neurotoxizität durch Strahlentherapie oder neurotoxische Zytostatika, Myelitis oder Arachnoiditis nach intrathekaler zytostatischer Chemotherapie).
Die statistisch häufigsten Ursachen sind jedoch die Tumorinfiltration, die pathologische Fraktur oder die Meningeosis carcinomatosa.

7.2 Diagnostik

Aufgrund der Möglichkeit irreversibler Nervenschädigungen mit persistierenden Paresen ist immer eine sofortige Diagnostik erforderlich. Diese umfasst eine neurologische Basisuntersuchung zur Lokalisation der Schädigungsebene sowie eine sofortige Computertomografie des betreffenden Bereichs. Auch eine Kernspintomografie kann erforderlich werden. Myelografien gelten heute als obsolet.
Da bei verspätetem therapeutischen Eingreifen nach mehr als 24 Stunden irreversible Schädigungen zu befürchten sind, gilt die Regel, dass bei Auftreten einer unklaren neurologischen Symptomatik eine Notfalldiagnostik und -therapie auch im Wochenend- oder Bereitschaftsdienst sofort erforderlich sind.

7.3 Therapie/Pflege

Die therapeutische Entscheidung hängt von der zugrunde liegenden Ursache ab. Pathologische Frakturen und direkte Infiltrationen durch einen Tumor *per continuitatem* sind eine Domäne der Neurochirurgie oder Orthopädie. Eine oft durchgeführte Operation ist die Laminektomie. Dadurch wird dem Rückenmark ein Ausweichraum geschaffen und somit der akute Druck minimiert. Komplette, onkologiegerechte Tumorresektionen sind bei diesen Notfalleingriffen kaum möglich. Auch ein Tumordebulking ist schwierig.
Neben den chirurgischen Maßnahmen, insbesondere bei ungünstiger Lokalisation, ist eine notfallmäßige Strahlen- oder Chemotherapie erforderlich. Darüber hinaus kann durch Steroidgabe (z. B. Dexamethason) versucht werden, eine Reduktion des Druckes auf das Rückenmark zu erreichen. Die Wirkung von Dexamethason beruht auf antiödematösen Eigenschaften, d. h. die Steroidgabe reduziert das Ausmaß des Begleitödems.
Überwachung der Bettruhe, schonende Mobilisation, Schmerzerfassung und Umsetzung der angeordneten Schmerztherapie inkl. nicht medikamentöser Maßnahmen, Beobachtung hinsichtlich sensorischer Veränderungen wie Kribbeln, Brennen und Taubheitsgefühle. Bei entsprechenden Ängsten und Belastungen der Patienten und deren Bezugspersonen diese ernst nehmen sowie Ruhe und Sicherheit vermitteln.

7.4 Komplikationen

Komplikationen bei Querschnittsymptomatik können aus dem Verlust der Blasen- oder Mastdarmfunktion resultieren. Dabei besteht die Gefahr der Inkontinenz oder der Entwicklung einer Überlaufblase. Harnwegsinfekte mit Aszension bis hin zum Nierenbecken oder Septikämie können die Folge sein. Durch die resultierende Immobilität bei Paresen oder Querschnittsymptomatik können sich zudem Dekubitalgeschwüre entwickeln.

Jede Querschnittsymptomatik erfordert die enge Zusammenarbeit von Arzt und Pflegepersonal. Zusätzlich ist jede neu auftretende unklare Symptomatik sofort – auch nachts – an den diensthabenden Arzt zu melden. Nur durch eine sofortige Diagnostik und Therapie können hier bleibende Schäden, die die Lebensqualität des Patienten deutlich herabsetzen, vermieden oder zumindest hinausgezögert werden. Ein einmal eingetretener Schaden ist ohne adäquate Behandlung irreversibel!

8 Seröse Ergüsse

8.1 Definition und Pathophysiologie

Als seröse Ergüsse bezeichnet man Flüssigkeitsansammlungen in den serösen Höhlen. Klinisch manifestieren sich seröse Ergüsse als Perikarderguss, Pleuraerguss oder Aszites.

Vom Entstehungsmechanismus liegt den serösen Ergüssen eine neoplastische Infiltration der serösen Häute (Perikard, Pleura oder Peritoneum) zugrunde. Diese Infiltration ist stippchenförmig ausgeprägt, sodass die serösen Häute mit multiplen stecknadelkopfgroßen Metastasen überzogen sind. Aufgrund der geringen Größe dieser Metastasen sind sie weder im CT noch im Kernspintomogramm zu fassen. Diese metastatische Infiltration stellt eine „Reizwirkung" für die serösen Häute dar, in deren Folge es zur Sekretion von Flüssigkeit kommt. Dabei überwiegt die Flüssigkeitssekretion die Flüssigkeitsresorption, sodass es zur Einlagerung von Wasser in den serösen Körperhöhlen kommt.

Ein weiterer ätiologischer Punkt bei der Genese seröser Ergüsse ist die Hypoproteinämie der Tumorpatienten. Aufgrund der Hypoproteinämie kommt es zur Störung des osmotischen Gradienten zwischen seröser Körperhöhle und Blutbahn, wodurch vermehrt Flüssigkeit aus der Blutbahn in die seröse Körperhöhle übertreten kann.

Darüber hinaus muss beim Auftreten eines serösen Ergusses auch an infektiöse Prozesse, wie Perikarditis, Pleuritis oder Peritonitis, gedacht werden.

MERKE: Seröse Ergüsse können auch als Nebenwirkungen von Taxantherapien (insbesondere Docetaxel und Paclitaxel) auftreten. Diese Ergüsse sind nicht durch Diuretika mobilisierbar und müssen abpunktiert werden.

8.2 Symptomatik

Klinisch sind gering ausgeprägte Ergüsse meistens asymptomatisch. Erst mit zunehmendem Ergussvolumen entstehen Beeinträchtigungen des Patienten. Bei einem Perikarderguss

sind dies ein unspezifisches thorakales Druckgefühl, bei Zunahme des Perikardvolumens dann Hypotonie und Tachykardie (Bild ähnlich einer Herztamponade). Die Entwicklung der klinischen Symptomatik bei einem Perikarderguss hängt von der „Geschwindigkeit" des Auftretens des Ergusses ab. So können akut binnen weniger Stunden auftretende Ergüsse von 500 ml bereits lebensbedrohlich werden, während im Verlauf von Tagen oder Wochen auftretende Ergüsse ein Volumen von 1,5 Litern annehmen können.
Bei einem Pleuraerguss ist das Leitsymptom eine zunehmende Dyspnoe, verbunden mit einem unspezifischen Reizhusten als Ausdruck einer Reaktion auf die malignombedingte Pleurainfiltration. Das klinische Bild kann hierbei Maximalvarianten bis hin zur Orthopnoe annehmen. Das Auftreten von Aszites wird vom Patienten oft durch eine Zunahme des Bauchumfanges beschrieben. Damit verbunden ist ein unspezifischer Distensionsschmerz (Spannungsschmerz). Durch die Tumorinfiltration des Peritoneums und der Darmschlingen ist zudem die Motilität der Darmschlingen reduziert und es resultiert das Bild einer Obstipation bis hin zum Subileus oder Ileus.

8.3 Diagnostik

Ein seröser Erguss kann einfach mittels Sonografie diagnostiziert werden. Zur Unterscheidung zwischen einem neoplastischen, hypoproteinämischen oder infektiösen Erguss ist eine Punktion indiziert. Dabei ist die entlastende Punktion diagnostisches Element und Therapie zugleich. Die Diagnosesicherung eines neoplastischen serösen Ergusses wird nach Aufarbeitung des entnommenen Präparates mittels Zytozentrifuge, Ausstreichen und Anfärben mit anschließender mikroskopischer Begutachtung gestellt.

8.4 Therapie/Pflege

Effizienteste Maßnahme zur Reduktion der serösen Ergüsse ist eine suffiziente zytostatische Chemotherapie. Darüber hinaus kann nach vollständiger Drainage über den liegenden Katheter eine Pleurodese oder Perikardiodese erfolgen. Dazu wird ein Zytostatikum oder Antibiotikum (Bleomycin, Mitoxantron, Doxyzyklin oder Talkumpuder) in die seröse Höhle appliziert. Die Instillation von Zytostatika in eine seröse Höhle hat dabei nicht den Sinn, zytotoxisch auf Tumorzellen zu wirken, sondern dort wird durch die Medikamenteninstillation ein Entzündungsreiz ausgelöst, der zur Verklebung der Pleura- oder Perikardblätter führt. So wurde früher vielfach die Instillation von 5-FU nach Aszitespunktion bei einer Peritonealkarzinose durchgeführt. Diese intraperitoneale Therapie war jedoch der systemischen intravenösen Chemotherapie unterlegen.
Effizienter als die medikamentöse onkoogische Pleurodese ist jedoch die thoraxchirurgische Pleurodese mit Talkumpuder im Rahmen einer Thorakospkopie (VATS).
Neben der Pleurodese steht auch die Einlage eines getunnelten dauerhaften Drainagesystemes (sog. PleuriX Katheter) zur Verfügung. Dieser kann sowohl in den Pleuraraum als auch in die Abdominalhöhle eingelegt werden und verbleibt dort dauerhaft. Über die-

sen permanenten Zugang zur serösen Höhle können dann ambulante Pflegedienste oder manchmal auch die Patienten selbst mit Hilfe eines Vakuumsystemes literweise Flüssigkeit entlasten.
Weiteres supportives Element bei der Behandlung seröser Ergüsse ist die Applikation von Spironolacton in Kombination mit einem Schleifendiuretikum, zum Beispiel Furosemid (Osyrol-Lasix®). Dabei unterbricht Spironolacton den mit jeder pathologischen Ergussbildung einhergehenden sekundären Hyperaldosteronismus. Dieser sekundäre Hyperaldosteronismus bezeichnet einen physiologischen Prozess, bei dem das in die seröse Höhle diffundierende Volumen eine Hypovolämie in der Blutbahn (intravasal) bedingt. Konsekutiv kommt es zu einer vermehrten Aldosteronproduktion mit Retention von Flüssigkeit im distalen Nierentubulus und im Sammelrohr. Dadurch wird zunächst das intravasale Volumen und in zweiter Instanz aber auch das intrakavitäre Volumen (= Pleuraerguss, Aszites) erhöht. Der Einsatz der Schleifendiuretika basiert auf einer Verminderung des intravasalen Volumens mit der Konsequenz einer Rückdiffusion von Flüssigkeit aus der serösen Höhle in die Blutbahn.
Während sich intrakavitäre Chemotherapien zur Malignomtherapie nicht bewährt haben, besteht bei malignem Aszites mit Positivität für EPCAM (epitheliales Cell-Adhäsions-Molekül) die Möglichkeit, den trispezifischen Antikörper Catumaxomab in die Peritonealhöhle zu applizieren. Aufgrund der hohen Kosten und der begrenzten Wirksamkeit ist diese Therapie jedoch nicht mehr praktikabel.
Prinzipiell haben seröse Ergüsse eine schlechte Prognose, weil nur limitierte Therapieoptionen neben einer systemischen Chemotherapie zur Verfügung stehen.
Assistenz bei Punktionen, Überwachung von liegenden Drainagen, bei Bedarf Unterstützung im Rahmen der angeordneten Schmerztherapie.

9 Thrombosen und Embolien

9.1 Definition

Unter einer Thrombose versteht man eine intravasale Blutgerinnung im arteriellen oder venösen System. Zahlenmäßig überwiegen dabei die venösen Thrombosen. Als Embolie wird die Verschleppung von Thrombusmaterial mit Obstruktion (Verstopfung) einer Endstrombahn bezeichnet. Die Verschleppung von Thrombusmaterial im venösen System führt zur Lungenembolie, die Verschleppung von thrombotischem Material im arteriellen System zum Verschluss einer Bein- oder Eingeweidearterie oder auch zum Bild des Schlaganfalls. Im Vergleich zur Normalbevölkerung finden sich überproportional häufig venöse Thrombosen bei Tumorpatienten.

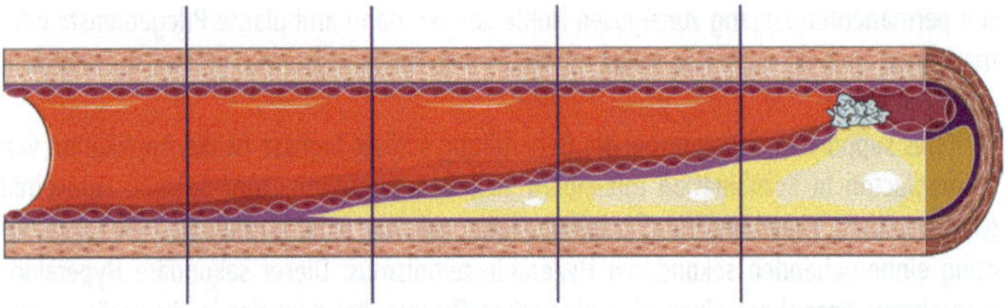

Die Entstehung einer Thrombose (Servier Medical Art).

9.2 Pathophysiologie

In der Pathophysiologie der Thromboseentstehung gilt die sogenannte Virchowsche Trias: Diese bezeichnet das Zusammenspiel aus einer Endothelläsion, verschlechterten Flusseigenschaften des Blutes und erhöhter Aggregationsbereitschaft der Thrombozyten. Darüber hinaus gibt es mehrere Faktoren, die die Gerinnbarkeit des Blutes triggern, wie beispielsweise Immobilität, Exsikkose etc.

Bei Tumorpatienten wird zumindest ein Teil der Thrombosen als paraneoplastisches Phänomen verstanden, ein anderer Teil der Thrombosen resultiert aus mechanischen Tumorkomplikationen, wie Kompression einer Vene oder sogar der Vena cava. Darüber hinaus bedeuten implantierte Portsysteme mit kontinuierlichem Verbleib eines Plastikkathetermaterials in der oberen Hohlvene ein zusätzliches Thromboserisiko.

9.3 Symptomatik

Thrombosen in den Extremitäten äußern sich in klassischer Weise über eine livide Verfärbung, Schmerzhaftigkeit und Überwärmung des betroffenen Areals im Verbund mit einer ödematösen Schwellung. Darüber hinaus können Kollateralkreisläufe sichtbar sein. Insgesamt haben diese klinischen Thrombosezeichen eine diagnostische Sicherheit von nur 50 %, das heißt, ein beweisendes klinisches Thrombosezeichen gibt es nicht.

9.4 Diagnostik

Beim Verdacht auf eine Thrombose erfolgt unverzüglich eine duplexsonografische Untersuchung oder eine Kompressionssonografie des Venensystems. Die früher viel geübte Phlebografie ist heute nicht mehr Methode der ersten Wahl und selteneren Fragestellungen vorbehalten. Thrombosen an Eingeweidearterien, wie die Mesenterialvenenthrombose, sind ungleich schwerer zu diagnostizieren (Angio-CT erforderlich) und können schnell zum Tode führen.

Ebenfalls schwierig ist die Diagnostik einer Lungenembolie. Hier beschreiben die Patienten klinisch ein plötzlich einsetzendes Luftnotgefühl, ein thorakales Stechen oder einen plötzlich aufgetretenen thorakalen Schmerz, verbunden mit Hustenreiz. Lag bereits vorher eine

tiefe Beinvenenthrombose vor, wird man sicherlich an die Möglichkeit einer Lungenembolie denken. Fehlen periphere Thrombosezeichen, ist jedoch eine Lungenembolie keineswegs ausgeschlossen.
Das Röntgenbild des Thorax in zwei Ebenen unterstützt die Diagnose der Lungenembolie nur wenig, in 10–30 % der Fälle findet man Gefäßabbrüche bei Obstruktion eines größeren pulmonal-arteriellen Gefäßes. Teilweise sind minderbelüftete Areale (Euler-Liljestrand-Reflex: verminderter Blutfluss resultiert in verminderter Ventilation) nachzuweisen. Die Minderbelüftung zeigt sich im Röntgen-Thorax-Bild als kleine Aufhellung, die im Verbund mit einem kleinen ipsilateralen Pleuraerguss als Westermark-Zeichen bezeichnet wird.
Die Diagnose wird über eine thorakale Computertomografie mit Kontrastmittelgabe (pulmonales Angio-CT) als sensitivstes Verfahren gesichert. Möglich, aber nicht überall verfügbar, ist auch eine Diagnostik mittels endobronchialer Sonografie (EBUS) im Rahmen einer Bronchoskopie. Eine Echokardiografie dient zur Abschätzung der Rechtsherzbelastung und hat damit teils diagnostischen und teils prognostischen Charakter.
Prinzipiell handelt es sich bei jeder Lungenembolie um ein lebensbedrohliches Krankheitsbild, das eine sofortige Diagnostik und Therapie erforderlich macht.

9.5 Therapie/Pflege

Sowohl bei venösen Thrombosen als auch bei der Lungenembolie stellt die sofortige subkutane Applikation eines niedermolekularen Heparins (z. B. Enoxaparin, Tinzaparin etc.) in körpergewichtsadaptierter Dosis oder die subkutane Gabe von Fondaparinoux die zentrale Therapiemaßnahme dar. Dadurch wird binnen 15–20 Minuten eine effiziente Antikoagulation erreicht. Genauso ist eine intravenöse Heparintherapie (unfraktioniertes Heparin) unter PTT-Kontrolle möglich. Dabei ist es das therapeutische Ziel, die partielle Thromboplastinzeit (PTT) auf das etwa 2- bis 3-fache des Ausgangswertes anzuheben. Bei Patienten mit Niereninsuffizienz (Kreatinin-Clearance < 30 ml/min) dürfen keine niedermolekularen Heparine verwendet werden (erhöhtes Blutungsrisiko).
Mittlerweile werden auch bei Tumorpatienten die neuen oralen Antikoagulanzien Dabigatran, Rivaroxaban, Edoxaban und Apixaban eingesetzt. Die dichteste Datenlage speziell für onkologische Patienten weisen dabei Edoxaban und Rivaroxaban auf. Zu beachten ist dabei, dass Rivaroxaban und Apixaban Substrate des Zytochrom P 450 (CYP3A4) sind und eine hohe Plasmaproteinbindung aufweisen (> 92 %). Demgegenüber wird Dabigatran zu 85 % renal eliminiert, ist von CYP3A4 unabhängig und nur zu 35 % an Plasmaproteine gebunden. Edoxaban ist ebenfalls vom CYP 3A4 unabhängig und zeigt ein geringes Interaktionspotential.
Jeder Antikoagulation bei einem Tumorpatienten muss das potenzielle Blutungsrisiko aus Primarius und insbesondere aus Tumormetastasen gegenübergestellt werden. Aus diesem Grunde ist eine Lysetherapie bei Tumorpatienten häufig kontraindiziert. Auch die bei „Normalpersonen“ standardisierte Antikoagulation mit Phenprocoumon (Marcumar®) nach

Abschluss der Heparinisierung kann bei Tumorpatienten häufig wegen der resultierenden Blutungsgefahr nicht erfolgen. Die Blutung unter Phenprocoumon ist gefürchteter als eine Blutung nach Heparin, da die Heparinwirkung durch Protamin sofort antagonisiert werden kann. Darüber hinaus verschlechtert Phenprocoumon die Prognose der zugrunde liegenden onkologischen Erkrankung.

Auch für die neuen oralen Antikoagulantien gibt es Gegenmittel (Antidota) für den Fall einer vital bedrohlichen Blutung: Idarucizumab (Handelsname Praxbind) für Dabigatran und Andexanet Alpha (Handelsname Ondexxya) für die Faktor X inhibitoren Rivaroxaban, Edoxaban und Apixaban. Diese antagonisieren die Antikoagulation mit den genannten Substanzen binnen Minuten! Zu beachten sind jedoch die immens hohen Therapiekosten, insbesondere für Andexanet Alpha liegen diese bei ca. 15.000 € für die niedrige Dosis und bei ca. 45.000 € für die hohe Dosis (Dosierung richtet sich nach Risikosituation, zeitlicher Abstand der letzten Einnahme des Anti-Faktor Xa – NOAK etc.).

Die Prognose einer Thrombose unter intravenöser oder niedermolekularer subkutaner Heparinisierung ist durchweg gut. Eine Hospitalisation des Patienten ist nur bei Nachweis frei flottierender Thromben in den Beckenvenen erforderlich. Ansonsten gelten die früheren Regeln der Bettruhe als obsolet. Die Prognose einer Lungenembolie ist schlechter und korreliert mit dem Grad der Lungenembolie (Einteilung nach Grosser).

Beobachtung auf Anzeichen einer Thrombose oder Embolie, Überwachung des Patienten bei angeordneter Heparintherapie, es gelten die pflegerischen Richtlinien zur Prophylaxe und Behandlung bei Thrombosen.

10 Vena-cava-Kompressionssyndrom und obere Einflussstauung

10.1 Definition und Pathophysiologie

Bei einem Cavakompressionssyndrom kommt es zur Kompression der Vena cava inferior oder der Vena cava superior durch einen Konglomerattumor. Die Kompression der Vena cava superior bedingt dabei das Bild der oberen Einflussstauung. Neben einer tumorbedingten Kompression der Vena cava superior kann die obere Einflussstauung auch durch eine ausgedehnte Thrombose in diesem Bereich ausgelöst werden. Tumoren, die häufig zu einer Cavakompression führen, sind maligne Hodgkin- oder Non-Hodgkin-Lymphome, Keimzelltumoren oder Bronchialkarzinome.

Ein Cavakompressionssyndrom stellt einen onkologischen Notfall dar. Durch die Kompression der Vena cava inferior oder der Vena cava superior resultiert ein verminderter venöser Rückstrom zum Herzen mit Folge einer sich teils akut manifestierenden Herzinsuffizienz (low output syndrome). Da aufgrund der verengten venösen Blutstrombahn die Flusseigenschaften des Blutes verändert sind, besteht zudem eine hochgradige Thrombosierungsgefahr.

10.2 Symptomatik

Klinisch sehr eindrucksvoll ist dabei das Bild der oberen Einflussstauung. Die Patienten zeigen einen Halsvenenstau mit oder ohne Ödembildung im Halsbereich und in den Armen sowie eine livide Verfärbung des Halses und auch des Gesichtes. Es entsteht der Eindruck eines sogenannten Froschgesichtes. Da der venöse Rückstrom zum Herzen deutlich gedrosselt ist, gelangt konsekutiv weniger Blut in die Lungenstrombahn, woraus eine Dyspnoe resultiert. Das darüber hinaus entstehende Vorwärtsversagen äußert sich in Form von Hypotonie und Tachykardie. Es kann eine periphere Zyanose bestehen.

Aufgrund des venösen Rückstaus in die Halsgefäße kann das Maximalbild einer Sinusvenenthrombose ausgelöst werden. Diese äußert sich durch heftige Kopfschmerzen. Weiterhin können als Symptome des Vorwärtsversagens Sehstörungen, Konzentrationsstörungen und Schwindel auftreten (bedingt durch das verminderte Angebot von sauerstoffreichem Blut im Gehirn).

Die gleiche Herzinsuffizienzsymptomatik kann bei unterer Einflussstauung bestehen. Hierbei kommt es in aller Regel zu symmetrischen Ödemen an der unteren Extremität. Je nach Geschwindigkeit der Kompressionsentwicklung können Kollateralkreisläufe ausgebildet sein. Je nach Größe des Tumorkonglomerates können Symptome aus einer Organinfiltration oder einer Infiltration in die Wirbelsäule mit Myelonkompression entstehen.

10.3 Diagnostik

Da sowohl obere als auch untere Einflussstauung einen onkologischen Notfall darstellen, ist zügiges Handeln geboten. Die klinische Diagnose einer Cava-superior-Kompression mit dem Bild der oberen Einflussstauung ist bereits klinisch leicht zu stellen. Zum zügigen Tumornachweis bei Verdacht auf eine untere Einflussstauung ist zunächst eine sofortige Sonografie erforderlich. In beiden Fällen ist jedoch die thorakale respektive abdominelle Computertomografie unerlässlich, insbesondere bei der oberen Einflussstauung zur Planung einer notfallmäßigen Strahlentherapie.

10.4 Therapie/Pflege

An kausalen therapeutischen Modalitäten stehen eine sofortige Chemotherapie oder eine sofortige Bestrahlung zur Verfügung. Auch die Kombination beider Möglichkeiten wird klinisch wegen der synergistischen Effekte gerne eingesetzt. Insbesondere bei Lymphomen oder bei kleinzelligem Bronchialkarzinom ist die kausale Therapie schnell wirksam, bei oberer Einflussstauung durch nicht-kleinzellige Bronchialkarzinome setzt die Wirkung einer Strahlentherapie in der Regel schneller ein als die einer alleinigen Chemotherapie.

Zur „Rekanalisation“ einer komprimierten V. cava kann die Einbringung eines Cava-Stents indiziert sein.

An supportiven Maßnahmen ist zunächst eine Antikoagulation mittels Heparin, auch in Form subkutaner niedermolekularer Heparine, erforderlich. Darüber hinaus muss eine Volumengabe erfolgen. Auch Sauerstoff-Supplementierung ist hilfreich.
Prognostisch stellt ein Cavakompressionssyndrom eine lebensbedrohliche Komplikation dar.
Bei Dyspnoe Beobachtung der Atemfrequenz und -qualität und der sonstigen Vitalzeichen. Entlastungsmöglichkeiten durch Lagerung, Sauerstoffsubstitution und Mundpflege bei trockener Mundschleimhaut anbieten. Vor allem bei Ängsten von Patienten und Angehörigen diese empathisch wahrnehmen und thematisieren. Ruhe, Informationen über Ursachen und Behandlungsmöglichkeiten sowie entsprechende pflegerische Unterstützung können die Ängste des Patienten minimieren.

11 Verbrauchskoagulopathie (= disseminierte intravasale Gerinnung)

11.1 Definition

Als disseminierte intravasale Gerinnung bezeichnet man den Zustand einer unkontrollierten Thrombinbildung mit Fibrinablagerungen im Bereich der Mikrozirkulation, einhergehend mit einem Verbrauch an Gerinnungsfaktoren sowie gleichzeitiger Hyperfibrinolyse. Dabei werden die Begriffe disseminierte intravasale Gerinnung und Verbrauchskoagulopathie als Synonym verwendet.

11.2 Ätiologie

Die disseminierte intravasale Gerinnung stellt kein eigenständiges Krankheitsbild dar, sondern ist Folgeerscheinung schwerer organischer Grunderkrankungen, wie Tumorleiden, Infektionen (insbesondere gramnegative Sepsis), Leukämien, schwere Hämolysen, Polytraumata oder höhergradige Verbrennung, bestimmte gynäkologische Erkrankungen und Autoimmunerkrankungen einschließlich Vaskulitiden. Auch akute Leber- und Pankreaserkrankungen können zu einer disseminierten intravasalen Gerinnung führen.

11.3 Pathophysiologie

Pathophysiologisch liegt meistens eine Erkrankung der sogenannten aktivatorreichen Organe (Organe, die Aktivatoren des Gerinnungssystems enthalten und bilden können) zugrunde. Das sind zumeist Erkrankungen der Prostata, des Uterus und des Pankreas. Dabei werden Aktivatoren des Gerinnungssystems freigesetzt und es kommt zu einer Aktivierung sowohl der intrinsischen als auch der extrinsischen Gerinnungskaskade. Pathophysiologische Folge der Aktivierung beider Gerinnungskaskaden ist eine intravasale Thrombenbildung, insbesondere mit Schädigung der Mikrozirkulation. Durch die Aktivierung des Gerinnungssystems werden dabei die Gerinnungsfaktoren verbraucht. Konsekutiv kommt es durch eine Gegenreaktion des Körpers zur gleichzeitigen Aktivierung des fibrinolytischen Systems (Hyperfibrinolyse).

11.4 Symptomatik

Klinisch werden die akute und die chronische Form unterschieden. Bei der akuten Form findet man schwerkranke Patienten, deren akute Verschlechterung innerhalb von Stunden bis Tagen eingesetzt hat. Es resultieren akute Organdysfunktionen und Hämorrhagien, die binnen kurzer Zeit auftreten. Die chronische Form verläuft über Wochen bis Monate und tritt bei Patienten mit chronifizierten Erkrankungen wie Tumoren oder Autoimmunerkrankungen auf.

Besonders betroffen von der disseminierten intravasalen Gerinnung sind Niere und Lunge. Dabei ist die Nierenschädigung in aller Regel mittels Dialyse überbrückbar, die pulmonale Beteiligung terminiert jedoch meistens den Patienten. Die Nierenschädigung führt zum Bild des akuten Nierenversagens, die pulmonale Schädigung zum Bild der intubationspflichtigen Ateminsuffizienz. Weitere Organmanifestationen können eine zerebrale Dysfunktion, oberflächliche gastrointestinale Ulzera und Hautaffektionen in Form abgrenzbarer hämorrhagischer Nekrosen sein.

11.5 Diagnostik

Die Diagnose wird gestellt über das klinische Bild mit Auftreten unterschiedlicher Blutungstypen und multipler Blutungslokalisationen am Integument, Auftreten einer Anurie und/oder deutlicher Verschlechterung der Atemsituation bei einem Grundleiden, das zur Verbrauchskoagulopathie determiniert.

Abgesichert wird die Diagnose über die entsprechende gerinnungsphysiologische Diagnostik mit Bestimmung des Quick-Wertes, der PTT, der Thrombinzeit, des Fibrinogens (deutlicher Abfall), der Thrombozytenzahl (ebenfalls deutlicher Abfall) und einer Bestimmung der Fibrinspaltprodukte (deutlicher Anstieg). Auch ein Abfall der Konzentration an Antithrombin III ist häufig.

11.6 Therapie/Pflege

Therapeutisch ist die Verbrauchskoagulopathie ein schwer zu beeinflussendes Krankheitsbild. Die therapeutische Basis ist die Behandlung der auslösenden Grunderkrankung, d. h. antibiotische Behandlung bei gramnegativer Sepsis oder Chemotherapie bei Tumorleiden. Darüber hinaus erfolgen supportive Maßnahmen, wie Ausgleich der Flüssigkeits-, Elektrolyt- und Säure-Base-Bilanz. Eine ausreichende Oxygenierung bei pulmonaler Insuffizienz muss im Zweifelsfall mittels maschineller Beatmung sichergestellt werden. Ein akutes Nierenversagen kann mittels Dialyse überbrückt werden. Klinisch ist es üblich, Patienten mit Verbrauchskoagulopathie zu heparinisieren. Ein AT-III-Mangel ist entsprechend auszuglei-

chen (Kybernin®). Daneben werden die fehlenden Gerinnungsfaktoren durch Frischplasma-Präparate ersetzt.
Eine Verbrauchskoagulopathie hat bei Tumorpatienten eine ungünstige Prognose.
Ängste des Patienten und seiner Bezugspersonen durch gezielte Informationen nehmen, Anlegen eines Druckverbandes auf blutende Wunden, Vermeidung von Traumata wie Gefäßpunktionen, Vermeidung von Verletzungen beim Rasieren, Überwachung des Patienten auf Anzeichen einer Akronozytose.

Literatur

Renner C, Beylich A (2017) Notfälle in der Onkologie. In: Margulies, Kroner, Gaisser, Bachmann-Mettler (Hrsg) Onkologische Krankenpflege. Springer, Berlin. S. 571–595

D Nebenwirkungen/Organtoxizitäten und pflegerische Maßnahmen

Norbert Schleucher, Alexandra Kammerer, Mirko Laux, Ulrike Ritterbusch, Daniel Wecht, Rolf Bäumer, Sabine Gärtner, Andrea Maiwald, Rita Bodenmüller-Kroll

Für einige der im nachfolgenden gesamten Teil aufgeführten Nebenwirkungen/Organtoxizitäten sind – über die allgemeinen Aufgaben der Pflegekräfte hinaus – keine speziellen pflegerischen Maßnahmen zu nennen.

1 Fatigue (tumorbedingt)

Karl Reif

Tumorbedingte Fatigue ist ein quälendes anhaltendes subjektives Gefühl von körperlicher, emotionaler oder kognitiver Müdigkeit oder Erschöpfung, das in Zusammenhang mit Krebs oder einer Krebstherapie auftritt, ohne angemessenen Bezug zu vorherigen Aktivitäten, und die Alltagsfunktionalität beeinträchtigt. Wir unterscheiden *akute und chronische Fatigue:*

Akute Fatigue tritt während der Krebsbehandlung auf und ist als Folge des Krankheitsgeschehens und der erwünschten wie auch unerwünschten Wirkungen der Tumortherapie anzusehen. In vielen Fällen bildet sich die akute Fatigue innerhalb von drei Monaten nach Abschluss der Krebstherapie von selbst zurück.

Chronische Fatigue kann dagegen über Monate oder sogar Jahre nach Therapieabschluss anhalten.

Fatigue ist eines der häufigsten Symptome, die im Zusammenhang mit einer Krebserkrankung auftreten. Bei Patienten, die eine zytostatische Chemotherapie, Strahlentherapie, Knochenmark- bzw. Stammzelltransplantation oder eine Behandlung mit Immunmodulatoren erhalten, tritt Fatigue bei fast allen auf. In einer groß angelegten Befragung von über 1500 Krebspatienten mit verschiedenen Tumorarten litten 8 von 10 Patienten mit Chemo- und/oder Strahlentherapie unter Fatigue [1].

Bei Patienten mit Fatigue können klinisch verschiedene Verläufe beobachtet werden:

- allmähliche Steigerung im Verlauf der Behandlung bis zum Therapieende
- Schwankungen des Fatigue-Schweregrads, z. B. Zunahme während des Therapiezyklus und Abnahme zwischen den Zyklen
- etwa gleichbleibender Schweregrad von Beginn bis Ende der Therapie

Bei fast der Hälfte aller Patienten mit einer akuten Fatigue wird Fatigue chronisch und kann über Jahre unverändert bestehen bleiben.

1.1 Ursache

Welche Faktoren Fatigue auslösen oder verschlimmern können, ist bis heute nicht vollkommen bekannt. Im Allgemeinen wird davon ausgegangen, dass sowohl physiologische als auch psychosoziale Ursachen an der Entstehung von Fatigue beteiligt sind. Spezifische Einzelursachen sind nicht bekannt. Als Auslöser werden immunologische, endokrine, neurologische, hämatologische, muskuloskelettale und Ernährungsfaktoren diskutiert. Zudem weisen psychische Faktoren wie Depression und Angst einen engen Zusammenhang zu Fatigue auf; auch der Einfluss von Schlaf, Schmerzen und körperlicher Inaktivität wurde beschrieben. Die Tumorlokalisation spielt ebenfalls eine Rolle, jedoch scheinen die Behandlungsintensität bzw. Therapieschemata nur einen geringeren Einfluss zu haben.

1.2 Symptome

Fatigue kann sich beim einzelnen Patienten in sehr unterschiedlicher Weise zeigen: Körperliche, kognitive und emotionale Symptome können in verschiedener Stärke und Kombination das Bild beherrschen. Körperliche Fatigue zeigt sich in reduzierter Leistungsfähigkeit, Schwäche, Kraftlosigkeit, einem vermehrten Schlafbedürfnis und einem vermehrten Müdigkeitsgefühl. Unter kognitiver Fatigue werden Konzentrations- und Aufmerksamkeitsstörungen sowie Schlafstörungen gefasst. Emotionale Fatigue ist durch Antriebslosigkeit und Motivationsverlust, Hoffnungs- und Ratlosigkeit, Depression und Angst gekennzeichnet.
Patienten erleben Fatigue als belastender als andere Symptome, die mit der Tumorerkrankung oder Therapie einhergehen, wie etwa Schmerzen, Übelkeit und Erbrechen. Bei Gesunden tritt Erschöpfung nach erfolgter körperlicher oder kognitiver Anstrengung auf und die Erholung findet durch Ausruhen und Schlaf statt; von Fatigue betroffene Patienten erfahren jedoch eine Erschöpfung, die unabhängig von vorheriger Anstrengung auftritt und durch Ausruhen und Schlaf kaum beeinflusst werden kann.

1.3 Diagnostik

Zum Screening und Assessment der tumorbedingten Fatigue werden international verbreitete Skalen (VAS = visuelle Analogskala; NRS = numerische Analogskala) und multidimensionale Fragebögen sowie klinische Interviews verwendet. Skalen kommen vor allem zum Screening sowie zur Verlaufskontrolle der Fatigue zum Einsatz.
Dafür reicht die einfache Frage: „Wie schätzen Sie Ihre Fatigue in den letzten sieben Tagen auf einer Skala von 0–10 ein?" Nach Empfehlungen des National Comprehensive Cancer Network (NCCN) (USA) wird die Intensität der Fatigue in keine oder leichte Fatigue (0–3), mittelgradige (4–6) und schwere Fatigue (7–10) eingestuft.
Nach der Schweregradeinteilung von Fatigue gemäß den Common Terminology Criteria for Adverse Events (NCI-CTCAE), Version 5.0 (2017) des US-amerikanischen National Cancer Institute (NCI) werden drei Grade unterschieden:

Grad	Beschreibung
1	Fatigue, die durch Ausruhen gelindert werden kann.
2	Fatigue, die durch Ausruhen nicht gelindert werden kann; instrumentelle Aktivitäten des täglichen Lebens (IADL) beeinträchtigt.
3	Fatigue, die durch Ausruhen nicht gelindert werden kann; Selbstpflegeaktivitäten des täglichen Lebens (ADL) beeinträchtigt.
Definition: Eine Störung, gekennzeichnet durch einen Zustand allgemeiner Schwäche mit betonter Unfähigkeit, genügend Energie für die Verrichtungen des täglichen Lebens zu sammeln. Die NCI-CTCAE-Grade 3 und 4 kommen bei Fatigue nicht vor.	

Schweregradeinteilung der Fatigue.

Zu den instrumentellen Aktivitäten des täglichen Lebens (IADL) zählt das National Cancer Institute die Zubereitung von Mahlzeiten, das Einkaufen von Lebensmitteln und Kleidung, die Benutzung des Telefons, den Umgang mit Geld u. a. Unter Selbstpflegetätigkeit des täglichen Lebens (ADL) werden baden, an- und auskleiden, essen, die Toilette benutzen und Medikamente einnehmen gefasst. Es wird dabei vorausgesetzt, dass der Patient nicht bettlägerig ist.

Um die ganze Komplexität der Fatigue zu erfassen, kommen wissenschaftlich entwickelte Fragebögen zum Einsatz. Beispielsweise entwickelt und erprobt derzeit die European Organisation for Research and Treatment of Cancer (EORTC) einen Fragebogen zur Fatigue, der anschließend in alle europäischen Sprachen übersetzt werden soll. Bereits jetzt einsetzbar ist der in der Schweiz entwickelte deutschsprachige Fragebogen Fatigue Assessment Questionnaire (FAQ) [2].

Weitere Fragebögen, die zur Erfassung der Fatigue routinemäßig eingesetzt werden, sind:

Name	Beschreibung
EORTC QLQ-C30 [3]	Fragebogen zur Erfassung der Lebensqualität von Krebspatienten; eindimensionale Erfassung, 3 Items; Dimension: körperliche Fatigue
FACIT-Fatigue, Functional Assessment of Chronic Illness Therapy-Fatigue [4]	Fragebogen zur Erfassung von Fatigue bei chronisch Kranken; eindimensionale Erfassung, 13 Items; Dimension: körperliche Fatigue

Name	Beschreibung
Multidimensional Fatigue Inventory (MFI)	Fragebogen zur Erfassung von Fatigue; keine Beschränkung auf Krebspatienten; mehrdimensionale Erfassung, 20 Items; erfasst werden die Dimensionen allgemeine, physische, mentale Fatigue, Motivation und Aktivität

Fragebögen zur Erfassung der Fatigue.

Jedoch können auch im klinischen Patientengespräch sehr gut die Ausprägungen, Verläufe und Folgen der Fatigue erfragt und erfasst werden.
Depression und Angst gehören zu den häufigsten psychischen Problemen, die bei Krebspatienten auftreten können. Kardinalsymptome der Depression sind depressive Verstimmung, Verlust an Interesse und Freude, Gefühle von Wertlosigkeit und Gedanken an den Tod bzw. Suizidgedanken. Die differenzialdiagnostische Abgrenzung von Fatigue zu Depression fällt häufig schwer; sie unterliegt fließenden Übergängen und bedarf einer genauen Anamnese, Diagnostik und Verlaufsbeobachtung. Bei Verdacht auf eine Depression sollte ein Psychoonkologe zu Rate gezogen werden. Erste Hinweise auf das Vorliegen einer Depression können depressive Verstimmungen, die bereits vor der Krebserkrankung aufgetreten sind, Sich-wertlos-Fühlen und Suizidgedanken sein.
Im Rahmen der Diagnostik müssen klinische Störungen wie z. B. Tumor-, Muskel-, Gelenks- und Knochenerkrankungen sowie Hyper- oder Hypotonie und auch eine eventuell bestehende Schilddrüsenunterfunktion von der Fatigue-Symptomatik abgegrenzt werden.

1.4 Interventionen

In der einzigen internationalen Leitlinie zur tumorbedingten Fatigue [5], herausgegeben vom National Comprehensive Cancer Network (NCCN), USA, werden eine Reihe von Interventionen empfohlen, für die sich in Studien Wirkungen gezeigt haben, wenn auch die Effekte oftmals nur klein waren: Beratung, allgemeine Strategien (energieerhaltende Maßnahmen, Ablenkung u. a.), nicht medikamentöse Maßnahmen (Steigerung der körperlichen Aktivität, Erholung, Ernährungsberatung, Schlafhygiene, Förderung familiärer Interaktion, psychosoziale Interventionen) und medikamentöse Therapie.

1.5 Steigerung der körperlichen Aktivität

Die Steigerung der körperlichen Aktivität in Form von moderatem Ausdauersport oder angepasstem Krafttraining ist von allen Interventionen diejenige, die am besten wissenschaftlich untersucht wurde, und die die besten Wirkungen zeigt. Die Veröffentlichungen decken das gesamte Feld der Tumorerkrankungen ab und es zeigen sich Wirksamkeiten in allen Krankheitsstadien und allen Tumorentitäten, wenngleich, wie so oft, Brustkrebspatientinnen am häufigsten untersucht wurden.

Bewegungsübungen zeigen während der Krebstherapie eine höhere Effektivität als nach Therapieabschluss; Gruppenprogramme waren zudem effektiver als Einzelmaßnahmen. Unklar ist jedoch noch immer die Dosis-Wirkungs-Beziehung, d. h. welche Dosis Bewegung zur besten Wirkung führt. Ein entscheidender Grundsatz bei Bewegungsinterventionen ist, dass stets das individuelle, tagesaktuelle Leistungsniveau und eventuelle Kontraindikationen berücksichtigt werden sollten. Zudem sollten Bewegungsinterventionen sowohl Kraft- als auch Ausdauerübungen (sog. multimodale Übungen) einschließen und bereits frühzeitig während der Krebstherapie beginnen.

1.6 Therapeutische Maßnahmen/Medikamente

Erythropoetin, Psychostimulanzien, Antidepressiva und Steroide sind diejenigen Medikamentengruppen, die am häufigsten auf ihre Wirksamkeit hinsichtlich Fatigue untersucht wurden.

Erythropoetin regt die Blutbildung an und wird bei Anämie verordnet. Bei einem Hb-Wert von 8 bis 10 g/dl zeigt Erythropoetin in Studien auch eine Wirksamkeit hinsichtlich Fatigue, jedoch ist eine Anämie nur selten der alleinige Auslöser für Fatigue [6]. Zudem gab 2008 das Bundesinstitut für Arzneimittel und Medizinprodukte (BfArM) eine Risikoinformation über Epoetine heraus, da in großen Übersichtsarbeiten unter der Behandlung mit Epoetinen eine erhöhte Sterblichkeit bzw. ein verkürztes progressionsfreies Intervall festgestellt wurden. Seither ist die Indikationsstellung für Erythropoetin und ähnliche Medikamente stark eingeschränkt worden.

Methylphenidat, das zur Gruppe der Psychostimulanzien gehört, zeigte in Studien geringe Verbesserungen der Fatigue [6]. Der Wirkstoff wird vor allem bei Aufmerksamkeitsdefizit-/Hyperaktivitätsstörungen verordnet. Er unterliegt in Deutschland betäubungsmittelrechtlichen Vorschriften und ist nicht für die Behandlung der Fatigue zugelassen. Steroide und Antidepressiva hatten in Studien keine Effekte auf Fatigue.

Eine etablierte Arzneimitteltherapie zur Behandlung der tumorbedingten Fatigue besteht somit zurzeit nicht.

1.7 Pflegeinterventionen

Alle Tumorpatienten sollen laut internationaler Leitlinie des NCCN beim ersten Kontakt nach Fatigue gefragt werden. Im weiteren Verlauf der Therapie sowie nach Therapieabschluss sollten die Patienten ebenfalls regelmäßig einem Fatigue-Screening unterworfen werden. Hierbei wird lediglich nach dem Schweregrad auf einer Skala von 0 bis 10 gefragt.

Wird keine (0) oder eine leichte Fatigue (1–3) angegeben, ist es ausreichend, die Patienten über Fatigue zu informieren und hinsichtlich allgemeiner Strategien zum Umgang mit Fatigue zu beraten. Bei der Information über Fatigue sollte betont werden, dass eine Verschlimmerung während der Therapie sehr wahrscheinlich ist und dass tumorbedingte Fatigue nicht etwa ein Zeichen dafür ist, dass die Therapie nicht wirkt oder die Erkrankung ungünstig verläuft.

Unter allgemeinen Strategien werden Möglichkeiten der energiesparenden Alltagsgestaltung (z. B. ein Stuhl auf dem Treppenabsatz), Tagesstrukturierung (z. B. anstrengende Aktivitäten in Zeiten mit viel Energie legen), die Priorisierung und Delegation von Aufgaben sowie Methoden der aktiven Entspannung (wie z. B. die Progressive Muskelrelaxation) verstanden. Diese Maßnahmen können Patienten nach einer pflegerischen Beratung selbstständig durchführen. Sie helfen vor allem dabei, mit der vorhandenen Erschöpfung besser umgehen zu können.

Wird im Screening vom Patienten ein Schweregrad von 4 bis 10 angegeben (mittelschwere bis schwere Fatigue), so ist zunächst eine eingehende Anamnese erforderlich. Diese sollte Fragen nach dem Verlauf der Fatigue, nach Auslösern und möglichen verstärkenden Faktoren enthalten. Zudem sollten die Auswirkungen auf das Alltagsleben der Patienten erfragt werden. Fragen nach möglichen Ressourcen wie zum Beispiel sozialer Unterstützung oder früheren positiven Erfahrungen im Umgang mit Fatigue ergänzen die Anamnese. Anschließend sollen Faktoren, die zur Fatigueentstehung oder zur Verschlimmerung beitragen können, aber in der Regel gut therapierbar sind, erfasst und medizinisch oder psychologisch behandelt werden. Zu diesen zählen Nebenwirkungen von Medikamenten, Schmerzen, Depression, Anämie, Schlafstörungen, Mangel- oder Fehlernährung.

Da bewegungsfördernde Maßnahmen eine hohe Wirksamkeit haben, sollten die Patienten mit mittelgradiger bis schwerer Fatigue zu einem individuell und tagesaktuell angepassten Bewegungsprogramm angeleitet und beraten werden. Hierbei sollten insbesondere während der Tumortherapie mögliche Kontraindikationen, wie etwa Knochenmetastasen, Thrombozytopenie, Anämie, Fieber bzw. eine akute Infektion berücksichtigt werden. Bieten die Klinik oder andere Einrichtungen bereits strukturierte und möglichst evaluierte spezielle Bewegungsprogramme an, sollten Patienten dazu beraten werden, daran teilzunehmen. Ansonsten können mit den Patienten individuelle Bewegungsprogramme abgestimmt werden. Wichtig ist dabei, dass sich die Patienten weder überfordern noch unterfordern: Im ersten Fall wird dies höchstwahrscheinlich negative Auswirkungen auf das Allgemeinbefinden haben, im zweiten Fall bleibt voraussichtlich der Therapieerfolg aus. Diese Balance zu finden ist jedoch nicht einfach und es ist sicherer, wenn sich Patienten zunächst unterfordern und die Bewegungsintensität sehr langsam steigern, ohne sich zu überfordern.

Viele Krebspatienten leiden zudem unter Schlafstörungen. Diese können Fatigue auslösen oder verstärken, daher sollten allgemeine Maßnahmen zur Schlafhygiene durchgeführt werden. Sind diese wirkungslos, können eine psychologische Verhaltenstherapie oder vorübergehend schlaffördernde Arzneimittel hilfreich sein.

Je nach individueller Situation der Patienten können weitere Interventionen wie Entspannungsmaßnahmen, Massage, von ausgebildeten Psychotherapeuten durchgeführte

kognitive Verhaltenstherapie oder unterstützende Gruppenangebote in Erwägung gezogen werden. Eine Unterstützung bei der Krankheitsbewältigung, die Identifizierung und Aktivierung von individuellen Ressourcen der Patienten sowie eine Stärkung des Selbsthilfepotenzials sind grundsätzlich sinnvolle pflegerische Aktivitäten, die auch bei der Bewältigung der Fatigue hilfreich sein können.
Seit Kurzem steht in Deutschland für Krebspatienten nach Therapieabschluss ein wissenschaftlich entwickeltes Selbstmanagementprogramm zur Verfügung. Die Wirksamkeit dieses Programms wurde in einer groß angelegten Studie nachgewiesen. In dieses Programm wurden die wichtigsten oben genannten hilfreichen Interventionen integriert [7].

Literatur

[1] Henry DH, Viswanathan HN, Elkin EP, Traina S, Wade S, Cella D (2008) Symptoms and treatment burden associated with cancer treatment: results from a cross-sectional national survey in the U.S. Support Care Cancer 16: 791–801

[2] Glaus A (2001) Messung der Müdigkeit bei Krebskranken im deutschen Sprachraum: Die Entwicklung des Fatigue Assessment Questionnaires. Pflege 14(3): 161–170

[3] https://qol.eortc.org/qlg-funded-projects/ (aufgerufen am 17.04.2024)

[4] www.facit.org/FACITOrg/Questionnaires (aufgerufen am 5.3.2021)

[5] National Comprehensive Cancer Network (2012) Cancer-Related Fatigue. Online unter www.nccn.org/ (englischsprachige, sehr empfehlenswerte Leitlinie) (aufgerufen am 5.3.2021)

[6] Minton O, Richardson A, Sharpe M, Hotopf M, Stone P (2010) Drug therapy for the management of cancer-related fatigue. Cochrane Database Syst Rev 2010 Jul 7(7): CD006704

[7] De Vries U, Reif K, Petermann F, Görres S (2012) Fatigue individuell bewältigen (FIBS). Schulungsmanual und Selbstmanagementprogramm für Menschen mit Krebs. Huber, Bern

Weiterführende Literatur

Reif K (2012) Tumorbedingte Fatigue. Forum Onkologische Pflege 1: 32–41

https://www.krebsinformationsdienst.de/leben/fatigue/fatigue-index.php (aufgerufen am 17.04.2024)

https://www.krebsinformationsdienst.de/service/broschueren/fatigue.php (aufgerufen am 17.04.2024)

2 Gastrointestinale Toxizität

Der Gastrointestinaltrakt (GIT) beginnt in der Mundhöhle (Cavum oris) und endet am Ausgang des Mastdarmes (Anus). Zu den Organen des GIT zählen die Mundhöhle, der Ösophagus, der Magen, das Duodenum, das Jejunum sowie das Ileum und das Kolon. Physiologischerweise sind alle diese Organe mit einem spezialisierten Oberflächenepithel ausgekleidet.

2.1 Ursache

Die Zellen des Oberflächenepithels gehören zu den Zellen mit hohem Proliferationsindex und werden aus diesem Grunde bei zytostatischer Behandlung bevorzugt geschädigt. Dem liegt als direkt toxischer Mechanismus zugrunde, dass Zytostatika vermehrt in schnell pro-

liferierende Zellen aufgenommen werden. Es kommt so auch zum Zelltod der Zellen in der Basalschicht, die für die Epithelregeneration verantwortlich sind. Deutlich seltener führen z. B. irritativ toxische Mechanismen oder die G-Protein-induzierte Aktivierung der sogenannten Cyclo-AMP-Kaskade zur Induktion einer Diarrhö.
In erster Linie sind dabei die applizierten Zytostatika für die Nebenwirkung verantwortlich, jedoch können auch zur supportiven Therapie eingesetzte Medikamente, insbesondere Antiemetika vom Typ der Serotonin-Antagonisten (5-Hydroxytryptophan-3-Antagonisten, z. B. Ondansetron, Granisetron) zu den Nebenwirkungen (Obstipation) beitragen.

2.2 Symptome

Die Nebenwirkungen auf den GIT können dabei mannigfaltig sein, so können Stomatitiden, Ösophagitiden und Gastritiden auftreten, ebenso wie schwergradige Diarrhöen als Ausdruck einer epithelialen Schädigung im Dünn- oder Dickdarm. Allerdings kann die gastrointestinale Toxizität auch in Form einer Obstipation auftreten.

2.3 Diarrhö durch zytostatische Chemotherapie oder Tyrosinkinase-Inhibitoren

2.3.1 Ursache

Im Rahmen der Zytostatikatherapie, bei der neben dem Tumorgewebe auch diejenigen gesunden Gewebe angegriffen werden, die einer schnellen Zellteilung unterliegen, kann es zu Veränderungen der gastrointestinalen Schleimhaut kommen, die in sämtlichen Darmabschnitten betroffen sein kann. So kann es zu Ileitis, Kolitis und Proktitis mit Diarrhö kommen. Zu den am häufigsten eine Diarrhö auslösenden Zytostatika gehören Methotrexat, 5-Fluorouracil, Anthrazykline, Bleomycin und Actinomycin D. Daneben können auch zahlreiche Tyrosinkinase Inhibitoren zu Durchfällen führen.

2.3.2 Symptome

Unter einer Diarrhö versteht man das Auftreten von mehr als drei Stuhlgängen täglich, wobei die Konsistenz dieser Stühle wässrig oder breiig ist. Der Diarrhö kann sowohl eine Schädigung des Dünndarmes als auch des Dickdarmes oder die Kombination von beidem zugrunde liegen. Dabei findet sich klinisch bei einer Dickdarmdiarrhö ein dünnflüssiger Stuhlgang mit Beimengungen von Schleim oder Blut, während bei isolierter Dünndarmdiarrhö keine Beimengungen zum Stuhl nachzuweisen sind. Beide Diarrhö-Typen sind von einem ausgeprägt unangenehmen Geruch begleitet, der durch die Abschilferung nekrotischer Darmepithelien als Folge der zytostatischen Schädigung entsteht. Klinisch relevant sind die eintretenden Flüssigkeitsverluste, sodass bei ausgeprägten Formen Alterationen des Kreislaufsystems mit Hypotonie und Tachykardie zu befürchten sind. Eine weitere Komplikation ist das Übertreten von Darmbakterien durch die geschädigte Mukosa in die Blut-

bahn mit Auslösung eines septischen Krankheitsbildes oder der Übertritt in das Peritoneum mit der Folge einer septischen Durchwanderungsperitonitis.
Nach der Schweregradeinteilung von Durchfall gemäß den Common Terminology Criteria for Adverse Events (NCI-CTCAE), Version 5.0 (2017), des US-amerikanischen National Cancer Institute (NCI) werden fünf Grade unterschieden:

Grad	Beschreibung
Grad 1	Erhöhung <4 Stühle pro Tag über Normalfrequenz; geringer Anstieg der Stomaforderung über die Normalmenge hinaus
Grad 2	Erhöhung 4–6 Stühle pro Tag über die Normalfrequenz hinaus; mäßiger Anstieg der Stomaforderung über die Normalmenge hinaus
Grad 3	Erhöhung >= 7 Stühle pro Tag über die Normalfrequenz hinaus; Inkontinenz; Krankenhauseinweisung angezeigt; schwerwiegender Anstieg der Stomaforderung über die Normalmenge hinaus; Einschränkung der selbstversorgenden ATL
Grad 4	Lebensbedrohliche Folgen; Intervention dringlich angezeigt
Grad 5	Tod
Definition: Eine Störung, gekennzeichnet durch häufige und wässrige Stuhlentleerungen	

Schweregradeinteilung von Diarrhö.

Neben dieser Gradeinteilung gelten als *komplizierte Diarrhöen* Durchfälle, die mit abdominellen Krämpfen, Übelkeit oder Erbrechen ≥ Grad 2 (nach NCI-CTCAE), einer Verschlechterung des Allgemeinzustandes, Blutbeimengungen, Dehydratation, Neutropenie oder Fieber einhergehen!
Gemeinsame Probleme aller Diarrhö-Formen sind, neben der subjektiven Belästigung des Patienten, der Verlust von Flüssigkeit, Elektrolyten und Proteinen sowie eine insgesamt unzureichende Kalorien- und Flüssigkeitszufuhr. Der Verlust von Wasser stellt sich beim Patienten subjektiv in Durst, Müdigkeit und Schwäche dar. Natriumverlust führt zu Wadenkrämpfen, Kopfschmerzen und Bewusstseinsstörungen. Kaliumverlust zu Muskelschwächen. Der Verlust von Kohlenhydraten und Proteinen führt zur Schwäche beim Patienten und zur Verstärkung des Krankheitsgefühls, daraus resultieren Gewichtsabnahme und Zeichen des katabolischen Stoffwechsels.

2.3.3 Diagnostik

Die klinische Diagnostik umfasst insbesondere das Einsenden mehrerer Stuhlproben zur mikrobiologischen Diagnostik. Eine Rektoskopie mit Asservation von Schleimhautmaterial zur mikrobiologischen Diagnostik ist jedoch in den seltensten Fällen erforderlich. Auch zur

Diagnose einer pseudomembranösen Kolitis (siehe unten) ist die Rektoskopie nicht erforderlich.

2.3.4 Therapeutische Interventionen

Therapeutische Basismaßnahme ist die intravenöse Rehydratation mit Ausgleich entstandener Elektrolytverluste, um Hypokaliämien mit der Gefahr eines Kammerflimmerns zu vermeiden. Der Flüssigkeitsausgleich darf dabei nur durch sogenannte Vollelektrolytlösungen (Ringer-Lösung oder Kochsalzlösung) erfolgen, nicht jedoch durch Glukoselösungen! Medikamentös dominiert bei Diarrhöen die Gabe von Loperamid (Imodium®, Lopedium® etc.). In ausgeprägten Fällen werden dabei 4 mg (zwei Kapseln) alle 2 Stunden verabreicht. Loperamid steht auch in sublingual applizierbarer Form zur Verfügung. Sollte diese Behandlung nicht ausreichend sein, können als Ultima ratio Opiatverbindungen angewendet werden (z. B. Tinctura opii). Neben der motilitätshemmenden Therapie steht die subkutane Anwendung von Octreotid (Sandostatin®) zur Verfügung, wobei Octreotid insbesondere bei sekretorischer Diarrhö angewendet wird. Auch Budesonid, welches sonst zur Behandlung chronisch entzündlicher Darmerkrankungen verwendet wird, kann als Reservemittel eingesetzt werden. In klinischen Studien wurde die Wirksamkeit von Budesonid zur Behandlung der Irinotecan und 5-FU assoziierten Diarrhö nachgewiesen.
Prinzipiell handelt es sich bei Diarrhöen um gut kupierbare Krankheitsbilder; insbesondere ältere Patienten mit höhergradigen Diarrhöen können jedoch vital gefährdet sein. Diarrhöen, die länger als 48 Stunden bestehen, sollten antibiotisch behandelt werden. Dazu eignen sich insbesondere Gyrasehemmer, wie Ciprofloxacin. Bei jeder länger als 72 Stunden bestehenden Diarrhö sollte der Patient zudem hospitalisiert und überwacht werden!
Neben der zytostatischen Chemotherapie kann auch die supportive Therapie mit Antibiotika (insbesondere Betalaktam-Antibiotika wie Penicilline) eine Diarrhö induzieren. Dabei kommt es pathophysiologisch durch die Antibiotika zu einer Schädigung von Darmbakterien mit resultierendem Ungleichgewicht in der mikrobiologischen Darmflora. Das Überwiegen des Keimes Clostridium difficile führt zur Induktion einer sogenannten *„pseudomembranösen Kolitis"* (benannt nach dem endoskopischen Bild der Pseudomembranen). Die Behandlung erfolgt mit Metronidazol (Clont®) oder oralem Vancomycin.
Die Behandlung der Diarrhö nach immunonkologischer Therapie ist im Abschnitt Nebenwirkungen immunonkologischer Therapien beschrieben.

2.3.5 Pflegerische Maßnahmen

Neben der sofort eingeleiteten medizinischen Behandlung mit Antidiarrhoika, Flüssigkeits- und Kalorienzufuhr sind die speziellen pflegerischen Maßnahmen entscheidend. Im Allgemeinen wird die Pflege vom Patienten selbst als erstes über die Störung in der Körperfunktion unterrichtet. Damit fällt ihr die Aufgabe zu, die entsprechenden Informationen hinsichtlich der Dringlichkeit zu bewerten und differenziert an die behandelnden Ärzte

weiterzugeben. Eine sichere Beurteilung durch das Pflegepersonal hilft dem Arzt, rasch und gezielt Maßnahmen zu ergreifen.
Die Beurteilung des Zustandes eines Patienten mit Diarrhö liegt vor allem an Folgenden: Häufigkeit des Stuhlgangs, Volumen, Konsistenz, Farbe und eventuelle Beimengungen, Art des Stuhlabganges, ob er z. B. von Schmerzen begleitet ist. Des Weiteren ist darauf zu achten, ob der Patient Anzeichen von Volumen- und Flüssigkeitsmangel, wie z. B. Durst oder eine besonders trockene Haut zeigt.
Zu den speziellen pflegerischen Maßnahmen gehört neben der Körperhygiene des Patienten ganz besonders die Analhygiene. Im Zusammenhang mit der Diarrhö treten häufig im Bereich des Enddarms Erkrankungen auf, die lästig und äußerst schmerzhaft sein können. Dies kann sich in Fissuren, Abszessen und Ekzemen äußern. Um diese Komplikationen möglichst gering zu halten, ist die Einhaltung der sorgfältigen Analhygiene Voraussetzung. Ist diese vom Patienten selbst nicht durchführbar, muss das Pflegepersonal für eine umsichtige Pflege sorgen.
Patienten mit Abwehrschwäche erfordern ein sehr behutsames Vorgehen. Neben dem Durchführen einer sorgfältigen Analhygiene ist besonders auf die Vermeidung von Verletzungen zu achten, beispielsweise beim Fiebermessen, bei der Gabe von Suppositorien und Einläufen. Zum Schutz des perianalen Hautbereiches kann Fettsalbe eingesetzt werden, zur Schmerzbehandlung lokalanästhesierende Salben. Sitzbäder, gegebenenfalls mit Zusatz von Kamillelösung oder Desinfizienzien, verschaffen dem Patienten oft Erleichterung. Treten in diesem Bereich schwer behandelbare Wunden auf, sollte frühzeitig an die interdisziplinäre Zusammenarbeit mit einem proktologisch versierten Arzt gedacht werden.
Pflegerische Maßnahmen aus dem komplementär-medizinischen Bereich [1]: Zur Bindung von Toxinen im Darm und um damit deren Wirkung zur lindern, eignen sich Nahrungsmittel und Teezubereitungen, die Pektine oder Schleimstoffe enthalten. Einen Apfel sehr fein reiben oder eine Banane zerquetschen und mit einer Gabel schlagen, bis ein zäher Brei entsteht, beides sollte frisch verabreicht werden. Gerbstoffhaltige Heiltees können zur Stabilisierung der gereizten Darmschleimhaut beitragen. Dazu 1 Teelöffel schwarzer Tee mit 150 ml kochendem Wasser übergießen, bedeckt 10 Min. ziehen lassen und 2- bis 3-mal täglich eine Tasse trinken. Nicht gleichzeitig mit Medikamenten anwenden, mind. 1 Stunde Abstand. Nicht anwenden bei Einnahme von Tamoxifen und Gerinnungshemmern.

2.4 Gastritis und Ösophagitis

2.4.1 Ursache

Als Ursache gelten neben der medikamentösen Behandlung mit Zytostatika die Behandlung mit Kortikoiden, nichtsteroidalen Antirheumatika und Salizylaten, z. B. Aspirin. Alkohol und Stress können das Krankheitsbild verstärken. Komplizierend kann es zu Superinfektionen der entzündeten Schleimhaut, z. B. mit *Candida albicans*, kommen. Bei Nachweis einer Stomatitis ist es wahrscheinlich, dass diese Entzündung auf das Epithel des Ösophagus und des Magens übergreift.

2.4.2 Symptome

Die Veränderungen an der Speiseröhre zeigen sich beim Patienten durch Schwierigkeiten beim Schlucken fester Nahrung, das Gefühl, einen Kloß im Hals zu haben, Schmerzen beim Schlucken jeglicher Nahrung und Flüssigkeit und retrosternalen Beschwerden. Die Gastritis führt zu einem epigastrischen Druckgefühl, verbunden mit Völlegefühl oder Übelkeit. In gravierenderen Fällen ist die Ausbildung einer erosiven Gastritis möglich. Diese geht mit Oberbauchschmerzen, Hämatemesis oder Teerstuhl einher. Weitergehend ist die Ausbildung von Ulzerationen in Ösophagus und Magen denkbar.

2.4.3 Diagnose

Die Diagnose kann bei entsprechender klinischer Symptomatik durch den Arzt einfach gestellt werden. In seltenen Fällen ist es erforderlich, die Diagnose mittels Gastroskopie zu sichern. Immer erforderlich ist eine Gastroskopie beim Auftreten von Hämatemesis oder Teerstuhl. Bei Verdacht auf obere gastrointestinale Blutung dient die endoskopische Untersuchung dabei nicht nur dem Nachweis einer Blutungsquelle, sondern gleichzeitig einer endoskopischen Therapie, wie Unterspritzung, Argonplasma-Beamer-Intervention oder Clip-Applikation.

2.4.4 Therapeutische Interventionen

Von medikamentöser Seite steht die Therapie mit Protonenpumpenhemmern (Omeprazol, Pantoprazol etc.) und Prokinetika (Metoclopramid, Domperidon) im Vordergrund. Eine analgetische Therapie ist meist erforderlich. An topischen Lösungen eignet sich dabei eine Kombination aus Magnesiumhydroxid, Aluminiumhydroxid und Lidocain (Tepilta® Suspension). Diese Suspension ist Säure neutralisierend und lokal analgetisch wirksam. Bei ausgeprägten Ösophagitiden und Gastritiden ist eine orale Nahrungsaufnahme nicht mehr möglich, sodass zügig eine parenterale Ernährung einschließlich einer entsprechenden Hydratation erforderlich wird. Zur analgetischen Therapie eignet sich transdermales Fentanyl oder Morphin-Viskose-Lösung. Bei Superinfektionen mit *Candida albicans* ist Fluconazol wirksam und auch als Saft verfügbar.
Trotz subjektiver Belastung für den Patienten ist die Prognose der Ösophagitis und Gastritis grundsätzlich gut und es kommt zur Abheilung binnen einer Woche.

2.4.5 Pflegerische Maßnahmen

Einer der bedeutsamsten pflegerischen Aspekte beim Auftreten einer Ösophagitis ist die Erhaltung oder Förderung einer genügenden Nahrungszufuhr zur Optimierung des Allgemeinzustandes und die Beratung des Patienten bezüglich Ernährung und Risikofaktoren.

Der Patient sollte informiert werden, dass spezielle Diäten sich als wenig wirksam erwiesen haben. Man kann dem Patienten raten, alles zu essen, worauf er Lust hat, was er verträgt und was ihm keine Schmerzen verursacht. Jeder Patient reagiert anders, deswegen sollte er es selbst testen.
Vitamin-, protein- und kalorienreiche Nahrung ist hilfreich, sollte aber nicht um jeden Preis eingesetzt werden. Die Kost kann eventuell püriert werden. Mit Milch, Joghurt, Hüttenkäse, Eiscreme oder auch mit warmen und kalten Gemüsecremesuppen kann diese Zeit oft überbrückt werden. Dem Patienten sollte empfohlen werden, zusätzliche chemische Reize, wie Alkohol, Nikotin und Koffein, zu vermeiden.
Ein systemisch wirksames Schmerzmittel, jeweils eine halbe Stunde vor der Nahrungsaufnahme verabreicht, kann die Nahrungszufuhr eventuell erleichtern. Einzunehmende Medikamente, welche die Magenschleimhaut reizen, wie z. B. Antibiotika, sollten, falls nicht eigens verordnet, nicht auf leeren Magen eingenommen werden.
Bei einer Ösophagitis als Therapiefolge ist eine Sondenernährung oder intravenöse Kalorienzufuhr meist nicht erforderlich, außer bei ausdrücklichem Wunsch des Patienten. Eine Alternative dazu bieten hyperkalorische Präparate, die über den Tag verteilt in kleinen Portionen zu trinken sind.
Die Aufgabe des Pflegepersonals bei einer Gastritis ist es, säurebindende und säureproduktionshemmende Medikamente zu verabreichen und deren Einnahme zu überwachen.

2.5 Stomatitis/Mukositis

Veränderungen der Schleimhäute stellen in der Pflege von Tumorpatienten, die eine Chemotherapie oder Strahlentherapie erhalten, ein häufig auftretendes Problem dar. Die Stomatitis, die Entzündung der Mundschleimhaut, ist bei Tumorpatienten das am häufigsten auftretende Problem der Schleimhaut.

2.5.1 Ursache

Die Ursachen sind in erster Linie die Toxizität der Chemotherapie oder der Strahlentherapie, die veränderte Immunlage in Folge der Leukozytopenie, aber auch die Tumorinfiltration in die Schleimhäute durch lymphatische Tumoren und Tumoren des blutbildenden Systems. Ein besonderes Risiko hierfür besteht bei Chemotherapie mit z. B. Methotrexat, Bleomycin, 5-Fluorouracil und Anthrazyklinen und in der hochdosierten Chemotherapie mit Cyclophosphamid, die in einigen Fällen bei allogener Knochenmarktransplantation angewendet wird. Ein weiterer Risikofaktor ist die lokale Radiotherapie, kombiniert mit vorhergehender oder eventuell anschließender Chemotherapie. Falls eine Stomatitis nach Chemotherapie auftritt, ist etwa zwischen dem 7. und 14. Tag nach der Applikation der Zytostatika damit zu rechnen. Bei lokaler Radiotherapie kann sie schon wenige Tage nach Therapiebeginn auftreten. Verstärkende Faktoren sind:

- mechanische Schädigungen der Schleimhäute, z. B. durch unzureichendes Zähneputzen mit ungeeigneten Hilfsmitteln
- thermische Schädigungen, z. B. durch zu heiße Speisen
- chemische Schädigungen, z. B. durch Nikotin und Alkohol
- individuelle Risikofaktoren des Patienten selbst durch einen schlechten Allgemein- und Ernährungszustand

Die Auswirkungen einer Stomatitis auf den Patienten sind vielfältig: Geschmacksveränderungen, Appetitlosigkeit, verringerte Nahrungsaufnahme, Gewichtsverlust, Entzündungen in der Mundhöhle, Keimverschleppung in die Speiseröhre, Keimverschleppung in die Lunge, Eintrittspforte für Keime in die Blutbahn, Ulzerationen, Blutungen, Schmerzen, kosmetische Beeinträchtigungen und mangelnde Compliance.
Aufgrund dessen ist es besonders wichtig, dass das Pflegepersonal die Ursachen einer Stomatitis, deren Verlaufsform und die fachgerechte Behandlung genau kennt und durchführen kann. Zur angepassten Behandlung einer Stomatitis gehören neben den durchzuführenden Maßnahmen vor allem auch die Erfassung des Zustandes der Mundhöhle (Gradeinteilung) und die Verlaufskontrolle.

2.5.1.1 Stomatitis durch Infektionen mit Pilzen

Die am häufigsten auftretenden Infektionen der Mundschleimhaut sind Pilzinfektionen, hervorgerufen meist durch *Candida albicans*. Diese Candidose wird auch oft Soor-Stomatitis genannt. Das Erscheinungsbild von *Candida albicans* in der Mundhöhle zeigt sich durch weiche, weiße oder gelbliche Flecken, meist ausgedehnt über die ganze Zunge und/oder an der Mukosa der Mundhöhle (siehe Abbildungen rechts). Subjektiv geben die Patienten meist keine Schmerzen, aber Geschmacksempfindungsstörungen an. Das Gefühl von Watte auf der Zunge und Appetitlosigkeit nehmen zu.

2.5.1.2 Stomatitis durch Infektionen mit Viren

Virale Infektionen sind am häufigsten bedingt durch *Herpes simplex* oder *Varicella zoster*; sie treten vereinzelt oder mit gehäufter Bläschenbildungen auf, die nach zirka 12 Stunden aufbrechen und deren Exsudat verkrustet. Häufig sind Ulzerationen und Nekrosebildung sichtbar; sie befinden sich an Lippen, am Übergang zur Mundschleimhaut, an der Zunge, am Zahnfleisch oder am oberen Gaumen. Subjektive Symptome beim Patienten sind Pruritus, Brennen, starke Schmerzen bei der Nahrungs- und Flüssigkeitsaufnahme und beim Sprechen.

2.5.1.3 Stomatitis durch Infektionen mit Bakterien

Bakterielle Infektionen sind eher selten und werden meist durch gramnegative Erreger hervorgerufen, hauptsächlich durch Pseudomonas. Ein anderer Erreger bakterieller Infektionen

ist der grampositive Staphylococcus aureus. Pseudomonas-Infektionen in der Mundhöhle zeigen sich häufig in gehobenen Läsionen, umschlossen von einem roten Ring, deren Zentrum gelblich-weiß und sehr trocken ist. Damit einhergehend ist oft ein sehr übler Geruch. Jede Form der Stomatitis determiniert zur Superinfektion insbesondere mit *Candida albicans* (Soor-Stomatitis). Neben der Schmerzhaftigkeit kommt es bei einer Stomatitis auch oft zu einer für den Patienten unangenehmen Hypersekretion.
Die Diagnose der Stomatitis ist durch klinische Inspektion leicht zu stellen.

2.5.2 Präventive Maßnahmen

Um eine Stomatitis zu vermeiden oder das Ausmaß einer erwarteten Stomatitis möglichst gering zu halten, sind präventive Maßnahmen erforderlich. Durch eine saubere, intakte

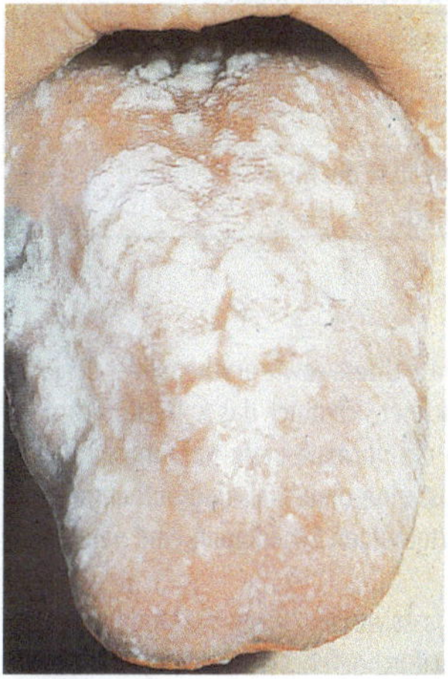

Candida-Belag.

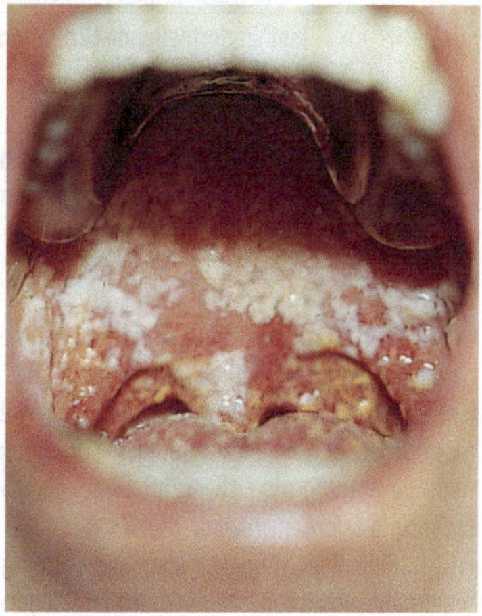

Soor-Stomatitis.

Schleimhaut können diese Ziele am ehesten erreicht werden. Die Prävention beginnt bereits bei der Zytostatika-Applikation, z. B. Lutschen von Eiswürfeln während einer 5-FU-Bolusgabe. Ist die Schleimhaut schon vor Therapiebeginn verändert, so bedeutet dies einen mangelhaften Selbstreinigungsmechanismus der Schleimhaut. Bleiben Speisereste im Mund zurück und zersetzen sich, wird die Schleimhaut zusätzlich gereizt. In der Regel wird deshalb Risikopatienten geraten, neben einer sorgfältigen Zahnreinigung, die dreimal täglich durchgeführt wird, jeweils vor und nach dem Essen Mundspülungen durchzuführen und den Erfolg zu kontrollieren. Entscheidend zur Durchführung dieser Maßnahmen ist die richtige Anleitung des Patienten durch das onkologische Pflegepersonal.

Das Ziel der präventiven Mundpflege ist die Verhütung von Infektionen und Schmerzen, das frühe Erfassen von Störungen und die Förderung des Wohlbefindens sowie einer guten Ernährung der Patienten. Besonders wichtig werden diese Aspekte vor einer kurativen Chemotherapie mit schleimhauttoxischen Medikamenten in hoher Dosierung oder vor lokalen Radiotherapien.

2.5.3 Diagnostik

Unter klinischen Gesichtspunkten werden insgesamt vier Schädigungsgrade unterschieden:

Grad I	Rötung der Mundschleimhaut
Grad II	vereinzelte kleine Ulzerationen oder weiße Flecken keine wesentlichen Probleme beim Essen und Trinken
Grad III	ineinanderfließende Ulzerationen oder weiße Flecken auf mehr als 25 % der Mundschleimhaut nur noch Trinken möglich
Grad IV	blutende Ulzerationen auf mehr als 50 % der Mundschleimhaut Essen und Trinken nicht mehr möglich

Schädigungsgrade der Stomatitis.

Bei einer erstgradigen Schädigung treten schmerzlose Ulzera sowie erythematöse Schleimhautschwellungen auf. Die Stomatitis II. Grades zeichnet sich durch das Auftreten schmerzhafter Erytheme, Ödeme oder Ulzera aus, wobei die normale orale Nahrungsaufnahme möglich ist. Bei einer drittgradigen Schädigung ist eine orale Nahrungsaufnahme nicht mehr vollständig möglich, während bei einer viertgradigen Schädigung eine parenterale Ernährung erforderlich wird.

Frühstadien einer Stomatitis können rechtzeitig erfasst werden, wenn die Mundinspektion regelmäßig von erfahrenen Ärzten oder Pflegenden durchgeführt wird. Häufig wird die Stomatitis bei ambulant behandelten Patienten vom Patienten selbst zuerst bemerkt. Da eine Stomatitis überall an der Mundschleimhaut auftreten kann, ist es unerlässlich, wiederholt den Zustand der Mundschleimhaut, des Zahnfleisches und der Zähne zu kontrollieren und den Ausgangsbefund schriftlich festzuhalten. Hilfreich kann hierbei die Checkliste für die Inspektion der Mundhöhle sein (nachfolgende Tabelle).

Die Kontrolle der Mundhöhle wird immer mit Taschenlampe und Spatel durchgeführt. Dies ist in erster Linie Aufgabe des Arztes, aber auch die Pflegenden sollten solche Kontrollen durchführen, denn bedingt durch die häufige Präsenz beim Patienten können sie oft das Auftreten oder Verlaufsveränderungen einer Stomatitis früher wahrnehmen. Bei Patienten mit einem hohen Risiko, eine Stomatitis zu entwickeln, sollte diese Kontrolle täglich stattfinden. Es ist erforderlich und sinnvoll, Patienten ausführlich über das mögliche Auftreten einer Stomatitis zu informieren, da sie entscheidend zur Früherkennung beitragen können. Vor allem Patienten, die ambulant behandelt werden, sollten lernen, die Mundhöhle selbstständig zu kontrollieren, um frühzeitig die geeigneten Maßnahmen einleiten zu können.

Mundhöhle	Normales Erscheinungsbild	Pathologisches Erscheinungsbild
Lippen	geschmeidig, feucht, rosa, intakt	trocken, spröde, aufgesprungen, Rhaghaden, blass, blau, stark gerötet, geschwollene Bläschen frisch/abklingend/schmerzhaft
Zunge	geschmeidig, feucht, rosa, intakt	trocken, Beläge leicht/dick/weißlich/gelb/braun, Borken, Furchen, Aphthen, stark gerötet, geschwollen
Mukosa	geschmeidig, feucht, rosa, intakt	trocken, Beläge leicht/dick/weißlich/gelb/braun, Aphthen, Ulzerationen, stark gerötet, geschwollen
Gingiva	straff, feucht, rosa, intakt	trocken, Zahnfleischschwund, geschwollen, blass, Ulzerationen, stark gerötet, Blutung, schmerzhaft
Zähne	glänzend, fester Sitz, intakt	stumpf, sitzen locker, Karies, spitze/scharfe Kanten
Zahnprothese	guter Sitz, komplett	sitzt locker, Druckstellen, kann nicht getragen werden, inkomplett
Speichel	dünnflüssig, ausreichender Fluss	zähflüssig, viskös, Speichelfluss vermehrt/reduziert/nicht vorhanden

Checkliste für die Inspektion der Mundhöhle.

2.5.4 Behandlung bei bestehender Stomatitis / Pflegerische Maßnahmen

Das Ziel der Behandlung einer bestehenden Stomatitis ist die rasche Abheilung der Entzündung und Vermeidung einer Superinfektion.

Die Durchführung der Mundpflege ist meist unangenehm für den Patienten und kann deshalb auch Spannungen zwischen Patient und Pflegeteam hervorrufen. Oft gelingt es nur mit viel Geduld, den Patienten immer wieder neu zu motivieren.

Motivationsgründe zur Durchführung der Mundpflege können sein: bessere Nahrungsaufnahme bei gereinigter Schleimhaut und Zunge, bessere Wirkung der lokalen Schmerzmittel, insgesamt qualitativ und quantitativ bessere Nahrungsaufnahme und Vermeiden von parenteraler Ernährung. Diese Einsicht zu vermitteln und die einzelnen pflegerischen Maßnahmen beim Patienten durchzuführen, stellt eine hohe pflegerische Herausforderung dar. An supportiven medikamentösen Behandlungsmaßnahmen stehen desinfizierende Spüllösungen (z. B. Hexetidin), antimykotisch wirksame Spüllösungen (z. B. Nystatin und Amphotericin B) und Spüllösungen mit Lokalanästhetika (lidocainhaltige Lösungen) zur Verfügung. Auch die Beimengung von Steroiden zu diesen Spüllösungen kann die klinische Symptomatik bessern.

Zur *Therapie einer Soor-Stomatitis* müssen zusätzliche lokale Antimykotika, z. B. Ampho-Moronal-Suspension® oder Nystatin-Suspension® verabreicht werden. Diese Maßnahmen müssen alle 4 Stunden, bei stark immunsupprimierten Patienten noch häufiger durchgeführt werden. Bei ausgedehntem *Candida-albicans*-Befall und Anzeichen oder Gefahr einer systemischen Pilzinfektion wird eine zusätzliche systemische Therapie mit Antimykotika (Fluconazol, Itraconazol) durchgeführt.

Bei *Herpes simplex* auf Lippen- oder Mundschleimhaut kann meist nur symptomatisch zur Linderung beigetragen werden. Um eine Ausdehnung zu verhindern, kann systemisch zusätzlich Aciclovir verabreicht werden. Die lokale Anwendung von Aciclovir ist sehr begrenzt, weil das Gel nur im frühen Stadium aufgetragen wirksam ist, bevor eigentliche Bläschen sichtbar werden. Zudem ist es bei offenen Bläschen äußerst schmerzhaft, sodass hier analgetische Maßnahmen erforderlich werden. Die Mundhygiene und die verordnungsgemäße Verabreichung aller lokalen Maßnahmen stehen an erster Stelle.

Da bei ausgeprägten Stomatitiden eine topische analgetische Therapie nicht ausreichend ist, können klassische Analgetika bis hin zu Morphinderivaten erforderlich werden. Hier hat sich in der Praxis die Applikation von transdermalem Fentanyl bewährt.

Neben diesen rein medikamentösen Maßnahmen werden von den Patienten auch physikalische Maßnahmen, wie Lutschen gefrorener Bonbons, als angenehm empfunden.

Hinweise und Informationen zum Symptommanagement bei Stomatitis sind in folgender Tabelle aufgeführt.

Problem	Ziel	Maßnahmen
Patient kann Spülung nicht selbstständig durchführen	kontinuierliche Infektprophylaxe gewährleisten	• Patient motivieren, assistieren • ggf. Mundhöhle mit Kugeltupfern auswischen
Leichte Rötung, dünner Belag	intakte Schleimhaut, Erhalt der Kau-Schluck-Funktion	• Abstrich (ärztliche Anordnung) • bei pos. Befund: ärztliche Anordnung • Spülfrequenz erhöhen (2-stdl.) • orale Flüssigkeitszufuhr 2–3 l/Tag
Schleimhautbeläge, Borken	glatte, rosige Schleimhaut	• Abstrich (ärztl. Anordnung) • bei pos. Befund: ärztliche Anordnung • Spülfrequenz erhöhen (2-stdl.) • orale Flüssigkeitszufuhr 2–3 l/Tag
Ulzerationen, Aphthen	intakte Schleimhaut	• lokale punktuelle Behandlung mit Pyralvex®, Dynexan®
Herpes Lippen Mundschleimhaut	Schmerzlinderung, Begrenzung des Befalls	• Lippen: z. B. Zovirax®-Salbe • Kreuzkontamination vermeiden • Mund: Spülen mit Zovirax®-Suspension
Zäher Speichel	Verflüssigung des Speichels, guter Speichelfluss	• Flüssigkeitszufuhr erhöhen • häufiges Mundspülen • Reinigung mit Nabic®
Mundtrockenheit	Befeuchten der Mundschleimhaut, Förderung des Speichelflusses, ausreichende Flüssigkeitszufuhr	• Flüssigkeitszufuhr erhöhen • häufiges Mundspülen • Eiswürfel (ggf. Tee oder Saft einfrieren) • Kaugummi • zuckerfreie Bonbons

Problem	Ziel	Maßnahmen
Rötung, Schwellung (bei Strahlentherapie)	Linderung, Erhalt der Kau-Schluck-Funktion	• spez. Mukositis-Mundspüllösung (enthält Lokalanästhetikum, Kortison, Panthenol u.a.)
Schmerzen (bei schwerer Stomatitis)	Linderung bzw. Schmerzfreiheit	1) Schmerztherapie: • lokal (z. B. Xylocain®-Gel) • systemisch 2) Nahrungsaufnahme • reizfreie Kost (nicht sauer, scharf) • weich/flüssig • ggf. parenteral
Blutung	Blutung stoppen	• sofort Meldung an den Arzt • Eiswürfel • mit kalten Lösungen spülen

Symptommanagement.

Die Vorgehensweise zur Pflege einer Stomatitis, die Häufigkeit der durchzuführenden Maßnahmen und die Auswahl der angewendeten Substanzen wird sicher jede Abteilung und jede onkologische Praxis in eigenen Leitlinien entscheiden. Hervorzuheben hierbei ist vor allem die Rolle des Pflegepersonals bei der exakten Durchführung der besprochenen Maßnahmen. In der nachfolgenden Tabelle ist eine Auswahl bewährter Mundpflegemittel aufgeführt. Bei muzinhaltigen Substanzen ist darauf zu achten, dass diese z. T. Gelatine und andere Bestandteile aus Schweinefleisch enthalten; muslimische und andere Patienten, die aus religiösen Gründen auf Schweinefleisch verzichten, sind diesbezüglich zu informieren.

Mundpflegemittel	Wirkung	Anwendung
Kamille	entzündungshemmend bakteriostatisch fungistatisch wundheilungsfördernd Vorsicht: austrocknend	Tee: 1 Essl. (3 g)/150 ml H_2O, lose Ware (Blüten) ist reicher an Wirkstoffen als Teebeutel (enthalten hauptsächlich Stengel)
Salbei	entzündungshemmend antibakteriell fungistatisch virostatisch	Tee: 1 Teel. (3 g)/150 ml H_2O Tinktur: Druckstellen betupfen

Mundpflegemittel	Wirkung	Anwendung
Caphosol®	mucosa-adhäsive Schutzschicht	siehe Gebrauchsinformation
Gelclair®	mucosa-adhäsive Schutzschicht	siehe Gebrauchsinformation
MuGard®	mucosa-adhäsive Schutzschicht	siehe Gebrauchsinformation
Hexoral®	bakteriostatisch fungistatisch entzündungshemmend schmerzlindernd	unverdünnt zum Spülen
Betaisodona® Mund-Antiseptikum	bakteriostatisch fungistatisch virostatisch enthält 36 Vol. % Alkohol	siehe Gebrauchsinformation
Ampho-Moronal®-Suspension	antimykotisch stark adhäsive Eigenschaften	Behandlung von Soor 2 ml im Mund verteilen 2 ml herunterschlucken Einwegspritze zur Applikation verwenden
Dynexan®-Gel	schmerzstillend entzündungshemmend	erbsengroßes Stück Salbe auf betroffene Stelle auftragen
Glandosane®	keine Wirkung nachgewiesen wohltuend	Mundschleimhaut besprühen je nach Bedarf des Patienten
Saliva®	schleimhautbefeuchtend steigert das Wohlbefinden des Patienten bakteriostatisch	Mundschleimhaut besprühen je nach Bedarf den Patienten
Xylocain Viskös 2 %®-Gel	schmerzstillend	Gel im Mund verteilen, auch vor der Mundspülung und vor dem Essen Vorsicht: Aspirationsgefahr!

Mundspüllösungen – Mundpflegemittel.

2.6 Xerostomie

Eine besondere Form der Mundschleimhautveränderungen stellt die Xerostomie, die abnorme Mundtrockenheit, dar.

2.6.1 Ursache

Sie ist Folge von verminderter bis fehlender Produktion von Speichel. Hauptsächlich tritt sie auf nach lokaler Radiotherapie im HNO-Bereich bei Mitbestrahlung der Speicheldrüsen oder nach chirurgischen Eingriffen im HNO-Bereich. Das Ausmaß hängt von der Ausdehnung des Eingriffs und der Anzahl betroffener Speicheldrüsen ab. Aber auch einige Medikamente können, meist vorübergehend, eine mildere Form von Mundtrockenheit bewirken. Dazu gehören vor allem: Opiate, Antidepressiva, Neuroleptika, Anti-emetika, Antihistaminika, Spasmolytika, Diuretika.

2.6.2 Symptome

Auftretende Mundtrockenheit wird als erstes vom Patienten beklagt. Sie äußert sich durch schwerfälliges Sprechen, die Zunge klebt am Gaumen und der Geschmackssinn nimmt ab, da die Nahrung nicht mehr genügend mit Speichel vermischt wird. Des Weiteren klagt der Patient oft über zähen Speichel und es bereitet ihm Mühe, ihn zu schlucken. Die pflegerischen Maßnahmen zielen im Wesentlichen auf die Linderung der Symptome und die Vermeidung weiterer Komplikationen ab.
Patienten mit Xerostomie sind Risikopatienten für Stomatitis und Infektionen der Mundhöhle, da eine trockene Schleimhaut für Schädigungen jeglicher Art anfälliger ist. Auch Karies und Parodontose treten häufiger auf.

2.6.3 Therapeutische/Pflegerische Maßnahmen

Neben dem Einsatz von Speichelersatzstoffen, wie z. B. Saliva oder künstlicher Speichel (z. B. Glandosane®), sollten die Patienten dazu angehalten werden, ihre Lippen feucht zu halten, z. B. mit Vaseline, und zur Vermeidung von Karies und Parodontose Zähne und Zahnfleisch sorgfältig zu pflegen und eine intensive Mundpflege durchzuführen.
Zur Befeuchtung der Mundschleimhaut sollte neben der häufigen Zufuhr von Flüssigkeit, z. B. durch Wasser, Tee und Bouillon, Eis zum Lutschen gegeben werden. Auch können zuckerfreie Bonbons oder Kaugummis die Speichelproduktion wieder fördern.
Zur Verhütung von Irritationen und Verletzungen der Mundschleimhaut sind harte, grobe und stark gewürzte Nahrungsmittel zu vermeiden. Scharfe und saure Getränke, wie Zitrussäfte und Apfelsaft, sind in dieser Zeit nicht angezeigt. Auf Nikotin- und Alkoholabstinenz ist ganz besonders Wert zu legen. Bei Prothesenträgern muss täglich die Mundhöhle auf Druckstellen kontrolliert werden.
Zum Ausgleich des Geschmacks- bzw. Appetitverlustes sollte man dem Patienten empfehlen, Nahrungsmittel mit starkem Eigengeschmack zu sich zu nehmen. Der Patient kann

so wenigstens mit seiner Nase den Geschmack erahnen und wird meist ausreichend Nahrung zu sich nehmen. Eine kalorien- und proteinreiche Ernährung in dieser Zeit hilft, eine xerostomie-bedingte Gewichtsabnahme zu vermeiden.

2.7 Seltene gastrointestinale Toxizitäten

Als seltene gastrointestinale Nebenwirkungen sind chemotherapeutisch induzierte Pankreatitiden oder Hepatitiden zu nennen. Diese sollen hier nur der Vollständigkeit halber erwähnt werden.

Literatur (Mundpflege)

Beisel C et al (2017) Mukositis. Onkologische Pflege 7(2), 19–24

Gottlieb T (2020) Alltägliche Pflegephänomene wieder in den Fokus rücken. Prozessoptimierung am Beispiel der oralen Mukositis. Onkologische Pflege 10(4), 41–44

Nieweg RMB (1997) Mundschleimhautveränderungen und Mundpflege bei Chemotherapie. Palliativpflege. Ullstein Mosby, Berlin

Schilling G & Hell Ch (2018) Orale Mukositis. KOKpedia Nebenwirkungen. Onkologische Pflege 8(3), 71–72

Wylegalla C et al (2013) Prävention und Management der oralen Mukositis. Forum Onkologische Pflege 3(3), 48–57

3 Gonadale Toxizität (Keimdrüsenschädigung)

Durch die zytostatische Chemotherapie kann sowohl die Fertilität des Mannes als auch die der Frau geschädigt werden. Maximalvariante ist die therapieinduzierte Infertilität. Das Ausmaß der gonadalen Schädigung ist vom Alter des Patienten, von der Art und auch der Dosis der verwendeten Zytostatika abhängig. Neben der Schädigung der Fertilität können auch Veränderungen der Sexualhormonspiegel auftreten. Dies kann sich klinisch in Hormonmangelerscheinungen äußern, wie z. B. herabgesetzter Libido oder erektiler Dysfunktion beim Mann. Veränderungen der Geschlechtshormonspiegel können negative Einflüsse auf das kardiovaskuläre Risiko, den Knochenstoffwechsel und das psychische Wohlbefinden der Patienten ausüben.

3.1 Ursache

Von pathophysiologischer Seite gehören sowohl beim Mann als auch bei der Frau die Fortpflanzungszellen zu den schnell proliferierenden Geweben, sodass diese durch Zellgifte bevorzugt geschädigt werden.

Dem steht beim Mann die sogenannte Blut-Hoden-Schranke gegenüber, die nur von Zytostatika bestimmter Molekülgröße passiert werden kann; somit ist ein gewisser protektiver Faktor gegeben. Die männliche Infertilität resultiert aus einer Schädigung des Keimepithels in den Hodentubuli, die hormonellen Störungen treten durch Schädigung der Leydigschen Zwischenzellen (testosteronproduzierende Zellen des Hodens) auf.

Bei der Frau kommt es zu einer Schädigung der Ovarien mit vorzeitiger Induktion der Menopause. Beispiele für Zytostatika, die spermatotoxisch sind und auch ovarielle Dysfunktionen auslösen: Chlorambucil, Cyclophosphamid, Busulfan, Lomustin, Fluorouracil, Mitomycin C. Darüber hinaus sind wahrscheinlich auch Anthrazykline und Vinca-Alkaloide auf die Fortpflanzungsorgane von Mann und Frau schädigend.
Bei der männlichen Infertilität unterscheidet man die akute von der chronischen Infertilität. Die *akute Infertilität* macht sich zirka 6 Wochen nach Therapiebeginn bemerkbar durch eine Abnahme der Zahl an funktionsfähigen Spermien. Etwa 12 Wochen nach Therapieabschluss kann mit einer Erholung gerechnet werden. Die *chronische Phase* ist definiert über den Schaden am Germinalepithel. Sie ist klinisch bedeutsamer als die akute Phase, da die Regeneration der Keimzellen langwierig sein kann und auch irreversible Schäden nicht auszuschließen sind. Als Maximalvariante gilt die zytostatikainduzierte Azoospermie.

3.2 Prävention und Therapie

Es stehen verschiedene präventive Maßnahmen zur Minimierung der gonadalen Toxizität zur Verfügung. Im Rahmen von Strahlentherapien ist der Einsatz einer Hodenschutzkapsel obligat. Männlichen Patienten sollte vor Therapiebeginn eine Sperma-Kryokonservierung angeboten werden. Dabei wird Sperma in flüssigem Stickstoff tiefgefroren, das später zur künstlichen Insemination verwendet werden kann.
Eine ähnliche Asservierung von Eizellen bei Frauen ist prinzipiell denkbar, jedoch setzt diese Maßnahme eine hormonelle Stimulation voraus, die bis zur Ausreifung der Eizelle etwa 12 Tage dauert. Da bei hochmalignen Erkrankungen, wie Leukämien und Lymphomen, eine zügige Therapieeinleitung gefordert ist, kann nicht so lange gewartet werden. Aber man kann durch antihormonelle Maßnahmen, insbesondere durch die Applikation von GnRH-Analoga, einen Schutz des Keimepithels induzieren, insoweit, als die zentrale Reifungsstimulation der Eizellen, die über FSH und LH ausgelöst wird, ausfällt, sodass die Proliferationsrate des Keimepithels reduziert wird.
Insbesondere bei hochmalignen und behandelbaren Malignomen, wie Leukämien, Lymphomen oder Hodentumoren, ist vor Therapiebeginn die Aufklärung des Patienten über die Infertilitätsschädigung dringend erforderlich. Insbesondere die Möglichkeit zur Sperma-Kryokonservierung sollte erörtert werden, da es sich bei diesen Patientengruppen um junge Patienten handelt, deren Familienplanung zum Therapiezeitpunkt meist nicht abgeschlossen ist.

3.3 Mutagenität und Teratogenität

Neben Schädigungen der Fertilität sind Zytostatika teratogen und mutagen.
Mutagenität = Schädigung der Keimzellen der Eltern durch ein Zytostatikum; bei Befruchtung ist mit Missbildungen des Fötus zu rechnen.

Teratogenität = Schädigung des Fötus im Mutterleib durch ein Zytostatikum; zu den Manifestationen zählen Abort und Totgeburt, anatomische Defekte und Fehlbildungen und prä- und postnatale Entwicklungsstörungen einschließlich Verhaltensstörungen.
Dabei gilt das 1. Trimenon der Schwangerschaft als besonders empfindlich gegenüber der schädigenden Wirkung der Zytostatika, wohingegen im 2. und 3. Schwangerschaftstrimenon keine schwerwiegenden Fehlbildungen berichtet wurden.
Alle Chemotherapiepatienten sind darauf hinzuweisen, unter der Chemotherapie keine Kinder zu zeugen oder schwanger zu werden. Eine sichere Kontrazeption – bei Mann und Frau – stellt einen essenziellen Bestandteil des Aufklärungsgesprächs vor zytostatischer Chemotherapie dar.

4 Hämatologische Toxizitäten

4.1 Allgemeine Grundlagen der Knochenmarkdepression

4.1.1 Diagnostik

Die unter zytostatischer Chemotherapie erforderlichen regelmäßigen Blutbildkontrollen richten sich nach der Intensität der Chemotherapie und somit nach der zu erwartenden Knochenmarkschädigung.
Die Blutbildung beim gesunden Erwachsenen erfolgt ausschließlich im Knochenmark (intramedulläre Blutbildung). Daneben kann es bei malignen Erkrankungen, die das Knochenmark infiltrieren, zu einer Blutbildung in Leber und Milz kommen (extramedulläre Blutbildung). Physiologischerweise entstehen alle Blutzellen aus den pluripotenten Stammzellen, die nach Differenzierung und Reifung an das periphere Blut abgegeben werden. Dort ist die Aufgabe der neutrophilen Granulozyten die Abwehr bakterieller Infektionen, die der Lymphozyten die Abwehr viraler Infektionen.

4.1.2 Ursache

Dieser physiologische Prozess kann durch verschiedene Ursachen gestört sein:

- Infiltration des Knochenmarks durch eine Leukämie, ein Lymphom oder einen soliden Tumor, z. B. Mammakarzinom, Bronchialkarzinom, Plasmozytom
- infektionsinduzierte Knochenmarkschädigung, insbesondere durch Virusinfekte, z. B. Parvovirus B19, Zytomegalievirus, HIV etc.
- Schädigung der Knochenmarkzellen durch Zytostatika, z. B. Cyclophosphamid, Doxorubicin, Epirubicin, Paclitaxel, Etoposid u. v. m.
- toxische Schädigung des Knochenmarks durch Chemikalien oder Medikamente, z. B. Benzol, Chloramphenicol, Ganciclovir etc.
- Knochenmarkschädigung durch Bestrahlung

Knochenmarkzellen gehören zu den schnell proliferierenden Zellen und werden deshalb durch Zytostatika bevorzugt geschädigt. Dies gilt sowohl für die pluripotenten Stammzellen als auch für sämtliche Vorstufen der drei myelopoetischen Reihen (Leuko-, Erythro- und Thrombozytopoese).
Das myelotoxische Potenzial der Zytostatika bestimmt die Applikationsintervalle der Chemotherapie. So können Therapien mit 5-Fluorouracil wöchentlich erfolgen, da diese Substanz so gut wie keine Knochenmarktoxizität zeigt, während Therapien mit Alkylanzien zumeist in 3- bis 4-wöchigen Abständen erfolgen. Bei Doxorubicin, Epirubicin, Irinotecan oder Taxanen kann das Applikationsintervall über die Dosierung bestimmt werden, z. B. „niedrige" Dosis wöchentlich oder „hohe" Dosis 3-wöchentlich.

4.1.3 Symptome

Blutbildveränderung	Hauptnebenwirkung
Erythrozytenabfall = Anämie	Sauerstoffunterversorgung (Blässe, Müdigkeit, Kopfschmerzen, Schwindel, Sehstörungen, geringe Belastbarkeit, Herzrasen)
Leukozytenabfall = Leukopenie	Infektionen (Stomatitis, Soor, Pneumonie, Bronchitis, Gastritis, Genitalinfektionen, Wundinfektionen)
Thrombozytenabfall = Thrombopenie	Blutungen (Hämatome, Hämatemesis, Teerstuhl, Petechien, Zahnfleischblutungen, Schleimhautblutungen, Hämaturie, vaginale Blutungen)

Veränderungen des Blutbildes und Ihre Nebenwirkungen.

4.2 Anämie

4.2.1 Diagnostik

Unter einer Anämie (= Blutarmut) versteht man eine Verminderung des Hämoglobingehaltes < 12 g/dl bei Frauen und < 14 g/dl bei Männern; meist sind auch Hämatokritwert und Erythrozytenzahl vermindert. Die normale Lebensdauer eines Erythrozyten beträgt 120 Tage.
Die Bildung der roten Blutkörperchen erfolgt im Knochenmark über die Zwischenstufen verschiedener Normoblasten. Die direkten Vorläuferzellen der Erythrozyten werden als Retikulozyten bezeichnet.

4.2.2 Ursache

Neben den im Abschnitt Knochenmarkdepression genannten Ursachen ist die Anämie von Tumorpatienten als multifaktorielles Geschehen aufzufassen. Die Anämie ist die häufigste hämatologische Komplikation bei Krebspatienten. Sie kann als Folge der Krebserkrankung

selbst oder als Folge der Therapie (Operation, Chemo- und/oder Radiotherapie) auftreten. So spielen bei der Genese der Tumoranämie neben der Chemotherapie (Nebenwirkung) auch Eisenverluste durch chronische Blutungen und malignombedingte Umverteilungen des Eisens in das retikulohistiozytäre System (RHS) eine Rolle.
An dieser Stelle sei auf ein besonderes Krankheitsbild hingewiesen: die aplastische Anämie. Es handelt sich um eine Autoimmunerkrankung, bei der sich Antikörper gegen die pluripotenten Stammzellen richten oder isoliert gegen Vorläuferzellen der Erythrozyten (pure red cell aplasia).

4.2.3 Symptome

Physiologischerweise dienen die Erythrozyten dem Sauerstofftransport, sodass die klinische Symptomatik aus einem verminderten Sauerstoffangebot, bedingt durch verminderte „Trägerkapazität", resultiert.
Die klinische Symptomatik hängt vom Ausmaß der Anämie und vom Allgemeinzustand der Patienten ab (z. B. Alter, Ernährungszustand). Klinische Symptome einer Anämie treten meistens erst bei Hämoglobinwerten < 10 g/dl auf und sind in ihrer Ausprägung altersabhängig, d. h. jüngere Patienten tolerieren niedrige Hämoglobinwerte besser als ältere Patienten. Insgesamt ist die Anämie von Tumorpatienten ein Faktor, der zur reduzierten Leistungsfähigkeit beiträgt.
Klinische Symptome einer Anämie können sein:

- Konzentrationsstörungen und Müdigkeit (fehlender Sauerstoffgehalt zerebral)
- Sehstörungen und Kopfschmerzen
- Verwirrungszustände (insbesondere bei älteren Patienten)
- Luftnot (meist bei Belastung, in schwereren Fällen auch in Ruhe)
- Blässe und Zyanose der Lippen und Akren
- Tachykardie (dient als Kompensationsmechanismus)
- Brustschmerzen ähnlich einer Angina pectoris

4.2.4 Therapeutische Interventionen

Therapeutisch steht bei der Anämiebehandlung die Bluttransfusion im Vordergrund. Durch eine Bluttransfusion mit normalerweise zwei Erythrozytenkonzentraten kann der Hämoglobingehalt schnell und sicher angehoben werden, sodass der Patient zügig von seiner Anämiesymptomatik befreit oder gebessert wird. Nebenwirkungen einer Bluttransfusion sind in erster Linie allergische Reaktionen, daneben sind auch Infektionen mit Hepatitisviren denkbar. Prinzipiell sind Bluttransfusionen beliebig oft wiederholbar und die meisten Tumorpatienten sind polytransfundierte Patienten.
Eine weitere Möglichkeit der Anämiebehandlung stellt die Gabe von Erythropoietin dar. Dieses Zytokin stimuliert einerseits die Bildung von Erythrozyten aus den pluripotenten Stammzellen und hemmt andererseits den Abbau der bereits gebildeten Erythrozyten (An-

tiapoptosefaktor). Die Überlebenszeit eines Erythrozyten unter Erythropoietinbehandlung liegt bei über 120 Tagen. Da eine Erythropoietinbehandlung nur bei ausreichenden Eisenvorräten sinnvoll ist, kann gegebenenfalls eine Eisensubstitutionstherapie erforderlich werden. Mit Darbepoeitin steht ein Molekül mit deutlich längerer Halbwertszeit zur Verfügung. Dieses kann vorteilhafterweise parallel zur jeweiligen Chemotherapie in wöchentlichen, 2-wöchentlichen oder auch 3-wöchentlichen Intervallen verabreicht werden.
Die Anämie bei Tumorpatienten ist auch ein Parameter, der auf das Ansprechen der zytostatischen Chemotherapie einen Einfluss hat. Eine Hypoxie im Tumorgewebe kann die Wirkung der Zytostatika herabsetzen. Der Hämoglobinspiegel bei Chemotherapiepatienten sollte zwischen 10–12 g/dl liegen, sowohl niedrigere als auch höhere Werte können mit einer Prognoseverschlechterung einhergehen. Allerdings konnte bislang ein positiver Einfluss hoher Hämoglobinwerte durch Erythropoietinbehandlung auf die Gesamtüberlebenszeit der Patienten nicht nachgewiesen werden.

4.2.5 Pflegerische Maßnahmen

Ein wichtiger pflegerischer Aspekt ist die Aufklärung über die Wichtigkeit der Ernährung. Die Beurteilung von Nahrungsaufnahme, Appetit- oder Gewichtsveränderungen und auch die Beachtung einer ausreichenden Flüssigkeitsaufnahme ist notwendig. Ruhe- und Entspannungsphasen sollten geplant und Aktivitäten gefördert werden. Patienten mit einer schweren Anämie bedürfen einer sorgfältigen Beobachtung. Die pflegerischen Tätigkeiten beziehen sich auf die Kontrolle des zu transfundierenden Präparates, die Einstellung der Tropfgeschwindigkeit nach ärztlicher Verordnung, die Kontrolle der Vitalzeichen, Puls, Blutdruck, Atmung und Temperatur vor Beginn, während der Transfusion und nach Beendigung der Transfusion.
Bei ersten Anzeichen einer Transfusionsreaktion sollte die Transfusion sofort unterbrochen werden. Da das Risiko von Unverträglichkeitsreaktionen mit zunehmender Zahl an Transfusionen steigt, ist bei den Patienten vor allem auf die zunehmende Sensibilisierung zu achten. Unverträglichkeitsreaktionen sind Schüttelfrost, Unruhe, Beklemmungsgefühl, eventuelle Atemnot, plötzlich auftretende Übelkeit und Erbrechen, Kopfschmerzen, Exantheme, eventuelle Schockzeichen, wie z. B. Tachykardie, Blutdruckabfall und Nierenversagen.
Als Sofortmaßnahme bei Unverträglichkeitsreaktionen sind neben dem Abbruch der Transfusion die Alarmierung des Arztes und, wenn notwendig, eine Schockbehandlung erforderlich und die genaue Dokumentation aller Anzeichen und eingeleiteten Maßnahmen.
Bei allen Zwischenfällen sollten die Blutkonserve, das Begleitformular, der Transfusionsbericht und 10 ml Empfängerblut an die Transfusionszentrale zur Klärung des Vorfalles weitergeleitet werden.

4.3 Leukozytopenie (= Leukopenie)

4.3.1 Diagnostik

Unter einer Leukozytopenie versteht man die Verminderung der Leukozytenzahl unter 4000/µl Blut (Normalwert: 4000–10 000/µl). Besonders relevant für das Infektionsrisiko ist die Zahl an neutrophilen Granulozyten, einer Untergruppe der Leukozyten, die für die bakterielle Abwehr zuständig sind. Die Neutropenie wird in vier Stadien (nach ANC = absolute neutrophil count = absolute Anzahl der neutrophilen Granulozyten) eingeteilt:

Grad 1	2000–1500/µl
Grad 2	1500–1000/µl
Grad 3	1000–500/µl
Grad 4	< 500/µl

Stadieneinteilung der Neutropenie.

Als diagnostische Basismaßnahmen bei neutropenischem Fieber gelten eine Infektionsanamnese (Husten? Schnupfen? Heiserkeit? Brennen beim Wasserlassen? Durchfall?), eine körperliche Untersuchung, die Entnahme von Blutkulturen im Fieberanstieg (Trefferquote maximal 20 %), eine Urinuntersuchung mit Teststreifenanalyse und Kultur sowie eine Untersuchung von Rachenspülflüssigkeit (Kultur). Weiterhin ist eine Röntgenuntersuchung des Thorax in zwei Ebenen obligat. Alle weiterführenden Untersuchungen hängen dann von den erhobenen Befunden ab.

4.3.2 Symptome

Wichtigstes Symptom einer Infektion bei neutropenischen Patienten ist das Fieber. Jede Temperatur über 38,0 °C bei einem neutropenischen Patienten erfordert eine zügige Diagnostik und ist deshalb immer sofort – auch nachts – dem behandelnden oder diensthabenden Arzt mitzuteilen.

Während Leukozytopenien mit Leukozytenzahlen > 2000/µl und/oder Neutropenien mit Granulozytenzahlen > 1000/µl klinisch nicht bemerkt werden, verlaufen Leukozytopenien < 1000/µl und/oder Neutropenien < 500/µl nahezu immer mit Infektionen. Die Infektgefährdung des Patienten steigt daneben weiter mit zunehmender Dauer der Zytopenie. Niedrigrisikopatienten (Neutropenie-Dauer < 10 Tage) sind alle Patienten mit konventionell dosierten Chemotherapien, aber auch Patienten nach einfacher zytostatischer Hochdosistherapie mit Stammzelltransplantation! Hochrisikopatienten (Neutropenie-Dauer > 10 Tage) sind insbesondere Leukämiekranke und Patienten nach Knochenmark- oder Stammzelltransplantation mit vorheriger Ganzkörperbestrahlung.

Als Nadir bezeichnet man die Phase des niedrigsten Standes der Blutzellzahl nach einer Chemotherapie, meist 7–14 Tage nach Beginn der Chemotherapie. In diesem Zeitraum ist der Patient am anfälligsten für Infektionen. Die Neutropenie kann

- ohne Anzeichen verlaufen,
- mit unklaren Anzeichen, wie Müdigkeit, Schwäche, Schwitzen und Veränderungen der Schleimhäute, einhergehen,
- mit deutlichen Anzeichen, wie Schüttelfrost, Fieber, Infektionen der Atemwege, des Harntraktes und des Nervensystems, verlaufen; der Auslöser für die Infektionen sind oft Bakterien, die den Darm oder die Haut der Betroffenen besiedeln; eine Entzündung kann bei einer Granulozytenzahl < 500/µl atypisch verlaufen, d.h. dass am Infektionsherd aufgrund der fehlenden Granulozyten oft wenig oder kein Eiter produziert wird;
- eine Sepsis auslösen, ohne dass Fieber auftritt.

4.3.3 Therapeutische Interventionen

Neutropenie wird oft nicht als klinisch signifikant angesehen, solange die Zahl nicht unter 1000/µl fällt. Tritt Fieber im Zusammenhang mit niedrigem ANC auf, wird dieses als febrile Neutropenie bezeichnet. Diese stellt immer einen Notfall dar und muss sofort behandelt werden.

Entscheidende Maßnahme ist eine sofortige Antibiotikatherapie, deren Intensität sich am Zustand des Patienten und an der Dauer der Neutropenie orientiert (meist Kombinationstherapien aus zwei verschiedenen Antibiotika). Erweiterungen des antimikrobiellen Therapieregimes um antimykotische und in seltenen Fällen auch um antivirale Maßnahmen können erforderlich sein. Je nach erwarteter Dauer der Neutropenie werden darüber hinaus Wachstumsfaktoren wie Filgrastim oder Lenograstim (Neupogen® oder Granocyte®) eingesetzt. Darüber hinaus steht mit Pegfilgrastim (z. B. Neulasta®) ein pegylierter Wachstumsfaktor zur Verfügung, der nur einmal im gesamten Chemotherapiezyklus appliziert wird. Pegfilgrastim wird über die neu gebildeten Granulozyten eliminiert (Granulozytenclearance), sodass die Wirkung automatisch nach Restitution der Granulopoese endet. Diese sollen die Ausreifung der pluripotenten Stammzellen in Richtung Leukozyt beschleunigen. Wachstumsfaktoren sind bei kurzer Neutropeniedauer nach konventionell dosierter Chemotherapie nicht erforderlich, nach Hochdosistherapien mit Stammzelltransplantation jedoch obligat.

Merke: Wachstumsfaktoren beeinflussen nicht den Abfall der Leukozyten, d. h. der niedrigste Wert bleibt unbeeinflusst, sondern verkürzen nur die zeitliche Dauer der Leukozytopenie.

Die Therapie nosokomial erworbener Infektionen erweist sich wegen der gehäuft beteiligten gramnegativen Bakterien oft als sehr schwierig. Besonders gefürchtet ist die gramnegative Sepsis durch *Pseudomonas aeruginosa*.
Bei immunsupprimierten Patienten spielen darüber hinaus auch sogenannte opportunistische Infektionen (Tabelle unterhalb) eine wichtige Rolle. Darunter versteht man Infektionen durch Krankheitserreger, die bei einem immungesunden Organismus keine Krankheiten auslösen können, weil sie durch das funktionsfähige Immunsystem abgetötet werden. Unter Chemotherapie, nach Knochenmarktransplantation und bei HIV-Patienten können sich diese Erreger jedoch im Organismus ausbreiten und Krankheiten auslösen.

Erregerklasse	Erreger	Erkrankung
Pilze	*Candida albicans* Aspergillus fumigatus Cryptococcus neoformans	Soor-Ösophagitis, Soor-Stomatitis Aspergillose, Pneumonie Meningitis
Protozoen	Pneumocystis carinii Toxoplasma gondii	Pneumocystis-carinii-Pneumonie Toxoplasmose
Viren	Zytomegalievirus Herpes-simplex-Virus Varicella-Zoster-Virus	Pneumonie, Meningitis, Retinitis ulzerierende mukokutane Läsionen Herpes zoster
Bakterien	Mycobacterium avium Mycobacterium tuberculosis	atypische Mykobakteriose Pneumonie, Lymphadenopathie

Beispiele für opportunistische Infektionen; aus [1].

4.3.4 Pflegerische Maßnahmen

Da Infektionen bei Tumorpatienten immer noch zu den häufigsten Todesursachen zählen, kommt deren Vorbeugung auch durch das Pflegepersonal eine besondere Bedeutung zu. Neben der aktuellen Leukozytenzahl und der voraussichtlichen Dauer der Neutropenie spielen folgende Faktoren eine wichtige Rolle: die Prognose des Patienten, die weiteren geplanten Therapien, der Immun- und der Ernährungsstatus des Patienten, aber auch seine Begleiterkrankungen und das Spektrum der Krankenhauskeime.
Allgemeine Empfehlungen zur Verhütung von Infektionen sind:

- übliche Maßnahmen zur Wahrung einer optimalen Asepsis anwenden
- Hygiene und Instruktion des Krankenhauspersonals bei Händewaschen und Desinfektion
- Besucher auf Infektionszeichen überprüfen, besonders Virusinfektionen
- Blumen im Zimmer wegen Gefahr bakterieller Kontamination vermeiden
- Menschenansammlungen vermeiden

Spezielle Empfehlungen für den Patienten:

- Hände waschen bzw. desinfizieren nach der Toilettenbenutzung und vor dem Essen
- einmal täglich mit einer antimikrobiellen Waschlotion waschen oder duschen; gründliche Intimpflege nach der Stuhlentleerung
- Handtücher und Unterwäsche täglich wechseln
- Haut täglich eincremen, damit sie nicht austrocknet, rissig wird und sich dadurch entzündet
- neue weiche Zahnbürste benutzen
- intensive Mundpflege und Beobachtung der Schleimhäute

Besonders wichtig ist es, Infektionen frühzeitig zu erkennen. Dazu gehört es, die Körpertemperatur des Patienten genau zu überprüfen, die gesamte Haut zu beachten, insbesondere Hautfalten sowie Schleimhäute. Alle Veränderungen, die auf eine Infektion hinweisen könnten, sind sofort dem betreuenden Arzt mitzuteilen.
Besondere Maßnahmen sind:

- sorgfältige Pflege von Venenverweilkathetern
- Beobachtung der Haut auf Entzündungszeichen an der Kathetereinstichstelle
- sorgfältige Körperpflege des Patienten
- Überprüfung der Mundhöhle auf Infektionen
- sorgfältige Perianalpflege nach jedem Stuhlgang

Die besondere Aufmerksamkeit des Pflegepersonals muss septischen Patienten gelten. Hier müssen engmaschige Kontrollen der Vitalzeichen durchgeführt werden, um einen septischen Schock rechtzeitig erkennen und entsprechende Notfallmaßnahmen einleiten zu können.

4.4 Thrombozytopenie (= Thrombopenie)

4.4.1 Diagnostik

Unter einer Thrombozytopenie versteht man die Verminderung der Thrombozytenzahl unter 150 000/µl Blut (Normalwert: 150 000–300 000/µl).
Thrombozyten werden aus pluripotenten Stammzellen im Knochenmark gebildet. Nach Differenzierung entstehen unter Einwirkung von Thrombopoietin Megakaryozyten, aus diesen durch Abschnürungen aus dem Zytoplasma Thrombozyten.
Wesentliche Funktion der Thrombozyten ist die „Blutstillung", auch als primäre Hämostase bezeichnet. Dabei bildet sich ein Thrombozytenkonglomerat, das eine Gefäßläsion primär verschließt. Erst danach kommt es durch die Aktivierung von Gerinnungsfaktoren zur eigentlichen Blutgerinnung (sekundäre Hämostase).

4.4.2 Ursachen

Ursachen einer Thrombozytopenie können medikamentös, infektiös oder toxisch sein. Bei den infektiösen Ursachen sei besonders auf das Parvovirus B-19 hingewiesen, das bei Kindern die sogenannten Ringelröteln auslöst, bei Erwachsenen und/oder immunsupprimierten Patienten jedoch isolierte Thrombozytopenien induzieren kann. Auch protrahierte (= verzögerte) Restitutionen der Thrombozytenzahl können durch das Parvovirus B-19 bedingt sein. Zytostatika, wie z. B. Mitomycin C und Lomustin (CCNU), können protrahierte Thrombozytopenien auslösen, die teilweise 4–5 Wochen nach Chemotherapie noch andauern.

4.4.3 Symptome

Klinisch werden Thrombozytopenien erst bei Unterschreiten der sogenannten kritischen Thrombozytenzahl (< 30 000/µl) evident. Leitsymptom einer Thrombozytopenie ist der petechiale Blutungstyp, d. h. Auftreten von stecknadelkopfgroßen Hautblutungen, insbesondere an den abhängenden Körperpartien (Unterarme, Beine). Darüber hinaus finden sich jedoch auch gehäuft Nasen- und Zahnfleischblutungen, intraabdominelle Blutungen oder sogar intrazerebrale Blutungen.

Merke: Finden sich Petechien auf dem Integument, so bestehen auch Petechien an den Eingeweiden (auch wenn diese einer Inspektion nicht zugänglich sind).

4.4.4 Therapeutische Interventionen

Wichtigste Maßnahme bei ätiologisch unklarer thrombozytopenischer Blutung oder chemotherapeutisch induzierter Thrombopenie ist die Gabe von Thrombozytenkonzentraten oder Zellseparatorpräparaten. Eine Thrombozytentransfusion ist immer bei Thrombozytenzahlen < 10 000/µl erforderlich, auch ohne das Vorhandensein von Blutungszeichen. Bei darüber liegenden Thrombozytenzahlen ist die Transfusion nur bei Blutungszeichen indiziert. Bei 10 000–20 000 Thrombozyten/µl können Thrombozytenkonzentrate in bestimmten Sondersituationen auch ohne Blutungszeichen erforderlich sein, z. B. bei septischen Patienten, vor invasiven Eingriffen, Harnblasenkathetern etc.

Das Anlegen einer Thrombozytentransfusion wird vom Arzt durchgeführt. Die Tropfgeschwindigkeit wird nach ärztlicher Verordnung eingestellt. Im Allgemeinen wird eine sehr kurze Infusionsdauer angestrebt.

Bei einer Transfusionsreaktion muss die Transfusion sofort abgebrochen werden und bei Bedarf eine Schockbehandlung eingeleitet werden. Alle Zwischenfälle müssen exakt dokumentiert werden und mit dem Thrombozytenpräparat, einem Begleitformular, dem Transfusionsbericht und 10 ml des Empfängerblutes an die Transfusionszentrale zur Klärung der Ursache geleitet werden. Zur Vermeidung oder Verringerung von Transfusionsreaktionen können bei bekannter Überempfindlichkeitsreaktion des Empfängers vor Transfusionsbeginn vom Arzt verordnete Antihistaminika und Kortikosteroide verabreicht werden.

Bei Patienten mit Morbus Werlhof (Autoimmunthrombozytopenie, idiopathische thrombozytopenische Purpura ITP) oder hämolytisch-urämischem Syndrom (HUS) ist unabhängig von der Thrombozytenzahl jede Thrombozytengabe kontraindiziert!
Bei Blutungen mit Abfall des Hämoglobingehaltes sind zudem Erythrozytentransfusionen erforderlich. Ergänzt werden diese Maßnahmen durch die Gabe von Frischplasmapräparaten (GFP oder PPSB) bei vital bedrohlichen Blutungen oder bei Blutungen aus einem soliden Tumor.
Gefürchtet ist die thrombozytopenische intrazerebrale Blutung mit meist fulminantem Verlauf und einer sehr schlechten Prognose. Alle anderen Blutungen sind prognostisch besser einzustufen und durch die oben genannten Maßnahmen in aller Regel beherrschbar. Bei gastrointestinalen Blutungen finden neben den medikamentösen Maßnahmen auch endoskopische Verfahren, wie Unterspritzung mit Adrenalin, Applikation von Fibrinkleber, Argon-Beamer- oder Laserinterventionen, Anwendung. Voraussetzung dafür sind eine lokalisierte Blutungsquelle und das Fehlen einer diffusen Blutung.
Zur Behandlung der Thrpmbopenie bei ITP stehen Thrombopoeitin-Mimetika wie Elthrombopag oder Romiplostim zur Verfügung. Diese haben jedoch keine Zulassung für die chemotherapie-induzierte Thrombopenie.

4.4.5 Pflegerische Maßnahmen

Das Auftreten massiver Thrombozytopenien kann für den Patienten eine lebensbedrohliche Situation darstellen. Eine sorgfältige Überwachung und Pflege dieser Patienten ist daher von besonderer Bedeutung. Eine genaue Beobachtung des Patienten auf Haut- oder Schleimhautblutungen bei allen pflegerischen Maßnahmen spielt hier eine ganz besonders wichtige Rolle.

Merke: Patienten mit Thrombozytopenie müssen täglich nach Blutungsstigmata befragt und angesehen werden, d. h. Frage nach Veränderung der Stuhlfarbe (Teerstuhl), Blutbeimengungen zum Urin, Nasen- oder Zahnfleischbluten. Die Haut als Spiegel der inneren Organe ist täglich zu inspizieren. Faktoren, die das Blutungsrisiko erhöhen, sind: hoher Blutdruck, erhöhte Körpertemperatur und Obstipation.

Allgemeine Aufklärung über Schutzmaßnahmen

- Vermeidung anstrengender Tätigkeiten, mechanischer Verletzungen und Kontaktsportarten
- optimaler Ernährungszustand (erhöhte Eiweißzufuhr) und erhöhte Flüssigkeitszufuhr
- Aufklärung über tägliche Selbstuntersuchung (Haut, Stuhl etc.) des Patienten und der Angehörigen
- Aufklärung über Maßnahmen und Behandlung von Blutungen

Maßnahmen zur Prävention von Hauteinblutungen

- durchblutungsfördernde Maßnahmen (heißes Baden, Sauna, Dampfbäder, Massagen, Fango) sind zu vermeiden
- auf Petechien, Ekchymosen und Purpura achten
- Vermeidung von Traumen und Punktionen, insbesondere i.m und s.c. Injektionen
- Reduktion der Zahl an peripheren Venenpunktionen, Anlegen eines Druckverbandes nach einer solchen Punktion
- Vermeiden von Nassrasuren; Verwendung von elektrischen Rasierapparaten, falls nicht kontraindiziert: Haarentferner anwenden, gegebenenfalls auf die Rasur verzichten
- Vorsicht beim Schneiden und Feilen von Finger- und Fußnägeln
- Vermeidung von sehr enger Kleidung und engen Schuhen
- bei Blutdruckmessungen Verwendung der geringsten notwendigen Drücke

Maßnahmen bei Hauteinblutungen

- bei großen Hämatomen Auflegen von Quarkauflagen und Coolpacks
- Versorgung von blutenden Wunden mit Druckverbänden
- spezielle Maßnahme nur nach Absprache mit dem Arzt (Salben etc.)

Maßnahmen zur Prävention von Nasenbluten

Um Nasenbluten zu vermeiden, sollte der Patient darüber aufgeklärt werden, die Nase nur vorsichtig zu schnäuzen und bei trockenen Schleimhäuten eine Nasensalbe zu applizieren. Anfeuchten der Luft nur, wenn keine Neutropenie besteht.

Maßnahmen bei Nasenbluten

- Blutdruck im Kopfbereich senken: bei liegenden Patienten Rückenlehne aufrichten, Beine tief lagern
- kalte Kompresse oder Coolpacks auf den Nacken legen, um eine reflektorische Schleimhautkontraktion zu erreichen
- Nasenflügel der blutenden Seite fest mit dem Finger an die Nasenscheidewand pressen (Kompression der Gefäße)
- bei anhaltender Blutung Tamponade der Nase mit Mullstreifen (speziellere Maßnahmen nur mit Rücksprache mit Arzt)

Maßnahmen zur Prävention von Blutungen im Mundbereich

- Empfehlung einer zahnärztlichen Untersuchung und Behandlung, falls erforderlich, vor Therapiebeginn
- um Blutungen im Mundbereich zu vermeiden, empfiehlt es sich, keine besonders harten, heißen und scharfen Speisen zu sich zu nehmen, und die Lippen einzucremen, um deren Austrocknen zu vermeiden

- zum Zähneputzen sollten keine harten Zahnbürsten verwendet werden; stattdessen eine sanfte Reinigung mit Mundspülung/Munddusche, Watteträgern oder Schaumstoffzahnbürste
- interdentale Reinigungsmittel wie Zahnseide oder harte Mundduschen sollten in dieser Zeit unterbleiben
- Untersuchung der Schleimhäute auf Blutungsquellen auch unterhalb der Zahn-/Teilprothesen

Maßnahmen bei Blutungen im Mundbereich
- bei Blutungen Rücksprache bezüglich spezieller Maßnahmen mit dem Arzt halten

Maßnahmen zur Prävention von Blutungen im Magen-Darm-Trakt
- um Blutungen im Magen-Darm-Trakt zu vermeiden, sollten Einläufe, Suppositorien und Rektalmessung vermieden werden
- Vermeidung von Obstipation
- auf Blutungssymptome (kaffeesatzartiges Erbrechen, teerfarbenen Stuhl) achten
- Vitalzeichenkontrolle, vor allem RR und Puls

Maßnahmen bei Blutungen im Magen-Darm-Trakt
- spezielle Maßnahmen (systemisch/topisch) nur nach Rücksprache mit dem Arzt
- nach jedem Toilettengang weiches Toilettenpapier, Softnetkompressen und Olivenöl zur Reinigung benützen
- auf eventuelle Kontraindikationen (Wärmflasche, feucht-heiße Auflagen etc.) achten

Maßnahmen zur Prävention von Blutungen im Urogenitaltrakt
- um Blutungen im Urogenitaltrakt zu verhindern, sind Katheterisierung bzw. Vaginalduschen nur unter sehr strenger Indikation einzusetzen
- Urin auf Blutbeimengungen überprüfen
- Empfehlung geben, beim Geschlechtsverkehr Gleitmittel zu verwenden

Maßnahmen zur Prävention von Blutungen im ZNS
- um Blutungen im ZNS zu vermeiden, sollte eine medikamentöse Unterdrückung von Erbrechen und Husten erfolgen, um intrakranielle Druckerhöhungen zu vermeiden; desgleichen sind Vorsichtsmaßnahmen zur Verhütung von Krampfanfällen zu treffen (nach ärztlicher Anordnung)
- Vermeidung von Obstipation
- Vermeidung von Luftanhalten und Pressen beim Stuhlgang oder beim Aufrichten im Bett u. a.

- Beobachtung des Patienten auf eventuell auftretende Symptome (Schwindel, Erbrechen, Somnolenz etc.), um rechtzeitig erforderliche Maßnahmen einzuleiten

5 Hepatotoxizität

5.1 Ursache

Leberschädigungen sind prinzipiell unter jeder zytostatischen Chemotherapie denkbar, da die Leber das zentrale Organ der Metabolisierung und Entgiftung der applizierten zytostatischen Chemotherapeutika ist. Ebenfalls kann eine Hepatotoxizität durch Tyrosinkinase-Inhibitoren ausgelöst werden, da auch diese einem hepatischen Metabolismus unterliegen. Als Beispiel kann hier Crizotinib angeführt werden. Auch hormonelle und antihormonelle Therapien können zu einer Erhöhung der Leberwerte führen, wichtiges Beispiel hier ist Abirateron in der Behandlung des Prostatakarzinoms.

Histopathologisch findet man mehrere Schädigungsmuster:

- Verfettung von Leberzellen mit Induktion einer Leberzirrhose
- Ausprägung von Leberzellnekrosen
- Schädigung kleinster Lebervenen im Sinne einer Venenverschlusserkrankung
- intrahepatische Cholestasen und auch die Induktion von Leberzelltumoren

5.2 Symptome

In der Regel handelt es sich bei den Leberschädigungen um Mischbilder. Klinisch ist die zytostatikainduzierte Hepatopathie meistens symptomlos und stellt einen Zufallsbefund bei der routinemäßigen Kontrolle der Leberparameter dar. Es kommt zu einem Anstieg des Bilirubins, der Transaminasen (GOT, GPT) und der Cholestaseparameter (Gamma-GT und alkalische Phosphatase). Wenn Gerinnungs- und Proteinwerte erniedrigt sind, bedeutet dies Schädigungen der Lebersynthesefunktion.

5.3 Diagnostik

Diagnostisch ist die Zuordnung zum schädigenden Agens nicht immer einfach. Transfusionsassoziierte Hepatitiden bei polytransfundierten Tumorpatienten oder Reaktivierung alter Hepatitiden im Rahmen der chemotherapeutisch induzierten Immunsuppression müssen beachtet werden. Auch Antimykotika und Antibiotika können die Leberfunktion schädigen. Unter potenziell hepatotoxischen Therapien – und das gilt auch für Tyrosinkinase-Inhibitoren – sind regelmäßige Kontrollen der Leberwerte erforderlich.

5.4 Therapie

Nach Absetzen des auslösenden Agens ist die Leberschädigung im Allgemeinen rückläufig und die erhöhten Laborparameter bilden sich zurück. Spezifische Antidota stehen nicht zur Verfügung.

Eine besondere Form der Leberschädigung ist die Venenverschlusskrankheit (venous occlusive disease) – insbesondere bei Hochdosis-Chemotherapien und im Rahmen von Knochenmarktransplantationen – mit einer Inzidenz von bis zu 10 %. Auslösende Zytostatika können Azathioprin, Cytosinarabinosid, Procarbazin, 6-Mercaptopurin, 6-Thioguanin, Busulfan, Carmustin, Melphalan, Mitomycin C oder Etoposid sein.

Als pathologisches Korrelat gilt die nicht thrombotische Obliteration kleiner Lebervenen mit konsekutiver Bindegewebehyperregeneration, mit folgenden multiplen hepatozellulären Nekrosen.

Klinisch entwickelt sich daraus ein fulminantes Krankheitsbild mit abdominellen Schmerzen, schnell auftretendem Aszites, Thrombozytopenie und ausgeprägter Hepatomegalie. Während andere Formen der Hepatopathie harmloser Genese sind, wird die Mortalität der Venenverschlusserkrankung mit 7–50 % beziffert.

Die Therapie besteht in Heparingaben oder Prostaglandin-Infusionen. Auch Lysetherapien sind versucht worden.

Die Therapie der Hepatotoxizität nach immunonkologischer Therapie ist im Abschnitt Nebenwirkungen immunonkologischer Therapien beschrieben.

6 Immunologische Toxizität (Allergien, Hypersensitivitätsreaktionen)

Wie bei jeder medikamentösen Behandlung kann es auch bei der zytostatischen Chemotherapie zu allergischen Reaktionen kommen. Besonders häufig treten diese bei Chemotherapien mit Paclitaxel (Taxol®, getriggert vom Lösungsvermittler Cremophor EL), Bleomycin (ausgelöst durch niedermolekulare Proteine) oder bei Antikörpertherapien (z. B. Rituximab, ausgelöst durch Fremdproteine) auf. Das allergisierende Potenzial eines Antikörpers hängt von seiner Struktur ab und ist umso höher, je größer der Anteil an murinem Protein (Mäuseprotein) ist. Somit zeigen murine Antikörper die höchsten Raten an allergischen bis anaphylaktischen Reaktionen, gefolgt von chimären Antikörpern, die noch zu etwa 7 % aus murinem Eiweiß bestehen. Humanisierte und vollständig humane Antikörper bewirken so gut wie keine allergischen Reaktionen. Diese Reaktionen werden jedoch nicht nur durch Zytostatika- oder Antikörpertherapien ausgelöst, sondern treten auch im Rahmen supportiver Maßnahmen auf, am häufigsten bei Bluttransfusionen, Immunglobulingaben oder antimykotischer Behandlung mit Amphotericin B.

„Neuartige" immunologische Toxizitäten treten durch Therapien mit immunagonistischen Medikamenten auf, z. B. CTLA-4-Antikörper Ipilimumab oder PD-1- bzw. PD-L1-Antikörper. Die 4 Haupttoxizitäten umfassen immunogene Hautreaktionen (netzartiger erythematöser Ausschlag), immunogene Diarrhö (medikamentös induzierte *Colitits ulcerosa*), immunogene Hepatitis (Autoimmunhepatitis) und eine immunogene Endokrinopathie (Hypophysitis).

6.1 Ursache

Reaktionen vom Soforttyp sind am häufigsten. Als Mechanismus liegt eine Immunantwort des Organismus auf einen körperfremden Stoff, das Zytostatikum, oder auch das Lösungsmittel des Medikamentes zugrunde. Es kommt insbesondere zur Histaminfreisetzung aus den Granula der basophilen Granulozyten, wodurch eine Vasodilatation (Weitstellung der Gefäße) bewirkt wird mit der Folge eines Blutdruckabfalls; konsekutiv reagiert der Organismus mit einer Tachykardie. Parallel dazu löst Histamin eine Bronchokonstriktion sowie Juckreiz (Pruritus) und Quaddelbildung (Urtikaria) auf der Haut aus.

Ursächlich bei den immunagonistischen Medikamenten ist eine „Überaktivierung" von T-Zellen. Hier kommt es nicht zu Sofortreaktionen. Die Toxizitäten treten im Median nach 3 (Hauttoxizität) bis 9 (Diarrhö) Wochen auf, die immunogene Hypophysitis auch noch später.

6.2 Symptome

Mögliche Hinweise auf eine allergische Sofortreaktion sind:

- plötzlich einsetzende Atemnot oder pfeifendes Atemgeräusch
- Juckreiz
- Quaddelbildung auf der Haut
- Schwindelgefühl und Schwarzwerden vor den Augen
- Blutdruckabfall
- Kollapsneigung
- Anstieg der Körpertemperatur
- Schüttelfrost oder Kältegefühl
- Herzjagen oder Herzklopfen

6.3 Therapeutische Interventionen

Eine allergische Sofortreaktion kann in seltenen Fällen lebensbedrohlich sein. Man spricht dann von einem anaphylaktischen (allergischen) Schock. Da bei Auftreten der ersten Symptome nicht vorhergesehen werden kann, wie schwer die allergische Reaktion ausfällt, ist zügiges Handeln geboten. Die nachfolgende Tabelle zeigt Medikamente zur Behandlung allergischer Reaktionen. Diese Medikamente werden vom Arzt intravenös injiziert.

Substanzklasse	Substanzname	Handelsname (Beispiele)
Kortikosteroide	Prednison Prednisolon Dexamethason	Solu-Decortin® Urbason® Fortecortin® injekt
H_1-Antihistaminika	Clemastin Dimetinden	Tavegil® Fenistil®

Substanzklasse	Substanzname	Handelsname (Beispiele)
H_2-Antihistaminika	Cimetidin Ranitidin	Tagamet®, Cimehexal® injekt Sostril®, Ranitic® injekt
Katecholamine	Cafedrin + Theoadrenalin Adrenalin (= Epinephrin)	Akrinor® Suprarenin®
Bronchospasmolytika	Theophyllin Reproterol	Bronchoparat®, Euphylong® Bronchospasmin®

Überblick über intravenös zu verabreichende Medikamente zur Behandlung allergischer Reaktionen. Medikamente zur Intubation sind nicht aufgeführt.

Die Behandlung der immunvermittelten Toxizitäten von Ipilimumab basiert auf Steroiden.

6.4 Pflegerische Maßnahmen

Die Aufgaben des Pflegepersonals liegen vor allem in der Prophylaxe, in der Überwachung des Patienten und in der Therapiekontrolle. Deshalb ist es wichtig, dass das Pflegepersonal genau die eingesetzte Substanz, deren Wirkungsweise und ihre Nebenwirkungen kennt. Dazu gehören die engmaschige Überwachung des Patienten mit Blutdruck-, Puls- und Temperaturkontrolle. Besondere Warnzeichen sind beginnende Atemnot, Blutdruckabfall, Thoraxschmerzen, Bronchospasmen, Urtikaria und andere allergische Hauterscheinungen.
Bei Behandlung mit z. B. Paclitaxel oder monoklonalen Antikörpern ist es ganz entscheidend, dass die angeordnete prophylaktische Behandlung zeitgerecht vor Beginn der Therapie verabreicht wird. Die Erstgabe sollte grundsätzlich durch den behandelnden Arzt erfolgen. Kommt es trotz der Prophylaxe zu einer schweren allergischen Reaktion, muss eine sofortige symptomatische Behandlung eingeleitet werden.
Folgende Erstmaßnahmen sollten bereits bei Verdacht auf eine allergische Sofortreaktion ergriffen werden:

- Zytostatikainfusion sofort stoppen
- venösen Zugang in jedem Fall belassen
- Hochlagerung der Beine (Autotransfusion)
- Arzt verständigen, falls erforderlich über Haus- oder Reanimationsnotruf!
- Messung von Blutdruck, Puls und Temperatur
- 1000 ml Vollelektrolytlösung oder NaCl 0,9 % zur Infusion vorbereiten

Bei einem solchen Zwischenfall liegt die Aufgabe des Pflegepersonals vor allem in der Organisation aller notwendigen erforderlichen Maßnahmen und dem Beistand des Patienten in einer schwierigen Situation

7 Sekundäre Immundefekte

Norbert Schleucher

7.1 Allgemeines und Definitionen

Unter einem „Immundefekt" versteht man allgemein gesagt eine Störung oder einen Defekt des Immunsystems, infolgedessen es seine komplexen Aufgaben insbesondere in der Abwehr von Infektionskrankheiten nur unvollständig wahrnehmen kann.
Dabei wird zwischen sogenannten primären und sekundären Immundefekten unterschieden. Primäre Immundefekte werden auch als primäre Immunstörungen, primäre Immundefizienz oder angeborene Immunschwäche bezeichnet. Sie sind prinzipiell vererbbar und somit angeboren. Klinische Beispiele für eine primäre Immundefizienz sind ein selektiver Immunglobulin-A-Mangel, das Di-George-Syndrom, Phagozytosedefekte, Störungen im Komplementsystem sowie Störungen der zellulären oder humoralen Abwehr, z. B. das Wiskott-Aldrich-Syndrom oder das SCID-Syndrom (severe combined immunodeficiency). Diese Erkrankungen werden meist im frühen Kindes- und Jugendalter diagnostiziert. In Deutschland leben etwa 3000–3500 Patienten mit primären Immundefekten (Orphan Diseases). Sie stehen hier jedoch nicht im Mittelpunkt der Betrachtung.

Deutlich häufiger sind sekundäre Immundefekte. Diese sind nicht angeboren, sondern werden im Laufe des Lebens erworben. Das kann vielfältige Gründe haben. Zu den häufigen klinischen Ursachen, die ein sekundäres Immundefektsyndrom auslösen können, gehören beispielsweise Infektionserkrankungen wie HIV-Infektion, AIDS oder Mykobakteriosen, Tumorerkrankungen (Lymphome, Leukämien, Plasmozytom etc.) oder nephrologische Erkrankungen (Niereninsuffizienz und Urämie). Auch ein enterales Eiweißverlustsyndrom, Anämien, Malnutritionssyndrome (häufigste Ursache weltweit!), Autoimmunerkrankungen und Arzneimittel, die die Zahl an weißen Blutkörperchen beeinträchtigen (Leukopenien und Granulozytopenien mit der maximalen Variante der Agranulozytose), können Auslöser sein. Darüber hinaus können Bestrahlungstherapien und Chemotherapien sowie immunsuppressive Behandlungen (z. B. Kortikosteroidbehandlungen, Einsatz von Biologika in der antirheumatischen Therapie) zu sekundären Immundefekten führen.

7.2 Klinische Symptomatik

Die klinischen Symptome eines sekundären Immundefektes sind in der Regel durch infektiologische Komplikationen gekennzeichnet. Ein wesentliches Symptom ist eine Infekthäufung mit Fieber unabhängig von der Jahreszeit. Dabei ist die Reaktion des Organismus bei Einwirkung eines infektiologischen Agens in der Regel inadäquat.
Klinische Anzeichen für primäre und sekundäre Immundefektsyndrome ergeben sich über die sogenannte ELVIS-Regel (**E**rreger, ungewöhnliche **L**okalisation, **V**erlauf, **I**ntensität und **S**umme [Zahl der Infektionen]), welche eine pathologische Infektanfälligkeit beschreibt,

und über eine immunogene Dysregulation, die sogenannte GARFIELD-Regel (**G**ranulome, **A**utoimmunität, **r**ezidivierendes **F**ieber, ungewöhnliche **E**kzeme, **L**ymphoproliferation, chronische **D**armentzündung).

Differenzialdiagnostisch müssen verschiedene hämatoonkologische Krankheitsbilder berücksichtigt bzw. ausgeschlossen werden. Dazu zählen beispielsweise aplastische Anämien, Agranulozytose, ITP, heparinassoziierte Thrombozytopenie, thrombotische Mikroangiopathie, disseminierte intravasale Koagulopathie (DIC). Ebenfalls auszuschließen sind akute und chronische Leukämien (insbesondere CLL), Hodgkin- und Non-Hodgkin-Lymphome, das Immunozytom (Morbus Waldenström) sowie myelodysplastische Syndrome. Dabei erhebt diese Darstellung keinen Anspruch auf Vollständigkeit, zumal auch Diabetiker als immun-kompromittierte Patienten gelten.
Die klinische Bedeutung und Relevanz der sekundären Immunsuppression wird insbesondere bei Patienten mit chronischer lymphatischer Leukämie und mit Multiplem Myelom evident: Etwa 25–50 % der CLL-Patienten verstarben im Laufe ihrer Erkrankung an einer Infektion, bei Multiplem Myelom sind es sogar etwa 35 % der Erkrankten.

7.3 Diagnostik

Die Diagnostik eines Immundefektsyndroms ist komplex und erfolgt in der Regel in spezialisierten Zentren respektive Speziallaboratorien. Der klinische Verdacht wird zunächst durch die Anamnese und besondere Infektkonstellationen (ungewöhnliche Infektionen, gehäufte seltene Infektionen etc.) begründet. Die weitere Diagnostik erfolgt dann überwiegend laborchemisch mit Erstellung eines Differenzialblutbildes und eines Blutausstrichs sowie Durchführung einer Serum-Elektrophorese und Bestimmung der quantitativen Immunglobuline. Die immunologische Spezialdiagnostik umfasst Analysen des B-Zell-Systems wie die Bestimmung aller Immunglobulinkonzentrationen und IgG-Subklassen, Isohämagglutinine und Impf-Antikörper. Die Bestimmung der Oberflächenantigene CD19 und CD20 ist relevant (insbesondere im Hinblick auf Lymphomerkrankungen). Eine FACS(Fluorescence Activated Cell Sorting)-Durchflusszytometrie mit CD-Klassifizierung gehört ebenfalls zum diagnostischen Standard (insbesondere zur Analytik des T-Zellsystems). Auch eine Komplementfaktoren-Analyse ist regelmäßig durchzuführen. Wenn erforderlich, können auch spezielle Testungen der Phagozyten-Funktion erfolgen.
Darüber hinaus kann es erforderlich sein, zum Ausschluss von Lymphomerkrankungen Computertomografien des Halses, des Thorax sowie des Abdomens durchzuführen und gegebenenfalls pathologisch vergrößerte Lymphknoten zu biopsieren oder in toto zu exstirpieren.

7.4 Therapie

Die grundlegenden therapeutischen Optionen bei einem sekundären Immundefekt bestehen aus prophylaktischer antimikrobieller Therapie, Impfungen sowie der Immunglobulinsubstitution.

7.4.1 Antimikrobielle Prophylaxe

Je nach Risikokonstellation kommen zur antimikrobiellen Prophylaxe Antibiotika, Virustatika und Antimykotika zum Einsatz. Dabei sind bestimmte Risikofaktoren relevant, insbesondere gilt dies für eine erwartete prolongierte Neutropeniedauer von mehr als 7 Tagen. Auch Patienten und Patientinnen mit einer Neutropeniedauer unter 7 Tagen und zusätzlichen relevanten Risikofaktoren können von einer Prophylaxe profitieren.

Als Risikofaktoren gelten dabei die maligne Grunderkrankung selbst einschließlich des Tumorstadiums, die verabreichte Chemotherapie (insbesondere deren erster Zyklus!) und Komorbiditäten wie eine Herzinsuffizienz oder eine Niereninsuffizienz. Auch Patienten, die einen Chemotherapiezyklus bei bereits erniedrigter Leukozytenzahl beginnen, haben ein erhöhtes Zytopenierisiko.

Zur kurzfristigen Antibiotikaprophylaxe werden aktuell die Fluorchinolone Ciprofloxacin oder Levofloxacin empfohlen. Zur Prophylaxe einer Pneumocystis-jirovecii-Pneumonie ist Cotrimoxazol das Mittel der ersten Wahl. Dieser Erreger spielt jedoch bei Neutropenien nach zytostatischer Chemotherapie eine untergeordnete Rolle.

Im Bereich der soliden Tumoren und der myeloproliferativen Neoplasien gibt es keine generelle Empfehlung zu einer virustatischen Prophylaxe. Dies gilt auch für das Multiple Myelom, obwohl diese Einschätzung schwierig ist, da es durchaus klinische Praxis ist, Patienten mit Multiplem Myelom eine Aciclovir-Prophylaxe zu verordnen. Eine Impf-Prophylaxe mit dem Medikament Shingrix kann zumindest vereinzelt diskutiert werden (insbesondere bei Patienten mit lang anhaltender unklarer immunologischer Situation wie bei Multiplem Myelom, CLL oder malignen Lymphomen).

Eine Empfehlung zur antimykotischen Prophylaxe gibt es bei Patientinnen mit hämatologischen Neoplasien und einer erwarteten Neutropeniedauer von deutlich über 7 Tagen wie beispielsweise im Bereich der allogenen Stammzelltransplantation oder der akuten Leukämien respektive myelodysplastischer Syndrome und der aplastischen Anämie. Als empfohlenes Medikament gilt dabei das Posaconazol. Nach Standardchemotherapien bei der Behandlung solider Tumoren gibt es keine Empfehlung zu einer prophylaktischen antimykotischen Therapie.

7.4.2 Impfungen

In Akutsituationen haben Impfungen bei sekundären Immundefekten in der Regel keine Bedeutung. Dennoch sind bestimmte Impfungen auch bei onkologischen Patienten wichtig und erforderlich. Als bekanntes Beispiel gilt die Pneumokokkenimpfung bei drohender oder bereits erfolgter Splenektomie (optimalerweise Impfung vor Splenektomie). Ebenfalls von Bedeutung für immunsupprimierte Patienten sind die Impfungen gegen COVID und die Influenzaimpfung (sollte jährlich durchgeführt werden). Dabei gilt die Regel, dass Totimpfstoffe auch unter immunsuppressiver Therapie angewendet werden können. Lebendimpfstoffe jedoch sind absolut kontraindiziert!

7.4.3 Immunglobulinsubstitution

Die grundlegenden Indikationen zur Immunglobulinsubstitution bei sekundären Immundefekten sind eine pathologische Infektanfälligkeit, ein Immunglobulinmangel sowie eine pathologische Impfantwort.

Der aktualisierte EMA(European Medicines Agency)-Zulassungstext bezüglich einer Immunglobulinersatztherapie lautet: „Sekundäre Immundefizienz bei Patienten, die an schweren oder rezidivierenden Infektionen leiden, bei denen sich eine antimikrobielle Therapie als ineffektiv erwies und die entweder eine fehlende Impfantwort oder deutlich erniedrigte Ig-G Serumwerte < 4 g/l zeigen."

Dieser Grenzwert gilt nicht

- für die Substitutionstherapie von Hypogammaglobulinämien aufgrund von hämatologischen Erkrankungen oder deren Behandlung. So beispielsweise bei der Hypogammaglobulinämiebehandlung und der Behandlung wiederkehrender bakterieller Infektionen bei Patienten mit chronischer lymphotischer Leukämie (CLL), bei denen prophylaktische Antibiotika versagt haben oder kontraindiziert waren,
- bei der Hypogammaglobulinämiebehandlung und der Behandlung wiederkehrender bakterieller Infektionen bei Patienten mit Multiplem Myelom (MM),
- bei der Hypogammaglobulinämiebehandlung bei Patienten mit prä- und postallogener hämatopoetischer Stammzellentransplantation (HSCT) [FI].

Literatur

Berger DP, Engelhardt M, Duyster J (2023) Das rote Buch: Hämatologie und Internistische Onkologie, 7. Auflage, Landsberg am Lech, ecomed Medizin

Bourke CD, Berkley JA, Prendergast AJ (2016) Immune Dysfunction as a Cause and Consequence of Malnutrition. Trends Immunol 37: 386–98

Casulo C, Maragulia J, Zelenetz AD (2013) Incidence of hypogammaglobulinemia in patients receiving rituximab and the use of intravenous immunoglobulin for recurrent infections. Clin Lymphoma Myeloma Leuk 13: 106–11

Classen AY, Henze L, von Lilienfeld-Toal M et al (2021) Prophylaxe bakterieller Infektionen und Pneumocystis jirovecii Pneumonie. Onkopedia Leitlinie, www.onkopedia.com/de/onkopedia/guidelines/bakterielle-infektionen-und-pneumocystis-jiroveci-pneumonie-prophylaxe/@@guideline/html/index.html [aufgerufen am 29.04.2024]

Dalrymple LS, Katz R, Kestenbaum B et al (2012) The risk of infection-related hospitalization with decreased kidney function. Am J Kidney Dis 59: 356–63

Fachinformation Beriglobin®, Stand April 2022; CSL Behring GmbH – Emil-von-Behring-Str.76 35041 Marburg

Feiten S, Chakupurakal G, Feustel HP et al (2019) High adherence of patients with multiple myeloma who receive treatment with immunomodulatory drugs (IMIDS) in hematology/oncology group practices in Germany. Support Care Cancer 27(11): 4265–71

Henze L, Buhl C, Sandherr M et al (2022) Management of herpesvirus reactivations in patients with solid tumours and hematologic malignancies: update of the Guidelines of the Infectious Diseases Working Party (AGIHO) of the German Society for Hematology and Medical Oncology (DGHO) on herpes simplex virus type 1, herpes simplex virus type 2, and varicella zoster virus. Ann of Hematol 101(3): 491–511

Henze L, Buhl C, Sandherr M et al (2023) Antivirale Prophylaxe: Herpes simplex Virus Typ 1, Herpes simplex Virus Typ 2, Varicella zoster Virus. Onkopedia Leitlinie, www.onkopedia.com/de/onkopedia/guidelines/antivirale-prophylaxe-herpes-simplex-virus-typ-1-herpes-simplex-virus-typ-2-varicella-zoster-virus/@@guideline/html/index.html [aufgerufen am 29.04.2024]

Herold G (2020) Innere Medizin, De Gruyter, Berlin

Na I-K, Hensel M, Maschmeyer G et al (2019) Immundefekte, sekundär. Schwerpunkt: Therapieinduzierte Immundefekte in der Hämatologie und Onkologie, Onkopedia Leitlinie, www.onkopedia.com/de/onkopedia/guidelines/immundefekte-sekundaer/@@guideline/html/index.html [aufgerufen am 29.04.2024]

Pelaj P (2018) Primäre und sekundäre Immundefekte. Journal Onkologie 11, www.journalonko.de/thema/lesen/primaere_sekundaere_immundefekte [aufgerufen am 29.04.2024]

Pelaj P (2022) MRT: 7 Tipps für den Umgang mit Angstpatient:innen. Journal Onkologie 6, www.journalonko.de/thema/lesen/mrt_7_tipps_umgang_angstpatientinnen [aufgerufen am 29.04.2024]

Perraudin C, Bourdin A, Spertini F et al (2016) Switching Patients to Home-Based Subcutaneous Immunoglobulin: an Economic Evaluation of an Interprofessional Drug Therapy Management Program. J Clin Immunol 36: 5020–10

Raanani P, Gafter-Gvili A, Paul M et al (2009) Immunoglobulin prophylaxis in chronic lymphocytic leukemia and multiple myeloma: systematic review and meta-analysis. Leuk Lymphoma 50: 764–72

Reiser M, Borte M, Huscher D et al (2017) Management of patients with malignancies and secondary immunodeficiencies treated with immunoglobulins in clinical practice: Long-term data of the SIGNS study. Eur J Haematol 99: 169–77

Rieger C, Liss B, Mellinghoff S et al (2019) Impfung bei Tumorpatienten, Onkopedia Leitlinie, www.onkopedia.com/de/onkopedia/guidelines/impfungen-bei-tumorpatienten/@@guideline/html/index.html [aufgerufen am 29.04.2024]

Sandherr M, Hentrich M, von Lilienfeld-Toal M et al (20159 Antiviral prophylaxis in patients with solid tumours and haematological malignancies – Update of the Guidelines of the Infectious Diseases Working Party (AGIHO) of the German Society for Hematology and Medical Oncology (DGHO). Ann Hematol 94(9): 14410–50

Sandherr M, Rieger CT (2024) Impfungen in der Hämatologie und Onkologie: aktuelle Standard-empfehlungen und wichtige Neuerungen. DGHO Webinar, www.onkopedia.com/de/wissensdatenbank/wissensdatenbank/impfungen-risikoadaptierte-empfehlungen/folien_rieger_sandherr-impfungen.pdf [aufgerufen am 29.04.2024]

Stemler J, Mellinghoff SC, Khodamoradi Y et al (2022) Primary prophylaxis of invasive fungal diseases in patients with haematological malignancies: 2022 update of the recommendations of the Infectious Diseases Working Party (AGIHO) of the German Society for Haematology and Medical Oncology (DGHO). J Antimicrob Chemother 78(8): 1813–26

Stemler J, Mellinghoff S, Khodamoradi Y et al (2023) Antimykotische Primärprophylaxe bei Patienten mit hämatologischen Neoplasien, Onkopedia Leitlinie, www.onkopedia.com/de/onkopedia/guidelines/antimykotische-primaerprophylaxe-bei-patienten-mit-haematologischen-neoplasien/@@guideline/html/index.html [aufgerufen am 29.04.2024]

Thiel J, Rizzi M, Engesser M et al (2017) B cell repopulation kinetics after rituximab treatment in ANCA-associated vasculitides compared to rheumatoid arthritis, and connective tissue diseases: a longitudinal observational study on 120 patients. Arthritis Res Ther 19: 101

8 Kardiotoxizität

8.1 Ursache

Als pathologischer Mechanismus liegt wahrscheinlich eine Bildung freier Radikale in den Herzmuskelzellen zugrunde. Diese freien Radikale induzieren Oxidationen von Lipiden der kardialen Mitochondrienmembranen. Da in Herzmuskelzellen ein relativer Mangel an protektiven Enzymen wie Superoxiddismutase und Glutathionperoxidase besteht, können die gebildeten Radikale nur unzureichend abgefangen werden und ihre membranoxidierenden Eigenschaften entfalten. Als pathologisches Korrelat resultiert eine Degeneration der Kardiomyozyten und eine Dilatation der myokardialen Fibrillen. Die Folge sind Verluste im Kontraktilitätsverhalten. Diese durch typische histopathologische Veränderungen charakterisierte Kardiomyopathie wird auch als Anthrazyklintyp oder Typ I Kardiomyopathie bezeichnet.

Die Entwicklung einer anthrazyklininduzierten Kardiomyopathie wird erst ab bestimmten Schwellendosen wahrscheinlich. Diese Schwellendosis beträgt bei Doxorubicin etwa 500 mg/m^2 KO, bei Epirubicin etwa 900–1000 mg/m^2 KO und bei Mitoxantron zirka 160 mg/m^2 KO.

Klinisch entwickeln weniger als 5 % der Patienten, deren kumulative Doxorubicin-Dosis unter 450 mg/m^2 KO liegt, eine Herzinsuffizienz. Bei Überschreiten dieses Schwellenwertes steigt das Risiko für eine Kardiomyopathie überproportional an. Als Risikofaktoren gelten eine hohe kumulative Dosis sowie eine hohe Einzeldosis. Auch die Applikationsdauer der Anthrazykline hat Einfluss auf die Entwicklung der Kardiomyopathie. So steigt die Schwellendosis für Doxorubicin bei Dauerinfusion auf etwa 700 mg/m^2 KO im Vergleich zur Bolusapplikation an.

Als weitere Risikofaktoren gelten kardiale Vorerkrankungen, kardiotoxische Kombinationsmedikamente und ein schlechter Allgemeinzustand des Patienten. Wahrscheinlich kann auch eine stattgehabte Mediastinalbestrahlung eine anthrazyklininduzierte Kardiomyopathie auslösen.

Aufgrund der klinischen Bedeutung, insbesondere bei kurativ behandelten Patienten mit Leukämien oder Morbus Hodgkin, ist unter der Anthrazyklintherapie ein engmaschiges kardiologisches Monitoring erforderlich. Dabei haben sich Verlaufsuntersuchungen mittels Echokardiografie (Bestimmung der Ejektionsfraktion und Ventrikelmotilität) bewährt.

Ein anderer Mechanismus liegt der Trastuzumab (Herceptin®) bedingten Schädigung des Herzmuskels zugrunde. Die HER2 (ErbB2) und HER4 (ErbB4) induzierten Signalübertragungswege bewirken am Myokard eine zelluläre Proliferation der Kardiomyozyten, sodass kontraktile Elemente erneuert bzw. im Falle einer Schädigung repariert werden können. Durch die Gabe von Trastuzumab wird dieser physiologische kardioprotektive Weg (Repairmechanismus) inhibiert, sodass es zu einer Herzinsuffizienz kommt. Diese ist im Gegensatz zur anthrazyklininduzierten Kardiomyopathie in der Regel binnen 2–4 Monaten reversibel. Eine kumulative Schwellendosis oder charakteristische histopathologische Veränderungen existieren nicht. Es handelt sich um die sogenannte Typ II Kardiomyopathie oder um den Trastuzumab-Typ.

Auch Tyrosinkinase-Inhibitoren können eine kardiotoxische Wirkung zeigen. Als Prototyp ist hier das Imatinib zu nennen (Typ III Kardiomyopathie oder Imatinib-Typ). Nach 10-jähriger Therapiedauer liegt die Herzinsuffizienzrate bei 5–10 %. Als Mechanismus steht die Hemmung des ABL-Proteins (Abelson-Kinase) im Vordergrund, wodurch die Protektion der Myokardzellen gegenüber oxidativem Stress reduziert wird. Zusätzlich werden durch Hemmung der ribosomalen S6-Kinase vermehrt proapoptotische Faktoren freigesetzt, was als wesentlicher Mechanismus der Kardiotoxizität von Sunitinib (Häufigkeit 3–15 %) gilt. Da sich keine myokardialen Nekrosen ausbilden, sind die Veränderungen weitgehend – aber nicht immer vollständig – reversibel.

8.2 Symptome

Die kardiale Toxizität verschiedener Zytostatika kann sich in unterschiedlichen klinischen Manifestationen darstellen. Häufigste Kardiotoxizität ist dabei die Entwicklung einer akuten oder chronischen Kardiomyopathie mit konsekutiver Herzinsuffizienz. Darüber hinaus kann es auch zu zytostatikainduzierten entzündlichen Herzerkrankungen wie Myokarditiden und Perikarditiden kommen. Auch Herzrhythmusstörungen sowie die Verschlechterung einer vorbestehenden koronaren Herzerkrankung gehören zu den zytostatikaassoziierten kardialen Toxizitäten. Zytostatika, bei denen ein Kardiotoxizitätsrisiko gegeben ist, sind in erster Linie Anthrazykline (Doxorubicin, Epirubicin, Mitoxantron). Darüber hinaus können auch bei Behandlung mit Cytosinarabinosid, Fludarabin, 5-Fluorouracil, Paclitaxel, hochdosiertem Cyclophosphamid, Bleomycin und Cisplatin kardiale Nebenwirkungen auftreten.

Myokardiale Ischämien treten in klassischer Weise unter zytostatischer Chemotherapie mit 5-Fluorouracil, deutlich seltener unter Paclitaxel, auf. Dabei induziert 5-Fluorouracil Koronarspasmen (ein mit der sogenannten Prinzmetal-Angina vergleichbares Krankheitsbild). Klinisch äußern sich hier direkt unter der 5-FU-Infusion linksthorakale, in den linken Arm ausstrahlende Schmerzen. Bei fehlender Behandlung dieser 5-FU-induzierten Myokardischämie sind Myokardinfarkte beschrieben worden. Bei Patienten unter höher dosierter 5-FU-Therapie (Dosen 2,0–2,6 g/m^2 über 24 Stunden) treten Myokardischämien in 2–16 % der Fälle auf.

Das klassische Beispiel der Kardiotoxizität ist die anthrazyklininduzierte Kardiomyopathie. Man unterscheidet zwischen einer dosisunabhängigen Frühform und einer dosisabhängigen Spätform.

Bei der dosisunabhängigen Frühform handelt es sich meistens um supraventrikuläre Herzrhythmusstörungen oder Veränderungen im Bereich der ST-Strecken, in seltenen Fällen auch um ventrikuläre Arrhythmien. Diese Toxizität tritt unter der Injektion oder Infusion auf und ist nach Beendigung der Infusion selbstlimitierend. Etwa 6–40 % der anthrazyklinbehandelten Patienten sind betroffen.

Bei der dosisabhängigen Spätform kommt es mit kumulativer Anthrazyklindosis zur Entwicklung einer Herzinsuffizienz als Ausdruck der Kardiomyopathie.

8.3 Therapeutische/Pflegerische Maßnahmen

An speziellen prophylaktischen Maßnahmen kommt der Verwendung moderner, weniger kardiotoxischer Anthrazykline wie Epirubicin oder Idarubicin eine gewisse Bedeutung zu. Auch die liposomale Verkapselung von Anthrazyklinen (liposomales Doxorubicin (Handelsname Myocet) und pegyliertes liposomales Doxorubin (Handelsname Caelyx)) kann die Kardiotoxizität reduzieren. Darüber hinaus kann auch das Medikament Dexrazoxan (verhindert toxische Einflüsse oxidierender Radikale) als Kardioprotektivum in Erwägung gezogen werden. Aufgrund des leukämogenen Potentials ist seine Bedeutung jedoch gering. Ältere Radikalfänger wie Vitamin E haben sich in der klinischen Praxis nicht bewährt. Nach einer neueren Untersuchung könnten Statine einen protektiven Effekt gegenüber Anthrazyklinen und Trastuzumab aufweisen, da diese den oxidativen Stress reduzieren [1].

Therapeutisch entsprechen die Therapierichtlinien der zytostatikainduzierten Kardiomyopathie den Richtlinien zur allgemeinen Behandlung einer Herzinsuffizienz. ACE-Hemmer gelten als Präparate der ersten Wahl, gefolgt von Diuretika einschließlich Spironolacton, Beta-Blockern und Digitalispräparaten.

In allen Fällen kardiotoxischer Einflüsse wird die Diagnose über ein typisches klinisches Bild mit korrespondierenden EKG-Veränderungen und auch Laborveränderungen gestellt. Rhythmusstörungen sind meist selbstterminierend und erfordern nur selten eine antiarrhythmische Therapie. Bei Myokarditiden oder Perikarditiden erfolgt die Behandlung mit Prostaglandin-Synthesehemmstoffen (Diclofenac, Ibuprofen). In der Akutbehandlung eines Koronarspasmus werden intravenös verabreichte Nitrate und/oder Calciumantagonisten eingesetzt. Sollte es auch unter prophylaktischer Applikation von Calciumantagonisten und/oder Beta-Blockern in Kombination mit Thrombozytenaggregationshemmern erneut zu Spasmen kommen, so ist die Fortführung der 5-FU-Behandlung kontraindiziert. Bei Kardiotoxizität sind vonseiten des Pflegepersonals keine speziellen Maßnahmen erforderlich.

Die immunogene Kardiotoxizität ist im Abschnitt Nebenwirkungen immunonkologischer Therapien beschrieben.

Literatur

[1] Abdel-Quadir H. et al., J Am Heart Assoc 2021; 10: e018393

9 Kieferknochennekrose

Kieferknochennekrosen treten assoziiert mit dem Einsatz von Amino-Bisphophonaten in einer hämatologischen (meist multiples Myelom) oder onkologischen (ossär metastasierter solider Tumor) Indikation auf. Die genaue Inzidenz ist unklar, unter Zoledronsäure wird die

Kieferknochennekrose bei 1,3–2 % der behandelten Patienten beschrieben. 95 % sind mit einer intravenösen Bisphosphonatgabe assoziiert. In der Osteoporosetherapie ist die Kieferknochennekrose eine Rarität. Auch unter dem RANK-Liganden Inhibitor Denosumab sind Kieferknochennekrosen möglich und betreffen ca. 1,8 % der behandelten Patienten [1].

9.1 Ursache

Der genaue pathophysiologische Entstehungsmechanismus ist nicht geklärt. Beteiligte Faktoren sind jedoch die sehr gute Blutversorgung der Kieferknochen verbunden mit einem hohen Gewebe-Turn-over durch die Krafteinwirkung beim Kauen. Wichtige prädisponierende Faktoren sind vorausgegangene zahnärztliche Eingriffe, Infektionen im Kieferbereich sowie Chemo-, Strahlen- und Glukokortikoidtherapien. Oft ist eine banale Zahnextraktion unter laufender Bisphosphonattherapie Auslöser einer Kieferknochennekrose.

9.2 Symptome

Es finden sich frei liegende Knochenareale mit gelblicher-weißlicher Verfärbung an Ober- oder Unterkiefer oder am harten Gaumen. Im Randbereich können Ulzerationen und Schwellungen vorliegen. Die frei liegenden Knochenareale sind meist nicht schmerzhaft, kommt jedoch ein Infekt der umliegenden Weichteile hinzu, treten Schmerzen auf. In den klinischen Verlaufsuntersuchungen zeigen diese Herde über mehrere Wochen keine Besserungstendenz.

9.3 Diagnostik

Heute ist bereits vor Einleitung einer Bisphosphonattherapie eine zahnmedizinische Basisuntersuchung ggf. einschließlich einer Röntgenaufnahme des Kieferpanoramas obligat. Alle zahnärztlich geplanten Maßnahmen (Extraktionen, Wurzelbehandlungen etc.) sollten bei Beginn der Bisphosphonatbehandlung für 3–4 Wochen abgeschlossen sein.

Die Diagnose einer Kieferknochennekrose kann mittels Inspektion blickoptisch gestellt werden. Röntgenuntersuchungen der betroffenen Region zeigen in den Frühstadien meist einen unauffälligen Befund, erst bei fortgeschrittenen Läsionen zeigen sich mottenfraßähnliche Aufhellungen an den Knochen und teilweise auch Knochensequester.

9.4 Therapie

Eine Standardtherapie einer manifesten Osteonekrose gibt es nicht. Die Bisphosphonattherapie muss beendet werden. Das Behandlungskonzept muss für jeden Patienten individuell erstellt werden und kann kieferchirurgische Eingriffe beinhalten (Nekrosektomien, plastische Deckung der betroffenen Areale). Da jedoch auch dabei Wundheilungsstörungen auftreten können, sind konservative Maßnahmen zu bevorzugen. Diese bestehen überwiegend in desinfizierenden Maßnahmen zum „Sauberhalten" der Wundfläche und in der Gabe von Antibiotika (Langzeittherapien bis zur Abheilung).

Präventiv sollte vor Einleitung jeder Bisphosphonattherapie eine zahnärztliche Untersuchung erfolgen, eine begonnene Zahnbehandlung sollte abgeschlossen sein. Die Patienten müssen auf eine ausreichende orale Hygiene achten. Eine laufende Bisphosphonattherapie sollte etwa 3 Monate vor einer geplanten Zahnextraktion/Wurzelbehandlung beendet werden.

Literatur

[1] Poxleitner P. et al., Dtsch Ärztebl Int 2017, 114(5), S. 63–69.

10 Medikamenteninduziertes Fieber

Das Auftreten von Fieber im Rahmen von Leukozytopenien und Neutropenien ist bereits im Abschnitt Hämatologische Toxizitäten besprochen worden.

10.1 Ursache

Auch die Behandlung mit bestimmten Medikamenten wie Cytosinarabinosid, Gemcitabin, Interferon, Interleukin-2 und Pentostatin kann sogenannte Zytokinsyndrome induzieren. Diese gehen mit hohem Fieber und Schüttelfrost bei normaler Leukozytenzahl einher, außerdem kann es zu toxischen Erythemen kommen.

Pathophysiologischer Grundmechanismus ist die Freisetzung bestimmter Mediatoren (Botenstoffe) durch die zytostatische Chemotherapie oder durch eine Immuntherapie. Meistens ist das Auftreten eines Zytokinsyndroms zeitlich eng mit der Gabe des entsprechenden Zytostatikums assoziiert, sodass die Diagnose leicht zu stellen ist. Besondere Bedeutung kommt der Zytokin-Freisetzung derzeit im Rahmen von CAR-T Therapien zu und stellt eine Hauptnebenwirkung dar. Hier wird es meist als CRS (Cytokin-Release Syndrome) bezeichnet.

10.2 Therapeutische Interventionen

Therapeutisch stehen fiebersenkende Maßnahmen im Vordergrund. Zur Kupierung eines Schüttelfrostanfalles eignet sich Piretramid (Handelsname Dipidolor). Auch Steroide können hilfreich sein. Insbesondere zur Prophylaxe eines Zytokinsyndroms bei Applikation von Bleomycin, Gemcitabin oder Mitomycin eignen sich Prednison oder Dexamethason.

Neben diesen supportiven Maßnahmen sollte immer eine Blutkultur im Rahmen der Umfelddiagnostik zur Erregersicherung erfolgen. Im Einzelfall kann es schwer sein, Fieber und Schüttelfrost bei einem Infekt, bei einem Zytokinsyndrom oder bei einer allergischen Reaktion zu unterscheiden.

Von Zytokinsyndromen abzugrenzen ist das sogenannte „Red-Man-Syndrom“. Darunter versteht man ein Erythem nahezu des gesamten Körpers bei zu schneller Infusion des Antibiotikums Vancomycin.

11 Nebenwirkungen einer Kortikosteroidbehandlung

In der antineoplastischen Therapie werden Glukokortikosteroide (Prednison, Dexamethason etc.) häufig eingesetzt. Sie dienen dabei als Antiemetika in Kombination mit Serotoninantagonisten, andererseits zeigen sie zytotoxisches Potenzial bei Leukämien und Lymphomerkrankungen. Je nach Indikation und Dauer der Anwendung findet man ein unterschiedliches Nebenwirkungsspektrum.

Bei Einsatz der Steroide zur antiemetischen Begleittherapie beklagen die Patienten häufig eine Rötung des Kopfes, verbunden mit einem Hitzegefühl. Auch bei nur kurzfristiger Anwendung können Unruhe und Schlafstörungen auftreten. Diese Nebenwirkungen sind passagerer Natur und bedürfen keiner speziellen Behandlung.

Therapeutisch stehen neben einer Minimierung der Steroiddosis lediglich symptomatische Maßnahmen zur Verfügung.

11.1 Hautveränderungen

Auch bei nur kurzzeitiger Anwendung von Steroiden kann es zu Hautveränderungen kommen, insbesondere zu einer Steroidakne. Diese tritt besonders im Gesicht, thorakal und an den Oberarmen auf. Bis auf eine psychische Belastung einiger Patienten kommt der Steroidakne kein Krankheitswert zu.

Die Behandlung erfolgt mit Lokaltherapeutika wie Benzylperoxid oder schwefelhaltigen Verbindungen, die zur Austrocknung der infizierten Follikel führen. Auch Erythromycin kann eingesetzt werden. Bei Absetzen des Steroids ist die Steroidakne schnell rückläufig.

Seltene Nebenwirkungen bei längerfristiger Steroidanwendung sind eine Pergamenthaut und Hirsutismus.

11.2 Störungen im Glukosestoffwechsel

Darüber hinaus kann es bei kurzfristiger Applikation von Steroiden (zirka 1–10 Tage) zu Störungen im Glukosestoffwechsel kommen, mit Hyperglykämie, die klinisch meistens asymptomatisch verläuft und durch routinemäßige Kontrollen des Blutzuckerspiegels festgestellt wird. In seltenen Fällen entwickelt sich eine Trias aus Glukosurie, Polyurie und Polydipsie. Besonders ausgeprägt sind Störungen des Glukosestoffwechsels bei Patienten mit bereits bestehendem Diabetes mellitus.

Therapeutisch ist es das Ziel, die Hyperglykämie zu kontrollieren; eine Diabetesneueinstellung ist bei kurzfristiger Steroidapplikation nicht indiziert. Es gilt, ein Coma diabeticum zu verhindern, wozu sich Subkutaninjektionen von Altinsulin eignen.

Eine längerfristige Steroidapplikation ist bei bestimmten Erkrankungen erforderlich, z. B. bei autoimmunhämolytischer Anämie, Morbus Werlhof, chronischer lymphatischer Leukämie oder anderen niedrigmalignen Non-Hodgkin-Lymphomen. Auch Patienten nach Knochenmarktransplantation werden mit einem Steroid dauerhaft behandelt. Hier gelten für die Behandlung eines neu auftretenden oder eines sich verschlechternden, bestehenden

Diabetes mellitus andere Grundregeln. Eine Diabeteseinstellung bzw. -neueinstellung ist erforderlich. Meist erfolgen diese Einstellungen über Misch- und Verzögerungsinsuline (z. B. Actraphane®). Blutzuckerspitzen werden auch hier mit Altinsulin behandelt. Es sind intensive Blutzuckerkontrollen erforderlich und die Insulinmedikation ist je nach Stoffwechselsituation der Höhe der Steroiddosis anzupassen.
Da es sich um palliativ behandelte Patienten handelt, ist auch hier die Komaprophylaxe das erste therapeutische Ziel. In jedem Fall sind Hypoglykämien durch zu intensive Insulingaben zu vermeiden.

Merke: Die Hyperglykämie äußert sich durch eine Glukosurie, Polyurie und Polydipsie sowie bei ausgeprägteren Formen durch eine vertiefte Atmung (Kussmaul- oder Azidose-Atmung). Die Hypoglykämie äußert sich durch Schweißausbrüche, Tremor und ein Heißhungergefühl. Bei Nichterkennen können beide Zustände in ein Koma münden. Die Hypoglykämie gilt als die für den Patienten gefährlichere Stoffwechselentgleisung.

11.3 Hypertonie

Pathophysiologischer Mechanismus der Hypertonieentwicklung ist die Aldosteronrestwirkung der Glukokortikoide, die eine Resorption von Natrium und Sekretion vom Kalium am distalen Nierentubulus bewirkt. Konsekutiv resultiert aus der Natriumresorption eine vermehrte Wasserretention, sodass ein erhöhtes intravasales Volumen besteht, das direkt die Hypertonie (Volumenhochdruck) bedingt.
Eine sekundäre steroidinduzierte Hypertonie ist mit entsprechenden Antihypertensiva zu behandeln.

11.4 Osteoporose

Pathophysiologischer Mechanismus der Osteoporose-Entwicklung ist die vermehrte Auslösung von Calcium aus den Knochen durch die Steroide. Gleichzeitig wird die renale Calciumelimination gefördert und die enterale Calciumresorption gehemmt, sodass letztendlich im Serum eine Hypokalzämie (siehe dort) resultiert.
Bei längerfristiger Kortikoidtherapie sollte eine Osteoporose-Prophylaxe mit Vitamin D und Calcium erfolgen, bei bestehender Osteoporose sind Bisphosphonate geeignete Therapeutika.

11.5 Veränderungen im Protein- und Fettstoffwechsel

Weitere Langzeitnebenwirkungen einer Steroidtherapie ist das Auftreten eines Proteinkatabolismus mit Muskelatrophie. Da Steroide Hyperlipidämien induzieren und bei Langzeittherapie eine Fettumverteilung erfolgt, ist klinisch ein cushingoides Bild mit Mondgesicht, Stiernacken und Stammfettsucht zu beobachten. In Maximalvarianten treten am Abdomen *Striae distensae* auf.

11.6 Leukozytose

Die Nebenwirkung auf das hämatopoetische und lymphatische System ist eine Leukozytose mit gleichzeitiger Verminderung der Eosinophilen- und Lymphozytenzahlen. Es wird die Aktivität von B- und T-Lymphozyten vermindert. Die Folge dieser immunsuppressiven Wirkung ist eine erhöhte Infektanfälligkeit. Darüber hinaus wird die Anzahl an Erythrozyten und Thrombozyten vermehrt, wodurch das Thromboserisiko ansteigt.

11.7 Weitere Nebenwirkungen

Außerdem können Ulzera im Magen-Darm-Trakt induziert werden. Bei Verletzungen ist mit Wundheilungsstörungen zu rechnen. Zur Vermeidung gastrointestinaler Ulzera ist eine Säurehemmung mittels H_2-Blockern oder Protonenpumpenhemmern indiziert.
Weitere seltene Nebenwirkungen bei längerfristiger Steroidanwendung sind eine Steroidmyopathie (betrifft besonders proximale Extremitäten, wie Schulter- und Beckengürtelmuskulatur), psychische Störungen im Sinne von Psychosen und Dysphorie sowie subkapsuläre Katarakte und Engwinkelglaukome.

Merke: Eine längerfristige Steroidtherapie (länger als 3 Wochen) darf nicht abrupt beendet werden, weil daraus eine Kreislaufinsuffizienz resultieren kann. Es liegt eine Störung des adrenokortikotropen Regelkreises zugrunde, bei dem durch erhöhte Steroidgaben die Hormonproduktion der Nebennieren minimiert wird.
Bei plötzlichem Absetzen des Kortikoids kommt es zu den Symptomen eines Morbus Addison. Daher muss jede längerfristige Steroidtherapie ausgeschlichen werden!

12 Neurotoxizität

Unter einer zytostatikainduzierten Neurotoxizität versteht man eine Schädigung des peripheren und/oder zentralen Nervensystems.

12.1 Ursache

Je nach klinischem Bild liegt ein unterschiedlicher pathophysiologischer Schädigungsmechanismus zugrunde. So kommt es bei der peripheren Polyneuropathie durch Vinca-Alkaloide, wie Vincristin, Vindesin oder Vinblastin, zu einer axonalen Degeneration, während eine cisplatinhaltige Chemotherapie an peripheren Nerven Demyelinisierungen hervorruft. Dadurch werden die Reizweiterleitung und auch die Reizverarbeitung der Nervenzellen erheblich gestört.
Im Gegensatz dazu werden akute und chronische Enzephalopathien dadurch ausgelöst, dass einige Zytostatika die Blut-Hirn-Schranke überwinden können. Daraus folgt, dass Enzephalopathien unter oder kurz nach der Zytostatikainfusion auftreten, während das klinische Verhalten einer peripheren Polyneuropathie nicht berechenbar ist.

Deshalb können Polyneuropathien nach Cisplatin- und Oxaliplatintherapien noch mehrere Monate nach Therapieende auftreten. Zytostatika, die häufig zu peripheren Polyneuropathien und autonomen Neuropathien führen, sind die bereits erwähnten Vinca-Alkaloide, Cisplatin, Methotrexat sowie Paclitaxel und Docetaxel.
Enzephalopathien treten insbesondere bei Therapie mit hochdosiertem oder intrathekal verabreichtem Methotrexat auf. Daneben auch im Rahmen zytostatischer Chemotherapien mit 5-FU, Procarbazin, Cytosinarabinosid, Fludarabin und Ifosfamid.
Von besonderer klinischer Relevanz ist dabei die Ifosfamid-Psychose. Dabei schildern die Patienten unter der Therapie mit höher dosiertem Ifosfamid Wahnvorstellungen und Störungen des Farbsehens. Geeignete Gegenmaßnahmen sind die Therapie mit Methylenblau (definierter Wirkmechanismus) und probatorisch auch mit Piracetam (Nootrop®).
Störungen im Sekretionsverhalten von Hormonen sind nach Gabe von Vinca-Alkaloiden und Cyclophosphamid beschrieben. Hier kann das SIADH-Syndrom ausgelöst werden. Dabei handelt es sich um das Syndrom einer inadäquaten ADH-Sekretion. Klinisch kommt es zur ausgeprägten Hyponatriämie ohne Ödembildung (siehe Teil Komplikationen Abschnitt Paraneoplastische Erkrankungen).

12.2 Symptome

Von peripherer Polyneuropathie spricht man, wenn Kribbelparästhesien oder Dysästhesien bis hin zu Schmerzempfindungen in Händen und Füßen vorliegen (also an den Extremitäten). Bei Schädigungen des autonomen Nervensystems, z. B. im Bereich des Magen-Darm-Traktes, spricht man von autonomer Neuropathie.
Kommt es durch die zytostatische Chemotherapie zu komatösen Zuständen, Vigilanzverschlechterung oder halluzinatorischen Episoden, so liegt eine akute oder chronische Enzephalopathie vor. In seltenen Fällen kann es auch zu zerebellären Dysfunktionen, Schädigungen von Hirnnerven, Myopathien und zu Störungen im hormonellen Sekretionsverhalten kommen.

12.3 Therapeutische/Pflegerische Maßnahmen

Gesicherte Behandlungsoptionen bei der Therapie einer peripheren Polyneuropathie bestehen nicht. Die Datenlage zu simultaner Infusion von Calcium- und Magnesiumverbindungen ist nicht einheitlich. Eine mögliche positive Wirkung auf die Polyneuropathie ist beschrieben, ein Wirkungsverlust von Oxaliplatin jedoch nicht sicher ausgeschlossen. Probatorisch kann hier mit Vitamin-B-Komplex-Präparaten, Magnesium oder mit alpha-Liponsäure (Thioctacid®) gearbeitet werden. Bei schmerzhaften Polyneuropathien von dumpfem Charakter ist eine Behandlung mit Gabapentin (Neurontin®) indiziert, bei einschießendem lanzierenden Charakter mit Pregabalin (Handelsname Lyrica). Meist ist jedoch der Spontanverlauf kaum zu beeinflussen. Als Maximalvariante peripherer Polyneuropathien sind sogar Lähmungserscheinungen beschrieben.

Jede Differenzialdiagnose einer zytostatikainduzierten Neuropathie ist schwierig, da verschiedene Faktoren ausgeschlossen werden müssen. Dazu gehören beispielsweise Einklemmungen von Nervenwurzeln durch den Primärtumor, Metastasierungen im zentralen oder peripheren Nervensystem, eine *Meningeosis carcinomatosa* (Tumorinvasion in die Hirnhäute), Elektrolytstörungen, metabolische Störungen und auch Tumorembolien und zerebrale Infarkte. Auch bestimmte Antibiotika, wie Penicillin, können Krankheitsbilder auslösen, die den zytostatikainduzierten Neuropathien gleichen. Mit speziellen Fragenbögen (z. B. Polyneuropathie Mini Examination) kann man die sensorischen und motorischen Störungen erfassen. Dabei ist vor allem zu beachten, dass es für Patienten mitunter sehr schwer ist, die Empfindungen zu beschreiben.

Bei sensorischen oder motorischen Störungen sollte das Pflegepersonal den Patienten umfassend beraten und Interventionen aufzeigen, die die Auswirkungen der Polyneuropathie entsprechend abmildern und dem Patienten helfen, seine alltäglichen Aktivitäten möglichst selbstständig durchführen zu können. Diese Interventionen können u. a. sein:

- Hilfe beim An- und Auskleiden
- einfache und sichere Lösungen vorschlagen wie Klett- und Reißverschluss
- Körperhygiene erleichtern durch elektrische Zahnbürste, Verlängerungsstück für Kamm, Lippenstifthalter
- leichtes Geschirr, Tassen mit greifbaren Henkeln, eventuell Trinkhalme benutzen
- bei Haus- und Schreibarbeiten bei Bedarf Hilfsmittel oder Geräte unter Einbeziehung von Physio- und Egotherapie nutzen bzw. zugänglich machen
- Augen-Hand-Kontakt trainieren
- Wohnung auf Gefahrenstellen inspizieren (lassen)
- Schuhe nur mit rutschfesten Sohlen

12.4 Pflegerische Maßnahmen aus dem komplementärmedizinischen Bereich

Das Trainieren der Sensitivität insbesondere an Händen und Füßen kann durch Greifen und Tasten verschiedener Materialien, wie z. B. Sand, getrocknete Hülsenfrüchte oder das künstlerische Arbeiten mit Ton, unterstützt werden. Hilfreich kann auch ein Fußmassagegerät mit Rollen aus Holz oder Kunststoff sein, das regelmäßig im Alltag verwendet werden kann.

Zur Linderung von Parästhesien kann die regelmäßige Selbstmassage mittels einer Wanne mit kleinen Kieselsteinen, in der die Hände und/oder Füße bewegt werden, dienen. Ebenso können temperierte Hand- und Fußbäder eingesetzt werden.

Anschließend bieten sich Einreibungen mit Ringelblumensalbe, Aconit-Schmerzöl® oder einem Moorextrakt an. 1- bis 2-mal wöchentlich kann ein Peeling zur Linderung der Beschwerden angewendet werden. Dazu werden je ein Esslöffel Olivenöl und Zucker auf der

Haut einige Minuten verrieben und anschließend mit lauwarmem Wasser abgewaschen; auch Salz-Öl-Peelings sind möglich.

Literatur

[1] Bühring, U. (2008) Praxis-Lehrbuch der modernen Heilpflanzenkunde, MVS, Stuttgart

13 Pulmonale Toxizität

Prinzipiell sind vier häufige pulmonale Toxizitäten unter zytostatischer Chemotherapie zu unterscheiden:

- die chronische Pneumonitis mit Lungenfibrose
- die Hypersensitivitätspneumonitis
- das nicht kardiale Lungenödem
- die medikamentös induzierte interstitielle Lungenerkrankung

Darüber hinaus existieren seltenere pulmonale Manifestationen, wie ARDS-ähnliche Krankheitsbilder, eine *Bronchiolitis obliterans* oder sogar die Pulmonalvenen-Verschlusskrankheit (venous occlusive disease).

Häufigste Manifestation ist die zytostatikainduzierte chronische Pneumonitis mit konsekutiver Lungenfibrose. Diese Toxizität ist prinzipiell bei allen Zytostatika möglich – für Antimetaboliten ungewöhnlich – und tritt besonders häufig nach zytostatischer Chemotherapie mit Bleomycin und Alkylanzien (insbesondere Cyclophosphamid) auf.

13.1 Ursache

Als pathophysiologischer Mechanismus der Bleomycin-Lungentoxizität gilt eine Bleomycin-Akkumulation im Lungengewebe durch verminderte Hydrolysierung des Medikamentes. Daneben wird eine vermehrte Sauerstoffradikalbildung und eine Störung des Verhältnisses der T-Helfer- und T-Suppressor-Zellen diskutiert.

Bleomycin-Toxizitäten treten erst Wochen bis Monate nach Therapieende auf, mit einer Inzidenz bis zu 20 %. Die Wahrscheinlichkeit einer Bleomycin induzierten Lungenfibrose nimmt mit dem Alter zu. Auch eine kumulative Bleomycin-Gesamtdosis über 400 mg absolut und eine simultane Bestrahlung von Lungenparenchym gelten als Risikofaktoren für die Entwicklung der Bleomycin-Lungenfibrose.

Merke: Die Bleomycin-Pneumopathie kann durch Gabe von reinem Sauerstoff ausgelöst bzw. verschlimmert werden. Auch Jahre nach Abschluss einer Bleomycintherapie dürfen diese Patienten nicht mit reinem Sauerstoff beatmet werden (beispielsweise im Rahmen operativer Eingriffe)!

13.2 Symptome

Klinisch beginnt die Bleomycin-Pneumonitis schleichend; mit Belastungsdyspnoe, unproduktivem Husten sowie unspezifischen grippalen Allgemeinsymptomen. Bei der Lungenfunktionsprüfung fällt eine Verminderung der Diffusionskapazität auf.

13.3 Diagnostik

Wichtige klinische Hinweise ergeben das Röntgen-Thorax-Bild und das Thorax-CT. Die histologische Sicherung ist im Rahmen einer Bronchoskopie mit broncho-alveolärer Lavage oder transbronchialer Biopsie möglich.
Therapeutisch ist die Bleomycin-Behandlung zu beenden. Die Erkrankung spricht gut auf Steroide an, fulminante Verläufe sind selten.
Die Hypersensitivitätspneumonitis gleicht dem klinischen Bild der exogen-allergischen Alveolitis. Bei der Auslösung dieser pulmonalen Toxizität kommt insbesondere den Zytostatika Bleomycin, Methotrexat und Procarbazin besondere Bedeutung zu.
Das nicht kardiale Lungenödem kann klinisch nicht vom kardialen Lungenödem unterschieden werden. Es tritt häufig nach intravenöser Chemotherapie mit Teniposid oder Cytosinarabinosid auf oder unter oraler Cyclophosphamid- oder Methotrexat-Therapie bzw. auch nach intrathekaler Methotrexat-Applikation. Die Symptomatik entspricht dem kardial bedingten Lungenödem mit Dyspnoe und grobblasigen Rasselgeräuschen. Das Thorax-Röntgen-Bild zeigt typische Stauungszeichen. Die Echokardiografie zeigt jedoch eine normale Ejektionsfraktion – im Gegensatz zum kardialen Lungenödem.

13.4 Medikamentös induzierte interstitielle Lungenerkrankung DI-ILD (Drug Induced Interstitial Lung Disease)

Jürgen Barth

Die arzneimittelinduzierte interstitielle Lungenerkrankung, neudeutsch Drug Induced Interstitial Lung Disease (DI-ILD), kann durch unterschiedliche Medikamente ausgelöst werden. Häufig wird sie erst nach der Zulassung neuer Wirkstoffe offensichtlich, da sie im Rahmen von Zulassungsstudien zu selten ist oder als solche nicht erkannt wird. Die häufigsten auslösenden Medikamentenklassen sind Tumortherapeutika, gefolgt von Wirkstoffen aus der Rheumatologie und Antibiotika. Auch die sog. „Amiodaronlunge" ist nichts anderes als eine DI-ILD. Leider ist das Wording in den Fachinformationen uneinheitlich. So finden sich Bezeichnungen wie:

- interstitielle Lungenerkrankung
- interstitielle Pneumonitis
- nicht-infektiöse Lungenentzündung
- abakterielle/avirale Lungenentzündung

Selbst die US-Gesundheitsbehörde FDA spricht in ihrer Warnmitteilung im September 2019 für die CDK-4/6-Inhibitoren zur Behandlung von Brustkrebs (Palbociclib, Ribociclib und Abemaciclib) von einer seltenen, aber schwerwiegenden Lungenentzündung, ohne das als ILD zu bezeichnen [https://www.fda.gov/safety/medical-product-safety-information/ibrance-palbociclib-kisqali-ribociclib-and-verzenio-abemaciclib-drug-safety-communication-due-rare]. DI-ILD ist gemäß der American Thoracic Society/European Respiratory Society (ATS/ERS) ein anerkannter Subtyp diffuser Lungenerkrankungen. Klinische, pathologische und radiologische Charakteristika sind selten spezifisch und daher schwierig von anderen interstitiellen Pneumonien abzugrenzen. Darüber hinaus variiert der klinische Phänotyp, die Bildgebung und die histologischen Muster der Einzelsubstanzen, aber auch zwischen den einzelnen betroffenen Patienten mit identischer Medikation. In der Konsequenz basiert die Diagnose einer DI-ILD auf dem Ausschluss anderer Ursachen, was eine besondere Herausforderung für den behandelnden Arzt darstellt.
Eine DI-ILD wird demnach durch die Klinik, die pathologischen und radiologischen Befunde, die mit einer ILD vereinbar sind, gestellt. Dazu gehört der zeitliche Zusammenhang zwischen Therapie- und Symptombeginn, Ausschluss anderer Ursachen wie Infektionen, pulmonale Ödeme, Bestrahlungspneumonitis, Progress der zu Grunde liegenden (Lungen-) Krebserkrankung bzw. der Lungenmetastasen von Tumoren sowie Besserung nach Absetzen des verdächtigen, auslösenden Medikaments, mit oder ohne Kortisontherapie. Arzneistoffe und Erkrankungsmuster sind in der internationalen Datenbank „Pneumotox" (www.pneumotox.com) katalogisiert. Allerdings gibt es keine Übersicht über Inzidenz, Phänotyp und typischen Verlauf eine DI-ILD. Risikofaktoren für eine DI-ILD können sowohl eine hohe Absolutdosis, als auch die kumulative Gesamtdosis sein, wie beispielsweise unter oraler Dauermedikation.

13.4.1 Symptome

Die Beschwerden einer DI-ILD setzen meist allmählich ein. Bei den meisten Personen tritt Atemnot auf. Des Weiteren sind sie bei körperlicher Betätigung zunehmend eingeschränkt. Zusätzliche Symptome sind hartnäckiger, trockener Reizhusten. Im fortgeschrittenen Stadium kann sich auch eine bläuliche oder violette Verfärbung der Lippen, Hände und Füße, im Sinne einer Zyanose, sowie ein Anschwellen der Finger zeigen. Eine Verschlechterung der Symptomatik kann sehr schnell erfolgen. Fatale Verläufen sind hinlänglich bekannt. So trat während der Entwicklung des Antikörperkonjugats Trastuzumab Deruxtecan (T-DXd) im Rahmen der Zulassungsstudien bei 3 % der Patientinnen eine ILD auf. Von diesen 3 % sind 2,6 % verstorben [EPAR Trastuzumab Deruxtecan]. Mit ein Grund war sicherlich die Unkenntnis seinerzeit, dass T-DXd eine ILD auslösen kann. Zögerliches Handeln und/oder eine nicht korrekte Diagnose resultierte dann in fatalen Verläufen.

13.4.2 Diagnose

Wie schon beschrieben, basiert die Feststellung einer ILD auf Ausschlussdiagnosen. Kombiniert werden die hochauflösende Computertomografie in Dünnschichttechnik (high-resolution CT, HRCT) mit invasiven Maßnahmen wie Bronchoskopie mit bronchoalveolärer Lavage (BAL), transbronchiale Zangenbiopsien oder transbronchiale Kryobiopsie. Differenzialdiagnostische Hinweise finden sich im Konsensuspapier der S1-Leitlinie Interdisziplinäre Diagnostik interstitieller Lungenerkrankungen im Erwachsenenalter.

13.4.3 Therapeutische Maßnahmen

Bereits bei Verdacht auf eine DI-ILD wird das suspekte Medikament abgesetzt und zeitnah die weiterführende Diagnostik eingeleitet. Medikamentös kommen meist Glukokortikoide zum Einsatz, eine supportive Sauerstoffbeatmung kann notwendig sein.

13.4.4 Arbeitshilfe für die Praxis

Auf die Datenbank „Pneumotox" zur Identifizierung eines DI-ILD auslösenden Medikament wurde bereits hingewiesen. Die folgende Tabelle weist moderne orale Tumortherapeutika aus, für die eine DI-ILD beschrieben ist. Wenn Sie also einen Patienten betreuen, der eines dieser Medikamente einnimmt und hustet:

- Testen Sie sich auf COVID.
- Sollte der Test negativ sein, raten Sie nicht zur Selbstmedikation oder zu empirischen Antibiotika.
- Informieren Sie den behandelnden Onkologen.

Merke: Hustet ein Patient unter der Einnahme der in der Tabelle gelisteten oralen Tumortherapeutika, muss schnellstens eine DI-ILD Ausschlussdiagnostik erfolgen.

Moderne orale Tumortherapeutika die eine DI-ILD verursachen können. Die mit * gekennzeichneten Substanzen werden gegen Lungentumore eingesetzt, was die ILD-Diagnostik nicht leichter macht. Ein Progress des Tumors muss dann auch ausgeschlossen werden.

Abemaciclib
Adagrasib*
Afatinib*
Alectinib*
Alpelisib
Binimetinib
Brigatinib*
Capmatinib*

Ceretinib*
Cobimetinib
Crizotinib*
Dabrafenib*
Dasatinib
Dacomitinib
Erlotinib*
Everolimus
Gefitinib*
Gilteritinib (?)
Ibrutinib
Idelalisib
Lapatinib
Lorlatinib
Midostaurin
Mobocertinib*
Olaparib (?)#
Osimertinib*
Palbociclib
Pemigatinib*
Pralsetinib
Reprotrectinib*
Ribociclib
Sotorasib*
Tepotinib*
Trametinib*
Vandetanib
Kein konsistentes klinisches Muster; wurden überlagert von einer Reihe anderer prädisponierender Faktoren: - Krebs und/oder Metastasen in der Lunge, - zugrunde liegende Lungenerkrankung, - Rauchen in der Vorgeschichte und/oder - vorherige Chemotherapie und Strahlentherapie.

13.5 Therapie

Unter Steroidbehandlung kommt es zur zügigen Abheilung der Hypersensitivitätspneumonitis. Auch bei einer Lungenfibrose ist die Steroidtherapie Maßnahme der Wahl. Die Therapie des akuten chemotherapeutisch induzierten Lungenödems besteht – wie beim kardialen Lungenödem – aus Gabe von Nitraten und Diuretika.
Die Pneumonitis nach immunonkologischen Therapien ist im Abschnitt Nebenwirkungen immunonkologischer Therapien beschrieben.

14 Renale Toxizität

Zytostatikatherapien können zur Entwicklung einer Niereninsuffizienz führen.

14.1 Ursache

Als pathophysiologischer Mechanismus liegt eine Schädigung in den verschiedenen Abschnitten des Nephrons oder auch des renalen Interstitiums zugrunde. Am häufigsten sind die Schäden im Tubulussystem. Darüber hinaus können bestimmte Zytostatika im Rahmen metabolischer Veränderungen im Tubulussystem auskristallisieren und ein akutes Nierenversagen bedingen.
Typischerweise tritt eine renale Toxizität bei Behandlung mit Cis- oder Carboplatin, Carmustin, Cyclo- oder Ifosfamid auf. Methotrexat gilt ebenfalls als nephrotoxisches Medikament. Dabei bedingen die Platinverbindungen tubulointerstitielle Nephropathien in Verbindung mit irreversiblen Tubulusnekrosen, Carmustin induziert vorrangig glomeruläre Läsionen. Über die Auskristallisation im Tubulusapparat hinaus kann Methotrexat Tubulusnekrosen mit konsekutiver Niereninsuffizienz auslösen.

14.2 Symptome

Neben der klassischen Nephrotoxizität können Zytostatika wie Cyclophosphamid und Ifosfamid eine hämorrhagische Zystitis induzieren. Diese äußert sich klinisch in einer schmerzhaften Makrohämaturie. Sichere Prophylaxe sind begleitende Applikationen von Mesna.
Neben den direkten, durch Zytostatika bedingten Nierenschädigungen kann auch der Tumorzellzerfall bei Einleitung der zytostatischen Chemotherapie durch vermehrten Anfall von Harnsäure zum akuten Nierenversagen führen (Uratnephropathie). Dieser massive Zelluntergang geht einher mit Hyperkaliämie, Hyperphosphatämie, Hypokalzämie und Hyperurikämie. Man spricht von einem Tumorlysesyndrom (siehe Abschnitt Tumorlysesyndrom).

14.3 Diagnostik

Die Diagnose wird klinisch und laborchemisch gestellt.

14.4 Therapeutische/Pflegerische Maßnahmen

Als prophylaktische Maßnahme zur Prävention der renalen Toxizität sind ausgiebige Hydratationen mit Ersatz von Elektrolyten wie Kalium und Magnesium etabliert. Diese sind bei Cisplatintherapie zwingend erforderlich. Die Menge an Spülflüssigkeit sollte mindestens 2000 ml (1000 ml vor, 1000 ml nach der Platininfusion) enthalten. Auch die Gabe von 40 mg Furosemid direkt vor der Platinapplikation kann das nephrotoxische Potenzial durch beschleunigte renale Elimination des Medikamentes senken. Zur Reduktion der Nephrotoxizität haben weiterhin modernere Platinverbindungen wie Carboplatin oder Oxaliplatin beigetragen. Bei diesen Medikamenten ist eine begleitende Hydratation nicht zwingend erforderlich. Auch die Prävention der Methotrexat induzierten Nephrotoxizität umfasst ausgiebige Flüssigkeitszufuhr sowie darüber hinaus ein Alkalisieren des Harns mit Einstellen des Urin-pH-Wertes über 7 (Kontrolle via Teststreifen).

Die Aufgaben des Pflegepersonals konzentrieren sich meist auf eine exakte Ein- und Ausfuhrbilanzierung.

15 Toxizität von Haut und Hautanhangsgebilden

15.1 Akne/Rash

Seit Einführung molekularer Therapeutika (Anti-EGFR-Therapien, Anti-VEGF-Therapien u. ä.) beobachtet man eine neue Form kutaner Toxizität, die als aknoide Reaktion in Verbund mit Hautrötung auftritt. Diese wird als Rash bezeichnet.

15.1.1 Ursache

Der zugrunde liegende pathophysiologische Mechanismus ist nicht vollständig geklärt. Der EGF-Rezeptor in der Epidermis ist jedoch von Bedeutung zur Sicherung der Homöostase und „Stabilität" der Zellen im Stratum basale der Epidermis. Der kutane EGF-Rezeptor ist wichtig für die Funktion der sog. „Tight-Junctions". Das sind adhäsive Proteine bzw. Verbindungsproteine zwischen den Basalzellen (Keratinozyten), die den interzellulären Kontakt sicherstellen und aufrechterhalten. Das kutane EGFR Targeting induziert einen Wachstumsarrest dieser basalen Keratinozyten und eine „Störung" der Tight-Junctions mit Verlust der interzellulären Kontakte sowie darüber hinaus die Freisetzung proinflammatorischer Zytokine. Weiterhin wird die Sekretion antibakterieller Peptide reduziert [1, 2].

15.1.2 Symptome

Die Hautveränderungen erinnern initial an akneähnliche Veränderungen, wie sie aus der Jugend bekannt sind. Es finden sich papulöse Effloreszenzen auf gerötetem Untergrund. Dies ist weder schmerzhaft noch tritt ein Juckreiz auf. Die Veränderungen betreffen sowohl Gesicht als auch Körperstamm und Extremitäten. Superinfektionen sind möglich (exsudative Phase). Im Verlauf mehrerer Monate kommt es dann zu einem Austrocken der Haut (xerotische Phase). Dabei wird die Haut derb und rissig (Hautatrophie). Speziell Tyrosinkinase-Inhibitoren können zu schmerzhaften Rissbildungen an den Händen führen, sog. Skin-Cracking.

15.1.3 Therapie

Prophylaktisch sollten ab Therapiebeginn zweimal täglich pflegende Externa angewendet werden, wie z. B. pH-neutrale Seifen oder Dermowas®. Die Behandlung selbst ähnelt dann der Aknetherapie; so werden antibakterielle Wirkstoffe auf Wasserbasis in der exsudativen Phase verabreicht, z. B. Benzoylperoxid. Auch metronidazolhaltige Salben kommen infrage. In der xerotischen Phase sind fetthaltige oder harnstoffhaltige Externa Mittel der Wahl. Bei schwereren Verläufen sind systemische Antibiotika, z. B. Doxycyclin, indiziert. Systemische Antibiotika haben auch in der Prophylaxe einen gesicherten Stellenwert. So konnte in einer randomisierten Studie eine etwa 50 %-ige Rash-Reduktion unter prophylaktischer Doxycyclingabe gezeigt werden (STEPP-Studie).

15.2 Alopezie

Unter einer Alopezie versteht man den teilweisen oder vollständigen Ausfall des Kopfhaares, bedingt durch die zytostatische Chemotherapie. Darüber hinaus kann es auch zu einem Ausfallen der Barthaare, der Augenbrauen sowie der Achsel- und der Schambehaarung kommen. Klassische Alopezie induzierende Substanzen sind z. B. Doxorubicin und Cyclophosphamid.

15.2.1 Ursache

Pathophysiologische Grundlage der Alopezie ist die Toxizität der angewendeten Zytostatika auf die Haarfollikel. Die Zellen in den Haarfollikeln gehören wie auch die Darmepithelien zu den sich schnell teilenden Körperzellen und reagieren deshalb besonders empfindlich auf die zytostatische Chemotherapie. Eine Alopezie I. und II. Grades beschreibt den teilweisen Ausfall des Kopfhaares, Grad III den reversiblen, jedoch totalen Ausfall. Bei einer Alopezie Grad IV ist der Haarverlust irreversibel.

Insbesondere für weibliche Patienten unter zytostatischer Chemotherapie stellt die Alopezie ein ernstzunehmendes Problem dar. Die Alopezie verstärkt bei Frauen die ohnehin große psychische Belastung durch die zytostatische Chemotherapie. Aus therapeutischer Sicht hingegen stellt die Alopezie eine eher unwesentliche Nebenwirkung dar.

15.2.2 Therapeutische Interventionen

Gesicherte Maßnahmen zur Prävention der Alopezie sind nicht bekannt. Physikalische Maßnahmen, wie Senkung der Kopfhauttemperatur durch Auflegen von Eisbeuteln bzw. Kältekappen, haben sich nicht bewährt. Auch medikamentöse Behandlungsversuche (z. B.

Procain®) sind in ihrer Bedeutung nicht gesichert. Im klinischen Alltag sind über 95 % der induzierten Alopezien reversibel.

15.2.3 Pflegerische Maßnahmen

Die frühzeitige und möglichst sachgerechte Information über eine mögliche therapeutisch bedingte Alopezie kann dem Patienten helfen, besser mit dieser belastenden Situation umzugehen. Trotz der sich rasch verändernden Haarmode ist es vor allem immer noch für Patientinnen ein einschneidendes Erlebnis, wenn sie ihre Haare durch die Tumorbehandlung verlieren. Jeder Patient braucht ganz individuell Zeit, um sich und seine Umgebung langsam an das veränderte Äußere zu gewöhnen.

Die pflegerische Betreuung konzentriert sich vor allem auf die Beratung über die Auswirkungen des Haarausfalls und die kosmetischen Möglichkeiten. Die Patienten sollten darüber informiert werden, dass der Haarausfall nach einer Chemotherapie reversibel ist; irreversible Schäden kommen nur bei einer hochdosierten Schädelbestrahlung vor. Die Haare können langsam oder auch büschelweise ausfallen. Das neue, wieder nachwachsende Haar kann sich möglicherweise in der ursprünglichen Farbe und Beschaffenheit unterscheiden. Die kahle Kopfhaut sollte vor Kälte, Hitze und direkter Sonnenbestrahlung geschützt werden. Geeignet dafür sind Perücken, Hüte, Mützen und Kopftücher.

Beim Verlust von Augenwimpern sollten die Augen mit entsprechenden Brillen vor intensivem Licht und vor Staub geschützt werden. Es bestehen kosmetische Möglichkeiten, um dies zu überbrücken.

Wichtig: Vor dem Haarausfall sollte man sich mit der Wahl der Perücke auseinandersetzen, damit der Fachmann die natürlichen Haare noch sehen kann. Fotos können diesen Eindruck nur schlecht vermitteln.

Die Art, wie der Patient mit der Situation umgeht und welche Variante er zur Überbrückung der Zeit des Haarausfalls wählt, hängt wesentlich mit der Einstellung und der Kreativität der Pflegenden und des Arztes zusammen. Bei der Beratung von Patienten ist zu beachten, dass sich gerade jüngere Patienten sowie Männer mit spärlichem Haar oft ohne Perücke wohler fühlen. Auch kann mit kunstvollem Einsatz von Hüten, kleingestrickten Mützen und Tüchern oft ein vorteilhafter optischer Effekt erzielt werden.

Patienten, die sich eine Teil- oder Ganzhaarperücke wünschen, sollten vor allem im Hinblick auf deren Finanzierung oder teilweisen Finanzierung durch die Krankenkassen beraten werden. Inzwischen haben auch Kosmetikfirmen die Bedeutung von Patienten mit Haarausfall erkannt und bieten für diese Gruppe ganz spezielle Schulungen an, z. B. Schminktipps und Workshops zum Thema „Verändertes Körperbild bei Tumorpatienten".

15.3 Hand-Fuß-Syndrom

Unter einem Hand-Fuß-Syndrom (HFS) versteht man die Rotfärbung der Hände und/oder Füße bis hin zum Ablösen der Haut an den Akren. Man beobachtet das HFS häufig als Komplikation einer Therapie mit infusionsbasiertem 5-FU oder Capecitabin, nicht jedoch bei UFT. Weitere auslösende Zytostatika sind Anthrazykline und Taxane, insbesondere Docetaxel, aber auch Tyrosinkinase-Inhibitoren, z. B. Sorafenib, Sunitinib.

15.3.1 Ursache

Der zugrunde liegende pathophysiologische Mechanismus ist nicht geklärt.

15.3.2 Symptome

Klinisch werden drei Schweregrade unterschieden. Bei Grad I besteht ein Erythem mit dezenter rötlicher Tüpfelung, ohne dass der Patient kompromittiert ist. Bei Grad II nehmen diese Veränderungen zu und es treten zusätzlich Risse im Bereich der Gelenkfalten auf. Die Haut wird jetzt glänzig. Leichte Schmerzen können auftreten, die motorischen und sensiblen Funktionen sind jedoch nicht beeinträchtigt. Bei Grad III kommt es zum Ablösen der Haut und zum Auftreten heftiger Schmerzen mit Funktionseinbußen, sodass ein Faustschluss, Gehen oder Schreiben nicht mehr möglich sind.

15.3.3 Therapeutische/Pflegerische Maßnahmen

Das auslösende Agens wird zunächst pausiert bzw. in seiner Dosis reduziert. Probatorisch können 300 mg Pyridoxin (3 x 100 mg Vitamin B6) verabreicht werden, was durch rückfettende Ölbäder oder auch steroidhaltige Externa ergänzt werden kann. Eine uridinhaltige Creme kann im Falle einer Fluoropyrimidintherapie angewendet werden. Hierbei ist zu beachten, dass der Anteil an Uridin für die Fußpflege höher sein muss als bei der Handcreme, da durch die unterschiedliche Hautbeschaffenheit sonst eine Wirkung nicht garantiert werden kann.

Da eine gesicherte Prophylaxe nicht bekannt ist, ist es wichtig, den Patienten genau zu beobachten und bereits bei erstgradigen Veränderungen eine Behandlung einzuleiten bzw. durch Reduktion der Dosis oder kurze Therapiepausen ein Fortschreiten des HFS zu verhindern.

15.4 Hyperpigmentation

Bei den Pigmentschädigungen der Haut dominiert die Hyperpigmentation; eine Hypopigmentation ist sehr selten. Zu den typischen Substanzen, die eine Hyperpigmentation induzieren können, gehören z. B. Bleomycin, Busulfan, Cyclophosphamid und Thiotepa.

15.4.1 Ursache

Als pathophysiologische Mechanismen gelten eine chemotherapeutisch induzierte Sekretion des adrenokortikotropen Hormons (ACTH) und des melanozytenstimulierenden Hormons (MSH).

15.4.2 Symptome

Durch eine Bleomycin-Behandlung können Sklerosen auch in der Subkutis induziert werden. Dieses Phänomen kann insbesondere durch Kratzeffekte deutlich verstärkt werden.

15.4.3 Therapeutische/Pflegerische Maßnahmen

Insgesamt gesehen handelt es sich bei den Hyperpigmentationen allerdings lediglich um ein kosmetisches Problem. Spätschäden sind in aller Regel nicht zu befürchten, auch wenn manche Hyperpigmentationen zeitlebens irreversibel sind. Es gilt jedoch, Sonnenexposition und Kratzen zu vermeiden.

15.5 Nagelveränderungen

An Finger- und Zehennägeln können durch eine zytostatische Chemotherapie sowohl Wachstumsveränderungen als auch Pigmentanomalien hervorgerufen werden. Die Wachstumsveränderungen äußern sich in einer typischen Querstreifung der Finger- und Zehennägel. Man spricht hier auch von einer Nagelbänderung. Nagelablösungen (Onycholysen) sind seltener.

15.5.1 Ursache

Pathophysiologische Grundlage der Nagelbänderung ist ein durch die Zytostatika induzierter Schaden in den Basalzellen des Nagelfalzes, wo durch die zytostatische Chemotherapie ein kurzfristiger Proliferationsstopp entsteht. Anschließend kommt es zu einer Regeneration und zu einem distalen „Vorschieben" der durch die zytostatische Chemotherapie beschädigten Zellen. Somit resultiert eine Querstreifung auf dem Nagel. Selten sind Nagelhyperpigmentationen oder sogar Blauverfärbungen der Nägel.
Eine besondere Form der Nageltoxizität kann unter Therapie mit Anti-EGFR-Substanzen auftreten. Dabei beobachtet man unter Therapie mit Antikörpern wie Cetuximab oder Panitumumab periunguale Granulationen, die mit schmerzhaften und zum Teil blutenden Verdickungen an dem Nagelfalz einhergehen. Hier droht Gefahr durch Superinfektionen. In schwerwiegenden Fällen kann es zur Ablösung des kompletten Nagels kommen.

15.5.2 Therapeutische/Pflegerische Maßnahmen

Interventionen sind nicht erforderlich. Die Kosmetikindustrie bietet lichtreaktive Nagellacke an, die die optische Eigenschaft besitzen, gelbliche Verfärbungen der Nägel zu kaschieren (Nagelweißer) und es werden sog. Rillenfüller angeboten, die die Nageloberfläche bei vorhandener Riffelung glätten können. Insbesondere weibliche Patienten können diese bei unverletzter Nagelhaut und Nagelbett verwenden, um ein kosmetisch ansprechendes Ergebnis zu erzielen.

15.6 Photosensitivität

15.6.1 Ursache

Die zytostatikainduzierte Photosensitivität beschreibt eine „Überreaktion" der Haut gegenüber UV-Bestrahlung (meistens Sonnenlicht), die pathophysiologisch durch die Einlagerung verschiedener Zytostatika in die Zellen der Epidermis bedingt ist. Dadurch werden diese gegenüber UV-Licht sensibilisiert. Unter den zielgerichteten Therapien können insbesondere BRAF-Inhibitoren eine schwere Photosensitivität auslösen.

15.6.2 Symptome

Es resultieren Erytheme, Ödeme und in schwereren Fällen Bläschenbildungen. Von besonderer klinischer Bedeutung ist die Photosensitivität nach Gabe von Bleomycin, Dacarbazin, 5-FU, Mercaptopurin, Methotrexat, Procarbazin und Vinblastin.

15.6.3 Therapeutische/Pflegerische Maßnahmen

Die wesentliche Prophylaxe stellt die Vermeidung intensiver Sonnenexposition dar. Dazu sollten langärmlige Kleidung und Hüte getragen werden. Es sollten Sonnencremes mit Schutzfaktor 50 verwendet werden.
Für immunogene kutane Nebenwirkungen siehe Abschnitt Nebenwirkungen immunonkologischer Therapien.

Literatur

[1] Lichtenberger et al., Sci Transl Med. 2013, 21:5 (199)
[2] Lacouture et al., Nat Rev Cancer 2006, 6(10), 803–12

16 Schädigung von Sinnesorganen

Prinzipiell können alle fünf Sinnesqualitäten des Menschen durch eine zytostatische Chemotherapie beeinträchtigt werden. Auf die Schädigung des Tastsinns in Form einer peripheren Polyneuropathie wurde bereits im Abschnitt Neurotoxizität eingegangen. Selten und klinisch nicht relevant sind Schädigungen des Geruchssinns (olfaktorische Schädigungen).

16.1 Ototoxizität

Unter Ototoxizität versteht man die Schädigung des Gehörs durch eine zytostatische Chemotherapie. Typisches Beispiel für die zytostatikainduzierte Ototoxizität ist die Schädigung

des Gehörs durch die Substanz Cisplatin. Diese kann sich im Auftreten von Klingelgeräuschen (Tinnitus) oder Abschwächung des Hörvermögens bis hin zur Taubheit äußern. Pathophysiologisch liegt eine Schädigung des Innenohrs zugrunde. Cisplatin lagert sich in die inneren Haarzellen ein, wodurch Veränderungen oder Abschwächungen der Tonwahrnehmung und auch eine gestörte Übertragung der Impulse aus den inneren Haarzellen auf den Hörnerv (Nervus vestibulocochlearis) resultieren. Meist tritt eine Schädigung erst bei höheren Cisplatindosen kumulativ auf. Der Schaden am Gehör kann sogar erst nach Abschluss der Cisplatinbehandlung manifest werden.
Gesicherte prophylaktische oder therapeutische Maßnahmen sind nicht bekannt, vom Spontanverlauf her ist die cisplatininduzierte Ototoxizität jedoch meist reversibel.

16.2 Gustatorische Schädigungen

Hierunter versteht man die Schädigung der Geschmacksnerven durch eine zytostatische Chemotherapie. Wiederum gilt Cisplatin als der typische Vertreter zur Auslösung einer solchen Schädigung. Unter Cisplatintherapie beklagen Patienten häufig das Gefühl, einen metallischen Geschmack wahrzunehmen, was insbesondere in den Tagen nach der Cisplatininfusion ausgeprägt und ohne besondere Maßnahmen rückläufig ist. Maximalvariante ist der Verlust des Geschmacksempfindens. Geschmackstörungen können durch Zytostatika, die ihrerseits Schleimhautschäden induzieren, z. B. 5-Fluorouracil, verstärkt werden.
Eine kausale Prävention des Metallgeschmacks nach Platintherapie ist nicht bekannt, vielen Patienten hilft jedoch das Lutschen von Pfefferminzbonbons etc. Darüber hinaus ist selbstverständlich eine begleitende Stomatitis entsprechend zu therapieren (siehe Abschnitt Gastrointestinale Toxizität).

16.3 Ophthalmologische Toxizität

Die Schädigung des Auges durch eine zytostatische Chemotherapie wird als ophthalmologische Toxizität bezeichnet. Beispielhaft sei das Medikament Cytosinarabinosid (Ara-C) genannt. Dieses lagert sich in höheren Dosen reversibel in die Kornea ein und bewirkt einen klinischen Symptomenkomplex aus Photophobie und schmerzhaftem Lidschluss.
Eine korneale Schädigung tritt direkt während oder kurz nach der Therapie mit hochdosiertem Cytosinarabinosid auf, z. B. bei der Behandlung von Leukämien oder Lymphomen. Prophylaktisch und therapeutisch stehen Spülungen im Vordergrund, wobei sowohl kortikoid- als auch natriumchloridhaltige Augentropfen verwendet werden. Darüber hinaus steigert auch die systemische Infusion von Ringer- oder Kochsalzlösung die Clearance des Medikamentes Ara-C im Kammerwasser.
Neben Ara-C können auch z. B. das Anti-Östrogen Tamoxifen oder das Zytokin Interferon-alpha reversible Sehstörungen auslösen; hierfür ist der Mechanismus der Schädigung nicht bekannt. Auch Retinoide, die in der Behandlung von Nierenzellkarzinomen oder der akuten Prolymphozytenleukämie eingesetzt werden, können zu Sehstörungen führen.

Ebenfalls können moderne Antikörper-Wirkstoff-Konjugate wie Belantamab-Mafodotin korneale Nebenwirkungen auslösen. Diese äußern sich zumeist in Form einer Keratopathie oder mikrozystenähnlichen epithelialen Veränderungen (engl. Microcyst-like epithelial changes, MECs) des Hornhautepithels. Derartige Nebenwirkungen sind sehr häufig und traten in klinischen Studien bei über 70 % der Patienten auf.

In den meisten Fällen ist die Diagnose schwierig und erfordert die differenzialdiagnostische Abgrenzung gegenüber anderen primären Augenerkrankungen sowie intraokulären Metastasen.

Die Befunde an der Hornhaut können symptomlos, aber auch als verschwommenes Sehen und Trockenheitsgefühl der Augen (mit oder ohne Verminderung der Sehschärfe) vom Patienten wahrgenommen werden.

Nach heutigem Wissensstand verläuft die Keratopathie durch Neubildung epithelialer Zellen reversibel. Die damit verbundene Symptome gehen vollständig zurück.

Patienten mit Multiplem Myelom, die mit Belantamab-Mafodotin behandelt werden, benötigen sowohl vor Behandlungsbeginn als auch vor den folgenden Behandlungszyklen und je nach klinischer Indikation während der Behandlung, eine ophtalmologische Untersuchung mit Beurteilung der Sehschärfe einschließlich einer Spaltlampenuntersuchung. Außerdem ist die Behandlung mit konservierungsmittelfreiem Tränenersatzmittel 4 x täglich indiziert. Weitere Informationen können aktuellen Schulungsmaterialien entnommen werden.

17 Thyreotoxizität

Im Rahmen der onkologischen Diagnostik und Therapie kann es zu Funktionsstörungen der Schilddrüse (Hyperthyreose oder Hypothyreose) kommen.

17.1 Ursache

Hyperthyreosen treten in aller Regel als Folge diagnostischer Maßnahmen mit Exposition gegenüber jodhaltigen Kontrastmitteln auf, insbesondere Computertomografien. Hypothyreosen werden vielfach durch zielgerichtete Therapien (Tyrosinkinase-Inhibitoren) ausgelöst, wenn der Tyrosinkinase-Inhibitor zu einer Hemmung der RET-Tyrosinkinase führt. Gut dokumentiert ist dies am Beispiel von Sunitinib.

17.2 Symptome

Symptome einer Hyperthyreose sind beispielsweise Unruhe und Tremor, Tachykardie, Hitzeempfindlichkeit, Durchfälle und Gewichtsabnahme. Bei einer Herzfrequenz über 140/min liegt eine thyreotoxische Krise vor, die als vital bedrohliches Krankheitsbild gilt. Im Gegensatz dazu sind Patienten mit einer Hypothyreose antriebsgemindert und müde (differenzial-diagnostische Abgrenzung zum Fatigue-Syndrom erforderlich), bradykard und obstipiert. Es besteht eine Kälteempfindlichkeit. Es kann zu einer ödematös-teigigen Veränderung der Haut kommen (sog. Myxödem).

17.3 Diagnostik

Die Diagnose erfolgt über die Bestimmung des TSH-Spiegels (Thyroidea stimulierendes Hormon). Bei Hyperthyreose ist der TSH-Spiegel erniedrigt, bei Hypothyreose erhöht. Um eine Hypothyreose unter Therapie mit Tyrosinkinase-Inhibitoren zeitgerecht zu diagnostizieren, wird empfohlen, den TSH-Spiegel alle 3 Monate zu bestimmen.

17.4 Therapie

Eine Hyperthyreose wird mit Thyreostatika wie Carbimazol behandelt, die Hypothyreose durch Substitution der Schilddrüsenhormone (Levothyroxin).
Um das Auftreten einer Hyperthyreose bei Kontrastmittelexposition zu vermeiden, ist bei Patienten mit einer latenten Hyperthyreose die Gabe von Natriumperchlorat prophylaktisch indiziert (Therapiedauer 5–7 Tage).
Die Deskription der immunogenen Thyreotoxizität, die sowohl Hyper- als auch Hypothyreose bedeuten kann, findet sich im Abschnitt Nebenwirkungen immunonkologischer Therapien.

18 Tumorlysesyndrom

Unter einem Tumorlysesyndrom versteht man eine massive Freisetzung intrazellulären Materials in einem kurzen Zeitraum als Folge eines ausgedehnten Tumorzerfalls. Ein Tumorlysesyndrom kann sowohl bei schnell proliferierenden Tumoren mit zentraler Nekrotisierung auftreten als auch Komplikation bei Einleitung einer zytostatischen Chemotherapie bei großer Tumorlast sein.
Unabhängig von seinem Entstehungsmechanismus ist ein Tumorlysesyndrom durch typische metabolische Veränderungen charakterisiert: Hyperurikämie, Hyperphosphatämie, Hyperkaliämie und Hypokalzämie, metabolische Azidose und Nierenfunktionseinschränkungen bis hin zum akuten Nierenversagen. In seltenen Fällen kann eine disseminierte intravasale Gerinnung ausgelöst werden.

18.1 Ursache

Pathophysiologisch kommt es beim Absterben von Tumorzellen zur Permeabilität der Tumorzellmembran für intrazelluläre Substanzen. Die Nukleinsäuren aus dem Zellkern der Tumorzelle werden freigesetzt, wodurch es zur Hyperurikämie mit Auskristallisieren der Harnsäure im Tubulusapparat der Nieren kommt. Man spricht von einer sogenannten Uratnephropathie. Das beim Zelltod freigesetzte Kalium und saure Valenzen führen zur metabolischen Azidose.

Komplikationen können das bereits erwähnte akute Nierenversagen sein oder Herzrhythmusstörungen, in Folge Hyperkaliämie und Hypokalzämie (siehe Teil Komplikationen).

18.2 Symptome

Die klinische Symptomatik eines Tumorlysesyndroms ist variabel und uncharakteristisch. Ein Leitsymptom gibt es nicht. Klinisch können Übelkeit, Tachykardien, Oligurie, Herzrhythmusstörungen, Lethargie, Muskelkrämpfe oder abdominelle Schmerzen und Flankenschmerzen auftreten. Bei Vorliegen einer großen Tumorlast, bei schnell wachsenden Tumoren und einem unklaren klinischen Bild ist an ein Tumorlysesyndrom zu denken. Ein Tumorlysesyndrom kann bei allen Tumorentitäten auftreten, ist jedoch am häufigsten bei Leukämien oder Lymphomen, kommt aber auch bei schnell wachsenden soliden Tumoren vor, wie kleinzelligen Bronchialkarzinomen oder Mammakarzinomen.

18.3 Diagnostik

Die Diagnose ergibt sich über die spezifischen Laborveränderungen (Hyperkaliämie, Hypokalzämie, LDH-Erhöhung, Kreatininerhöhung, Harnsäureerhöhung) bei einem zum Tumorlysesyndrom determinierenden Malignom.

18.4 Therapie

Zu Therapiebeginn gelten eine deutlich erhöhte LDH, eine vorbestehende Hyperurikämie oder eine vorbestehende Niereninsuffizienz bei großer Tumorlast als Risikofaktoren.
In der entsprechenden Konstellation stützt sich die Prophylaxe eines Tumorlysesyndroms auf drei Pfeiler:

1. ausgiebige Hydratation (einschließlich Bilanzierung)
2. Hemmung der Xanthinoxidase durch Allopurinol (Beginn mindestens 24 Stunden vor Einleitung der Chemotherapie); in kritischen Fällen i.v. Gabe
3. Frühzeitige Behandlung mit Rasburicase bei deutlich erhöhten Harnsäurewerten

Diese Basismaßnahmen werden auch in der Therapie des manifesten Tumorlysesyndroms angewendet. Darüber hinaus beinhaltet die Therapie die Senkung eines erhöhten Kaliumspiegels durch beispielsweise Kationenaustauscher (Resonium®), Glukose-Insulin-Infusionen, Bikarbonat-Applikation oder Gabe von Beta-2-Sympathomimetika. Eine Hypokalzämie ist durch Calciumgluconat-Lösungen auszugleichen. Falls eine Senkung der erhöhten Harnsäure binnen Stunden erforderlich ist, z. B. bei Harnsäurewerten über 20 mg/dl, kann das Enzym Rasburicase (Fasturic®) eingesetzt werden, das Harnsäure in Allantoin umwandelt.
Bei konservativ nicht kontrollierbaren metabolischen Entgleisungen sollte frühzeitig die Indikation zur Hämodialyse gestellt werden. Zwingende Indikationen dazu sind ein akutes

Nierenversagen mit den klinischen Zeichen der Überwässerung (Lungenödem) oder konservativ nicht zu beherrschende Elektrolytentgleisungen.

18.5 Prognose

Ein Tumorlysesyndrom ist ein lebensbedrohlicher Zustand. Eine unverzügliche Therapie ist stets erforderlich. Unter Einhaltung der prophylaktischen Richtlinien und einer konsequenten Therapie unter Einschluss der Dialysemöglichkeiten ist die Prognose jedoch gut.

19 Übelkeit und Erbrechen (CINE)

Chemotherapieinduzierte Nausea (Übelkeit) und Emesis (Erbrechen) (CINE) stellen für die Patienten eine gefürchtete Nebenwirkung dar. Nach dem klinischen Erscheinungsbild werden

- die akute Emesis,
- die protrahierte (verzögerte) Emesis und
- das antizipatorische Erbrechen unterschieden.

Jede Form von Übelkeit und Erbrechen, die innerhalb der ersten 24 Stunden nach Applikation der Chemotherapie auftritt, wird als akut-toxisches Geschehen definiert.
Jede Form von Übelkeit und Erbrechen, die später als 24 Stunden nach Chemotherapieende auftritt, wird als protrahiertes Geschehen definiert (sogenannte late emesis).
Im Gegensatz dazu bezeichnet das antizipatorische Erbrechen eine Konditionierung mit Induktion des Brechreflexes nach vorausgegangener Übelkeit und Erbrechen bei früheren Chemotherapiekursen.

19.1 Ursache

Das Brechzentrum des Menschen ist die Area postrema, ein Areal im Hirnstamm mit bestimmten Chemorezeptoren. Die Reizung dieser Chemorezeptoren im Bereich der Medulla oblongata kann durch verschiedene Stimuli ausgelöst werden. Dazu gehören neben Schwindel, psychischem Stress auch gesteigerter intrakranieller Druck oder Bestrahlung. Bei einer Zytostatikatherapie kommt es zur medikamentösen Reizung der Chemorezeptoren im Bereich der Area postrema. Auch Supportiva wie Opioidanalgetika können die Area postrema reizen und zum Erbrechen führen. Darüber hinaus können Zytostatika im Gastrointestinaltrakt Schädigungen induzieren, sodass dort bestimmte Botenstoffe wie Serotonin freigesetzt werden und über entsprechende Rezeptoren (5-Hydroxytryptophan-Rezeptoren) den Brechvorgang aktivieren. Auch dopaminerg wirksame Substanzen können über D-Rezeptoren den Brechreflex auslösen.
Klinisch unterscheidet man Zytostatika mit hoher, mäßiggradiger und niedriger emetogener Potenz (nachfolgende Tabelle).

	Wirkstoff	Beginn, h	Dauer, h	Anmerkungen
hohes emetogenes Potenzial	**Inzidenz > 90 %**			
	Cisplatin > 50 mg/m²	1–6	24–48	generell ernst
	Carmustin > 250 mg/m²	2–4	4–24	
	Dacarbazin	1–3	1–12	oft dosislimitierend
	Mechlorethamin	3–6	8–24	
	Streptozocin	1–4	12–24	oft dosislimitierend
	Cyclophosphamid > 1,5 g/m² i. v.	4–12	4–18	
	Cytarabin > 1 g/m²	6–12	3–5	
	Inzidenz 60–90 %			
	Carmustin < 200 mg/m²	2–4	4–24	verzögert, Anorexie
	Cyclophosphamid 0,75–1,5 g/m² i. v.	4–12	4–10	dosisabhängig
	Cytarabin 0,25–1 g/m²	6–12	3–5	
	Methotrexat > 1 g/m²	4–12	3–12	
	Dactinomycin	2–6	12–24	oft dosislimitierend
	Doxorubicin < 60 mg/m²	4–6	1–6	
	Lomustin (CCNU) < 60 mg	2–6	4–6	häufig schwer
	Mitotan	verzögert	persistierend	dosislimitierend
	Procarbazin	24–47	variabel	dosisabhängig
	Nimustin (ACNU)			
mäßiges emetogenes Potenzial	**Inzidenz 30–60 %**			
	Asparaginase	1–3		
	Cyclophosphamid < 750 mg/m² i. v.	4–12	4–18	
	Methotrexat 250–1000 mg/m²	4–12	2–12	
	Azacitidin	1–4	3–4	dosisabhängig
	Carboplatin	24		
	Daunorubicin	2–6	24	schwer
	Epirubicin	1–6	1–6	
	Idarubicin			
	Doxorubicin 25–75 mg	4–6	6	schwer
	Fluorouracil > 1g	3–6		dosislimitierend
	Hexamethylmelanin	3–6		
	Mitomycin C	1–4	48–72	
	Irinotecan			
	Topotecan			

	Wirkstoff	Beginn, h	Dauer, h	Anmerkungen
niedriges emetogenes Potenzial	**Inzidenz 10–30 %**			
	Bleomycin	3–6		emetische Toleranz
	Cytarabin 20 mg	6–12	3–5	stärker bei oraler Gabe
	Etoposid (VP 16)	3–8		
	Hydroxyharnstoff	6–12		dosisabhängig
	Docetaxel			
	Paclitaxel	4–12		
	Ifosfamid	1–2	ausgedehnt	
	Melphalan	6–12		
	Mercaptopurin	4–8		
	Methotrexat 50–250 mg/m²	4–12	3–12	
	Teniposid	3–8		
	Thiotepa	6–12	variabel	
	Vinblastin	4–8		
	Gemcitabin			
	Inzidenz < 10 %			
	Busulfan			
	Chlorambucil	48–72	ausgedehnt	
	Cyclophosphamid oral			
	Methotrexat < 50 mg/m²			
	Vinorelbin			
	Thioguanin	4–8		
	Vincristin	4–8		
	Fludarabin			
	Cladribin			

Emetogene Potenz von Zytostatika; modifiziert nach [1–3].

19.2 Therapeutische Interventionen

Zur antiemetischen Therapie stehen verschiedene Substanzklassen zur Verfügung; sie ist dem emetogenen Potenzial der Zytostatika anzupassen. Die nachfolgende Tabelle gibt einen Überblick über die verschiedenen Klassen der Antiemetika, jeweils mit Inhaltsstoff und Handelsname.

Im klinisch praktischen Gebrauch werden bei hoch und moderat emetogenen Chemotherapien Kombinationen aus 5-HT-3-Antagonisten wie Ondansetron, Tropisetron oder Granisetron in Kombination mit Neurokinin-1 Rezeptorantagonisten wie Aprepitant (Handelsname EMEND® und IVEMEND®) und mit Kortikosteroiden wie Prednison oder Dexamethason eingesetzt. Die Verwendung aller 3 Medikamentenklassen stellt den heutigen Therapiestan-

dard dar. Mit Palonosetron (Handelsname Aloxi®) steht ein 5-HT-3-Antagonist mit einer etwa 36-stündigen Halbwertszeit zur Verfügung. Damit bietet Palonosetron eine antiemetische Wirksamkeit von ca. 4–5 Tagen. Palonosetron ist auch in Kombination mit Netupitant verfügbar (Handelsname Akynzeo). Bei fehlender Wirksamkeit kann diese Initialkombination durch eine andere Antiemetikaklasse ergänzt werden. Bei mäßig- und niedriggradig emetogenen Chemotherapien ist Dexamethason oder ein Benzamid wie Alizaprid oder Metoclopramid ausreichend.
Hoch wirksam bei hoch und moderat emetogener Chemotherapie und ebenfalls als Standardtherapie zu betrachten ist das atypische Neuroleptikum Olanzapin (Handelsname Zyprexa). Dies kann mit 5-HT3 und mit NK-1 Antagonisten kombiniert werden.

Substanzklasse	Substanzname	Handelsname
5-HT-3-Rezeptorantagonisten (Serotoninantagonisten)	Ondansetron Tropisetron Granisetron Palonosetron	Zofran® Navoban® Kevatril® Aloxi®
Neurokinin-1(Nk-1)-Rezeptorantagonisten	Aprepitant Fosaprepitant Rolapitant Netupitant (nur in Kombination mit Palonosetron)	Emend® IVEmend® Varuby® Akynzeo®
Benzamide	Metoclopramid Alizaprid	Paspertin®, MCP® Vergentan®
Kortikosteroide	Dexamethason	Fortecortin®
Antihistaminika	Diphenhydramin	Vomex®
Neuroleptika	Olazapin Promethazin Levomepromazin	Zyprexa® Atosil® Neurocil®
Benzodiazepine	Diazepam Lorazepam	Valium® Tavor®
Cannabispräparate	Dronabinol	Marinol®

Antiemetika (Auswahl).

Mit den Neurokinin-1(NK-1)-Rezeptorantagonisten Aprepitant / Fosaprepitant (Handelsname Emend® und iv Emend®) Rolapitant und Netupitant steht eine Medikamentenklasse zur Kombination mit Setronen und Dexamethason bei hoch und mäßig emetogener Chemotherapien zur Verfügung. In der klinischen Praxis wird Aprepitant in Kombination mit

einem 5-HT-3-Antagonisten über 3 Tage verabreicht und schützt sowohl vor akuter als auch vor verzögerter Emesis. Fosaprepitant wird einmalig am ersten Therapietag infundiert und schützt 5 Tage vor Übelkeit und Erbrechen. Aufgrund der Einführung dieser Medikamentenklasse ist die Bedeutung der Benzamide wie Metoclopramid deutlich gesunken.
Zur Vermeidung einer antizipatorischen Emesis wird im ersten Therapiezyklus eine maximale antiemetische Prophylaxe verabreicht (auch wenn diese nicht zwingend indiziert ist) und später bei guten Erfahrungen des Patienten deeskaliert, da das antizipatorische Erbrechen ein therapeutisches Problem darstellt. Hier eignet sich eine Ergänzung der klassischen Antiemetika durch psychotrop wirksame Pharmaka (Neuroleptika und Benzodiazepine).

Merke: Die antiemetische Therapie im ersten Behandlungszsklus stellt die Weichen für den gesamten späteren Therapieverlauf. Es gilt das sogenannte Step-Down-Prinzip.

19.3 Pflegerische Maßnahmen

Bevor Ondansetron 1991 als erster Wirkstoff aus der Gruppe der 5-HT3-Rezeptor-Antagonisten zugelassen wurde, waren die meisten Chemotherapien bei Krebserkrankungen unweigerlich mit starker Übelkeit und Erbrechen verbunden. Dies lag an den damals verfügbaren Zytostatika und an den begrenzt zur Verfügung stehenden Antiemetika. Nicht selten führte die dadurch hervorgerufene extreme physische und psychische Belastung der Patienten zu einem Therapieabbruch.
Viele Patienten verbinden auch heute noch spontan eine zytostatische Therapie mit den Symptomen Übelkeit und Erbrechen. Dies bedeutet für die onkologischen Pflegekräfte, schon vor der ersten Zytostatikatherapie ein Risikoprofil des Patienten zu erstellen. Übelkeit und Erbrechen werden von den Patienten individuell erlebt und die Symptomatik ist multifaktoriell. Schon im Vorfeld einer Krebsbehandlung müssen die Ängste und Sorgen hinsichtlich der Therapie erkannt und berücksichtigt werden.
Die pflegerische Anamnese muss sich an den potenziellen Problemen im Hinblick auf Nausea und Emesis orientieren. Individuelle Faktoren wie schlechte Vorerfahrungen, anhaltende Übelkeit in der Schwangerschaft, Reiseübelkeit oder ein „nervöser Magen" sollten als individuelle Faktoren erfasst werden und gegebenenfalls die Therapie angepasst werden. Auch die Belastbarkeit des Patienten sollte eruiert werden.
Die pflegerische Patientenberatung ist hier besonders gefordert. Onkologisch Pflegende müssen genaue Kenntnisse über die Behandlungsstrategie und das zu erwartende Nebenwirkungsspektrum haben. Diese Informationen müssen verständlich und den Informationsbedürfnissen des Patienten entsprechend vermittelt werden. Eine angstreduzierende Maßnahme ist das pflegerische Beratungs- und Informationsgespräch, in dem der Patient auch seine Sorgen und Nöte einbringen sollte, um dann die für ihn effektiven medikamentösen antiemetischen Therapien zu erläutern.

19.4 Patienteninformation und Beratung

Patienten müssen über die zu erwartende Form der chemotherapieinduzierten Nausea und Emesis (CINE) Problematik und die dazugehörige medikamentöse Antiemese informiert werden. Es kann hilfreich sein, dem Betroffenen und den Angehörigen Informationsmaterial darüber mit nach Hause zu geben. Gerade die verzögerte Nausea und Emesis läuft Gefahr, nicht ausreichend und adäquat behandelt zu werden. Die meisten Patienten erleben diese Form des Erbrechens bzw. der Übelkeit in der ambulanten Phase und somit in der häuslichen Umgebung. Die betroffenen Patienten benötigen eine zur Verfügung stehende Bedarfsmedikation und eine entsprechende Anleitung zur Einnahme der Antiemetika. Eine 24-Stunden-Erreichbarkeit des Behandlungsteams sollte gegeben sein. Angehörige sollten nach Möglichkeit unterstützend in die Beratung einbezogen werden.
„Übelkeit und Erbrechen sind nicht identisch. Beide Symptome treten nicht unbedingt gemeinsam und gleichzeitig auf. Übelkeit und Erbrechen werden von Patient zu Patient unterschiedlich gewichtet. Für viele Patienten ist Übelkeit schwieriger zu ertragen als das eigentliche Erbrechen."[4] Aus diesem Grund sollte darauf geachtet werden, beide Nebenwirkungen getrennt voneinander zu befragen. Nur so ist eine professionelle Erfassung der Nebenwirkung sinnvoll.
Obwohl Nausea und Emesis individuell erfahren und erlebt werden, gibt es Faktoren, die sich lindernd oder verstärkend auswirken.

Patienteninformation: Was der Patient tun kann / lindernde Maßnahmen [5]

- für Ruhe und Entspannung sorgen
- Entspannungsübungen und Atemtechniken üben, langsam ein- und ausatmen, wenn Übelkeit verspürt wird
- leichte Kost essen und die Mahlzeiten auf mehrere kleine Portionen über den Tag verteilt zu sich nehmen
- trockene Kost probieren (Zwieback, Toast, Knäckebrot ...)
- nur das essen, worauf man Lust hat; keine Lieblingsspeisen, weil diese sonst mit Übelkeit und Erbrechen in Verbindung gebracht werden
- übrig gebliebenes Essen nicht im Raum stehen lassen
- wenn man keinen Appetit hat, versuchen, flüssige Nahrung zu sich zu nehmen, damit man bei Kräften bleibt
- auf gesunde und ausgewogene Ernährung achten
- nach den Mahlzeiten ausruhen
- Bonbons mit nachhaltigem Geschmack lutschen
- auf ausreichend Flüssigkeit achten, z. B. gefrorene Fruchtstückchen lutschen oder Pfefferminztee oder Melissentee versuchen
- langsam bewegen, spazieren gehen an der frischen Luft

- die Wohn- und Schlafräume gut lüften, um starke Gerüche zu vermeiden, gegebenenfalls Raumspray verwenden; eventuell vorsichtige Versuche mit naturreinen ätherischen Ölen; Cave: kann wiederum Übelkeit verursachen

Patienteninformation: Was der Patient meiden sollte / verstärkende Faktoren [5]
- Stress
- Rauchen
- Alkohol trinken
- starker Gewichtsverlust
- immer dasselbe essen (Gefahr, dass Lieblingsspeisen nicht mehr vertragen werden)
- essen und trinken, wenn man gerade Übelkeit verspürt oder erbrochen hat; 4–6 Stunden warten, bevor man nach heftigem Erbrechen wieder feste Nahrung zu sich nimmt
- geruchsintensive Speisen und Getränke nach der Chemo zubereiten
- stark gewürzte, stark gesüßte oder zu heiße Speisen oder Getränke zu sich nehmen
- mit vollem Magen Sport treiben
- zu wenig trinken (führt zusätzlich zum Erbrechen zu Komplikationen wie Blutdruckabfall, Kreislaufschwäche, Austrocknung u. a.)
- süßliche, stark duftende Parfüme und Körperpflegemittel verwenden

19.5 Assessment / Erfassen und Beurteilen

Da Nausea und Emesis individuell erfahren werden, ist eine Beurteilung ohne das Einbeziehen der betroffenen Patienten nicht möglich. Das subjektive Empfinden kann von den Patienten mit entsprechenden Hilfsmitteln beschrieben und beurteilt werden.
Auch in diesem Bereich sind Skalen (VAS = visuelle Analogskala, NRS = nummerische Analogskala) nützlich und hilfreich. Eine weitere Möglichkeit zur Erfassung von Übelkeit und Erbrechen bietet die NCI-CTCAE-Einteilung (folgende Tabelle).

Grad	Übelkeit	Erbrechen
1	Appetitverlust ohne Änderung der Essgewohnheiten.	Frequenz 1–2 pro 24 h (5 min voneinander getrennt)
2	Orale Aufnahme verringert ohne wesentlichen Gewichtsverlust, Dehydratation oder Mangelernährung.	Frequenz 3–5 pro 24 h (5 min voneinander getrennt)
3	Unzureichende orale kalorische oder flüssige Aufnahme; Sondenernährung; Totale Parenterale Ernährung (TPE) oder Krankenhauseinweisung angezeigt	Frequenz >= 6 pro 24 h (5 min voneinander getrennt); Ernährungssonde, TPE oder Krankenhauseinweisung angezeigt (24 h)

Grad	Übelkeit	Erbrechen
4	-	Lebensbedrohliche Konsequenzen; dringliche Intervention angezeigt
5	-	Tod
	Definition: Eine Störung, gekennzeichnet durch ein mulmiges Gefühl und / oder den Drang zu erbrechen.	Definition: Eine Störung, gekennzeichnet durch den reflexiven Akt des Auswerfens des Mageninhaltes durch den Mund.

Beurteilung von Übelkeit und Erbrechen (NCI-CTCAE V 5.0).

19.6 Pflegerische unterstützende Maßnahmen/Interventionen

Onkologisch Pflegende sollten während der zytostatischen Behandlung auf ein spontan einsetzendes Erbrechen vorbereitet sein.
Hilfreich ist:

- Schale und Tücher in nicht sichtbare Reichweite stellen
- Erbrochenes schnell entsorgen
- bequeme Lagerung ermöglichen
- Räume lüften
- Stirn, Gesicht und Hals kalt abwaschen
- Mundspülungen nach Bedarf anbieten
- Mundhygiene nach dem Erbrechen ermöglichen

Im Vorfeld können Pflegende mit geringem Aufwand gute Bedingungen für die Behandlung schaffen. Eine beruhigende und entspannte Atmosphäre gibt dem Patienten Sicherheit. Ablenkende Maßnahmen, wie Lesen, Fernsehen, Besuchsmöglichkeiten, Gespräche, werden von den meisten Patienten als hilfreich und unterstützend angesehen. Angenehme Gerüche können durch Aromatherapie und Duftöle erzielt werden. Konkrete Ansprechpartner im Rahmen der Bereichspflege ermöglichen eine Vertraulichkeit und geben dem Patienten weitere Sicherheit. Auch für Pflegende ist eine kontinuierliche und intensive Betreuung von Patienten von enormem Vorteil. Veränderungen und Probleme können eher und gezielter erkannt und beurteilt werden. Somit ist ein frühes Intervenieren möglich.
Hilfreich ist das sorgfältige Führen eines Patiententagebuches. Dies gibt den Pflegenden die Möglichkeit, über den gesamten Zeitraum der Behandlung den Verlauf der Nausea und Emesis nachzuvollziehen und zu beurteilen.
Die kontinuierliche Dokumentation von Übelkeit und Erbrechen ist eine Voraussetzung für die Beurteilung und die entsprechende Behandlung. Hier kommt der Pflege eine tragende Rolle zu. Nur durch eine kontinuierliche Evaluation können die medikamentöse Therapie und die pflegerischen Maßnahmen gezielt beurteilt und angepasst werden.

Die ganzheitliche Behandlung von Patienten mit einer durch Chemotherapie induzierten Nausea und Emesis beinhaltet alle therapeutischen Maßnahmen, durch die der Patient entlastet werden kann. Dazu zählen:

- eine leitliniengestützte medikamentöse Therapie
- eine individuell auf den Patienten ausgerichtete Pflegeplanung
- bei Bedarf eine psychoonkologische Unterstützung (antizipatorisches Erbrechen)
- Angebote aus den Bereichen der Kunst- und Musiktherapie, falls vorhanden und möglich
- Entspannungsverfahren
- Akupunktur oder Akupressur
- Yoga usw.

Die beschriebenen Maßnahmen müssen individuell und gemeinsam mit dem Patienten abgestimmt werden. Dies wird in der Regel zu einer Linderung der belastenden Symptomatik führen. Letztendlich bedeutet dies für die Betroffenen eine Stärkung der Selbstkontrolle und eine Verbesserung der Lebensqualität.

Literatur

[1] Lipp 1994

[2] Hesketh et al 1997

[3] Pühler H et al 1995

[4] Hlawatsch C & Oechsle K (2017) Übelkeit und Erbrechen. In Margulies A, Kroner Th, Gaisser A, Bachmann-Mettler I (Hrsg.) Onkologische Krankenpflege, Springer, S. 371–387

[5] Schmoll HJ, Jordan K (2006) Patientenbroschüre „Übelkeit und Erbrechen als Folge der Chemotherapie – Was Patienten heute wissen sollten", MSD

[6] Bäumer R, Maiwald A (2008) Thiemes Onkologische Pflege, Thieme, S. 161–170

20 Spezielle Nebenwirkungen bei immunonkologischen Therapien

Allgemeines: Immunonkologische Therapien mit Checkpoint-Inhibitoren gelten als gut verträgliche Therapien, jedoch können die Nebenwirkungen prinzipiell jedes Organ bzw. Organsystem betreffen.

20.1 irAEs – immune related Adverse Events, nicht hämatologisch

Im Gegensatz zur zytostatischen Chemotherapie liegt jedoch nicht eine Toxizität gegenüber schnell proliferierenden Zellen zu Grunde, sondern die Induktion einer „Immunreaktion", die sich „fehlerhafterweise" gegen normale, gesunde Körperzellen richtet (Verlust der Selbsttoleranz). Hier wurde schnell der Begriff irAE = immune related Adverse Events geprägt, der international ein feststehender Begriff ist.

Bereits aus diesem Mechanismus leitet sich ab, dass die grundlegende Therapie einer immunogenen Toxizität eine immunsuppressive Therapie ist, in aller Regel eine Steroidtherapie. Als die vier häufigsten Toxizitäten gelten die Hauttoxizität, Durchfall, Hepatotoxizität und endokrinologische Nebenwirkungen. Seltene, aber gefürchtete Nebenwirkungen sind die Pneumonitis und die Myokarditis. Dabei ist die Monotherapie mit einem PD-1- / PD-L1-Inhibitor besser verträglich als die Therapie mit einem CTLA-4-Inhibitor bzw als die Kombination aus PD-1 / PD-L1 und CTLA-4 Antikörper. Im Gegensatz zu anderen Antikörpertherapien sind Infusionsreaktion sehr selten und treten nicht so häufig auf wie bei chimären Antikörpern, so dass eine routinemässige Prämedikation mit einem Steroid nicht erforderlich ist.

20.1.1 Hauttoxizität immunonkologischer Therapien

Bei etwa 5–10 % der Patienten kommt es zu kutanen Nebenwirkungen wie Erythemen und ekzemartigen Veränderungen, die zum Teil von einem ausgeprägten Juckreiz begleitet werden. Auch ein Pruritus sine materiae ist möglich. Ausgelöst wird der Juckreiz durch intradermale Aktivierung von T-Zellen (vergleichbar dem Juckreiz einer frühen HIV-Erkrankung). In der Regel kann die Diagnose „blickoptisch" gestellt werden, wenn bekannt ist, dass der Patient eine Behandlung mit einem Immuncheckpoint-Inhibitor erhält. Bei ausgeprägten Verläufen, die ausgedehnte Teile des Integumentes betreffen, empfiehlt sich jedoch eine fachdermatologische Untersuchung. Eine Therapie mit topischen Steroiden ist meistens ausreichend und auch effektiv gegen den Juckreiz, selten sind systemische Steroide erforderlich.

20.1.2 Intestinale Toxizität immunonkologischer Therapien

Durch eine Immunreaktion gegen das Darmepithel (Mechanismus wie bei einer Colitis ulcerosa) kommt es zu Durchfällen, bei etwa 15–20 % zu leichtgradigen, bei 1–3 % zu höhergradigen Durchfällen. Die Gradeinteilung der Durchfälle erfolgt dabei wie bei Durchfällen durch Chemotherapie oder Tyrosinkinase-Inhibitoren nach den CTC (Common-Toxicity-Criteria) Kriterien des National Cancer Institutes (NCI). Von klinisch praktischer Relevanz sind dabei insbesondere Grad III Diarrhoen, da diese in kurzer Zeit zu massiven Flüssigkeitsverlusten und Elektrolytstörungen führen können und in aller Regel eine Hospitalisation des Patienten bedingen. Komplizierend bei höhergradiger Diarrhö kann es zu einem prärenalen Nierenversagen kommen. Bei einer Grad III Diarrhö ist die Therapie mit dem Immuncheckpoint-Inhibitor zu unterbrechen. Die Umfelddiagnostik sollte immer eine Stuhluntersuchung auf allgemeine Erreger wie Salmonellen, Shigellen, Yersinien, Camphylobacter und Clostridien enthalten. Im Gegensatz zur chemotherapieassoziierten Diarrhö ist eine Behandlung mit Loperamid nicht Mittel der Wahl und wirkt nur bei leichtgradigen Grad I Durchfällen. Die Basistherapie neben ausreichender Rehydratation ist eine systemische Steroidtherapie, die bereits bei Verdacht eingeleitet werden sollte und die den Grundsätzen der Behandlung einer Colitis ulcerosa ähnelt (Beginn mit einmal täglicher Gabe, dann Dosissteigerung, dann intravenöse Gabe, dann Steroidgabe morgens und abends mit Aufhebung der Kortisol-Tagesrhythmik). Bei ausbleibendem Erfolg sollte eine koloskopische Biopsie erfolgen. Nach den Biopsieergebnissen erfolgt dann eine Therapie mit Infliximab oder einem Interleukin-6 Antikörper.

20.1.3 Hepatotoxizität immunonkologischer Therapien

Unter einer Therapie mit Immuncheckpoint-Inhibitoren kann es zu einer „fehlerhaften Reaktion" von T-Zellen gegen normale Hepatozyten kommen. Dies ist vom Mechanismus einer Autoimmunhepatitis vergleichbar. Häufig ist dabei die Erhöhung der Leberwerte ein Zufallsbefund in einer routinemässigen Kontrolle und wird vom Patienten zunächst nicht bemerkt. Die ersten Symptome sind unspezifisch wie Müdigkeit, Abgeschlagenheit, Druckgefühl im Oberbauch und Inappetenz. Wegweisend ist jedoch der Ikterus, der zunächst an den Skleren sichtbar wird und erst bei Bilirubinkonzentrationen > 3 mg/dl die gesamte Haut betrifft. Durch vermehrte Freisetzung von Gallensäuren kommt es zum Pruritus. Die Diagnosesicherung erfolgt laborchemisch, sonographisch sieht man meist eine etwas vergrößerte ödematös veränderte Leber. Therapeutisch ist die Checkpoint-Inhibitor-assoziierte Hepatitis sensibel gegenüber niedrigen Steroiddosen (wie eine Autoimmunhepatitis). Hinweis: eine Intervention mit Infliximab wird bei einer Autoimmunhepatitis wegen der Infliximab eigenen Hepatotoxizität kritisch gesehen.

20.1.4 Endokrinologische Toxizitäten

Die häufigste endokrinologische Nebenwirkung ist eine Schilddrüsenfunktionsstörung, wobei sowohl eine Hyper- als auch eine Hypothyreose auftreten kann. Dabei ist die Hypothyreose mit einer Häufigkeit von 8–10 % die häufigste endokrine Nebenwirkung. Klinisch manifestiert sich die Hypothyreose mit Müdigkeit, Abgeschlagenheit (Fatigue-Syndrom), Obstipation, Kältegefühl und Bradykardie. Die Haut fühlt sich teigig an. Bei Maximalvariante kommt es zum sogenannten Myxödemgesicht. Im Gegensatz dazu kommt es bei einer Hyperthyreose zu Durchfall, Hitzeintoleranz (Frage an den Patienten, ob er sich lieber in warmen oder kalten Räumen aufhält!), Gewichtabnahme, Unruhe und Tachykardie. Bei klinischem Verdacht erfolgt die Diagnose laborchemisch durch die Bestimmung von TSH, T3 und T4. Bei asymptomatischen Patienten ist ein routinemässiges Monitoring dieser Parameter mindestens alle drei Monate empfohlen, in den amerikanischen NCCN-Guidelines sogar alle sechs Wochen. Bei einer Hypothyreose erfolgt die Therapie durch orale Substitution von Levothyroxin (T4), eine Steroidbehandlung ist hier primär nicht indiziert. Die Therapie der Hyperthyreose erfolgt mittels Thyreostatika wie Carbimazol, bei schweren Verläufen kann eine Steroidbehandlung erforderlich werden. Eine thyreotoxische Krise erfordert sogar die Therapie auf einer Überwachungsstation.

Seltener sind Störungen der Nebennierenfunktion im Sinne einer immunogenen Adrenalitis (Entzündung der Nebennieren) und Störungen der Hypophysenfunktion im Sinne einer Hypophysitis (seltenste endokrine Toxizität).
Die Adrenalitis führt zur Unterfunktion der Nebennieren, vom Mechanismus einem Morbus Addison vergleichbar. Klinisch kommt es zur Adynamie, Hypotonie und Hyperpigmentierungen an den Handinnenflächen und den Schleimhäuten. Die Diagnose wird über die Bestimmung von ACTH und Kortisolspiegel im Tagesverlauf gestellt. Da bei einer Nebenniereninsuffizienz häufig Elektrolytstörungen auftreten, ist eine Bestimmung und ein Monitoring der Elektrolyte erforderlich. Therapeutisch ist eine Substitution von Hydrokortison erforderlich. Bei schwerem Verlauf (vergleichbar einer Addisonkrise) kann die Behandlung auf einer Überwachungsstation erforderlich sein.
Eine Hypophysitis kann zum Ausfall aller Hormonachsen führen und so die Symptome einer Hypothyreose, einer Nebenniereninsuffizienz und einer gonadotropen Insuffizienz auslösen. Dabei fällt die gonadotrope Achse als erstes aus. Da bei der Hypophysitis die Hypophyse anschwillt und größer wird, kommt es jedoch primär zu Kopfschmerzen und Sehstörungen! Diagnostisch kann die hydropische Hypophyse eindrucksvoll in einer MRT-Untersuchung dargestellt werden. Laborchemisch sind neben den o.g. endokrinen Parametern zusätzlich LH und FSH zu bestimmen. Therapeutisch ist die hormonelle Substitution aller in Mitleidenschaft gezogenen Achsen erforderlich, Steroide eignen sich gut zum Abschwellen der ödematös veränderten Hypophyse.

20.1.5 Pneumonitis

Eine höhergradige Pneumonitis tritt mit einer Wahrscheinlichkeit von 1–4 % auf. Meist tritt eine Pneumonitis erst im späteren Verlauf einer immunonkologischen Therapie auf. Wesentliches Symptom ist eine zunehmende Atemnot im Verbund mit einem unproduktiven Reizhusten. Die Diagnose erfolgt über eine hochauflösende thorakale Computertomographie (HR-CT). Es finden sich unregelmässige und fleckförmige sowie zum Teil milchglasartige Infiltrate. Eine Bronchoskopie mit bronchoalveolärer Lavage und transbronchialer Lungenbiopsie kann die Diagnose histologisch beweisen, ist jedoch nicht bei allen Patienten möglich (Gefahr der längerfristigen Beatmung bei COPD-Patienten). Die Steroidtherapie sollte schnellstmöglichst erfolgen. Bei schwerwiegendem Verlauf oder unzureichendem Ansprechen auf die Prednisontherapie kommen Salvagebehandlungen wie Infliximab, Interleukin-6 Antikörper oder auch Cyclophosphamid zum Einsatz.

20.1.6 Myokarditis und kardiale Ereignisse

Mit einer Häufigkeit von ca. 1 % ist die Myokarditis eine sehr seltene Komplikation einer Therapie mit Immuncheckpoint-Inhibitoren. Prognostisch ist die Myokarditis jedoch sehr ungünstig und führt bei 50 % der betroffenen Patienten zum Tode! Die Immunreaktion kann dabei zu irreversiblen Nekrosen der Myokardzellen führen. Symptomatisch führend sind dabei thorakale retrosternale Schmerzen und die Symptome einer akuten Herzinsuffizienz wie Luftnot und Ödeme. Die Diagnosesicherung erfolgt mittels EKG und laborchemischer Bestimmung der CK und CK-MB sowie Troponin. Die Echokardiographie zeigt meist eine verminderte Ejektionsfraktion und einen Perikarderguß. Eine Koronarangiographie ergibt meist keine weiterführenden Befunde. Die Infiltration von Lymphozyten im Myokard kann durch eine Myokardbiopsie gesichert werden (wird jedoch selten durchgeführt). Die Therapie erfolgt in der Initialphase auf einer Überwachungsstation (Rhythmusmonitoring erforderlich). Eine hochdosierte Steroidtherapie ist erforderlich, intensivierte immunsuppressive Therapien sollten frühzeitig zum Einsatz kommen. Aufgrund der schlechten Prognose wird ein regelmäßiges Troponin und CK-MB Monitoring diskutiert. Werden alle kardialen Ereignisse zusammengefasst (Myokarditis, Perikarditis, Arrhythmien, Herzinsuffizienz und plötzlicher Herzstillstand) liegt die Rate an myokardialen Komplikationen gemäss einer aktuellen dänischen Registerstudie deutlich höher bei 7–10 %.

20.1.7 Immunogene Pankreatitis

Eine Pankreatitis unter Behandlung mit einem Immuncheckpoint-Inhibitor tritt ebenfalls mit einer Häufigkeit von etwa 1 % auf. Bei unklaren abdominellen Beschwerden wie Übelkeit, Erbrechen (Checkpoint-Inhibitoren sind keine emetogenen Therapien!) im Verbund mit diffusen, teilweise gürtelförmigen Bauchschmerzen sollte an eine Pankreatitis gedacht werden. Komplizierend können Fieber, Hypotonien und Blutzuckererhöhungen auftreten. Laborchemisch wird die Diagnose über eine Erhöhung der Lipase gestellt. Auch ein Blutbild, CRP, Leberwerte und Glucose sollten bestimmt werden. Die Behandlung richtet sich nach den Grundsätzen der Pankreatitistherapie mit initialer Nahrungskarenz und stufenweisem Kostaufbau, großzügiger Volumengabe (oft zentral-venöser Katheter erforderlich) und analgetischer Therapie. Darüber hinaus soll eine zügige Steroidtherapie eingeleitet werden.

20.1.8 Nephritis und Niereninsuffizienz

Kreatininerhöhungen finden sich bei 3 % unter Therapie mit einem Immuncheckpoint-Inhibitor, darüber hinaus gibt es wenig Daten über immunogene Nephritiden. Meist fällt die Kreatininerhöhung im Rahmen einer Routinelaborkontrolle auf. Symptome können farbliche Veränderungen des Urins sein (Hämaturie), auch kann der Urin schäumen (Proteinurie). Auch Flankenschmerzen sind beschrieben. Diagnostisch weist die Urin-Stix Untersuchung sowohl Erythrozyten als auch Eiweiß nach. Ein typischer Befund in der Nierenbiopsie ist aktuell nicht bekannt. Therapeutisch ist die Zufuhr von Flüssigkeit erforderlich (Nierenspülung) sowie eine Steroidtherapie. Die prognostische Signifikanz der Kreatininerhöhung ist aktuell unklar.

20.1.9 Neurologische Toxizitäten

Immunonkologische Therapien können sowohl „zentrale“ als auch „periphere“ neurologische Krankheitsbilder auslösen.

Sehr selten sind zentrale immunogene Encephalitiden und Meningitiden (< 1 %). Symptome sind Wesensveränderungen, Bewusstseinsstörungen, Kopfschmerzen, Nackensteifigkeit, Photophobie oder Krampfanfälle. Auch Guillian-Barré-ähnliche Krankheitsbilder können auftreten. Hier ist eine zügige neurologische Diagnostik mit MRT und Lumbalpunktion erforderlich, umfelddiagnostisch sollte nach Herpes- und Zytomegalieencephalitiden gesucht werden. Therapeutisch ist neben einer Prednisontherapie auch oft eine antiödematöse Therapie erforderlich.

Leichtgradige periphere Polineuropathien treten bei 4 % der behandelten Patienten auf. Auch hier ist die neurologische Differenzierung gegenüber anderen Polineuropathien erforderlich (z. B. diabetische PNP, chemotherapieinduzierte PNP etc.). Die erfolgt mittels Elektroneurographie (ENG). Therapeutisch ist bei gesicherter oder wahrscheinlicher Diagnose ein Steroidversuch gerechtfertigt.

20.1.10 Myositis

Eine immunogene Myositis bzw. eine echte Rhabdomyolyse (definiert als CK > 1000 mg/dl) ist ebenfalls eine sehr seltene Nebenwirkung (< 1 %). Im Gegensatz dazu treten leichtgradige Myalgien bei bis zu 7 % der Pateinten auf. Symptomatisch besteht eine muskuläre Schwäche neben den Muskelschmerzen, was die Abgrenzung gegenüber neurologischen Krankheitsbildern erschwert. Laborchemisch sind meist die Gesamt-CK und das Myoglobin erhöht (die CK-MB ist aber normal, Abgrenzung zur myokardialen CK). Ob eine Muskelbiopsie beweisende Befunde liefern kann, ist aktuell noch unklar. Bei einer Rhabdomyolyse ist eine intensive Hydratation erforderlich, da die erhöhte CK zu Nierenversagen führen kann. Kurzfristig eingesetzte Steroide können zur symptomatischen Besserung führen.

20.2 Hämatologische irAEs (hem-irAEs)

Wie bei der Autoimmunmyokarditis war man lange Zeit der Überzeugung, dass es unter ICIs keine hämatologische Toxizität gibt. Vor dieser wurde erstmalig im Januar 2017 im Bulletin zur Arzneimittelsicherheit des PEI und BfArM gewarnt. Mittlerweile finden sich in den Fachinformationen der spezifischen Substanzen folgende hem-irAE (siehe folgende Tabelle):

INN	Ziel	Erkrankungen des Blutes und des Lymphsystems
Atezolizumab	PD-L1	Häufig Thrombozytopenie
Avelumab	PD-L1	Sehr häufig Anämie Häufig Lymphopenie Gelegentlich Thrombozytopenie, Eosinophilie

INN	Ziel	Erkrankungen des Blutes und des Lymphsystems
Cemiplimab	PD-1	Lymphopenie Hämolytische Anämie Aplastische Anämie Hämophagozytische Lymphohistiozytose Immunthrombozytopenische Purpura,
Durvalumab	PD-L1	Selten Immunthrombozytopenie
Ipilimumab	CTLA4	Häufig Anämie, Lymphopenie Gelegentlich Hämolytische Anämie, Thrombozytopenie, Eosinophilie, Neutropenie Nicht bekannt Hämophagozytische Histiozytose
Nivolumab	PD-1	Sehr häufig Neutropenie Selten Eosinophilie
Pembrolizumab	PD-1	Sehr häufig Anämie Häufig Thrombozytopenie, Lymphopenie Gelegentlich Neutropenie, Leukopenie, Eosinophilie Eosinophilie Selten Immunthrombozytopenische Purpura, hämolytische Anämie, isolierte aplastische Anämie, hämophagozytische Lyphohistiozytose
Stand 02/2021; jeweils **ohne** CTX gemäß der zu dem Zeitpunkt gültigen FI/FPI		

Autoimmune Hämatotoxizität von Immuncheckpoint-Inhibitoren ohne kombinierte CTX.

In der internationalen Literatur sind weitere sehr seltene hem-irAEs beschrieben wie Hämophilie A, akute Thrombosen, groß-granuläre Lymphozytose (large granular Lymphocytes), hämophagozytische Lymphohistiozytose, Makrophagen-Aktivatierungssyndrom und Eosinophilie.
Literaturberichte hämatologischer Zytopenien, die eine oder mehrere Zelllinien betroffen haben, beschreiben sehr selten ir-Neutropenie, autoimmunhämolytische Anämie, ir-Thrombozytopenie (ir-TCP) und Panzytopenien.

20.3 Fortführung der Immuntherapie nach toxizitätsbedingter Unterbrechung

Im klinischen Alltag stellt sich häufig die Frage nach der Fortführung einer bis dahin wirksamen immunonkologischen Therapie nach nebenwirkungsbedingter Therapieunterbrechung. In der Regel führen leichtgradige Toxizitäten (Grad I und II nach den NCI-CTC-Kriterien) nicht zu einer Unterbrechung der Therapie mit einem Immuncheckpoint-Inhibitor.

Erst bei Grad-III- und -IV-Toxizitäten wird die Therapie unterbrochen. Bei einer vital bedrohlichen Komplikation wie einer beatmungspflichtigen Pneumonitis oder einer schweren Myokarditis sollte die immunonkologische Therapie definitiv abgesetzt und nicht wieder aufgenommen werden. Bei allen anderen Komplikationen ist es prinzipiell lege artis, die Therapie fortzuführen. Dabei gilt als Faustregel, dass nach Reexposition eine 50 %-Wahrscheinlichkeit für das Auftreten irgendeiner erneuten immunogenen Toxizität besteht. Bei den 50 % der Patienten, die nach Fortführung eine erneute immunogene Nebenwirkung erleiden, ist dann die Wahrscheinlichkeit, dass die gleiche Nebenwirkung erneut auftritt, wieder 50 %, d. h. in der Hälfte der Fälle tritt eine andere immunvermittelte Nebenwirkung auf. Damit liegt bei Reexposition die Wahrscheinlichkeit für ein erneutes Auftreten der gleichen Toxizität, die zur Unterbrechung der Therapie geführt hat, bei insgesamt 25 %.

20.4 Einfluss einer Steroidtherapie auf die onkologische Prognose

Des Weiteren stellt sich klinisch oft die Frage nach einer Verschlechterung der onkologischen Krankheitsprognose, da Steroide zur Behandlung von Nebenwirkungen, den Wirkmechanismus der Immuncheckpoint-Inhibitoren „antagonisieren" können. Diese Frage ist aktuell schwer und wahrscheinlich nicht abschließend zu beantworten. Als gesichert gilt, dass Patienten, die mit einer Prednison**dauer**therapie die Behandlung mit einem Immuncheckpoint-Inhibitor beginnen, eine eingeschränkte Wirksamkeit und damit eine schlechtere Prognose der onkologischen Grunderkrankung aufweisen. Dies gilt insbesondere für COPD-Patienten, die dauerhaft steroidpflichtig (Tagesdosen um 10 mg täglich) sind. Für Patienten, die die immunonkologische Therapie ohne Steroid beginnen und nur zur Behandlung von Nebenwirkungen im Verlauf passager ein Steroid erhalten, scheint dies jedoch nicht zu gelten. Hier ist die onkologische Prognose vergleichbar mit der Prognose der Patienten, die nie ein Steroid erhalten haben. Bei Kombinationstherapien von ICI mit konventioneller, emetogener Chemotherapie blieb die Steroidgabe im Rahmen der antiemetischen Prophlaxe in den initialen Studien erhalten, neuere Studien u. a. mit nanoliposomalen Paclitaxel haben jedoch auf die Steroidgabe verzichtet.

20.5 Glukokortikoide im Rahmen der Antiemes bei Kombinationstherapien von ICI mit konventioneller CTX

Bei einer Kombinationstherapie von ICI mit konventioneller, emetogener CTX bleibt die Steroidgabe im Rahmen der emetischen Prophlaxe zwingend erhalten (siehe Teil Grundlagen Abschnitt Immunagonistische Antikörper):

Literatur

Amiri-Kordestani L et al., Data by US Food & Drug Administration, ASCO 2019

Barth J, Krankenhauspharmazie 2016, 37: 333–44

Bonaca MP, Circulation 2019, 140(2): 80–91

D'Souza M, Eur Heart Journal 2020, 00, 1–11
Ferris R et al., New Engl J Med 2016, 375 (19): 1856–67
Gautschi O et al., Swiss Medical Forum 2016, 16: 836–41
Hodi FS et al., 2010 N Engl. J Med 2010; 363(8): 711–23
Johnson DB et al., N Engl J Med 2016, 375 (18): 1749–55
Larkin E et al., European Cancer Conference 2015, #3305
Mahmood SS et al., J Am Coll Cardiol 2018, 71 (16): 1755–64
Maker AV et al., Ann Surg Oncol 2005 (12): 1005–16
Martins F et al., Lancet Oncol 2019, 18: 30828–3
Motzer RJ et al., N Engl J Med 2018, 378; 14; 1277–1290
Schachter J et al., ASCO 2016, Abstract # 9504
Slangen RM et al., World J Gastrointest Pharmacol Ther. 2013, 4(3): 80–2
Spallarosa P et al., J Clin Oncol 2019, 37(25): 2201–2205
Topalian SL et al., N Engl J Med 2012, 366: 2443–54
Topalian SL et al., J Clin Oncol 2014, 32: 1020–30
Weber JS, Kahler KC, Hauschild A. et al. J Clin Oncol. 2012; 30: 2691–2697
Weber JS et al., J Clin Oncol. 2013, 31: 4311–8
Weber JS, et al. J Clin Oncol. 2015, 33: 2092–9
Wolchok JD et al., N Engl J Med 2013, 369: 122–33
Wolchok JD et al., ASCO 2015, Abstract # LBA1

21 Dokumentationsbogen

Die World Health Organisation (WHO) veröffentlichte 1979 ihr WHO Handbook for Reporting Results of Cancer Treatment. Die Krebsbehandlungen und ihre toxischen Wirkungen werden seither in Studien international standardisiert nach Schweregraden erfasst und dokumentiert. Parallel zu den Fortschritten in der Krebsbehandlung werden Assessmentinstrumente von der WHO, nationalen und internationalen Fachgesellschaftlichen oder staatlichen Behörden weiter- und neuentwickelt und mit Tools zur Lebensqualitätsmessung ergänzt.

Neben hoher psychometrischer Güte sollten weitere Eigenschaften erfüllt sein, z. B.:

- in Forschung (Studien) und Krankenversorgung einsetzbar
- interprofessionell nutzbar (Medizin und Pflege)
- Versionen zur Fremd- und Selbsteinschätzung vorliegend

21.1 Common Terminology Criteria for Adverse Events (NCI-CTCAE) Version 5.0

Die NCI-CTCAE des National Cancer Institute (NCI) in den USA ist eine beschreibende Terminologie unerwünschter Ereignisse, deren Stärke von Grad 1 bis Grad 5 beschrieben werden (gering, mäßig, schwer, lebensbedrohlich, Tod). Zur Beurteilung der Schweregrade fließen auch Einschränkungen bei den Aktivitäten des täglichen Lebens (ATL) ein. Instrumentelle ATL: Telefonieren, Einkaufen, Kochen, Haushalt, Wäsche, Verkehrsmittel, Medikamentenmanagement, Geldgeschäfte. Selbstversorgende ATL: Baden, An- und Ausziehen, selbständig essen, Toilettenbenutzung, Einnahme von Medikamenten und fehlende Bettlägerigkeit. https://ctep.cancer.gov/protocoldevelopment/electronic_applications/docs/CTCAE_v5_Quick_Reference_5x7.pdf (aufgerufen am 17.04.2024)

21.2 Allgemeine Terminologie und Merkmale unerwünschter Ereignisse

Eine deutsche Übersetzung der NCI-CTCAE auf der Basis der Version 4.03 (2017) stellt das Deutsche Krebsforschungszentrum Heidelberg (DKFZ) zu Verfügung:
Die Definitionen der unerwünschten Ereignisse und die Schweregrade entsprechen denen der Version 5.0.
Je nach Toxizitätsprofil einer Therapie könnte eine Auswahl typischer Nebenwirkungen in einem Symptomtagebuch zusammengestellt werden.

21.3 Patient-Reported Outcomes version of the Common Terminology Criteria for Adverse Events (PRO-CTCAE™)

PRO-CTCAE™ wurde 2011 vom NCI ergänzend zur NCI-CTCAE entwickelt, um symptomatische Toxizitäten auch durch Selbsteinschätzung (Patient Reported Outcomes) bei Erwachsenen, Jugendlichen und Kindern zu bewerten. Die Perspektive der Patienten soll bei der Erfassung unerwünschter Ereignisse erfasst und dokumentiert werden.
Seit 2016 liegt für Patienten ab 18 Jahre eine validierte deutsche Übersetzung vor. Die deutsch- und anderssprachigen Versionen werden vom NCI zum Download bereitgestellt: https://healthcaredelivery.cancer.gov/pro-ctcae/instrument-pro.html (aufgerufen am 17.04.2024).
Das Instrument, das primär zur Verwendung innerhalb klinischer Studien geschaffen wurde, lässt sich auch im Rahmen der regulären Patientenversorgung nutzen. Der PRO-CTCAE-Fragenpool für Erwachsene umfasst 124 Fragen (Items) zu 78 Symptomen, über die sinnvoll aus Patientenperspektive berichtet werden kann.
Die Patienten werden gebeten, für die Fragen die Antwort auszuwählen, die ihre Erfahrung in den letzten sieben Tagen am besten beschreibt. Bei Fragen zum Ausprägungsgrad stehen „Gar nicht", „Ein wenig", „Mäßig", „Ziemlich" oder „Sehr" zur Wahl. Bei Fragen zur Häufigkeit „Nie", „Selten", „Gelegentlich", „Häufig" oder „Fast immer". Einige Fragen sind mit „Ja" und „Nein" beantwortbar, andere mit „Möchte nicht antworten" oder „Trifft nicht auf mich zu".
Den Patienten wird je nach Toxizitätsprofil der Therapie lediglich eine Auswahl der Fragen vorgelegt. Die Vorauswahl relevanter Fragen kann mit einen Form Builder online zusammengestellt (https://healthcaredelivery.cancer.gov/pro-ctcae/builder.html, aufgerufen am 17.04.2024) und lokal abgespeichert werden. Unabhängig von der Fragenvorauswahl werden automatisch zusätzlich 5 freie Zeilen eingefügt, in die der Patient nach Bedarf weitere Nebenwirkungen oder Symptome eintragen und bewerten kann.

21.4 Patiententagebuch und mehr als App

Smarte mobile Endgeräte sind für die meisten Patientinnen und Patienten allzeitige Begleiter. Einige von ihnen könnten davon profitieren, diese Geräte auch zur Erfassung und Dokumentation der Nebenwirkungen zu nutzen.

Als Beispiel sei MIKA (**M**ein **i**nteraktiver **K**rebs **A**ssistent) genannt. Die Mika-App begleitet Krebspatienten mit einem eigens entwickelten Unterstützungsprogramm, das personalisiert auf die Situation des Patienten angepasst wird.

Über die Mika-App führen Krebspatienten ihr digitales Tagebuch zu z.B. Therapieverlauf, Gesundheitszustand, Nebenwirkungen, allgemeines Wohlbefinden etc. Mit Hilfe der App kann sich der Patient zudem besser auf seinen nächsten Arzttermin vorbereiten.

Die Mika-App ist ein Medizinprodukt nach dem deutschem Medizinproduktegesetz. Sie wurde mit Ärzten entwickelt und von namhaften Onkologen und Psychoonkologen geprüft.
https://www.mitmika.de (aufgerufen am 13.06.2024)

E Schmerz

Norbert Schleucher

Obwohl Schmerz ein sehr häufiges und belastendes Symptom von Tumorpatienten ist, kann von einer optimalen schmerztherapeutischen Versorgung von Tumorpatienten auch in der Bundesrepublik Deutschland nach wie vor nicht ausgegangen werden. Viele Tumorpatienten sind analgetisch unterversorgt, trotz der zur Verfügung stehenden modernen Analgetika. Die Schmerzfreiheit ist das therapeutische Ziel einer jeden Schmerzbehandlung.

1 Therapeutische Interventionen

Eine Übersicht über Schmerzarten bei Tumorpatienten und die dafür empfohlene Therapie gibt die Tabelle unterhalb.

	Ansprechen auf Opioide	Medikamentöse Behandlung
Nozizeptiver Schmerz		
- Viszera - Weichteile - Knochen - Muskelverspannung	+ +/– +/– –	Nichtopioid + Opioid Nichtopioid + Opioid Nichtopioid + Opioid Muskelrelaxans
Neuropathischer Schmerz		
- Nervenkompression - Nerveninfiltration („neural injury")	+/– –/(+)	Opioid + Kortikosteroid trizyklisches Antidepressivum und/oder Antikonvulsivum, Neuroleptikum, Opioid-Versuch, evtl. Klasse-I-B-Antiarrhythmikum
- sympathisch unterhaltener Schmerz	–	Sympathikusblockade

Tumorschmerzarten und ihre Therapie; nach [1].

Die Schmerztherapie erfolgt nach einem Stufenschema der Weltgesundheitsorganisation (WHO) (siehe folgende Tabelle).

Stufe	Substanzklasse	Substanzname	Handelsname, Beispiele
Stufe 1	nichtsteroidale Analgetika	Diclofenac	Voltaren®, Diclac®
		Ibuprofen	Tabalon®, Ibuprofen® STADA
		Metamizol	Novalgin®, Baralgin®, Novaminsulfon®
		Paracetamol	Paracetamol® STADA, Ben-u-ron®
Stufe 2*	niedrigpotente opioid-ähnliche Analgetika	Tramadol	Tramal®, Tramadolor®, Tramundin®
		Tilidin + Naloxon	Valoron®
Stufe 3*	Opioidanalgetika	Morphinsulfat	Mundipharma® Tabletten, Suppositorien, Ampullen
		Hydromorphon	Palladon®, Dilaudid®
		Fentanyl transdermal	Durogesic®
		Buprenorphin transdermal	Transtec®
		Buprenorphin sublingual	Temgesic®
		Morphinsulfat kurzwirksam	Sevredol®
* in Kombination mit einem Stufe-1-Analgetikum			

Substanzen zur Schmerztherapie nach dem WHO-Schema. Die Stufe 1 des Stufenschemas beinhaltet die Applikation nichtsteroidaler Analgetika wie Paracetamol, Diclofenac, Ibuprofen oder Metamizol in einer adäquaten Dosis (siehe auch in den nachfolgenden zwei Tabellen).

Substanz	Wirkungen			Vorteile	Nachteile
	(1)	(2)	(3)		
Paracetamol	(+)	–	–	wenig Nebenwirkungen kein Ulkusrisiko	analgetische Wirkung eher schwach; in hohen Dosen hepatotoxisch

Substanz	Wirkungen			Vorteile	Nachteile
	(1)	(2)	(3)		
NSAR (Diclofenac, Ibuprofen, Naproxen, Meloxicam)	+	+	–	z. T. längere Wirkdauer (Naproxen, Meloxicam) antiphlogistische Wirkung bei Weichteilschwellung sinnvoll	gastrointestinale NW; Thrombozytenaggregationshemmung; potenziell nephrotoxisch
Metamizol	+	(+)	+	gute Magenverträglichkeit; kaum Interaktion mit der Blutgerinnung; als Tropfen und parenteral verfügbar; auch im ZNS analgetisch wirksam	kann Hypotonie und kritische Entfieberung bewirken; geringe antiphlogistische Wirkung; Agranulozytose-Risiko (sehr niedrig); insgesamt sicherer als NSAR
(1) antipyretisch/analgetisch, (2) antiphlogistisch, (3) spasmolytisch					

Differenzialindikation der Nichtopioide (NSAR nichtsteroidale Antirheumatika); nach [1].

Substanz (Präparatebeispiel)	Einnahmeintervall; Tageshöchstdosis	Bemerkungen
Paracetamol (Benuron®)	4(–6) h; 6000 mg (6-mal 500–1000 mg)	schwächer analgetisch wirksam als die anderen Nichtopioide; NW: Hepatotoxizität bei Tagesdosen über 6000 mg; selten Hautallergien
Metamizol (Novalgin®)	4(–6) h; 6000 mg (6-mal 750–1000 mg)	stark analgetisch und spasmolytisch wirksam; NW: Hautallergien, Hypotension, kritische Entfieberung, Anaphylaxie, Agranulozytose (selten)

Substanz (Präparatebeispiel)	Einnahmeintervall; Tageshöchstdosis	Bemerkungen
Diclofenac (Voltaren®)	6–8 h (12 h bei Retardform); 150–200 mg (3–4-mal 50 mg)	stark analgetisch und stark antiphlogistisch wirksam; NW: gastrointestinale Beschwerden, Übelkeit, Ödeme, gastrointestinale Ulzera, ZNS-Störungen
Ibuprofen (Imbun®)	4–6 h (8 h bei Retardform); 2400 mg (Retardform 3-mal 800 mg)	stark analgetisch, schwach antiphlogistisch wirksam; weniger NW als Diclofenac
Naproxen (Proxen®)	12 h; 1000 mg (2-mal 500 mg)	schwächere analgetische Wirkung und weniger NW als Diclofenac; als Suspension bei Schluckstörungen und zur Gabe über eine Sonde eventuell vorteilhaft
Meloxicam (Mobec®)	24 h; 7,5 mg (1-mal 7,5 mg)	selektive Hemmung der Cyclooxygenase-II, weniger gastrointestinale NW (aber noch wenig Erfahrungswerte)

Dosierung und Nebenwirkungsprofil (NW) einzelner Nichtopioide; nach [1].

Sollte damit keine ausreichende Schmerzstillung erreicht werden, greift die 2. Stufe des WHO-Schemas. Zusätzlich zu den Substanzen der Stufe 1 werden opioidähnliche Analgetika wie Tramadol oder Tilidin verabreicht.

Bei weiterhin ausbleibender Schmerzfreiheit ist die Therapie mit den Substanzen der Stufe 2 zu beenden und auf Opiate zu wechseln, z. B. Morphinsulfat oder transdermales Fentanyl. Bei Unverträglichkeiten gegenüber diesen Morphinabkömmlingen eignet sich eine Behandlung mit Hydromorphon. Die Substanzen der Stufe 1 werden weiterhin als Kombinationspartner beibehalten. In dieser Stufe 3 ist für den Patienten eine Dosisaufsättigung bis zur Schmerzfreiheit erforderlich (Titration). Um die Nebenwirkungen der Opioidanalgetika – Übelkeit in den ersten vierzehn Tagen nach Therapiebeginn und Obstipation – in den Griff zu bekommen, sind zu Therapiebeginn begleitende Antiemetika erforderlich, wozu sich insbesondere Haloperidol eignet. Parallel zu jeder Opioidtherapie ist zudem eine dauerhafte Stuhlprophylaxe mit Laxanzien erforderlich, z. B. Macrogol. Die Applikation von Lactulose ist aufgrund der blähenden Wirkung heute nicht mehr Mittel der Wahl.

Je nach Schmerzcharakter und Situation des Patienten können auf jeder Stufe des WHO-Schemas Koanalgetika eingesetzt werden. Koanalgetika sind Substanzen, die keine eigene analgetische Potenz aufweisen, jedoch die Wirkung der verabreichten Analgetika modulieren können. Zu den Koanalgetika zählen beispielsweise Antiepileptika wie Carbamazepin oder Gabapentin (Einsatz bei neuropathischen Schmerzen) oder Antidepressiva wie Amitriptylin (Einsatz bei brennendem Schmerzcharakter) (Tabelle unten).

Schmerzart	Medikamentenvorschlag
Knochenschmerz	peripher wirkendes Analgetikum, bevorzugt ein NSAR, eventuell zusätzlich Bisphosphonat
Erhöhter intrakranieller Druck	Dexamethason [1] 3- bis 4-mal 2–4 mg, Diuretikum (?)
Nervenkompressionsschmerz	Dexamethason 1- bis 2-mal 2–4 mg oder Prednisolon [2] 3-mal 5–10 mg
Oberflächlicher dysästhetischer Schmerz	dämpfende Antidepressiva: Amitriptylin [3] oder Doxepin [4] zur Nacht, anregende Antidepressiva: Clomipramin [5] (eventuell Kombination Clomipramin tagsüber und Amitriptylin bzw. Doxepin zur Nacht)
Brennender dysästhetischer Schmerz	Levomepromazin [6] 3-mal 5–25 mg
Intermittierender stechender Schmerz	Carbamazepin [7] (Retardpräparat) oder Valproinsäure [8] (Dosis langsam steigern)
Schmerzhafte Muskelverspannung	Diazepam [9] 10 mg zur Nacht oder Baclofen [10] 3-mal 10 mg
Magendehnungsschmerz, Meteorismus	Simethicon [11] Suspension 4-mal 2 ml, Dimeticon [12] Kautabletten, Metoclopramid [13] 10 mg 4- bis 8-stündlich, Entlastung durch Magensonde
Lymphödem	Diuretikum und Kortikosteroid (?), Lymphdrainage, physikalische Maßnahmen
Infiziertes Tumorulkus	Metronidazol 3-mal 400 mg oder Clindamycin 4-mal 300 mg
Beispielhafte Handelspräparate: [1] Fortecortin; [2] Decortin H; [3] Saroten; [4] Aponal; [5] Anafranil; [6] Neurocil; [7] Tegretal; [8] Ergenyl; [9] Valium; [10] Lioresal; [11] sab simplex; [12] Lefax; [13] Gastrosil.	

Wichtige Koanalgetika beim Tumorschmerz; nach [1].

Bei diffusem Organbefall resultiert eine Organomegalie mit einem Kapselspannungsschmerz. Dieser kann effizient mit Dexamethason behandelt werden.
Bei manchen Patienten ist eine Schmerzeinstellung trotz Ausreizung des WHO-Stufenschemas unter der Applikation von Koanalgetika weiterhin schwierig. Für solche Patienten stehen spezielle Schmerzambulanzen an allen größeren Kliniken zur Verfügung. Diese Schmerzambulanzen können durch eine interdisziplinäre Zusammenarbeit mehrerer Schmerztherapeuten auch invasive Verfahren zur Schmerztherapie anbieten, z. B. Periduralkatheter zur Opioidapplikation oder bestimmte neurodestruktive Verfahren. Auch Schmerzpumpen können über spezielle Schmerzambulanzen angewendet werden.

2 Pflegerische Maßnahmen

Mirko Laux, Andrea Maiwald, Rita Bodenmüller-Kroll, Daniel Wecht

Die Versorgung von Schmerzpatientinnen und -patienten in der Onkologie ist eine multiprofessionelle Aufgabe [2]. Die Pflegekräfte nehmen hier eine besondere Position ein. Aus praktischer Sicht unterscheidet sich die Rolle der Pflegenden bei der Betreuung von Patientinnen und Patienten mit Schmerzen von der Rolle anderer Mitarbeitender des Behandlungsteams dadurch, dass die Pflegenden sehr viel mehr Kontakt zu den Betroffenen haben als alle anderen Mitarbeitenden innerhalb des therapeutischen Teams.

„Pflegende haben den umfangreichsten Patientenkontakt und spielen eine Schlüsselrolle in der Schmerztherapie". [3]

Vertrauensvoller Umgang ist ein wichtiger Bestandteil im Schmerzkonzept. Der Aufbau einer wahrhaftigen Beziehung zum Schmerzpatienten und der Schmerzpatientin ist daher wichtiger Bestandteil des gesamten Behandlungskonzeptes. Betroffene müssen spüren, dass die Pflegenden ihre Beschwerden ernst nehmen. Pflegende helfen dem Patienten und der Patientin vor allem dadurch, dass sie deren vertrauensvoll geäußerten Gefühle wertschätzen, akzeptieren und nicht subjektiv bewerten.

2.1 Expertenstandard „Schmerzmanagement in der Pflege"

Das Deutsche Netzwerk für Qualitätsentwicklung in der Pflege (DNQP) definiert den Verantwortungsbereich für Pflegefachkräfte im Rahmen des Schmerzmanagements und veröffentlichte 2020 einen novellierten Expertenstandard „Schmerzmanagement in der Pflege" [4]. Er vereinigt die beiden bis dahin gültigen Expertenstandards „Schmerzmanagement in der Pflege bei akuten Schmerzen" (1. Aktualisierung 2011) und „Schmerzmanagement in der Pflege bei chronischen Schmerzen" (2015).

2.1.1 Zielsetzung des Schmerzmanagements

Jeder Mensch mit akuten, chronischen oder zu erwartenden Schmerzen erhält ein individuell angepasstes Schmerzmanagement, das der Entstehung sowie der Chronifizierung von Schmerzen und schmerzbedingten Krisen vorbeugt oder Schmerzen beseitigt sowie zu einer akzeptablen Schmerzsituation und zu Erhalt oder Erreichung einer bestmöglichen Lebensqualität und Funktionsfähigkeit beiträgt [4].

2.1.2 Begründung

Akute wie chronische Schmerzen beeinträchtigen die Lebenssituation und wirken sich negativ auf Lebensqualität und Funktionsfähigkeit der Betroffenen aus. Durch eine rechtzeitige systematische Schmerzeinschätzung und kontinuierliche Verlaufskontrolle, Schmerzbehandlung sowie Information, Schulung und Beratung können Pflegefachkräfte maßgeblich dazu beitragen, der Entstehung sowie Chronifizierung von Schmerz entgegenzuwirken, Schmerzen zu beseitigen oder eine akzeptable Schmerzsituation zu erreichen sowie Lebensqualität und Funktionsfähigkeit zu erhalten bzw. zu fördern. Ein individuell angepasstes pflegerisches Schmerzmanagement leistet einen wichtigen Beitrag in der interprofessionell abgestimmten Schmerzbehandlung [4].

2.1.3 Fünf Aufgabenkomplexe der Pflege

- Screening, ob Schmerzen oder schmerzbedingte Einschränkungen vorliegen. Bei festgestellten Schmerzen Assessment und Klärung, ob es sich um akute und/oder chronische Schmerzen handelt.
- Beteiligung mit den in die Versorgung involvierten Berufsgruppen und dem Menschen mit Schmerzen an der Entwicklung und Überprüfung eines individuellen Behandlungsplanes, der medikamentöse und/oder nicht-medikamentöse Maßnahmen enthält.
- Informieren, Schulen und Beraten des Menschen mit Schmerzen und ggf. seiner Angehörigen in enger Abstimmung mit den an der Versorgung beteiligten Berufsgruppen und auf Basis der vereinbarten Ziele zur Schmerzsituation; zur Stärkung der Selbstmanagementkompetenzen des Menschen mit Schmerzen beitragen.
- Koordinieren der Maßnahmen des interprofessionellen Teams. Sicherstellen der Durchführung der medikamentösen Maßnahmen auf Basis der ärztlichen Verordnung. Pflegefachkräfte erfassen und dokumentieren schmerzmittelbedingte Nebenwirkungen und führen in Abstimmung mit dem Menschen mit Schmerzen und ggf. seinen Angehörigen sowie der zuständigen Ärztin oder dem zuständigen Arzt Maßnahmen zu ihrer Prophylaxe und Behandlung durch. Pflegefachkräfte wenden in Abstimmung mit dem Menschen mit Schmerzen und ggf. seinen Angehörigen die nicht-medikamentösen Maßnahmen an und vermeiden schmerzauslösende Situationen bei pflegerischen Interventionen.

- Regelmäßige und anlassbezogene Beurteilung der Wirksamkeit pflegerischer Maßnahmen sowie des Behandlungserfolgs anhand des Verlaufs der Schmerzsituation und dem Erreichen individueller Therapieziele.

Im Expertenstandard ist festgelegt, dass in komplexen Versorgungssituationen eine pflegerische Schmerzexpertin oder ein pflegerischer Schmerzexperte hinzuzuziehen ist, und zwar beim Assessment und bei speziellen Informations-, Schulungs- und Beratungsbedarfen [4].

2.1.4 Konzept der stabilen oder instabilen Schmerzsituation

Beim Vorliegen von Schmerzen wird zwischen einer stabilen und instabilen Schmerzsituation unterschieden. Eine Akutschmerzsituation ist zunächst als instabil zu betrachten. Ziel ist, die Schmerzen schnellstmöglich zu beseitigen bzw. auf ein subjektiv akzeptables Maß zu reduzieren und damit zu stabilisieren.
Bei chronischen Schmerzen steht weniger die Schmerzfreiheit, sondern die Stabilität einer Schmerzsituation und die Ausrichtung an den Selbstmanagementkompetenzen des Betroffenen im Vordergrund.
Es gilt, mit jedem Menschen mit Schmerzen eine individuelle maximal akzeptable Schmerzstärke festzulegen, ab der eine medikamentöse Intervention durchgeführt werden sollte.
Kennzeichen einer instabilen Schmerzsituation

- die Schmerzsituation und -linderung entspricht dauerhaft nicht einer akzeptablen Situation
- gesundheitsbezogene oder alltagsbezogene Krisen treten auf oder werden nicht wieder durch eine akzeptable Schmerzsituation abgelöst
- Versorgungsbrüche, die nicht mit Hilfe von Selbstmanagementkompetenz, familialer oder professioneller Unterstützung überbrückt werden können
- vermeidbare Komplikationen der Schmerztherapie oder deren Nebenwirkungen
- Einbuße an Lebensqualität, Funktionalität oder sozialer Teilhabe

Kennzeichen einer stabilen Schmerzsituation

- eine Schmerzsituation ohne Überschreiten des individuellen Schmerzmaßes
- eine abhängig von der gesundheitlichen Situation akzeptable Funktionalität, Aktivität und Mobilität
- für mögliche Krisen und Komplikationen sind Strategien zur Bewältigung bekannt
- vermeidbare Nebenwirkungen der Therapien und schmerzbezogene Komplikationen treten nicht auf [4]

Den Erkrankten beizustehen und mit ihnen realistische Ziele für ihr alltägliches Leben zu finden, sind wesentliche Bestandteile eines Schmerzkonzeptes.

3 Schmerzerfassung (Assessment)

In der pflegerischen Anamnese sollte bei jedem Patienten und jeder Patientin eine spezielle Befragung hinsichtlich der Schmerzen bzw. der Schmerzerfahrung durchgeführt werden. Angepasst an die zu pflegende Person sollten folgende Punkte erfasst werden:

- die Schmerzintensität und das individuell akzeptable Schmerzmaß,
- Schmerzlokalisation(-en), Ausstrahlungsmuster, z. B. anhand eines Körperschemas,
- die Schmerzqualität, z. B. stechend, pochend, brennend, elektrisierend oder einschießend,
- begleitende Symptome, z. B. Verspannungen, Krämpfe, Müdigkeit, Schlafstörungen, Schwitzen, Appetitlosigkeit, Übelkeit, Erbrechen sowie Angst oder depressive Verstimmungen,
- die Bedeutung, die der Mensch mit Schmerzen dem Schmerzerleben beimisst,
- Schmerz verstärkende und lindernde Faktoren,
- Effekte des Schmerzes auf die Lebensqualität, körperliche Funktionsfähigkeit und soziale Teilhabe,
- Schmerzmedikamentengebrauch (dazu zählen auch freiverkäufliche Präparate) sowie
- Stimmungslage.

Zur Schmerzerfassung stehen verschiedene Instrumente (Fragebögen, Skalen, offene Fragen) zur Verfügung. Bei speziellen Patientengruppen, wie zum Beispiel Kindern oder älteren Patientinnen und Patienten mit demenziellen Veränderungen, sollte die Schmerzerfassung entsprechend angepasst werden. Der Expertenstandard „Schmerzmanagement in der Pflege" (2020) bietet dazu Anregungen [4].

4 Durchführung der medikamentösen Therapie

Für diesen wichtigen Teil der Schmerzbehandlung müssen Pflegende über folgende Kenntnisse verfügen:

- ausreichende Grundkenntnisse über die eingesetzten Analgetika,
- deren verschiedene Verabreichungsarten, Dosierung, mögliche Kombinationen, erwartete Wirkung und
- deren Nebenwirkungen.

Pflegende müssen die medikamentöse Therapie nach entsprechenden Grundregeln durchführen und die Medikamente nach dem vorgegebenen Zeitschema in der korrekten Dosierung verabreichen bzw. Patientinnen und Patienten bei der Einnahme des Medikamentes unterstützen.

Die Anleitung und Information der Patientinnen und Patienten sowie ihrer Angehörigen ist auch im Hinblick auf die Entlassung und die schmerztherapeutische häusliche Versorgung erforderlich. Hierzu gehört auch der Umgang mit zusätzlichen Medikamenten bei Schmerz-

spitzen bzw. beim sogenannten Durchbruchschmerz (break through pain). Diese können mit zusätzlichen Instrumenten erfasst werden. Die exakte Dokumentation der Wirksamkeit der Basismedikation und der zusätzlichen Schmerzmedikation ist die Grundlage, um eine individuelle Dosisanpassung umzusetzen.
Das professionelle Schmerzmanagement der Pflegenden hat großen Einfluss auf die Wirksamkeit der Schmerzbehandlung. Dazu gehört, den Patienten oder die Patientin zu ermutigen, aktiv an der Planung der schmerzlindernden Maßnahmen teilzunehmen. Es kann einige Tage dauern, bis die volle Wirksamkeit der medikamentösen Behandlung einsetzt und das individuelle Therapieschema gefunden ist. In dieser Zeit müssen Betroffene unterstützt werden und ihnen muss zu verstehen gegeben werden, dass die Schmerzfreiheit nicht immer am ersten Tag eintritt. Da aber gerade chronische Schmerzpatientinnen und -patienten ständig Angst vor der Rückkehr von Schmerzen haben, ist es besonders wichtig, dass die Pflegenden das Gefühl vermitteln, dass sie die Empfindung und Bewertung der Erkrankten in den Vordergrund stellen.

5 Nicht medikamentöse Schmerztherapie

Wenn ein Patient oder eine Patientin im Krankenhaus ist, kann es bestimmte Methoden zur Schmerzlinderung geben, die schon zu Hause erfolgreich verwendet wurden. Oft gehen Betroffene davon aus, dass diese nach seiner Einweisung nicht weiter angewendet werden können. Bespricht man aber diese Methoden, können sie unter Umständen problemlos in die Pflegeplanungen integriert werden, z. B. die Gewohnheit, Musik zu hören, eine Wärmflasche zu verwenden oder häusliche Rituale einzusetzen, wie die Einnahme eines Schlaftrunkes.
Neben dem Wissen um schmerzlindernde Maßnahmen ist es ebenso wichtig herauszufinden, was Schmerzen verursachen oder verstärken kann. Dies muss in der Pflegeplanung berücksichtigt werden. Wenn beispielsweise durch das Liegen auf einer harten Unterfläche bei der Bestrahlung die Schmerzen stärker werden, kann eine zusätzliche Analgetikadosis vorher eingeplant werden, die zu Beginn der Bestrahlung wirksam wird.
Zur Planung der nicht medikamentösen Schmerztherapie sollte aber auch erfragt werden, welche Auswirkungen die Schmerzen auf die Aktivitäten des täglichen Lebens haben. Solche Angaben zeigen auch ein mögliches Bedürfnis für die Kontrolle anderer Symptome. Dazu gehören die beeinträchtigte körperliche Mobilität, Selbstversorgungsdefizite beim Essen, bei der Körperpflege, beim Kleiden und Pflegen der äußeren Erscheinung und bei der Ausscheidung.
Beschäftigungsdefizite, Erschöpfung, sexuelle Fehlfunktionen, Schlafstörungen und soziale Isolation führen häufig bei chronischen Schmerzpatientinnen und -patienten zur seelischen Verzweiflung, welche die Pflegenden im Sinne einer ganzheitlichen Betreuung wahrnehmen und berücksichtigen müssen.

Erschöpft und angespannt können Betroffene weniger gut mit ihren Schmerzen umgehen. Ein Teufelskreis ist vorprogrammiert: Schlechter Schlaf und Ruhelosigkeit führen zur Herabsetzung der Schmerzschwelle, diese wiederum verstärkt die physischen Schmerzsymptome und die Angst, wodurch Erkrankte erneut von Schlaf und Entspannung abgehalten werden. Techniken wie Fantasiereisen, Hypnose, Biofeedback, Akupunktur und Akupressur, Fußreflexzonenmassage und TENS (transkutane Elektro-Nerven-Stimulation), Entspannungstherapien, Aromatherapie und Meditation sind komplementäre Methoden, die zur Schmerzlinderung eingesetzt werden können. Nicht alle Methoden sind aber bei jedem Tumorpatienten und jeder Tumorpatientin mit chronischen Schmerzen einsetzbar. Nur ausgebildete Fachkräfte sollten diese Methoden anwenden und Menschen mit Schmerzen darin unterweisen. Dabei ist auch zu berücksichtigen, ob diese bereits Vorerfahrungen mit Entspannungsmethoden haben. Oft müssen verschiedene Methoden ausprobiert werden, um herauszufinden, was wirklich hilft und am erfolgreichsten ist. Dies erfordert große Anstrengung und zeitliches Engagement sowohl vonseiten der Erkrankten als auch der Betreuenden.

Alle unterstützenden Maßnahmen gelten als Unterstützung der medikamentösen Therapie. Physikalische Maßnahmen können auch unterstützend eingesetzt werden. Die Zusammenarbeit mit einem ausgebildeten Physiotherapeuten oder einer Physiotherapeutin kann sehr hilfreich sein. Zu den physikalischen Maßnahmen gehören z. B. Wärmeapplikation, Kälteapplikation, Einreibungen und Massagen.

Wärmeapplikation: Die Wärmeapplikation ist eine altbewährte Art der Schmerzlinderung und hilft bei indirekter Wirkung oft zur Muskelentspannung. Die Wirkung ist jedoch nicht anhaltend, denn das Gewebe verliert Wärme nach der Entfernung der Wärmequelle ziemlich rasch. Bei Patientinnen und Patienten mit Hautmetastasen oder oberflächlichen Tumoren muss diese Behandlungstechnik erst mit dem Arzt oder der Ärztin besprochen werden. Zur Anwendung von Wärme können feuchte Kompressen oder Wickel verwendet werden, trockene Wärme vermitteln z. B. Heizkissen, Gelbeutel oder Kirschkernkissen; Sitzbäder oder konventionelle Ganzkörperbäder mit verschiedenen Zusätzen sind weitere probate „Wärmegeber".

Kälteapplikation: Abhängig von der Dauer kann Kälteapplikation länger wirken als Wärmeapplikation, denn sie wird durch die isolierende Wirkung des Fettgewebes in der Muskulatur zurückgehalten. Die Vasokonstriktion bleibt auch etwas länger erhalten als die Vasodilatation. Zur Kälteapplikation können trockene Kältepackungen oder feuchte Wickel mit und ohne Eis verwendet werden.

Einreibungen: Das Einreiben von Salben und Lotionen erzeugt manchmal eine Schmerzlinderung, wahrscheinlich aber nicht durch die direkte Wirkung, sondern eher im Sinne einer Ablenkung. Auf offene Stellen oder direkt auf Schleimhäute verbietet sich die Applikation solcher Substanzen.

Massage: Durch eine Massage wird häufig eine physische oder psychische Entspannung erreicht. Am häufigsten werden die Rücken- und Schulterpartie massiert. Es können aber auch die Extremitäten, Hände und Füße mit einbezogen werden. Die Art der Massage hängt von der Erfahrung des Pflegenden, von den Wünschen des Patienten, der Patientin oder der Familie ab. Jede Berührung vermittelt einen menschlichen Kontakt und wirkt beruhigend, besonders dann, wenn sie in einer Entspannungsphase durchgeführt wird.

Vorteile der physikalischen Maßnahmen sind die meist sehr einfache Ausführung und das geringe Verletzungsrisiko. Die Methoden verlangen wenig Patientenaktivität, sodass sie auch für Patientinnen und Patienten in schlechterem Allgemeinzustand oder in schlechter psychischer Verfassung gut einsetzbar sind; außerdem können auch Freunde und Verwandte in die Pflege integriert werden und viele der Methoden sind auch im häuslichen Bereich ohne Schwierigkeiten durchzuführen.

Nachteil ist die nicht immer voraussehbare Wirksamkeit. Die Erleichterung ist eher nur von kurzer Dauer und meist auf die Körperoberfläche beschränkt; oft müssen mehrere Methoden versucht werden, bevor eine wirksame Maßnahme gefunden wird.

Bei starken Schmerzen kann von physikalischen Maßnahmen keine Schmerzfreiheit erwartet werden, dennoch bieten sie eine gute Möglichkeit, Schmerzen zu lindern oder zu verändern.

6 Information, Schulung und Beratung von Patientinnen und Patienten sowie Angehörigen

Pflegende spielen auch eine Schlüsselrolle beim Erkennen von lebensbedrohlichen Nebenwirkungen der Schmerztherapie, z. B. Atemdepression, unerwünschte Arzneimittelwirkungen oder Obstipation, die das Befinden der Betroffenen genauso wie die Schmerzen beeinträchtigen können. Die prophylaktische Verabreichung von Laxanzien und die Information des Menschen mit Schmerzen über diese unerwünschten Nebenwirkungen sind ein wesentlicher Schritt bei der Gewährleistung einer effektiven Schmerztherapie ohne Komplikationen.

Unwissenheit und mangelnde Information können Ängste verstärken. Angst erhöht die Intensität von Schmerzen. Erhalten Betroffene genaue Informationen über ihre Schmerzen, besonders über deren physiologische Ursachen, vermindert dies ihre Angst und sie lenken ihre Aufmerksamkeit auf andere Aktivitäten.

Pflegende müssen exakt über die Schmerztherapie des Menschen mit Schmerzen informiert sein. Der Zeitpunkt der Patientenberatung hängt davon ab, wie Betroffene mit den Schmerzen umgehen und welche Faktoren ihre Reaktionen beeinflussen. Leiden sie unter starken Schmerzen, ist ein Gespräch eher nicht angebracht. Pflegende müssen die Bereitschaft für ein Gespräch gut einschätzen und entsprechende Anleitungen eventuell erst geben, wenn die Schmerzreduktion eingetreten ist.

Im Zusammenhang mit der Schmerztherapie, insbesondere mit der Morphintherapie, gibt es eine ganze Reihe von Vorurteilen und Mythen, die sich auch heute noch hartnäckig in der Bevölkerung halten. Die Assoziation einer Morphin-Schmerzmedikation mit Sucht, Kriminalität, Siechtum oder Endzustand gefährdet jedoch noch immer eine zeitgemäße Versorgung der Patientinnen und Patienten. Pflegende sollten mit ihren Informationen für einen Abbau der Vorurteile eintreten.

Gerade im Zusammenhang mit einer Morphintherapie treten häufig in der Einstellungsphase unerwünschte Wirkungen auf. Auch hier ist es eine zentrale Aufgabe von Pflegenden, über diese Nebenwirkungen und ihre Behandlung zu informieren und den Menschen mit Schmerzen in dieser Phase zu begleiten.

Müdigkeit und Schwindel werden dosisabhängig und vor allem in der Einstellungsphase, in den ersten 3–4 Tagen, beobachtet. Hilfreich können hier Kaffee oder Tee sein. Aber vor allem beruhigt die Information über die wiederkehrende geistige Klarheit.

Übelkeit: Bei zirka 20 % der Betroffenen tritt in der Phase der Einstellung auf Morphinpräparate Übelkeit auf, die unbehandelt etwa 5–7 Tage anhalten kann. Danach ist das Brechzentrum adaptiert und macht keine Beschwerden mehr. In dieser Einstellungsphase empfiehlt sich die Gabe einer antiemetisch wirksamen Behandlung. Hierbei kann auch die Kombination verschiedener Wirkprinzipien sehr sinnvoll sein.

Mundtrockenheit: Gelegentlich empfinden Patientinnen und Patienten unter der Morphintherapie Mundtrockenheit. Eine mögliche Dehydratation oder Pilzinfektion muss gezielt behandelt werden. Außer einer sorgfältigen Mundhygiene ist der Einsatz von Speichelersatzmitteln hier empfehlenswert.

Obstipation: Verstopfung ist die häufigste unerwünschte Wirkung einer Morphintherapie. Sie ist dosisabhängig und dauerhaft. Eine prophylaktische Gabe von Laxanzien sollte deshalb obligat sein. Bei der Auswahl geeigneter Substanzen sollte auf Quellmittel verzichtet werden. Viele Tumorpatientinnen und -patienten sind häufig nicht in der Lage, ausreichend Flüssigkeit aufzunehmen, sodass Quellmittel eine mangelhafte Wirkung aufzeigen. Die Kombination mehrerer Wirkprinzipien kann durchaus sinnvoll sein.

Juckreiz: Hauptsächlich bei rückenmarknaher Applikation von Opioiden kann Juckreiz auftreten. Betroffen sein können hierbei nur das Gesicht oder einzelne Körperstellen, aber auch der gesamte Körper. Der hierbei zugrunde liegende Mechanismus ist bisher noch nicht vollständig geklärt. Wenn keine spontane Rückbildung eintritt, wird die Gabe von Antihistaminika oder ein Opioid-Wechsel empfohlen.

6.1 Häusliche Versorgung von Menschen mit Schmerzen

Immer mehr Tumorkranke entscheiden sich in Absprache mit ihren Angehörigen dafür, zu Hause versorgt zu werden. Hierbei kommt dem Problem der Schmerzbehandlung noch eine zusätzliche Bedeutung zu. Die Betroffenen selbst und ihre Angehörigen müssen in den Umgang mit den Schmerzplänen, gegebenenfalls der Applikation von transdermaler Schmerz-

mittelverabreichung oder den Umgang mit Schmerzpumpen eingewiesen werden. Wenn Erkrankte und Angehörige dies nicht alleine leisten können, ist der Einsatz eines speziellen onkologischen Pflegedienstes angezeigt. Auch hier müssen Patientinnen und Patienten sowie ihre Familien bei der Auswahl beraten werden. Zu beachten ist, dass der Pflegedienst spezielle Kenntnisse in der Symptomkontrolle vorweisen kann, Erfahrung im Umgang mit Schmerzkonzepten hat und 24 Stunden am Tag für Notsituationen zur Verfügung steht. Die Kontaktaufnahme von Betroffenen und Angehörigen mit dem Pflegedienst sollte schon im Krankenhaus erfolgen, damit Informationen vonseiten des betreuenden Arztes oder der betreuenden Ärztin sowie der Pflegepersonen direkt übermittelt werden können.
Für die häusliche Versorgung von Schmerzpatientinnen und -patienten werden aus diesem Grunde zunehmend Home-Care-Netzwerke in der Bundesrepublik etabliert. Zusammen mit der hausärztlichen Praxis und den bestehenden Pflegestrukturen ergänzen in Schmerztherapie erfahrene Ärzte und Ärztinnen sowie Fachkrankenpflegekräfte diese Versorgungsstruktur zu einem auf den Einzelfall bezogenen, therapiespezifischen und effektiv strukturierten Kompetenznetzwerk. Home-Care-Netzwerke sind damit keine alternative Versorgungsstruktur zum hausärztlichen Versorgungsbereich und zu den bestehenden Pflegestrukturen, sondern eine Ergänzung und Unterstützung. Das Home-Care-Netzwerk basiert auf dem Grundgedanken, dass die bestehenden regionalen therapeutischen Einzelkompetenzen, unter Beibehaltung ihrer Selbstständigkeit, mit modernen kreativen Kooperations- und Kommunikationskonzepten in einer Zentrale gebündelt werden.

Das Ziel besteht darin, jedem Patienten und jeder Patientin, unabhängig vom Wohnort und unter Beibehaltung seines oder ihres gewohnten Betreuungsnetzes, eine Versorgung nach aktuellen wissenschaftlichen Erkenntnissen zu ermöglichen. Ziel einer jeden Behandlung ist die Verbesserung bzw. der Erhalt einer guten Lebensqualität.

Literatur

[1] Bokemeyer C, Lipp HP (1998) Praktische Aspekte der supportiven Therapie in Hämatologie und Onkologie, Springer, Heidelberg

[2] Osterbrink J, Stiehl M (2004) Der Schmerzpatient in der Pflege. ComMed Verlagagentur, Basel

[3] Bäumer R, Maiwald A (2008) Thiemes Onkologische Pflege. Thieme, Stuttgart

[4] Deutsches Netzwerk für Qualitätsentwicklung in der Pflege (Hrsg.) (2020) Expertenstandard „Schmerzmanagement in der Pflege – Aktualisierung 2020", Osnabrück

F Ernährungstherapie bei Tumorpatienten

Sarah Löhnchen

Der Bedeutung des Lebensstils und vor allem der Ernährung wird für die Gesundheit immer mehr Wichtigkeit zugesprochen, auch hinsichtlich Krebserkrankungen. Betroffene, aber auch Gesunde zeigen immer mehr Interesse an diesem Zusammenhang und können somit selbst aktiv zu ihrer Genesung beziehungsweise Gesunderhaltung beitragen. Eine Auswahl an wichtigen Punkten soll im Folgenden näher beleuchtet werden.

1 Begriffsdefinitionen und Zahlen

Viele Patientinnen und Patienten leiden bereits vor der Diagnose unter Gewichtsverlust und/oder Mangelernährung. Bis dato existiert in der Literatur keine einheitliche Definition von Mangelernährung. Da hier der Fokus auf onkologisch erkrankten Patientinnen und Patienten liegt, wird nachfolgend die Definition der „krankheitsspezifischen Mangelernährung" (disease-related malnutrition, DRM) aus der Leitlinie der Deutschen Gesellschaft für Ernährungsmedizin (DGEM) mit dem Titel *Terminologie in der Klinischen Ernährung* beleuchtet. Darin wird die krankheitsspezifische Mangelernährung durch folgende unabhängige Kriterien definiert: Body Mass Index (kurz: BMI) < 18,5 kg/m^2 oder unbeabsichtigter Gewichtsverlust > 10 % in den letzten 3–6 Monaten oder BMI < 20 kg/m^2 und unbeabsichtigter Gewichtsverlust > 5 % in den letzten 3–6 Monaten (bei 70 kg sind das zum Beispiel bereits 3,5 kg!). Für Personen über 65 Jahre werden folgende Kriterien herangezogen: BMI < 20 kg/m^2 oder unbeabsichtigter Gewichtsverlust > 5 % in den letzten 3 Monaten [1]. Der Body Mass Index ergibt sich aus der Rechnung Körpergewicht in kg geteilt durch die Körpergröße in m zum Quadrat (kg/m^2).

Doch nicht nur Tumorerkrankungen, sondern unter anderem auch chronisch entzündliche Darmerkrankungen oder fortgeschrittenes Alter können Ursache einer Mangelernährung sein. In Deutschland sind rund 50.000 jährliche Todesfälle durch krankheitsbedingte Mangelernährung zu beklagen, darunter viele Krebspatientinnen und -patienten [2] – Grund genug, frühzeitig(er) zu handeln!

Kachexie: Mangelernährung mit einer Entzündungsreaktion. Diese Entzündungsreaktion betrifft den gesamten Stoffwechsel, unter Einbeziehung des Protein-, Kohlenhydrat- und Fettstoffwechsels [3]. Man geht davon aus, dass bei etwa einem Viertel aller Krebsfälle Mangelernährung und Kachexie die eigentliche Todesursache darstellen [4], weshalb sie in der Onkologie von gesteigerter Relevanz sein sollten.

Sarkopenie: ist ein eigenständiges Syndrom, das durch einen progressiven und generellen Verlust an Muskelmasse, -kraft und -funktion (Leistungsfähigkeit) und ein daraus entstehendes Risiko für negative Folgen charakterisiert wird [3].

Adipositas (Fettleibigkeit) und Übergewicht, die Vorstufe von Adipositas, definieren sich als eine pathologische Vermehrung der Körperfettmasse. Beide werden über den Body Mass Index, zu Deutsch so viel wie Körpermassenindex, erfasst. Liegt der BMI zwischen 25,0 und 29,9, wird von Übergewicht gesprochen, ab einem BMI von 30 von Adipositas, die dann noch weiter unterteilt wird in Grad I (BMI 30,0–34,9 kg/m^2), Grad II (BMI 35,0–39,9 kg/m^2) und Grad III (BMI ≥ 40,0 kg/m^2) [3, 5].
Cave: Auch übergewichtige oder adipöse Personen können mangelernährt sein oder eine Sarkopenie aufweisen! Dies kann beispielsweise durch eine Tumorerkrankung bedingt sein.

2 Screening des Ernährungsstatus

Ein Screening auf Mangelernährung sollte bei allen onkologischen Patientinnen und Patienten im Rahmen eines Arztbesuches oder Krankenhausaufenthalts durchgeführt werden, unabhängig vom Körpergewicht [6]. Jene Erkrankte, bei denen bereits eine krankheitsspezifische Mangelernährung oder ein Risiko dafür besteht, sollen somit identifiziert werden, denn bereits ein bestehendes Risiko ist mit einer erhöhten Morbidität und Mortalität assoziiert [3]. Für Erwachsene sollten validierte und international etablierte Screening-Tools wie zum Beispiel das NRS-2002 (im stationären Bereich) oder MUST (im ambulanten Bereich) verwendet werden [6, 7].
Das NRS-2002-Screening (Nutritional Risk Screening) besteht formell aus nur einer DIN-A4-Seite, die wiederum in zwei Teile unterteilt ist: Vor- und Hauptscreening. Das Vorscreening umfasst vier Fragen bezüglich Gewichtsverlauf, Nahrungsaufnahme, Body Mass Index (BMI) und Schwere der Krankheit, die nicht numerisch bewertet werden. Das Hauptscreening umfasst drei Fragen bezüglich des Ernährungszustands, der Krankheitsschwere und des Alters, die numerisch bewertet und zusammengezählt werden. Die ermittelte Summe quantifiziert das Risiko einer Mangelernährung.
Der MUST-Score (Malnutrition Universal Screening Tool) umfasst ebenfalls nur eine DIN-A4-Seite und wird für den ambulanten Bereich empfohlen. Abgefragt und numerisch bewertet werden der Body Mass Index, ein in den letzten 3–6 Monaten ungeplanter Gewichtsverlust und das Vorliegen einer akuten Erkrankung mit dadurch bedingter, über fünf Tage andauernder Nahrungskarenz. Auch hier werden die Punkte wieder zu einer Summe addiert, die wiederum Aufschluss über das Risiko beziehungsweise das Bestehen einer Mangelernährung gibt. Je nach Summe sollen entsprechende Maßnahmen ergriffen werden [6].
Eben beschriebene Screeningbögen sind weitestgehend selbsterklärend. Wünschen Sie dennoch detailliertere Informationen zur Anwendung dieser beiden oder weiterer Screening-Tools, so können Sie diese zum Beispiel dem MUST-Erläuterungsheft [8], der Internetseite www.dgem.de/screening oder dem blauen Manual *Ernährung in der Onkologie*, Kapitel „Screening des Ernährungsstatus", entnehmen [9].

3 Empfehlungen zum Lebensstil

Der World Cancer Research Fund, kurz WCRF, ist eine führende gemeinnützige Organisation auf dem Gebiet der Krebspräventionsforschung in Bezug auf Ernährung, Gewicht und körperliche Aktivität. Im Zuge dessen veröffentlichte der WCRF basierend auf den neuesten wissenschaftlichen Erkenntnissen Empfehlungen bezüglich der Ernährung beziehungsweise des Lebensstils sowohl zur Vorbeugung (Primärprävention) als auch nach der Behandlung von Krebserkrankungen beziehungsweise zur Rezidivprävention (Sekundärprävention) [9, 10]. Die Empfehlungen lauten:

- Bleibe so schlank wie möglich, innerhalb des normalen Körpergewichtsbereichs – eine Gewichtszunahme sollte vermieden werden.
- Körperliche Aktivität sollte ein Teil des täglichen Lebens sein. Sei jeden Tag mindestens 30 Minuten aktiv, versuche möglichst wenig zu sitzen.
- Der Verzehr energiedichter Lebensmittel sollte begrenzt werden, vermeide den Verzehr zuckerhaltiger Getränke.
- Verzehre überwiegend pflanzliche Lebensmittel. Iss möglichst unverarbeitete Getreidesorten und/oder Hülsenfrüchte, am besten fünfmal am Tag oder mindestens 400 g Gemüse (nicht stärkereich) und Obst und vermeide Weißmehlprodukte.
- Begrenze den Verzehr von rotem Fleisch auf maximal 500 g pro Woche und vermeide verarbeitetes Fleisch.
- Meide den Verzehr von Alkohol. Wenn du welchen trinkst, dann maximal 20 g/Tag für Männer und 10 g/Tag für Frauen (10 g Alkohol sind enthalten in 125 ml Wein, 0,25 l Bier oder 0,1 l Sekt).
- Reduziere den Salzkonsum auf unter 6 g/Tag, verzehre möglichst wenig Salz und salzhaltige Produkte.
- Verzehre keine verschimmelten Gemüse oder Getreideprodukte.
- Decke den Nährstoffbedarf ausschließlich durch (natürliche) Lebensmittel – Nahrungsergänzungsmittel (Supplemente) werden (zur Krebsprävention) nicht empfohlen.
- Halte dich an diese Regeln, auch wenn du bereits an Krebs erkrankt bist.

4 Nahrungsergänzungsmittel

Viele Krebspatientinnen und -patienten möchten unterstützend tätig sein und greifen zu Nahrungsergänzungsmitteln. Sofern eine ausgewogene und somit bedarfsdeckende Ernährung eingehalten wird, sind keine Nahrungsergänzungsmittel nötig, auch bei einer Krebserkrankung und zur Vermeidung einer solchen nicht. Aufgrund eines nachgewiesenen Mangels oder aus anderen medizinischen Gründen, wie zum Beispiel nach einer Chemotherapie oder einer Operation, kann eine Einnahme durchaus sinnvoll sein. In jedem Fall sollte diese jedoch mit den behandelnden Ärztinnen und Ärzten und/oder einem Komplementärmediziner oder einer -medizinerin abgestimmt werden, denn Nahrungsergänzungsmittel können auch gefährliche und unerwünschte Nebenwirkungen hervorrufen: Folsäure kann beispielsweise die Wirkung einer Chemotherapie mit Cisplatin beeinflussen und sollte daher vorher abgesetzt werden. Das in Grüntee enthaltene Epigallocatechin-3-Galat (EGCG) und überdosiertes Vitamin C können die zytostatische Wirkung von Bortezomib hemmen. Die Einnahme von Betacarotin als Supplement (nicht die natürliche Form aus Lebensmitteln) kann das Risiko für Lungenkrebs erhöhen [11, 12].

5 Krebsdiäten

Seit geraumer Zeit hört und liest man viel über das Thema „Krebsdiäten", mit dem sich auch viele Krebspatientinnen und -patienten beschäftigen, denn ihnen wird eine gewisse therapeutische Wirkung bei Krebserkrankungen nachgesagt. Das mitunter Gefährliche daran ist, dass die meisten unter ihnen verallgemeinernd strikte Ernährungsvorschriften beziehungsweise -verbote beinhalten, die auf Dauer unter anderem zu Fehl- oder Mangelernährung führen können. Was die Ernährung angeht, sind für Betroffene während oder nach einer Krebserkrankung vor allem folgende Punkte wichtig: den Körper mit allen wichtigen Nährstoffen und genügend Energie für den Kampf gegen die Erkrankung zu versorgen und sich passend zur individuellen gesundheitlichen Situation zu ernähren. Keine Krebsdiät kann Tumoren „aushungern" oder gar heilen. Die Studienlage bezüglich dieses Themas ist bis dato unzulänglich oder auch kontrovers und kann daher noch nicht wissenschaftlich zuverlässig bewertet werden [13, 14].

6 Ernährungsberatung vs. Ernährungstherapie

„Ernährungsberatung ist als ein ganzheitlicher Ansatz zur Primärprävention und Gesundheitsförderung zu verstehen (...)" und richtet sich daher an Gesunde. „Ernährungstherapie richtet sich an Kranke und erfolgt in enger Kooperation mit dem behandelnden Arzt. Sie wird zur Behandlung ernährungsmitbedingter Erkrankungen oder bei krankheitsbedingten Ernährungsproblemen eingesetzt" [15]. Im Folgenden wird nicht auf die Ernährungsberatung, sondern auf die -therapie eingegangen.

6.1 Beantragung einer Ernährungstherapie

Zahlreiche Patientinnen und Patienten profitieren vor, während oder nach einer Krebstherapie von einer Ernährungstherapie. Unter bestimmten Voraussetzungen (siehe unten) bezuschussen die gesetzlichen Krankenkassen eine ambulante individuelle Ernährungstherapie nach § 43 SGB V, denn diese ist eine Privat- beziehungsweise eine sogenannte IGeL-Leistung (Individuelle Gesundheitsleistung). Patientinnen und Patienten sollten vor Therapiebeginn mit der jeweiligen Krankenkasse abklären, wie hoch der Zuschuss ausfallen wird – dies gilt ebenfalls für Privatversicherte. Die entsprechende Ernährungsfachkraft legt das Honorar für

die Ernährungstherapie selbst fest. Die Beantragung einer Ernährungstherapie gestaltet sich wie folgt:
Der behandelnde Arzt oder die behandelnde Ärztin stellt eine Notwendigkeitsbescheinigung für Ernährungstherapie aus (Download zum Beispiel unter www.vdoe.de/medien/materialen/).
Der Patient oder die Patientin nimmt Kontakt mit einer qualifizierten und zertifizierten Ernährungsfachkraft auf und holt bei dieser einen Kostenvoranschlag ein.
Der Patient oder die Patientin beantragt mit ärztlicher Notwendigkeitsbescheinigung und Kostenvoranschlag eine Bezuschussung der Ernährungstherapie bei der Krankenkasse.
Der Patient oder die Patientin vereinbart mit der jeweiligen Ernährungsfachkraft einen Termin [9].
Damit die gesetzlichen Krankenkassen die Ernährungstherapie bezuschussen, müssen eine ärztliche Notwendigkeitsbescheinigung mit Diagnose und Indikation(en) für eine Ernährungstherapie und ein Qualifikationsnachweis der Ernährungsfachkraft vorgelegt werden. Qualifizierte Ernährungsfachkräfte haben eine definierte und anerkannte Ausbildung und können eine kontinuierliche, geregelte Weiterbildung durch ein Zertifikat nachweisen. In der Praxis sind dies hauptsächlich Diätassistentinnen und -assistenten (Urkunde), Ernährungswissenschaftler und -wissenschaftlerinnen (Diplom, Bachelor/Master of Science), Ökotrophologinnen und -trophologen (Diplom, Bachelor/Master of Science) oder Ärztinnen und Ärzte (Fortbildungsnachweis gemäß Curriculum *Ernährungsmedizin* der Bundesärztekammer) [15]. Qualifizierte und von den Krankenkassen anerkannte Ernährungsfachkräfte können zum Beispiel über das Tumorzentrum München (Infoportal der Projektgruppe Ernährung und Krebs), den Bundesverband Deutscher Ernährungsmediziner (BDEM), den Verband der Diätassistenten (VDD), den BerufsVerband Oecotrophologie (VDOe), die Deutsche Gesellschaft für Ernährung (DGE) und die Deutsche Gesellschaft der qualifizierten Ernährungstherapeuten und Ernährungsberater (QUETHEB) gefunden werden.

6.2 Ernährungstherapie bei ungewollter Gewichtsabnahme

Das nachfolgende Stufenkonzept beschreibt den Aufbau der therapeutischen Interventionen, die bei mangelernährten Tumorpatientinnen und -patienten von Ernährungsfachkräften verfolgt werden sollen. Diese werden, je nach Vermögen des Patienten bezüglich der Nahrungsaufnahme, in verschiedene Stufen eingeteilt, die jederzeit miteinander kombiniert werden können. Die angemessene Versorgung der Patientinnen und Patienten mit ausreichend Energie und Nährstoffen steht stets im Vordergrund [1, 9].

Stufe	Form der Ernährung bzw. des Ernährungssupports
I	Normalkost Sonderkostform Speisenanreicherung (Makro-, Mikronährstoffe) Diätberatung
II	I + orale bilanzierte Diäten (OBD)
III	(I, II) + supplementierende enterale/parenterale Ernährung
IV	Totale enterale Ernährung
V	Enterale Ernährung + parenterale Ernährung
VI	Parenterale Ernährung + minimale enterale Ernährung
VII	Totale parenterale Ernährung

Stufenschema der Ernährung nach der DGEM-Leitlinie Klinische Ernährung [1]

6.2.1 Arten von Trinknahrungen

Die gängigsten Trinknahrungen zur sogenannten oralen Nahrungssupplementation (ONS) sind entweder flüssig oder pulverisiert. Früher gab es vermehrt süße Sorten, mittlerweile gibt es auch neutrale und teilweise sogar auch herzhafte Geschmacksrichtungen. Gerade die neutralen Varianten eignen sich gut, wenn der Patient oder die Patientin gerne und viel zu Hause selbst kocht und den übrigen Varianten eher abgeneigt ist. Die diversen Formen von Trinknahrungen können beispielsweise zu Shakes, Säften, Kaffee, Suppen, Pürees, Cremes, Milchreis, Spinat, Pfannkuchenteig und vielem mehr hinzugefügt werden und helfen den Betroffenen so, noch leichter und vor allem zeitsparend und dennoch genussvoll mehr Kalorien, Eiweiß und andere Nährstoffe zu sich zu nehmen.

6.2.2 Verordnungsfähigkeit von Trinknahrung

In der Arzneimittel-Richtlinie (AM-RL) wurde die Verordnungsfähigkeit von Trink- und Sondennahrungen auf Basis folgender Aussage des § 31(5) im Sozialgesetzbuch V geregelt: „Versicherte haben Anspruch auf bilanzierte Diäten zur enteralen Ernährung, wenn eine diätetische Intervention mit bilanzierten Diäten medizinisch notwendig, zweckmäßig und wirtschaftlich ist." Ärztinnen und Ärzte dürfen oder vielmehr sollen im Sinne einer Vermeidung oder einer Verbesserung einer drohenden oder bestehenden Mangelernährung ihren Patientinnen und Patienten beispielsweise Trinknahrung verordnen. Hierfür müssen die behandelnden Ärztinnen und Ärzte neben der Grunderkrankung die Diagnose der Malnutrition beziehungsweise Mangelernährung und mindestens einen der folgenden Screeningparameter in der Patientenakte dokumentieren:

- Unbeabsichtigter Gewichtsverlust > 10 % innerhalb der letzten 3–6 Monate
- BMI < 20 und Gewichtsverlust > 5 % innerhalb der letzten 3–6 Monate
- BMI < 18,5 (bei über 65 J. BMI < 20)

Als zusätzlicher Parameter möglich: vermindertes Serumalbumin < 35 g/l [16]
Die behandelnden Ärztinnen und Ärzte können zum Beispiel mittels der Fragebögen Malnutrition Universal Screening Tool (MUST) oder Nutritional Risk Screening (NRS-2000) ein Ernährungsscreening durchführen (siehe auch Abschnitt Screening), diese sind jedoch nicht obligatorisch.

6.3 Ernährungstherapie bei therapiebedingten Nebenwirkungen

Bei onkologischen Patientinnen und Patienten können im Verlauf der Erkrankung und auch während der (antitumoralen) Therapie diverse Nebenwirkungen auftreten. Um einem, teils sehr raschen, Gewichtsverlust entgegenzuwirken, lohnt es sich für Betroffene, sich möglichst frühzeitig Unterstützung zu holen. Auch Sie als Pflegepersonal können beziehungsweise sollen proaktiv auf Ihre Patientinnen und Patienten mit dieser Empfehlung zugehen. Bitte beachten Sie, dass die nachfolgenden Tipps für einige der häufigsten Nebenwirkungen keine individuelle Beratung mit einer qualifizierten Ernährungsfachkraft ersetzen und dies Auszüge aus einer Fülle an existierenden Empfehlungen sind.

7 Gewichtsveränderungen und weitere Symptome

Wie bereits erwähnt, können Krebserkrankungen beziehungsweise die Tumortherapie mit einem unbeabsichtigten Gewichtsverlust einhergehen. Bei hormonabhängigen Krebserkrankungen sind Ausnahmen möglich, da es beispielsweise unter einer antihormonellen Therapie zu einer ungewollten Gewichtszunahme kommen kann.
Die Empfehlung lautet, sich einmal pro Woche zu wiegen, am besten morgens und wenn möglich immer unter gleichen Bedingungen. Schwankungen von +/– 5 % des Ausgangsgewichts sollen ernst genommen und regelmäßig kontrolliert werden, denn bei einem Verlust ab 5 % des Ausgangsgewichts spricht man bereits von Mangelernährung – hier sollte spätestens gehandelt und eine weitere Gewichtsabnahme möglichst verhindert werden. Gehen wir von einem Ausgangsgewicht von 70 kg aus, sind 5 % Gewichtsverlust nur 3,5 kg [7, 12]:

Ausgangsgewicht in kg:	60	70	80	90
Gewichtsverlust in kg:	3	3,5	4	4,5

Gewichtsverlust von 5 % nach Körpergewicht nach kg

Sollten Sie bei Ihren Patientinnen und Patienten Gewichtsveränderungen oder ein verändertes Essverhalten feststellen, so teilen Sie dies bitte den behandelnden Ärztinnen und Ärzten beziehungsweise dem Ernährungsteam mit.

7.1 Gewichtsverlust und Appetitlosigkeit

Für die Betroffenen empfiehlt sich, mehrere kleinere Portionen über den Tag verteilt zu sich zu nehmen, etwa alle 2–3 Stunden. Diese sollten so nährstoffreich wie möglich sein, das heißt vor allem hochkalorisch und eiweißreich. Es empfiehlt sich, die jeweiligen Speisen mit Sahne, Butter, Pflanzenölen etc. anzureichern und vollfette Nahrungsmittel zu verzehren (keine fettreduzierten oder Light-Produkte!). Auch Säfte und/oder Smoothies bringen zusätzliche Energie. Zur zusätzlichen Anreicherung kann neben der oralen Nahrungsaufnahme auch Trinknahrung zugeführt werden (siehe „Ernährungstherapie bei ungewollter Gewichtsabnahme: Stufenschema der Ernährung nach der DGEM-Leitlinie Klinische Ernährung"). Auch das Ambiente ist ein wichtiger Faktor: die Mahlzeiten appetitlich anrichten und in Gesellschaft essen kann helfen. Generell soll jeder Moment, in dem Appetit empfunden wird, dazu genutzt werden, etwas zu sich zu nehmen – egal zu welcher Tages- oder Nachtzeit [14, 17].

7.2 Verstopfung

Wichtig hierbei ist eine ausreichende Flüssigkeitszufuhr von ca. 1,5–2 Litern pro Tag. Zusätzlich können abführende Produkte wie zum Beispiel Trockenpflaumen oder Pflaumensaft verzehrt werden (Trockenpflaumen am Vorabend in kaltes Wasser einlegen und am nächsten Tag mit der Einweichflüssigkeit verzehren). Sofern keine Kontraindikation vorliegt, sollte die Ballaststoffmenge gegebenenfalls durch vermehrten Verzehr von ballaststoffhaltigen Lebensmitteln wie zum Beispiel Vollkornprodukte, Hülsenfrüchte, Leinsamen oder Flohsamenschalen (geschrotet beziehungsweise gemahlen) erhöht werden. Auch Bewegung ist empfehlenswert [18].

7.3 Durchfall

Durch ausreichende Trinkmengen sollte der mit dem Durchfall einhergehende Flüssigkeitsverlust ausgeglichen werden. Da gegebenenfalls auch Elektrolyte verloren gehen, können bei starkem Durchfall orale Rehydratationslösungen oder auch isotone Getränke helfen. Speisen mit Reis, Haferschleim, Kartoffeln, Weißmehlprodukte, Bananen, geriebener Apfel, Heidelbeeren frisch und getrocknet als Tee oder gekochtes Gemüse wie zum Beispiel Karotten sollten bevorzugt werden, um die Energie-, Nährstoff- und Flüssigkeitsverluste möglichst gut ausgleichen zu können [19].

7.4 Blähungen

Hierbei wird empfohlen, möglichst entspannt und langsam zu essen, dies vermindert unter anderem auch das Schlucken von Luft, was zusätzlich Blähungen fördern kann. Zudem kann der Verzehr von Petersilie, Fenchel, Anis, Kümmel (zum Beispiel Fenchel-Anis-Kümmel-Tee) oder Pfefferminze, sowohl in Form von Tee als auch als Gewürz, blähungslindernd wirken. Blähungsfördernde Lebensmittel, wie zum Beispiel Hülsenfrüchte, Kohlgemüse, Zuckeraustauschstoffe, warmes Brot sowie kohlensäurehaltige Getränke, sollten eher vermieden werden [12, 14].

7.5 Übelkeit und Erbrechen

Nach dem Erbrechen sollten Betroffene eine Stunde nichts essen und trinken. Danach kann schluckweise mit beruhigendem Ingwer- oder Fencheltee begonnen werden und es sollten vorerst trockene und stärkehaltige Lebensmittel bevorzugt werden. Außerdem empfiehlt es sich, Essensgerüche auf ein Minimum zu reduzieren (kalte Speisen sind meist geruchsärmer als gekochte Speisen) und leicht verdauliche Lebensmittel mit wenig Eigengeschmack zu verzehren, wie zum Beispiel fettarme Brühen, Nudeln/Reis/Kartoffeln mit gedünstetem Gemüse und fettarmem Fleisch, Joghurt, Bananen oder Porridge [14, 20].

7.6 Entzündungen im Mund- und Rachenraum (Mukositis)

Erfahrungsgemäß wirken folgende Lebensmittel eher schleimhautreizend und sind daher zu meiden: klebrige, krümelige, bröselige, faserige und scharfkantige Lebensmittel sowie säuerliche und scharf gewürzte Speisen. Die Lebensmittelkonsistenz und die Temperatur der Mahlzeiten sollten individuell angepasst werden. Regelmäßig mit Salbeitee oder mit speziellen Mundspüllösungen gurgeln kann ebenfalls Abhilfe schaffen. Zudem sollte auf eine sorgfältige Mundhygiene geachtet werden [14, 21].

7.7 Geschmacksveränderungen

Um den Geschmack bestmöglich zu neutralisieren, kann es hilfreich sein, den Mund vor dem Essen mit 200 ml Wasser gemischt mit 1 Teelöffel Natron (zum Beispiel Kaisernatron) zu spülen. Alternativ können auch Tees oder Wasser verwendet werden. Bei metallischem Geschmack kann es zudem hilfreich sein, Plastik- oder Holzbesteck zu verwenden. Geruchsarme Speisen und jene mit wenig Eigengeschmack wie Rühreier, Joghurt, Kartoffeln, Weißbrot, Reis oder Nudeln sollten bevorzugt und Soßen und Gewürze kreativ eingesetzt werden. Die Betroffenen sollten immer wieder neu probieren, ob sich der Geschmack verändert hat, das heißt auch immer wieder Lebensmittel probieren, die vorher oder in einem gewissen anderen Zeitraum weniger gemocht wurden [9, 14].

8 Ernährung in der palliativen Phase

8.1 Krankheitsphasen in der Palliativsituation

In der Palliativsituation wird zwischen verschiedenen Krankheitsphasen unterschieden: der Rehabilitation, der präterminalen Phase, der terminalen Phase und der finalen beziehungsweise Sterbephase (nachfolgende Tabelle) [22].

Phase	Aktivität	Prognose
Rehabilitation	Normale gesellschaftliche Integration trotz palliativer Situation möglich	Monate bis Jahre
Präterminale Phase	Reduzierte Teilhabe am sozialen Leben, eingeschränktes Aktivitätslevel	Wochen bis Monate
Terminale Phase	Bettlägerigkeit	Wenige Tage
Finale Phase / Sterbephase	Mentale Abwesenheit, kein aktiver Bezug mehr zur Umgebung	Ein Tag bis mehrere Stunden

Die verschiedenen Krankheitsphasen der Palliativsituation [22]

Das vorrangige Kriterium sollte immer der möglichst lange Erhalt der Aktivität und der Teilhabe am gesellschaftlichen Leben sein, denn obwohl die Erkrankung als unheilbar eingestuft wurde, überleben viele Tumorpatientinnen und -patienten noch mehrere Jahre. Hierbei sollte die Überlebenszeit möglichst günstig beeinflusst werden, indem eine Mangelernährung vermieden wird. Dementsprechend sollte regelmäßig auf Mangelernährung gescreent werden [7].

8.2 Gezielte Symptomlinderung in der terminalen Phase

Wie Sie gezielt unterschiedliche Symptome in der terminalen Phase lindern können, soll Ihnen folgende Tabelle aufzeigen.

Inappetenz	Reduzierter Speichelfluss	Störung des Geruchs-/Geschmackssinnes	Verstärkter Speichelfluss
kleine, appetitlich angerichtete Speisen nach den Vorlieben des Patienten viele kleine Snacks (bei Signalisierung von Appetit) kalte Speisen warmen vorziehen (Übelkeit!) aromatische Bitterstoffe in Ingwer-/Salbeitee oder säuerliche Speisen und Getränke (Johannisbeer-/Ananassaft, Essiggurken etc.) Gewürze wie Fenchel, Anis, Hopfen Aperitif, Bier, Wein in geringen Mengen nach ärztlicher Rücksprache in Gesellschaft essen	1,5 l Flüssigkeit tgl. (Tee, Saftschorle, Mineralwasser) Luftbefeuchtung Kaugummi mit Zimtgeschmack saure Bonbons saure Brausepulver(stäbchen) gefrorener Fruchtsaft, Tee oder Limonade (besonders Zitrone) Frozen Yogurt Zitronenstäbchen zur Mundhygiene	kalte bis lauwarme Speisen (weniger Gerüche) geruchsarme Nahrungsmittel bevorzugen (z. B. Kartoffeln, Nudeln, Reis, Rührei, Quarkspeisen) Kunststoff-/Holzbesteck bei metallischem Geschmack im Mund Zitronensaft und -duftkerzen neutralisieren störende Gerüche	Salbei, Thymian, Kamille roter Traubensaft

Gezielte Symptomlinderung in der terminalen Phase: praktische Umsetzung [12, 23, 24]
Laut DGEM-Leitlinie zur klinischen Ernährung in der Onkologie ist keine künstliche Ernährung in diesem Lebensabschnitt nötig, denn die meisten Patientinnen und Patienten benötigen kurz vor dem Ableben nur minimale Mengen an Nahrung und Flüssigkeit. Einer etwaigen Exsikkose und damit verbundenen Verwirrtheitszuständen kann durch parenterale Infusion von bis zu 1000 ml Elektrolytlösung entgegengewirkt werden [7, 25].

Literatur

[1] Valentini L, Volkert D, Schütz T et al. Leitlinie der Deutschen Gesellschaft für Ernährungsmedizin (DGEM) – DGEM-Terminologie in der Klinischen Ernährung. Aktuelle Ernährungsmedizin 2013; 38: 97–111

[2] Deutsche Stiftung Krankheitsbedingte Mangelernährung. https://dsgme.org/ (aufgerufen am 18.04.2024)

[3] Cederholm T, Barazzoni R, Austin P et al. ESPEN guidelines on definitions and terminology of clinical nutrition. Clinical nutrition 2017; 36: 49–64

[4] EUFIC. Time to recognise malnutrition in Europe. www.eufic.org (aufgerufen am 18.04.2024)

[5] Consultation WHO. Obesity: preventing and managing the global epidemic. World Health Organization technical report series 2000; 894: 1–253

[6] Schütz T, Valentini L, Plauth M. Screening auf Mangelernährung nach den ESPEN-Leitlinien 2002. Aktuelle Ernährungsmedizin 2005; 30: 99–103

[7] Arends J, Bertz H, Bischoff SC et al. S3-Leitline der Deutschen Gesellschaft für Ernährungsmedizin e.V. (DGEM) in Kooperation mit der Deutschen Gesellschaft für Hämatologie und Onkologie e.V. (DGHO), der Arbeitsgemeinschaft „Supportive Maßnahmen in der Onkologie, Rehabilitation und Sozialmedizin", der Deutschen Krebsgesellschaft (ASORS) und der Österreichischen Arbeitsgemeinschaft für klinische Ernährung (AKE): Klinische Ernährung in der Onkologie. Aktuel Ernährungsmed 2015; 40: e1–e74

[8] Todorovic V, Russell C, Elia M. Das 'MUST' Erläuterungsheft. www.bapen.org.uk/images/pdfs/must/german/must-exp-bk.pdf (aufgerufen am 18.04.2024)

[9] Hauner H, Martignoni M. Ernährung in der Onkologie. München: W. Zuckschwerdt Verlag, 2018

[10] World Cancer Research Fund (WCRF). www.wcrf.org/diet-activity-and-cancer/cancer-prevention-recommendations/ (aufgerufen am 18.04.2024)

[11] Biesalski H. Mikronaehrstoffsupplemente bei onkologischen Patienten. Aktuelle Ernährungsmedizin 2011; 36: 282–285

[12] Bertz H, Zürcher G. Ernährung in der Onkologie: Grundlagen und klinische Praxis. Stuttgart: Schattauer Verlag, 2014

[13] Hauner H, Martignoni M. Krebsdiäten. Projektgruppe Ernährung & Krebs, Tumorzentrum München. www.ernaehrung-krebs-tzm.de/ernaehrung-krebs/krebsdiaeten.html (aufgerufen am 04.08.2021)

[14] Erickson N, Schaller N, Berling-Ernst AP, Bertz H. Ernährungspraxis Onkologie – Behandlungsalgorithmen, Interventions-Checklisten, Beratungsempfehlungen. Stuttgart: Schattauer Verlag, 2017

[15] Deutsche Gesellschaft für Ernährung (DGE), Koordinierungskreis zur Qualitätssicherung in der Ernährungsberatung und Ernährungsbildung. Rahmenvereinbarung zur Qualitätssicherung in der Ernährungsberatung und Ernährungsbildung in Deutschland. www.dge.de/fileadmin/public/doc/fb/19-04-29-KoKreis-EB-RV.pdf (aufgerufen am 04.08.2021)

[16] Arzneimittel-Richtlinie (AM-RL). https://pharma-kodex.de/3-richtlinie-des-gemeinsamen-bundesausschusses-ueber-die-verordnung-von-arzneimitteln-in-der-vertragsaerztlichen-versorgung-arzneimittel-richtlinie-am-rl/ (aufgerufen am 04.08.2021)

[17] Crowley K, Martin KA et al. Patient education: Managing loss of appetite and weight loss with cancer (The Basics). UpToDate. Topic 16248, Version 6.0. www.uptodate.com/contents/managing-loss-of-appetite-and-weight-loss-with-cancer-the-basics?topicRef=87048&source=see_link (aufgerufen am 04.08.2021)

[18] Gemeinsame Leitlinie der Deutschen Gesellschaft für Neurogastroenterologie und Motilität (DGNM) und der Deutschen Gesellschaft für Verdauungs- und Stoffwechselkrankheiten (DGVS): S2k-Leitlinie Chronische Obstipation: Definition, Pathophysiologie, Diagnostik und Therapie. https://register.awmf.org/assets/guidelines/021-019l_S2k_Chronische_Obstipation_2022-04_01.pdf (aufgerufen am 18.04.2024)

[19] Blumenschein B. Ernährung bei gastrointestinalen Erkrankungen. Prävention und Therapie. Aachen: Verband für Ernährung und Diätetik VFED e. V., 2020

[20] Longstreth GF. Approach to the adult with nausea and vomiting. UpToDate. Topic 2537, Version 25.0. www.uptodate.com/contents/approach-to-the-adult-with-nausea-and-vomiting?search=vomiting%E2%80%A8&source=search_result&selectedTitle=2~150&usage_type=default&display_rank=2 (aufgerufen am 18.04.2024)

[21] Deutsches Krebsforschungszentrum, Krebsinformationsdienst. Schleimhautentzündungen bei Krebspatienten – Mukositis vorbeugen und lindern. www.krebsinformationsdienst.de/leben/belastende-symptome/mukositis/index.php (aufgerufen am 18.04.2024)

[22] Jonen-Thielemann I. Sterbephase in der Palliativmedizin: Terminalphase. In Aulbert E, Nauck F, Radbruch L (eds): Lehrbuch der Palliativmedizin. Schattauer Verlag, 2012; S. 989–997

[23] Deutsche Gesellschaft für Palliativmedizin. Pflegeleitlinien. www.dgpalliativmedizin.de/pflege/pflegeleitlinien.html (aufgerufen am 04.08.2021)

[24] Rolker S. Ernährung am Lebensende ist aktive Lebenshilfe – Genuss statt Muss. In VDD (ed) Diät & Information (D&I). 2017; S. 15

[25] Bozzetti F, Arends J, Lundholm K et al. ESPEN guidelines on parenteral nutrition: non-surgical oncology. Clinical nutrition 2009; 28: 445–454

G Gesprächsführung im onkologischen Alltag

Ulrike Füßer

„Miteinander reden" – *Friedemann Schulz von Thun*, Kommunikationswissenschaftler und Psychologe, schrieb Mitte der 1980er-Jahre mehrere Bücher mit diesem Titel, um zu zeigen, wie wichtig diese ganz alltägliche und selbstverständliche Art der Interaktion ist. Jahrzehnte später ist dieses Thema noch genauso wichtig, wenn nicht sogar wichtiger.

Durch Entwicklungen in der Tumortherapie entstehen immer neue Behandlungs- und Heilungschancen. Dabei verändern sich (meist) die therapiebegleitenden Neben- und Folgewirkungen und das wiederum bedeutet für die Onkologen und das onkologische Pflegeteam mehr Aufklärung, mehr Information und Erklärungen und somit mehr Begleitung der Patienten und der Angehörigen. Hinzu kommt, dass sich Patienten und Angehörige heute viele Informationen, die ihnen früher nur ihr Arzt oder ihr Pflegeteam geben konnte, durch das Internet oder andere Medien selbst beschaffen. Auch pharmazeutische Hersteller bieten Informationen zur Patientenunterstützung an. So sind neben Ärzten alle im Behandlungsprozess eingebundenen Personen mehr denn je gefordert, auf individuelle Fragen und Erwartungen des Patienten einzugehen. Viele Patienten wollen auch an therapeutischen Entscheidungen teilhaben und eingebunden werden, sodass für Tumorpatienten viel (ausreichend) Zuwendung und somit viel Gesprächszeit einzuplanen ist.

Ein Arzt führt beispielsweise bis zu 200 000 Gespräche innerhalb seines ärztlichen Berufslebens mit Patienten und Angehörigen [1]. Hinzu kommen noch die Gespräche und der Austausch in und mit (s)einem multiprofessionellen Team.

Somit ist das *Miteinander reden* im Alltag nicht nur selbstverständlich, sondern auch dringend erforderlich und doch nicht immer so leicht. Manchmal sind es nur Kleinigkeiten, die über Erfolg oder Misserfolg eines Gespräches entscheiden.

Wenn Kommunikation wenig zielgerichtet und oberflächlich gehandhabt wird, vergeben wir die Chance, Kommunikation bewusst für unsere Ziele zu nutzen und einzusetzen. Sprache ist ein rezeptfreies und immer zur Verfügung stehendes effektives Mittel, um Beziehungen wirkungsvoll aufzubauen und Vertrauen zu schaffen, um somit die Grundlage für erfolgreiches, professionelles Handeln zu legen.

1 Sprache als Mittel zum Ziel

Zahlreiche neue Studien belegen, dass die Beziehung zwischen Patienten und Medizinern den Behandlungsverlauf beeinflusst. Beziehung entsteht durch die Art und Weise, wie wir miteinander umgehen und kommunizieren. So können Worte heilen oder verletzen, helfen oder behindern; denn wir erzeugen durch diese eine Wirkung, ebenso wie die Sprache der anderen bei uns etwas bewirkt. Hier zeigt sich, wie wichtig insbesondere in der Onkologie ein bewusstes (Be-)Nutzen und Einsetzen der Sprache ist.

1.1 Kommunikation als Instrument

Jede Nachricht enthält vielfältige Informationen. Nach *Schulz von Thuns* Kommunikations-Quadrat gibt es vier Ebenen einer Nachricht, bekannt unter dem „Vier-Schnäbel- und Vier-Ohren-Modell" [2, 3]:

- Sachebene: beschreibt den sachlichen Inhalt
- Beziehungsebene: sagt aus, was der Sprecher vom anderen denkt, in welcher Beziehung er zu ihm steht
- Selbstoffenbarungsebene: gibt Hinweise darauf, wie der Sprechende sich fühlt und wie er über sich denkt
- Appellebene: zeigt, was der Sprechende vom anderen erwartet, was er erreichen will, was der andere tun soll

Die unterschiedlichen Ebenen einer Information können vom Sender unterschiedlich angesprochen werden (entspricht dem Schnabel), beim Empfänger unterschiedlich ankommen (entspricht dem Ohr).
Bedeutung für die Kommunikation in der Onkologie: Zu wissen, wann welche Ebene beim Pflegepersonal/Arzt durch den Patienten angesprochen wird und wann und wie welche Ebene beim Patienten genutzt/bzw. angesprochen werden kann.
Der Schweizer Kommunikationswissenschaftler *Paul Watzlawick* stellte in seinen Grundsätzen fünf Grundregeln der menschlichen Kommunikation auf. So auch diese [4]: „Jede Kommunikation hat einen Inhalts- und einen Beziehungsaspekt, wobei der Beziehungsaspekt den Inhaltsaspekt bestimmt." Entscheidend ist seiner Aussage nach nicht, „was" mitgeteilt wird, sondern „wie" etwas gesagt wird. Vor allem durch die Wortwahl und die Betonung werden die unterschiedlichen Ebenen (Schulz von Thun) wie auch der sogenannte Beziehungsaspekt (Watzlawick) angesprochen.
Vor dem Wort / der Sprache werden in der Kommunikation jedoch die körpersprachlichen Wirkungsmittel wahrgenommen und interpretiert.

1.2 Die Sprache des Körpers

Beginnen wir bei dem, was einen großen Teil unserer Kommunikation ausmacht – der Körpersprache, dem Nonverbalen, worüber wir unbewusst Informationen senden und Informationen des Gegenübers aufnehmen oder, um bei Watzlawicks 1. Grundsatz zu bleiben [4]: *„Man kann nicht nicht kommunizieren."* Für den onkologischen Alltag kann das bedeuten: Den körpersprachlichen Signalen mehr Raum zu geben, um sowohl die des Patienten wahrzunehmen als auch die eigene Körpersprache als Instrument wirkungsvoll einzusetzen.
Köpersprache erfolgt in der Regel unwillkürlich und auch unbewusst, sie wird innerhalb von Bruchteilen einer Sekunde wahrgenommen, decodiert und interpretiert. Dabei wird die Basis der Beziehung zugrunde gelegt, die über Sympathie und Antipathie, über Akzeptanz und Vertrauen entscheidet.

Schon durch das „Abholen" des Patienten, den Empfang beim Erstkontakt, wird die Grundlage der Beziehung geschaffen. Zeigen Sie dem Patienten Ihre Begleitung – von Anfang an. An der Art und Weise, wie der Patient auf Sie zukommt, erhalten Sie oft schon Auskunft über sein Befinden. Die Körperhaltung, der Muskeltonus, der Blick geben Informationen.

Beziehung aufbauen

Bereits durch die Begrüßung wird Beziehung aufgebaut. Holen Sie den Patienten aus dem Wartezimmer oder an der Türe des Behandlungszimmers ab, gehen Sie ihm entgegen, oder kommt der Patient zu Ihnen in den Raum, an den Schreibtisch? Nutzen Sie die Begrüßung zur Berührung, mit Handschlag, schauen Sie ihn dabei an, wirken Sie interessiert, emphatisch und „menschlich"? Vielleicht bereiten Sie sich auch gerade auf den Patienten vor und werfen einen kurzen Blick in die Karteikarte, während der Patient auf Sie zukommt. Der eintretende Patient decodiert Ihre „Haltung" in der Regel oftmals jedoch so: „Ich werde nicht angeschaut, die interessieren sich nicht für mich", oder: „Um mich steht es sehr schlimm, sie können mich nicht anschauen ...". Ihre Haltung „wirkt" auf den Gesprächspartner, sie ist die Grundlage für das Verhalten, Verstehen und auch für die gegenseitige Akzeptanz.
Eine offene, dem Patienten zugewandte Haltung mit Blickkontakt wirkt einladend, schafft Vertrauen.

Persönliche Wirkungsmittel kennen und einsetzen

Persönliche Wirkungsmittel meint mehr als nur das Nonverbale, als die Körpersprache. Sie beschreiben:

- Körperhaltung
- Blickkontakt
- Zugewandtheit
- Nähe und Distanz zueinander
- Berührung (Handschlag)
- Mimik
- Gestik
- Geruch
- Tonlage
- Stimme
- Lautstärke
- Betonung
- Ausdruckskraft

Als onkologisch Tätige (selbst-)bewusst die eigenen Wirkungsmittel einzusetzen und diese decodieren zu können, kann in den oft schwierigen Situationen helfen.

Bsp.: **Während des Gespräches streicht der Patient mit den Fingern unter den Augen, senkt den Blick ...** Auf die Signale einzugehen kann hier bedeuten, dass Sie ansprechen, was Sie meinen wahrzunehmen: „Es ist bestimmt nicht leicht für Sie. Ich habe das Gefühl, Sie sind traurig und Sie wollen das Ganze erst einmal verarbeiten, benötigen Sie eine Pause?" So kann durch das Beachten der körpersprachlichen Signale des Patienten das zumeist Unausgesprochene hinterfragt und angesprochen werden.

„Der Körper gibt Antworten auf Fragen, die nie gestellt worden sind."... Ausspruch von *Samy Molcho* (ehem. Universitätsprofessor an der Universität für Musik und darstellende Kunst in Wien; Autor, Pantomime, Schauspieler und Regisseur) in einer Kommunikations-Fortbildung.

Der körpersprachliche Ausdruck / die kleinen Gesten sind es, die oftmals anzeigen, dass es für den Patienten reicht. Jede weitere Information ist dann zu viel, da sie ohnehin nicht mehr aufgenommen werden kann.

1.3 Worte schaffen Wirklichkeiten

Kommunikation will wirken und bewirken. Dabei werden Worte je nach Vorerfahrungen, Wahrnehmungen und Einstellungen des Sprechenden und des Zuhörenden interpretiert und somit verstanden: „Wahr ist nicht, was A sagt, sondern was B versteht." (vgl. [4]) Oft wird etwas gesagt, was aber ganz anders ankommt. Der Patient versteht etwas ganz anderes, als Sie meinen, und die Angehörigen wiederum etwas anderes. Der Weg vom Sender zu den Empfängern ist voller Unterschiede, Barrieren und Hindernisse.

Sprache sollte am Partner ausgerichtet sein. Das Benutzen einer für den Partner verständlichen Sprache sowie aufmerksames und deutliches Sprechen sorgen für eine gute Grundlage in der Verständigung, besonders in der Vermittlung. Das Verwenden von Fachbegriffen und Fremdwörtern erschwert nicht nur die Verständigung, sondern sorgt beim Patienten für „Übersetzungspausen", die dazu beitragen, dass Informationen nur unvollständig aufgenommen werden können. Patientenorientierte Kommunikation erleichtert es, den Patienten in seinen Bedürfnissen wahrzunehmen.

Durch Worte erzeugt der Sprechende Wirkung, die natürlich gewollt ist. Doch es gibt dabei oft auch ungewollte Auswirkungen.

Beispiel 1: „Sie hatten ja eine schwere Zeit." Oder Beispiel 2: „Es war in der letzten Zeit nicht leicht für Sie." Diese beiden ähnlichen Aussagen erzielen jedoch unterschiedliche Wirkungen. Bei dem ersten Satz wird die Schwere betont. Der Patient stimmt der Aussage zu und spürt oftmals dadurch körperlich eine Schwere, die Schultern fallen, der Muskeltonus steigt, der Patient fühlt Anstrengung. Im zweiten Satz wird das „nicht leicht" betont und da ein „nicht" nur abgeschwächt gehört und wahrgenommen wird, stimmt der Patient der Aussage des „nicht leicht" zu. Somit können Empfindungen erleichtert und beeinflusst werden.

Kommunikation mit neutralen oder positiven Begriffen
Worte schaffen Wirklichkeiten. Ein Patient erhält die Information, dass es für den Tumor keine Heilung gebe, sondern im Idealfall nur ein Wachstumstopp erreicht werden könne. Welche Wirkung wird hier erzielt? Die Wörter „keine Heilung" und „nur" klingen negativ und können vom Patienten negativ interpretiert werden: „Ich habe keine Chance mehr." Was ist hier die Aussage, was das Ziel? Zum Mitwirken einzuladen oder dem Patienten mitzuteilen, dass es dem Ende zu geht, oder noch etwas ganz anderes? Wörter, die negative Bilder auslösen, erschweren die Kommunikation und die Erreichung von Kommunikationszielen.
Durch Verwendung von neutralen Begriffen wie zum Beispiel – vielleicht, also, und, während, wahrscheinlich, möglich – oder von positiv besetzten Begriffen sowie partnerschaftlich Formuliertem – nicht leicht, ich werde Sie unterstützen, ... –, von Sprache, die am Partner ausgerichtet ist – mit Ihnen, wir gemeinsam, für Sie – und auch das Benutzen des Namens wird das Aufnehmen und Verstehen für den Patienten leichter. Eine emotionale Belastung, die durch negative besetzte Worte ausgelöst wird, kann Verstehen verhindern, das Gespräch erschweren, die Beziehung stören. Durch neutrale oder positiv besetzte Begriffe wird dem Patienten das Gefühl vermittelt, dass er partnerschaftlich in den Behandlungsprozess einbezogen wird, mit ihm gemeinsam Perspektiven erarbeitet werden und dass er wahrgenommen wird.

2 Methoden, Techniken und Tipps für das Patientengespräch

Als Basis für eine patientenorientierte Kommunikation gilt die Methode des „aktiven Zuhörens", abgeleitet aus der klientenzentrierten Gesprächspsychotherapie nach *Carl Rogers* [5]. Aktives Zuhören bedeutet nicht, passiv zu sein, sondern sich auf die Inhalte zu konzentrieren, die für den Patienten relevant sind.

Grundprinzipien dafür sind:
Empathie = einfühlendes Verständnis; eigene Werte und Ideale nicht zur Entscheidungsgrundlage zu machen, sondern sich soweit wie möglich in die Gedanken- und Gefühlslage des Patienten hineinzuversetzen und versuchen zu begreifen:
- warum jemand weint
- warum jemand ärgerlich wird
- warum der Patient nicht in die vorgeschlagene Therapie einwilligt
- warum der Patient lieber andere (vielleicht alternative Heil-)Verfahren wählt
- warum der Patient sich nicht mit der Krankheit auseinandersetzen möchte

Wertschätzung und Verständnis = die Fähigkeit, den Patienten anzunehmen wie er ist:
- auf die individuelle Situation einzugehen

- die Gefühle und Ängste des Patienten anzusprechen, sein subjektives Erleben, seine Bedürfnisse, seinen sozialen Hintergrund in das Gespräch einzubeziehen
- verständliche konkrete Sprache
- Äußerungen des Patienten und seine „Wirklichkeiten" zu akzeptieren
- zugewandte, bejahende Haltung

Echtheit und Kongruenz = Übereinstimmung zwischen dem wie und dem, was man sagt:
- die eigene Haltung dem Patienten gegenüber
- professionelles, natürliches Verhalten, welches der eigenen Persönlichkeit entspricht
- zuverlässiges Handeln
- die Grenzen der eigenen Möglichkeiten erkennen und zugeben

Die Techniken des aktiven Zuhörens sind:
- Zuhör-Bestätigung durch Signale und Körpersprache geben (ja, mhm, Kopfnicken)
- ausreden lassen
- Pausen machen
- Pausen zulassen und aushalten
- paraphrasieren (mit eigenen Worten wiederholen)
- Zusammenfassung des Gehörten
- spiegeln der Haltung und Emotionen
- offene Fragen (W-Fragen) stellen
- zum Weitersprechen ermutigen
- eigene Wertung und Meinung zurückstellen
- das Verstandene zusammenfassen und Bestätigung einholen

2.1 Balance in der Gesprächsführung – Führung übernehmen und abgeben

Durch die Gesprächssteuerung wird entschieden, wer die Inhalte innerhalb des Gesprächs vorgibt. „Nur wenn beides ins Gleichgewicht gebracht wird, kann ein (...) wirksames Gespräch entstehen." [1]

Für das onkologische Gespräch bedeutet das, eine Balance zwischen einer pflege-/arztzentrierten und einer patientenzentrierten Gesprächsführung zu finden. „Patientenzentriert (...) bedeutet, dem Patienten genügend Raum für die Darstellung seiner Anliegen zu geben. Pflege-/arztzentriert (...) bedeutet das Erfragen von Details der Symptomatik, über Vorbehandlungen und Vorerkrankungen, (...) auch das Eingehen auf die Biografie des Patienten und seiner Lebensumstände." [1]

Patientenzentrierte Gesprächsführung übergeben heißt:	Pflege-/arztzentrierte Gesprächsführung übernehmen bedeutet:
ausreden lassen	Zeitrahmen benennen

Patientenzentrierte Gesprächsführung übergeben heißt:	Pflege-/arztzentrierte Gesprächsführung übernehmen bedeutet:
offene Fragen stellen	eigene Themen einbringen
verbale und nonverbale Ermutigung zur Weiterrede geben	unterbrechen
paraphrasieren, aufgreifen der Worte des Patienten	geschlossene Fragen
zusammenfassen in eigenen Worten	Vereinbarungen treffen
spiegeln von Emotionen	Gesprächsende ankündigen

Techniken der pflege-/arzt- und patientenzentrierten Gesprächsführung nach [1].

Bei diesen Techniken der arzt- und patientenzentrierten Gesprächsführung wird deutlich, dass sich bei dieser Gesprächsführung die Techniken des aktiven Zuhörens mit denen der klassischen Gesprächssteuerung mischen.

2.2 Gesprächsstruktur vermittelt Haltung

Ein strukturiertes Gespräch hilft besonders in emotionalen Situationen die Professionalität zu erhalten.

Beziehungsaufbau:

- abholen, Begrüßung, Vorstellung mit Namen, (Handschlag)
- Nähe/Distanz abstimmen
- Bezugsperson einbeziehen (Vorsicht: mit dem Patienten sprechen, nicht mit der Bezugsperson über ihn)
- auf Augenhöhe (sitzend, optimal schräg zueinander)
- für störungsfreien Raum sorgen
- Körperhaltung des Patienten beobachten

Gesprächseinleitung:

- Inhalt des Gespräches erläutern
- Zeitrahmen mitteilen
- Wissensstand abklären
- die Wahrnehmung des Patienten feststellen, erfragen: was weiß, vermutetet der Patient, Gedanken und Emotionen erfragen
- dabei mehr fragen als sagen; offene Fragen stellen (W-Fragen), die dem Patienten Raum geben, seine Antworten zu finden
- Körpersprache beachten
- Schweigen aushalten

Im Gespräch:

- aktiv zuhören, Zuhör-Bestätigungen geben durch Signale sprachlicher (ja, mhm, ...) und körpersprachlicher Art (Nicken, Blickkontakt)
- Erzählen fördern, Erwartungen klären (Was haben Sie sich vorgestellt?)
- Ansprechen und Benennen der Gefühle
- paraphrasieren, Verständnis zeigen und absichern (Wenn ich Sie richtig verstanden habe, ...)
- schlechte Diagnosen/Prognosen in kleinen Einheiten mitteilen
- kurze Sätze, Phrasen vermeiden
- Klärung von Fragen
- Zeit lassen, Pausen machen; auf körpersprachliche Signale achten, ansprechen
- Therapievorschlag besprechen, nachfragen
- Behandlungsschritte sichtbar machen (skizzieren ...)
- auf Aufnahmefähigkeit achten, lieber einen weiteren zusätzlichen Termin vereinbaren als zu viele Informationen

Gesprächsabschluss:

- Rückmeldung geben
- zusammenfassen
- Fragen erfragen und klären (Haben Sie noch Fragen? Welche Fragen kann ich Ihnen noch beantworten?)
- Zufriedenheit erfragen (Benötigen Sie weitere Informationen? Kommen Sie so erst einmal zurecht?)
- Gemeinsamkeit anstreben (Sind Sie auch der Meinung, dass wir jetzt erst einmal alles weitere angehen sollten? Ich bin der Meinung, wir schließen hier jetzt ab; Sie sammeln für unser nächstes Gespräch Ihre Fragen .... Sind Sie damit einverstanden? Ist das auch in Ihrem Sinne?)
- Termine festlegen (Untersuchungen, nächster Gesprächstermin)
- Handlungen für den Notfall festlegen
- Patienten verabschieden, an die Tür begleiten

Kommunikation unter Maske

„Verhüllte" Kommunikation ist mittlerweile Standard in vielen Bereichen der Medizin. Aber unter Masken fehlen die wichtigsten Signale menschlicher Kommunikation: unsere Mundbewegungen. Eine große Herausforderung.

Solche Gespräche erfordern besondere „Augen-Blicke". In den Blicken der Patienten lässt sich viel ablesen. Ein echtes Lächeln lässt die Augen strahlen, auch wenn es verdeckt ist. Es stärkt die Beziehungsebene. Besonders in Stresszeiten signalisiert es das bewusste Wahrnehmen jeder einzelnen Person.

Masken-Kommunikation benötigt zur einfacheren Verständigung betonte, langsamere Aussprache und intensives Nachfragen, ob alles richtig verstanden wurde. Den Körper zum Patienten gedreht, Blickkontakt suchen, mit Gesten wichtige Aussagen unterstützen: So lässt sich eine Blockade beim Patienten leichter verhindern, die die Bedeckung von Zweidritteln unseres Gesichts in der zwischenmenschlichen Kommunikation normalerweise auslöst.

3 Bewusste Kommunikation

„Erfolg hängt von der Fähigkeit ab, einen emotionalen Zugang zum Partner zu bekommen und zu erhalten. (...) Kurzum: um andere zu gewinnen, ist es nötig, sich in sie hineinzuversetzen, zu versuchen, ihre Wünsche und Sehnsüchte zu erfahren und zu verstehen, herauszubekommen, was sie motiviert, was sie treibt oder hemmt." (Samy Molcho [6])

Die Erfahrungen, Erwartungen und Einstellungen eines Patienten (in Bezug auf die Krankheit, auf ärztliche Aussagen, pflegerische Unterstützung, Therapien etc.) bestimmen seine selektive Wahrnehmung, seine Bewertung und Interpretation der Situation und steuern somit auch seine Reaktionen. Durch die Art und Weise, wie die Kommunikation erfolgt (oder das Gespräch geführt wird), wird die Reaktion des Patienten beeinflusst, ebenso wie die des Pflegeteams, des Arztes. Eine bewusste Kommunikation hilft, den Patienten professionell und erfolgreich zu begleiten und zu unterstützen und sichert somit auch die Therapietreue und den Therapieerfolg.

Anmerkung
Die Ausführungen sollen nicht als Handlungsanweisung verstanden werden, sondern Hilfestellungen für den beruflichen Alltag geben. Sie sollen den Blickwinkel auf das alltägliche Handeln erweitern, Ideen und Anregungen zum eigenen Coaching und zur Reflexion geben.

Literatur

[1] Fritsche K, Wirsching M (2006) Psychosomatische Medizin und Psychotherapie. Springer, Heidelberg 2006

[2] Schulz von Thun F (2010) Miteinander Reden, Band I: Störungen und Klärungen. Allgemeine Psychologie der Kommunikation. Rowohlt, Reinbek

[3] Schulz von Thun F, Ruppel J, Stratmann R (2003) Miteinander Reden: Kommunikationspsychologie für Führungskräfte. Rowohlt, Reinbek

[4] Watzlawick P, Beavin JH, Jackson DD (2011) Menschliche Kommunikation. Huber, Bern

[5] Rogers CR (1993) Die klientenzentrierte Gesprächspsychotherapie. Fischer TB, Frankfurt a. M.

[6] Molcho S (2005) Körpersprache des Erfolges. Ariston Heinrich Hugendubel, Kreuzlingen/München

Empfehlungen zum (Weiter-)Lesen

Albrecht H (2006) Die Heilkraft des Vertrauens. Wie wichtig das Verhältnis zwischen Arzt und Patient ist, entdeckt die Medizin gerade neu. Wissen S. 25ff. Die Zeit, Nr. 32 (03.08.2006)

Dimitrius JE, Mazzarella M (1999) Der erste Blick – Anleitung zur Menschenkenntnis. Econ, München

Ende M (1973) Momo. Thienemann, Stuttgart

Felix Burda-Stiftung (2013) felix burda stiftung: darmkrebs.de. arztgespräche.felix burda stiftung

Green J (2012) Das Schicksal ist ein mieser Verräter. Carl Hanser, München

Kübler-Ross E (1977) Interviews mit Sterbenden. Kreuz, Stuttgart

Picardie R (2000) Es wird mir fehlen, das Leben. Rowohlt, Reinbek

Reimer C, Eckert J, Hautzinger M, Wilke E (2007) Psychotherapie. Ein Lehrbuch für Ärzte und Psychologen. Springer, Heidelberg

Rexrodt von Fircks A (2012) Heilsame Kommunikation zwischen Arzt und Patient. Schwerpunkt Onkologie. Techniker Krankenkasse (Hrsg), Hauptverwaltung Hamburg

Schmidt R (1999) Immer richtig miteinander reden. Transaktionsanalyse im Beruf und Alltag. Jungfermann, Paderborn

Schnell MW, Schulz C (Hrsg) (2014) Basiswissen Palliativmedizin. Springer, Heidelberg

Thomann C, Schulz von Thun F (2011) Klärungshilfe I. Handbuch für Therapeuten, Gesprächshelfer und Moderatoren in schwierigen Situationen. Rowohlt. Reinbek

Wander M (1999) Leben wäre eine prima Alternative. Tagebücher und Briefe. dtv, München

4 Arzt- und Patientengespräche

Norbert Schleucher

Die Kommunikation zwischen Arzt und Tumorpatient findet fortwährend im Zuge der onkologischen Therapie in verschiedenen Situationen statt. Dazu gehören das Aufklärungsgespräch im Rahmen der Erstvorstellung, die Visite im Rahmen eines stationären Aufenthaltes oder die onkologische Sprechstunde in einer Schwerpunktpraxis sowie das *Therapieabschlussgespräch*.

Wesentliches Ziel der Kommunikation zwischen Arzt und Patient ist es, die Compliance (Mitarbeit) des Patienten zu fördern, um so einen optimalen und nebenwirkungsarmen Therapieablauf gewährleisten zu können.

Die Arzt-Patienten-Kommunikation ist keine gleichberechtigte Kommunikation, da Arzt und Patienten nicht über das gleiche Fachwissen verfügen. Somit wird vom Arzt in Patientengesprächen eine *direktive* Rolle erwartet.

4.1 Aufklärungsgespräch

Ziel eines Aufklärungsgespräches ist es, ein „Bündnis" zwischen Arzt und Patient zu schließen, sodass dem Patienten der Eindruck der vertrauensvollen Zusammenarbeit mit seinem Therapeuten vermittelt wird. Der Arzt hat im Aufklärungsgespräch die Aufgabe, den Patienten über seine Erkrankung, die therapeutischen Optionen, die Nebenwirkungen einer antineoplastischen Therapie, die Erkrankungsprognose und über Verhaltensmaßregeln verantwortlich und zugleich einfühlsam zu informieren. Dem Patienten bleibt das Zuhören und Nachfragen, wobei sich die meisten Patienten sehr zurückhaltend zeigen, weil es sich für sie um eine ungewohnte, neue Situation und eine „unbekannte" Krankheit handelt.

Die Aufklärung wird stets von ärztlicher Seite geleistet und ist in jedem Fall schriftlich zu dokumentieren.

Im Normalfall einer kontrolliert begonnenen Therapie sollen dabei zwischen Aufklärung und Therapiebeginn mindestens 24 Stunden Zeit liegen. Ausnahmen bilden hier Notfallsituationen, wie Operationen bei akutem malignombedingten Ileus, die notfallmäßige Einleitung einer Strahlentherapie bei oberer Einflussstauung oder eine sofortige Chemotherapie bei weit fortgeschrittenen und hochproliferativen Erkrankungen, wenn bereits tumorassoziierte Komplikationen eingetreten sind und diese nur durch Behandlung des zugrunde liegenden Tumorleidens behoben werden können.

Inhalt des Aufklärungsgesprächs

Die *grundlegenden Inhaltspunkte* des onkologischen Aufklärungsgesprächs beinhalten die bösartige Natur der Erkrankung, die zur Verfügung stehenden therapeutischen Optionen (Operation, Strahlentherapie oder Chemotherapie) und auch die Nebenwirkungen des gewählten Behandlungsverfahrens. Dabei müssen in jedem Fall häufige Nebenwirkungen ausführlich erläutert werden. Seltene Nebenwirkungen sollten erwähnt werden.

Darüber hinaus sollte auch die *Erkrankungsprognose* Teil des Aufklärungsgesprächs sein. Dies ist insbesondere bei kurativ behandelbaren Erkrankungen von Bedeutung, um den Patienten und Angehörige zur Therapie zu motivieren. Demgegenüber muss die schlechte Prognose einer nur palliativ behandelbaren Erkrankung nicht zwingend detailliert dargelegt werden. Hier sollte es vermieden werden, dem Patienten den Lebensmut zu nehmen. Nicht hilfreich ist es beispielsweise, den Patienten mediane Überlebenszeiten und prozentuale Ansprechwahrscheinlichkeiten einer Chemotherapie darzulegen. Dies insbesondere, da die rein statistischen Daten für den individuellen Patienten wenig von Belang sind. In der täglichen klinischen Routine ist es in Aufklärungsgesprächen deshalb üblich, nur auf dringliches Nachfragen des Patienten detaillierte prognostische Angaben zu machen.

Besondere Bedeutung kommt der Aufklärung – auch aus rechtlichen Gründen – vor risikoreichen Therapieverfahren zu, wie Hochdosistherapie mit Stammzelltransplantation oder Knochenmarktransplantation. Da diese Behandlungsverfahren potenziell mit einer gewissen Letalität behaftet sind, muss der Patient über diese Letalität aufgeklärt werden.

4.2 Stationsvisite / Onkologische Sprechstunde

Neben dem Aufklärungsgespräch findet die Arzt-Patienten-Kommunikation auch im Rahmen der ärztlichen Stationsvisite respektive im Rahmen der onkologischen Sprechstunde in einer Schwerpunktpraxis statt. Diese Gespräche sind von zeitlich kürzerer Dauer als ein Aufklärungsgespräch. Hier sollen in knapper Form Probleme des Patienten oder Therapiekomplikationen eruiert und dem Patienten Zwischenbefunde von Untersuchungen erläutert werden. Dieses Gespräch mit dem Patienten dient der Therapiesteuerung.

4.3 Therapieabschlussgespräch

Wiederum einen anderen Charakter hat ein Therapieabschlussgespräch. Von ärztlicher Seite sind noch einmal Nebenwirkungen der Therapie zu erfragen und dem Patienten muss das Therapieergebnis mitgeteilt werden. So sollen Befunde der abschließenden Staging-Untersuchungen (Computertomografien, Tumormarker) dem Patienten mitgeteilt und vom Arzt im Sinne eines Therapieansprechens oder Therapieversagens gewertet werden. Bei geplanten Therapiepausen sollte der Patient auf Progressions- oder Rezidivsymptome hingewiesen werden, um in diesem Fall rechtzeitig seinen behandelnden Arzt aufsuchen zu können.

Probleme in der Arzt-Patienten-Kommunikation resultieren aus der Kürze der zur Verfügung stehenden Gesprächszeit und aus dem Gebrauch von Fachwörtern seitens des Arztes. Trotz der knapp bemessenen Zeit für den einzelnen Patienten im Rahmen von Aufklärungsgesprächen und Visiten muss der Arzt dem Patienten eine möglichst weitreichende Information anbieten. Der Eindruck, dass der behandelnde Arzt unter Zeitdruck steht und auf den Patienten nicht adäquat eingehen kann, sollte möglichst vermieden werden. Da aus dem Gebrauch von lateinischen Fachtermini vielfach Missverständnisse und Unverständnisse bei den Patienten aufkommen, wenden sich viele von ihnen an das Pflegepersonal, um sich bestimmte Termini, Gegebenheiten oder Situationen noch einmal erklären zu lassen.

Besonders wichtig bei allen kommunikativen Prozessen ist die Beachtung der nonverbalen Kommunikationsebene (siehe Abschnitt Sprache). So sollte die Mimik mit dem verbal Gesagten in Einklang stehen und nicht das Gegenteil des Gesagten ausdrücken. Gesten, die ein Abgelenktsein symbolisieren können, wie z. B. gleichzeitiges Notizenmachen, Blick zur Uhr etc., sind nicht nur unhöflich, sondern zeigen auch wenig Selbstverantwortung.

Insgesamt ist die Arzt-Patienten-Kommunikation ein sehr komplexes Geschehen, das sich nicht pauschalisierend beschreiben lässt. Hier ist es wichtig, im Laufe von vielen Berufsjahren Erfahrungen zu sammeln und eigene Strategien bei der Patientenkommunikation zu entwickeln.

4.4 Patientenerklärung

Ich, Herr/Frau
wurde durch Frau/Herrn Dr.
über die Art meiner Erkrankung,
Therapiemöglichkeiten,
und die erforderliche (Chemo-)Therapieform (Art, Name und Zahl der Therapiezyklen, voraussichtl. Therapiedauer)
sowie möglicherweise auftretende Nebenwirkungen und Komplikationen aufgeklärt. Auf alle wesentlichen und typischen Nebenwirkungen der Behandlung, einschließlich der Nebenwirkungen der zur Klärung des Tumorverlaufs notwendigen Diagnostik und der bei Behandlung der von Nebenwirkungen notwendigen Therapie, insbesondere auf folgende Punkte wurde ich hingewiesen (Zutreffendes bitte markieren):

- ☐ Übelkeit
- ☐ Erbrechen
- ☐ Haarausfall
- ☐ erhöhte Infektionsneigung
- ☐ erhöhte Blutungsneigung mit der Notwendigkeit von Transfusion von Blut und Blutplättchen
- ☐ Gefahr von Hepatitis und/oder HIV-Infektion (AIDS) bei Bluttransfusionen
- ☐ Organkomplikationen (vorübergehende Funktionsminderung bis völliger Funktionsverlust) an
  - ☐ *Magen-Darm-Trakt*
  - ☐ *Lunge*
  - ☐ *Niere und ableitenden Harnwegen*
  - ☐ *Nervensystem* (Lähmungen, Gefühlsstörungen)
  - ☐ *Sinnesorganen* (Hörminderung, Sehminderung)
  - ☐ *Herz*
  - ☐ *Leber*
  - ☐ *Geschlechtsorganen* (bis hin zur Unfruchtbarkeit) inklusive der Möglichkeit der Sperma-Kryokonservierung (bei Männern mit eventuell späterem Kinderwunsch) und dem Rat zu empfängnisverhütenden Maßnahmen während der Chemotherapie
- ☐ lokale Komplikationen (bis zum Gliedmaßenverlust)
- ☐ lokale und systemische allergische Reaktionen (bis hin zum allergischen Schock)
- ☐ Tod durch unbeherrschbare Komplikationen infolge diagnostischer, vor allem therapeutischer Maßnahmen

Das Eintreten und das Ausmaß dieser Nebenwirkungen ist im Einzelfall grundsätzlich nicht vorhersehbar. Das Risiko der einzelnen Nebenwirkungen variiert bei verschiedenen Therapiezyklen und von Patient zu Patient. In der Regel sind milde Nebenwirkungen der geschilderten Art häufiger; schwere, lebensbedrohliche, unter Umständen tödliche Nebenwirkungen sind die Ausnahme.

Mir ist ausreichend Gelegenheit zu fragen gegeben worden und ich benötige keine zusätzliche Überlegungsfrist.

☐ Ich verstehe, dass es nicht möglich ist, eine Heilung oder komplikationslose Behandlung zu versprechen.

☐ Das Merkblatt zum Aufklärungsgespräch habe ich erhalten.

☐ Ich bin in Kenntnis dieser Situation mit den vorgesehenen Behandlungsmaßnahmen und den gegebenenfalls sich daraus ergebenden weiteren Maßnahmen der Krankheitserkennung (Diagnostik) einverstanden.

Ich wurde auf die Möglichkeit zur Sperma-Kryokonservierung und/oder andere fertilitätssichernde Maßnahmen hingewiesen und:

☐ möchte diese wahrnehmen

☐ möchte diese nicht wahrnehmen

☐ benötige weitere Informationen/Bedenkzeit:

Im Falle einer Ablehnung der Behandlung:

☐ Über die möglichen gesundheitlichen Nachteile meiner Ablehnung wurde ich informiert.

Ort ______________________________

Patient (Name und Unterschrift) ______________________________

Zeuge (Name und Unterschrift) ______________________________

Arzt (Name und Unterschrift) ______________________________

Erstellt in Anlehnung an einen Vortrag von J. Barth.

H Soziale Arbeit in der Onkologie

Anne Weininger

1 Aktuelle Situation

In Deutschland erhalten jährlich fast 500.000 Menschen eine Krebsdiagnose. Zukünftig wird nahezu jeder zweite Mensch in Deutschland im Verlauf seines Lebens einmal an Krebs erkranken – so eine Prognose des Robert Koch-Instituts. [7]

Aufgrund des medizinischen Fortschrittes gelingt es in immer mehr Fällen, Krebs zu heilen oder ein Fortschreiten der Erkrankung zu verhindern. Die sogenannte Krebssterblichkeit sinkt in den letzten Jahrzehnten deutlich, die Überlebenszeiten steigen, wodurch immer mehr Patientinnen und Patienten sehr lange Erkrankungs- und Behandlungsverläufe erleben. Erkrankungen, die früher schnell zum Tod geführt hätten, nehmen verstärkt einen chronischen Verlauf. In Deutschland leben aktuell über vier Millionen Menschen, die an Krebs erkrankt sind oder im Verlauf ihres Lebens an Krebs erkrankt waren. [8]

Durch die Diagnose Krebs sind Betroffene und auch ihre Angehörigen mit unterschiedlichen Herausforderungen konfrontiert. Neben körperlichen und psychischen Folgen haben die Erkrankung und die notwendige Therapie auch Auswirkungen auf die soziale, berufliche und finanzielle Situation. Die Soziale Arbeit in der Onkologie hat das Ziel, die Patientinnen und Patienten sowie auch ihre Angehörigen bei der Alltags- und Lebensbewältigung zu unterstützen sowie Ausgrenzung und Benachteiligung der Betroffenen zu verhindern. Hierbei blickt sie auf eine über hundertjährige Geschichte zurück.

2 Geschichte der Sozialen Arbeit in der Onkologie

Die Soziale Arbeit hat in der Versorgung onkologischer Patientinnen und Patienten und ihrer Angehörigen eine lange Tradition. Seit Beginn des 20. Jahrhunderts bildet die Arbeit mit chronisch kranken beziehungsweise an Krebs erkrankten Menschen einen wichtigen Schwerpunkt Sozialer Arbeit. Bereits um 1900 wurden das Deutsche Zentralkomitee zur Erforschung und Bekämpfung der Krebskrankheit und die Krebsinstitute Berlin und Heidelberg gegründet. Des Weiteren entstand an der Charité Berlin eine Fürsorgestelle für Krebskranke. [5] Schon damals lagen die Aufgaben der Fürsorgerinnen sowohl in der Unterstützung der Bewältigung von Krankheitsfolgen als auch beim Abbau von krankheitsverursachenden Lebensumständen. Sie können somit als die Vorreiter der Sozialen Arbeit im Gesundheitswesen gesehen werden.

„Die Soziale Krankenhausfürsorge will für die Kranken das tun, was Arzt und Pflegerin nicht für sie tun können. Sie will ihnen bei den wirtschaftlichen Sorgen, die durch ihre Krankheit entstehen, Rat und Hilfe schaffen. Sie will den Kranken die Unruhe und Angst nehmen, die ihre Wiederherstellung verzögern, wenn sie ihre Familie in Not wissen. Sie will den Kranken schon während ihres Aufenthaltes im Krankenhaus die Gewissheit geben, dass sie auch nach der Entlassung nicht in Sorgen und ohne Beistand bleiben" (Alice Salomon, zitiert nach Reinicke, 1994)

Heute ist die Beratung onkologischer Patientinnen und Patienten durch die Soziale Arbeit ein fester Bestandteil der Versorgung und findet in allen Phasen der Erkrankung statt: bei Erstdiagnose und Erstbehandlung, in der Nachsorge, beim Fortschreiten der Erkrankung und in der Palliativphase. Sie wird in Akutkrankenhäusern, in Rehabilitationskliniken und in ambulanten Beratungsstellen, aber auch in Hospizen, Pflegeheimen und Integrationsfachdiensten angeboten und richtet sich an alle onkologischen Patientinnen und Patienten, unabhängig von der Art der Erkrankung, Alter, sozialer Situation und Herkunft.

Die gesetzlichen Grundlagen für die psychosoziale Beratung als Bestandteil der Versorgung der Betroffenen finden sich im Sozialgesetzbuch V (§ 112), den Landeskrankenhausgesetzen, im Nationalen Krebsplan und in der Gemeinsamen Empfehlung „Sozialdienste" der Bundesarbeitsgemeinschaft für Rehabilitation (BAR).

3 Soziale Auswirkungen einer onkologischen Erkrankung

Mit einer Krebserkrankung und ihren Auswirkungen gehen für die Patientinnen und Patienten sowie ihre Angehörigen erhebliche Belastungen einher. Neben körperlichen und psychischen Folgen erleben die Betroffenen häufig auch eine Veränderung ihrer Lebenssituation in sozialer und sozioökonomischer Sicht.

Durch veränderte Therapieverfahren und neue Behandlungsmöglichkeiten ergeben sich immer längere Behandlungsverläufe. Die neuen Therapien sind mit zum Teil schweren Nebenwirkungen und erheblichen Langzeitfolgen verbunden, die zu langfristigen Einschränkungen der körperlichen und psychischen Belastbarkeit führen und die soziale, gesellschaftliche und berufliche Teilhabe gefährden können. Lange Zeiten der Arbeitsunfähigkeit können zu deutlichen finanziellen Einbußen führen. Eine Krebserkrankung muss somit als Armutsrisiko betrachtet werden. [11]

Die Diagnose Krebs verlangt von den Betroffenen eine Auseinandersetzung mit dem Gesundheitssystem und den entsprechenden Sozialleistungsträgern in einem für sie vollkommen neuen Umfang. Hierbei benötigen sie häufig Orientierung, Unterstützung und Beratung. [1] Diese Beratung wird von der Sozialen Arbeit vorgehalten. Sie sollte bedarfsgerecht und neutral sein sowie die körperliche, psychische und soziale Situation im Sinne des biopsychosozialen Modells berücksichtigen. Sie kann sich je nach Bedarf auf die Vermittlung von Informationen und Handlungswissen beschränken, oder aber auch einen ausführlichen individuellen Beratungsprozess über einen längeren Zeitraum umfassen. Dabei stehen immer die Patientenwünsche und das Selbstbestimmungsrecht im Vordergrund. Ziel der Beratung ist es, Belastungen zu reduzieren, Handlungsspielräume zu eröffnen und verlorene Kontrolle zurückzugewinnen. [4]

Im Folgenden werden die Inhalte der Psychosozialen Beratung onkologischer Patienten nach Krankheitsphasen aufgeführt. Diese Einteilung ermöglicht einen strukturierten Überblick über die relevanten Themen, die Patientinnen und Patienten im Verlauf ihrer Erkrankung beschäftigen. Sie lässt jedoch außer Acht, dass die individuellen Erkrankungssituationen selten diesen klaren Phasen folgen und dass natürlich nicht alle Betroffenen alle aufgeführten Phasen durchlaufen. So gibt es zum Beispiel Patientinnen und Patienten, deren Erkrankung schon bei Erstdiagnose deutlich fortgeschritten und bereits metastasiert ist. Die Themen und Fragstellungen, die diese Menschen beschäftigen, sind selbstverständlich andere als die von Erkrankten, die sich in einer kurativen Behandlungssituation befinden. Die Inhalte der Beratung orientieren sich deshalb immer an der Lebenswelt und den Bedürfnissen der Patientinnen und Patienten und sind auf die jeweilige individuelle Situation anzupassen.

3.1 Erstdiagnose und Erstbehandlung

In der Situation der Erstdiagnose und Primärbehandlung fühlen sich viele Patientinnen und Patienten sowie ihre Angehörigen überfordert und orientierungslos. Sie sehen sich mit unterschiedlichen Herausforderungen konfrontiert, die neben körperlichen und psychischen Belastungen auch die Fähigkeiten betreffen, den Alltag zu bewältigen und die bisherigen Rollen in Familie, Beruf und sozialem Leben weiter auszufüllen. Aufgrund lang andauernder Therapien und den damit verbundenen Nebenwirkungen ergeben sich für viele Betroffene lange Zeiten der Arbeitsunfähigkeit, die wiederum mit erheblichen finanziellen Einbußen (Krankengeld, Erwerbsminderungs-Rente/Rente, reduzierte Arbeitszeit u. a.) verbunden sind. Gleichzeitig haben Patientinnen und Patienten zusätzliche Ausgaben zu leisten, wie Zuzahlungen für Medikamente und Fahrkosten. Die Diagnose Krebs kann deshalb eine Bedrohung für die Sicherung der materiellen Existenz darstellen. [11]

Auch in Bezug auf die Organisation des Alltags und verfügbare Unterstützungsleistungen stellen sich nach der Diagnose und während der Behandlung einer Tumorerkrankung viele Fragen: Wer übernimmt die Kosten für meine Therapiefahrten? Wer kümmert sich während der Zeit meiner Therapie um meine Kinder oder um meine pflegebedürftigen Angehörigen? Die Diagnose Krebs erfordert von den Betroffenen vielerlei bürokratische und administrative Tätigkeiten zur Sicherung ihres Lebensunterhaltes und zur Bewältigung ihres Alltags. So müssen unter Einhaltung bestimmter Fristen Anträge gestellt und verschiedene Verfahren auf den Weg gebracht werden. Diese Anforderung wird von vielen Patientinnen und Patienten als Überforderung erlebt, insbesondere, wenn sie beispielsweise durch Sprachbarrieren, eingeschränkte Mobilität oder mangelnde Information zusätzlich erschwert wird. [9]

Die Inhalte der Beratung durch die Soziale Arbeit variieren zwischen reiner Informationsvermittlung, der Unterstützung bei der Erschließung von Sozialleistungen und der Bearbeitung existenzieller Themen. Diese sind unter anderem Angst und Verunsicherung, Verlust der körperlichen Unversehrtheit oder Selbständigkeit, Befürchtungen hinsichtlich Partnerschaft und Familie, drohende Leistungseinschränkung und Verlust von Möglichkeiten der Lebensgestaltung. Themen der psychosozialen Beratung durch Soziale Arbeit in der Phase der Erstdiagnose und Primärbehandlung sind insbesondere:

Krankheitsverarbeitung und Neuorientierung
- Auswirkungen der Erkrankung auf die Lebensgestaltung und den Alltag
- Erkennen und Förderung von Ressourcen

Wirtschaftliche Fragen und wirtschaftliche Sicherung
- Entgeltfortzahlung und Krankengeld
- Arbeitslosengeld I und II
- Rentenleistungen
- Zuzahlungsbefreiung
- Härte- und Hilfsfonds

Versorgung von Angehörigen
- Haushaltshilfeleistungen
- Häusliche Pflege

Medizinische Rehabilitationsmaßnahmen
- Entwicklung eines individuellen Rehabilitationsplanes
- Klärung Kostenträger
- Auswahl einer geeigneten Klinik unter Berücksichtigung individueller Interessen und Lebenslagen

Berufliche Anpassung / Wiedereingliederung
- Stufenweise Wiedereingliederung
- Berufliche Teilhabeleistungen
- Beratung zu Rentenfragen

Schwerbehindertenrecht (SGB IX)
- Erhöhter Kündigungsschutz
- Steuerfreibeträge
- Zusatzurlaub

Vermittlung an weitere Beratungsangebote
- Schuldnerberatung
- Integrationsfachdienst
- u. v. m.

Vermittlung an Selbsthilfeangebote

Ansprechpartner für Anliegen bezüglich dieser Themenbereiche sind im Rahmen der Ersterkrankung zunächst die Mitarbeiterinnen und Mitarbeiter des Sozialdienstes im **Akutkrankenhaus**. Sie informieren über die Möglichkeiten und Leistungsansprüche, stellen gemeinsam mit den Patientinnen und Patienten entsprechende Anträge und bieten die Gelegenheit, die schwierigen Aspekte der Krebsdiagnose zu thematisieren.

Nach Abschluss der Primärbehandlung thematisiert der Sozialdienst in der **Rehabilitationsklinik** insbesondere alle Aspekte der beruflichen Situation, wie die Rückkehr an den Arbeitsplatz, Maßnahmen zur Teilhabe am Arbeitsleben und mögliche Rentenfragen.

Nach Abschluss der (Erst-)Behandlung erleben viele Patientinnen und Patienten eine starke Verunsicherung und manche auch längerfristige Beeinträchtigungen. Die Rückkehr in Alltag und Beruf gestaltet sich für manche der sogenannten „Cancer Survivors" schwieriger als erwartet und wird nicht selten als Überforderung erlebt. Die teilweise langfristigen Nebenwirkungen und Folgen der Therapie erfordern in manchen Fällen eine Anpassung und Umstrukturierung der beruflichen Tätigkeit, wie die Reduzierung der Arbeitszeit oder sogar den Wechsel der Arbeitsstelle. In dieser Phase dienen psychosoziale Beratungsgespräche der Stabilisierung, Neuorientierung und der weiteren Reintegration. Diese werden insbesondere in **ambulanten Krebsberatungsstellen** angeboten. [4]

3.2 Wiederauftreten der Erkrankung / Rezidiv

Das erneute Auftreten und das Fortschreiten der onkologischen Erkrankung bringt alle Routinen und Kompetenzen ins Wanken, die nach Abschluss der Primärbehandlung gegebenenfalls gerade erst wieder neu erarbeitet wurden. Von den Betroffenen wird das Wiederauftreten der Erkrankung als Enttäuschung und existenzielle Bedrohung erlebt. Patientinnen und Patienten sehen sich durch einen dauerhaften Verlust ihrer Autonomie und Selbständigkeit bedroht. Die nun erforderliche erneute Behandlung kann bedeutend belastender erlebt werden als die Erstbehandlung.

Da eine fortschreitende Erkrankung häufig die langfristige Erwerbsfähigkeit der Betroffenen gefährdet, benötigen sie in dieser Phase Beratung zu den Möglichkeiten, ihren Arbeitsplatz erhalten, zu einer beruflichen Umorientierung oder zur Rentenantragstellung. Die Verunsicherung in Bezug auf berufliche Fragen geht einher mit großen existenziellen Sorgen, die die Lebensplanung, das Selbstwertgefühl, die soziale Position, familiäre Absicherung, Zukunftsplanung u. v. m. einschließen. In dieser Phase ist ein niedrigschwelliges und leicht zugängliches Beratungsangebot erforderlich, das auch bei der Auseinandersetzung mit Krankenkassen, Sozialleistungsträgern und Behörden und den entsprechenden Antragstellungen unterstützt. Patientinnen und Patienten sowie Angehörige erhalten in dieser Situation Beratung und Unterstützung von den Sozialdiensten der Krankenhäuser, der ambulanten Beratungsstellen und der Rehabilitationskliniken. Eine enge Zusammen-

arbeit mit weiteren Fachdiensten im onkologischen Bereich wie der Psychoonkologie oder Selbsthilfegruppen ist hierbei sehr hilfreich.
Zusätzlich zu den oben genannten Beratungsinhalten sind in der Phase der fortschreitenden Erkrankung folgende Themen Schwerpunkte der psychosozialen Beratung:

Leistungen der Pflegeversicherung (SGB XI)
- Beantragung von Pflegeleistungen
- Ambulante und Stationäre Versorgung

Hilfsmittelversorgung
Beratung zu Patientenverfügung / Vorsorgevollmacht
Entlastung der Angehörigen

3.3 Palliative Phase

Bei weiterem Fortschreiten der Erkrankung und dem Übergang in eine palliative Behandlungssituation zeigen sich die vorausgehend genannten Probleme in gleicher Weise, teilweise in zugespitzter Form. Die Auseinandersetzung mit zunehmender körperlicher Einschränkung, Pflegebedürftigkeit und Abhängigkeit rückt in den Vordergrund. Dabei spielt auch die Frage nach notwendigen rechtlichen Schritten (Rentenantrag, Vorsorgevollmacht, Patientenverfügung) eine große Rolle.
Patientinnen und Patienten sowie insbesondere deren Angehörige suchen nach verlässlicher professioneller Begleitung, die sie dabei unterstützt, die existenzielle und oft höchst belastende Situation gemeinsam „aushalten" zu können. [9] In der Beratung wird auf das individuelle Erleben, die Bedürfnisse und Wünsche der Erkrankten und ihrer Angehörigen eingegangen. Die Betroffenen werden so bei der Bewältigung und Stabilisierung der Situation unterstützt. Themen wie Sterben, Trauer und Verlustangst können angesprochen werden und finden in der Beratung einen Raum. Neben der intensiven Auseinandersetzung mit der drohenden oder bereits eingetretenen Situation werden, unter Einbezug der Angehörigen, auch konkrete Lösungsmöglichkeiten in Bezug auf die Versorgungssituation erarbeitet. Hierbei geht es um die Information zu regionalen Versorgungsangeboten, die Beantragung von Hilfsmitteln (zum Beispiel Rollatoren oder Rollstühlen) und die Klärung von Finanzierungsfragen. Ziel ist es, die Wünsche und Bedürfnisse der Patientinnen und Patienten mit den Wünschen und Möglichkeiten ihrer Angehörigen abzustimmen und realisierbare Lösungen zu erarbeiten. [4]
In der weit fortgeschrittenen Erkrankungssituation stehen auch die ambulante und stationäre Palliativ- und Hospizversorgung im Zentrum der Beratung.
In dieser Phase der Erkrankung verschieben sich noch einmal die Beratungsschwerpunkte. Ein besonderes Gewicht erhalten nun die folgenden Themen:
- Ambulante und Stationäre Hospizversorgung
- Spezialisierte Ambulante Palliativversorgung (SAPV)

- Angehörigenberatung
- Trauerbegleitung

4 Methoden der Sozialen Arbeit in der Onkologie

Fachkräfte der Sozialen Arbeit in der Onkologie verfügen über ein differenziertes Repertoire an Methoden, um der großen Bandbreite an Themen gerecht zu werden, die ihnen in ihrer täglichen Arbeit mit Krebspatientinnen und -patienten und deren Angehörigen begegnen. Sie bedienen sich sowohl diagnostischer Elemente als auch einzelfall-, system- und gesellschaftsbezogener Interventionen. [1]

Einige methodische Ansätze der Sozialen Arbeit in der Onkologie werden im Folgenden exemplarisch beschrieben.

4.1 Beratung

Psychosoziale Beratung ist eine zentrale Handlungsform klinisch orientierter Sozialer Arbeit. Sie findet in unterschiedlichen Settings statt: persönlich, telefonisch oder auch schriftlich (zum Beispiel per E-Mail). Die Beratung kann aus einem einzelnen Gespräch zur reinen Informationsvermittlung oder aus einem längeren Beratungsprozess bestehen. Die Anzahl der Gespräche und deren zeitliche Dauer richten sich nach dem Bedarf der Patientinnen und Patienten. [1]

Da sich jede Tumorerkrankung unterschiedlich auf das Leben beziehungsweise den Alltag der Betroffenen auswirkt und unterschiedliche Belastungen nach sich ziehen kann, geht es in der Beratung zunächst darum, die jeweiligen Probleme zu identifizieren sowie die verfügbaren Ressourcen in den Blick zu nehmen. [8] Ziel der professionellen Beratung ist es, Patientinnen und Patienten in Bezug auf ihre Fragen und Probleme mit Einsatz von kommunikativen Mitteln zu mehr Wissen, Orientierung oder Lösungskompetenz zu verhelfen. [10] Für die Soziale Arbeit haben sich die personenzentrierte Beratung oder klientenzentrierte Gesprächsführung als methodische Zugänge bewährt. Diese Ansätze wurden von dem humanistischen Psychologen Carl Rogers entwickelt und sind von einer Haltung der Authentizität, Akzeptanz und Empathie geprägt. Wesentliche Interventionen sind Präsenz, Aktives Zuhören, gezieltes Nachfragen, Verbalisieren von Gefühlen sowie Fokussieren und Spiegeln. [1] Über die reine Gesprächsführung hinaus erfolgt in der Beratung im Kontext Sozialer Arbeit aber auch eine praktische Unterstützung der Patientinnen und Patienten bei der Beantragung und Inanspruchnahme von Versorgungsleistungen, bei der Erschließung von Ressourcen oder der Durchsetzung von (Patienten-)Rechten. [8]

4.2 Casemanagement

Krebspatientinnen und -patienten bewegen sich im Verlaufe ihrer Erkrankung in unterschiedlichen Kontexten und Sektoren. Sie werden stationär, teilstationär und ambulant im

Krankenhaus oder beim niedergelassenen Onkologen behandelt, sind an Maßnahmen der medizinischen und beruflichen Rehabilitation beteiligt und nehmen die Leistungen ambulanter Versorger, wie Pflegedienste oder Haushaltshilfen, in Anspruch. [8] Diese multiplen und heterogenen Versorgungsstrukturen bringen einen hohen Koordinationsaufwand und die Notwendigkeit enger Abstimmung mit sich. Die Soziale Arbeit übernimmt hier eine Art Navigations- beziehungsweise Lotsenfunktion. [3] Sie koordiniert die verschiedenen Hilfen und trägt zu möglichst naht- und reibungslosen Schnittstellen bei. Hierfür benötigen die Beraterinnen und Berater neben der entsprechenden sozialrechtlichen Expertise Kenntnis über die unterschiedlichen Versorgungsangebote, die regionale Angebotsstruktur und die entsprechenden Zugangswege. [8]

4.3 Krisenintervention

Die Diagnose einer Krebserkrankung, aber auch die daraus resultierenden psychosozialen und sozioökonomischen Belastungen können Patientinnen und Patienten in solcher Weise überfordern, dass eine Krisensituation entsteht. Das erfordert eine schnelle und zugewandte Reaktion. Die Fachkräfte Sozialer Arbeit erfassen und strukturieren komplexe Problemsituationen, aktivieren Ressourcen und eröffnen Handlungsmöglichkeiten in kleinen Schritten. Sie verfügen über das notwendige Wissen und Handlungsrepertoire und sind mit anderen sozialen Unterstützungsangeboten vernetzt, um schnell die notwendige Hilfe einzuleiten. [8]

4.4 Empowerment

Die Diagnose einer Krebserkrankung löst bei vielen Patientinnen und Patienten ein Gefühl der Ohnmacht und Hilflosigkeit aus. Empowerment im Sinne einer Selbstermächtigung hat die Stärkung der Problemlösungs- und Veränderungsfähigkeit der Betroffenen zum Ziel. [1] Sie sollen in die Lage versetzt werden, sich eine eigene Meinung zu bilden, diese zu vertreten und ihre Interessen durchzusetzen. Hierbei spielen die Gesundheits- und Psychoedukation, aber auch die Aktivierung von Selbsthilfepotenzialen und Selbstfürsorge eine wichtige Rolle.

5 Wo gibt es Unterstützung?

5.1 Ansprechpartner

- Ambulante Krebsberatungsstellen
- Sozialdienste in Krankenhäusern
- Sozialdienste in Rehabilitationskliniken
- IAV-Stellen / Pflegestützpunkte
- Selbsthilfegruppen, Selbsthilfebüros, Selbsthilfe-Kontaktstellen
- Beratungsangebote der Leistungsträger und Behindertenverbände

5.2 Nützliche Adressen

- www.krebsinformationsdienst.de (Adressen Beratungsstellen u. a.)
- www.unabhaengige-patientenberatung.de
- www.wegweiser-hospiz-palliativmedizin.de
- www.krebshilfe.de (Adressen Beratungsstellen, Blaue Ratgeber, Härtefonds)
- www.rehakliniken.de (Datenbank Rehakliniken)
- www.frauenselbsthilfe.de (Broschüre *Soziale Informationen*)

Literatur

[1] Adlkofer, U, Bruns, G, Pindl, M, Schöter, K., Strecker, P (2021): Soziale Arbeit in der ambulanten Krebsberatung. In: Forum 36, 12–15

[2] Bundesministerium für Arbeit und Soziales (2021): Der Sechste Armuts- und Reichtumsbericht der Bundesregierung. Lebenslagen in Deutschland

[3] Dettmers, S (2015): Qualitätskonzept Gesundheitsbezogene Soziale Arbeit – QGSA der Deutschen Vereinigung für Soziale Arbeit im Gesundheitswesen

[4] Deutsche Vereinigung für Soziale Arbeit im Gesundheitswesen (2016): DVSG – Grundsatzpapier. Soziale Arbeit in der Onkologie – Der Beitrag der Sozialen Arbeit zur psychosozialen Versorgung onkologischer Patienten und ihrer Angehörigen

[5] Reinicke, P (1989): Psychosoziale Hilfen für Tumorkranke und ihre Familien - Gestern und heute. In: Soziale Arbeit 38 (7), 259–269

[6] Reinicke, P (1994): Krankenhaus – Sozialarbeiter als Partner in der Gesundheitsversorgung

[7] RKI – Robert Koch-Institut (2016): Bericht zum Krebsgeschehen in Deutschland

[8] Rösler, M, Walther, J, Schneider, S, Adolph, H (2016): Soziale Arbeit in der Onkologie – eine zusammenfassende Übersicht. Im Auftrag der Arbeitsgemeinschaft Soziale Arbeit in der Onkologie (ASO) der Deutschen Krebsgesellschaft e. V.

[9] Schneider, S, Walther, J (2019): Soziale Arbeit in der Onkologie. In: Dettmers, S, Bischkopf, J (Hrsg.): Handbuch gesundheitsbezogene Soziale Arbeit, 209–218

[10] Sickendiek, U, Engel, F, Nestmann, F (2008): Beratung – Eine Einführung in sozialpädagogische und psychosoziale Beratungsansätze, Beltz Juventa, Weinheim

[11] Walther, J, Mehlis, K (2021): Finanzielle Belastungen von Krebspatient*innen: Perspektive des Sozialdienstes und empirische Daten einer Pilotstudie am NCT Heidelberg. In: Krebs im Forum 13, 34–36

I Psychosoziale Onkologie (Psychoonkologie)

Klaus F. Röttger

Mit dem Fachbegriff *Psychoonkologie* wird ein eigenes Arbeitsgebiet in der Krebsmedizin bezeichnet. Treffender noch bezeichnet der Begriff *Psychosoziale Onkologie* dieses Fach, weil er verdeutlicht, dass sowohl psychische als auch soziale Gesichtspunkte, mitmenschliche und auch gesellschaftliche Aspekte bei Krebserkrankungen zu berücksichtigen sind [1,6]. In diesem Beitrag werden beide Begriffe synonym verwendet.

Die Psychoonkologie bietet Unterstützung für Menschen an, die sich infolge einer Krebserkrankung seelisch belastet fühlen. Gegenstand der Psychosozialen Onkologie ist dementsprechend die Erforschung der Wechselwirkungen zwischen körperlichen, seelischen und sozialen Einflüssen im Verlauf von Krebserkrankungen. Ebenso geht es darum, die gewonnenen Erkenntnisse für die psychoonkologische Diagnostik, für die psychosoziale Beratung sowie eine ggf. indizierte psychotherapeutische Behandlung von krebskranken Menschen umzusetzen [2]. Früher wurde auch danach geforscht, ob es Zusammenhänge zwischen der Psyche und der Entstehung von Krebs gibt. Dies ließ sich aber nicht nachweisen.

Entwicklung der Psychosozialen Onkologie

In Deutschland hat sich die Psychoonkologie seit den 1970er-Jahren entwickelt. Diese Zeit war von bedeutsamen gesellschaftlichen Veränderungen geprägt. In vielen Bereichen der Gesellschaft kamen Forderungen nach mehr Transparenz, größerer Mitsprache und Teilhabe auf. Im Hinblick auf die Krebsmedizin wurde gefordert, endlich offen über diese sehr gefürchtete Krankheit zu sprechen. Die Schauspielerin, Sängerin und Autorin *Hildegard Knef* veröffentlichte 1975 ihr Buch *Das Urteil*. Die Autorin war selbst an Brustkrebs erkrankt. Zum ersten Mal sprach in Deutschland eine Prominente offen über Krebs und löste damit intensive gesellschaftliche Diskussionen aus. Die Gattin des damaligen Bundespräsidenten *Walter Scheel, die* Ärztin *Dr. Mildred Scheel*, engagierte sich in ganz besonderer Weise für dieses Thema und gründete 1974 die Deutsche Krebshilfe mit dem Ziel, Krebskrankheiten mit all ihren Erscheinungsformen zu bekämpfen und die bestehende Tabuisierung des Themas Krebs aufzubrechen. In den 1970er-Jahren entstanden auch erste Selbsthilfegruppen für Krebskranke. Und erstmals wurden in Deutschland ab 1978 an fünf Universitätskliniken (Essen, Hamburg, Heidelberg, Köln und München) multiprofessionelle Teams für die psychosoziale Betreuung von Krebspatientinnen und -patienten gebildet und durch die Deutsche Krebshilfe finanziell gefördert [3].

Fachverbände

Der erste psychoonkologische Fachverband, die *Deutsche Arbeitsgemeinschaft für Psychosoziale Onkologie e. V.* – dapo, entstand im Jahr 1983. Fünf Jahre später folgte die *Arbeitsgemeinschaft für Psychoonkologie in der Deutschen Krebsgesellschaft e. V.* (PSO). Von Anfang an war das Fachgebiet *Psychosoziale Onkologie* wie auch die Arbeit in den Fachverbänden von inter- und multidisziplinärer Zusammenarbeit von Psychologinnen, Ärzten, Sozialarbeiterinnen und -pädagogen, Sozialwissenschaftlerinnen und Angehörigen anderer Berufsgruppen geprägt. Auch die psychoonkologische Forschung machte enorme Fortschritte. Insbesondere die Themen Krankheitsverarbeitung (Coping), die psychosozialen Folgen und die Lebensqualität nach einer Krebserkrankung, die Möglichkeiten der psychoonkologischen Unterstützung sowie das Thema Kommunikation mit Krebskranken fanden große Resonanz. Heute ist die Psychoonkologie zu einem unverzichtbaren Teil der Krebsmedizin geworden.

Fort- und Weiterbildung

Seit Mitte der 1990er-Jahre wird eine curriculare Fort- und Weiterbildung für psychoonkologische Fachkräfte angeboten. Wissenschaftlich und konzeptionell getragen wird diese Fortbildung durch die Fachverbände dapo und PSO. Verantwortlich für die Organisation ist der *Verein für Fort- und Weiterbildung Psychosoziale Onkologie e. V.* (WPO) in Heidelberg. Der erfolgreiche Abschluss dieser curricularen psychoonkologischen Fortbildung wird durch ein Zertifikat der Deutschen Krebsgesellschaft (DKG) betätigt und ist eine Voraussetzung dafür, in psychoonkologischen Beratungseinrichtungen wie Krebsberatungsstellen oder psychoonkologischen Diensten in Krankenhäusern tätig werden zu können. Weitere anerkannte Anbieter entsprechender Fortbildungen sind auf der Internetseite der DKG abrufbar (www.krebsgesellschaft.de).

1 Psychoonkologie im Nationalen Krebsplan, in Zertifizierungskriterien und Leitlinien

Am 16. Juni 2008 wurde vom Bundesministerium für Gesundheit, der Deutschen Krebsgesellschaft, der Deutschen Krebshilfe und der Arbeitsgemeinschaft Deutscher Tumorzentren ein Koordinierungs- und Kooperationsprogramm – der Nationale Krebsplan – beschlossen. Federführend ist hier das Bundesministerium für Gesundheit tätig. Die Inhalte des Nationalen Krebsplans betreffen die Früherkennung von Krebs, die Versorgungsstrukturen, die Sicherstellung einer effizienten onkologischen Behandlung von krebskranken Menschen sowie die Themen Patientenorientierung und Patienteninformation. Im Nationalen Krebsplan ist auch festgelegt, dass *alle Krebspatientinnen und -patienten bei Bedarf eine angemessene psychoonkologische Versorgung erhalten.* Dies setzt die Sicherstellung der notwendigen psychoonkologischen Versorgungsstrukturen im stationären und ambulanten Bereich voraus und erfordert, dass der psychosoziale Unterstützungsbedarf sowie behandlungsbedürftige psychische Störungen bei Krebspatientinnen und -patienten sowie deren Angehörigen sicher erkannt werden [4].

Aufgaben und Ziele der Psychoonkologie

Auch in den Zertifizierungskriterien für die Krebszentren sind Vorgaben zu den Strukturen, Aufgaben und Zielen der Psychoonkologie verankert [5]. Demnach ist eine psychoonkologische Betreuung in allen Phasen der Versorgung von der *Vorsorge*, der *Früherkennung* und *Diagnosestellung*, im Rahmen der *Akutbehandlung*, der *Nachsorge* und *Rehabilitation* bis hin zur *Palliativbehandlung* anzubieten. Im Jahr 2014 wurde von der *Arbeitsgemeinschaft der Wissenschaftlichen Medizinischen Fachgesellschaften e. V.* (AWMF) erstmals die fachübergreifende S3-Leitlinie *Psychoonkologische Diagnostik, Beratung und Behandlung von erwachsenen Krebspatienten* veröffentlicht [6].

Zu den Zielen und Aufgaben der psychoonkologischen Betreuung gehören:

- Vorbeugung und Behandlung von psychosozialen Folgeproblemen
- Aktivierung der persönlichen Bewältigungsressourcen
- Erhalt der Lebensqualität
- Berücksichtigung des sozialen Umfeldes
- Organisation der nachstationären Weiterbetreuung durch Kooperation mit ambulanten psychoonkologischen Leistungsanbietern
- Öffentlichkeitsarbeit (z. B. Patientenveranstaltung)

2 Krebs in Deutschland

Nach einer Prognose des Robert Koch-Instituts erkranken in Deutschland pro Jahr etwa eine halbe Million Menschen an Krebs. Seit den 1970er-Jahren hat sich die Zahl der Neuerkrankungen nahezu verdoppelt. Eine wesentliche, aber nicht die einzige Ursache, hängt mit der demographischen Entwicklung zusammen. Weil der Altersdurchschnitt der Bevölkerung steigt, wächst auch die Zahl der Krebsneuerkrankungen, denn Krebs ist eine Erkrankung, die ältere Menschen eher betrifft als jüngere. Aber es erkranken jährlich auch etwa 1.800 Kinder und Jugendliche bis 18 Jahre und 15.000 junge Menschen im Alter von 18 bis 39 Jahren. Zwischen dem 40. und dem 64. Lebensjahr wächst die Zahl der Neuerkrankten um das Zehnfache auf 160.000 und in den Altersgruppen ab 65 verdoppelt sie sich noch einmal auf über 300.000 Menschen [7]. Nach der amtlichen Todesursachenstatistik des Statistischen Bundesamtes verstarben im Jahr 2019 ca. 230.000 Menschen an Krebs [8], 1980 waren es etwa 190.000. Die Zahl der Sterbefälle aufgrund einer Krebserkrankung ist – anders als die Zahl der Neuerkrankungen – also geringfügiger gestiegen.

3 Leben mit Krebs

Im Mittel werden Krebskranke heute etwa 4 Jahre älter als noch vor ca. 35 Jahren. Seit 1995 ist die relative 5-Jahre-Überlebensrate bei Lungenkrebs um 3 bzw. 6 Jahre (Frauen, Männer), bei Darmkrebs um 11 bzw. 13 Jahre (Frauen, Männer), bei Brustkrebs um 18

Jahre und bei Prostatakrebs um 21 Jahre gestiegen. Diesen Angaben liegen die Zahlen der Krebsberichterstattung des Bundes zu Grunde [7]. Die Zahl der Menschen, die mit oder nach einer Krebserkrankung länger leben, ist deutlich gestiegen. Dazu haben auch Erfolge bei der Krebsbekämpfung beigetragen. Im Jahr 2018 lebten schätzungsweise 4 Millionen Menschen mit einer Krebserkrankung in Deutschland (Prävalenz). Trotz erheblicher Fortschritte der Krebsmedizin versterben aber heute noch immer 40 bis 50 % aller neu diagnostizierten Patientinnen und Patienten aufgrund ihrer Krebserkrankung [9].

Krebs, das ist nicht nur eine einzige Krankheit. Krebs, das sind eine Vielzahl verschiedener Krankheitsbilder, mit unterschiedlichen Krankheitsverläufen und Krankheitsfolgen, bei denen jeweils unterschiedlich behandelt wird und die sich dementsprechend auch unterschiedlich auf das Leben der Betroffenen auswirken. Daher ist es wichtig zu betonen, dass es nicht *Krankheiten* sind, die uns im klinischen Alltag begegnen und die behandelt werden, sondern *kranke Menschen* mit ihrer ganz persönlichen Art des Erlebens und Verarbeitens ihrer Erkrankung.

Erleben der Krebsdiagnose

Die Diagnose einer Krebserkrankung wird oft wie ein Schock, eine Lebenskrise, ein Trauma oder sogar als Todesurteil erlebt. Wohl immer geht ein bis dahin unbeschwertes Körperempfinden verloren und der Mensch wird mit der Endlichkeit des eigenen Lebens hart konfrontiert. Möglicherweise entstehen Gefühle der Angst, Wut, Ohnmacht oder Scham. Eine Krebserkrankung hat immer auch Auswirkungen auf die sozialen Beziehungen. Niemand ist alleine krank. Nicht selten ist der Sinn des Lebens grundlegend infrage gestellt und oft macht die Krebsdiagnose fassungs- und sprachlos. Auf jeden Fall ist es auch heute immer noch schwierig über Krebs, Sterben und Tod zu sprechen, denn diese Themen sind nach wie vor mit einem Tabu belegt [10]. Wäre dem nicht so, würde uns der Gedanke, dass wir mit jedem Schritt auf den eigenen Tod zugehen, auf eine unmenschliche Weise davon abhalten, unser Leben zu gestalten und zu genießen. Wir wissen verstandesmäßig um die Endlichkeit unseres Lebens, aber wir glauben nicht wirklich daran.

Umgang mit der Krebserkrankung

Die Art und Weise, wie die Betroffenen eine Krebsdiagnose, die Erkrankung und die Behandlung verarbeiten, ist von großer Bedeutung für ihre Lebensqualität. So treffen wir im medizinischen Alltag immer wieder Patientinnen und Patienten, die optimistisch sind, die bei der Behandlung aktiv mitarbeiten und die ihren Mut nicht verlieren. Aber wir haben auch mit Menschen umzugehen, die klagen, niedergeschlagen und mutlos wirken und vielleicht den Sinn der Therapie infrage stellen. Die Frage, ob es eine oder sogar *die* richtige Art der Krankheitsverarbeitung bei Krebs gibt, lässt sich mit einem klaren *Nein* beantworten, wenn man dabei an generelle Empfehlungen für Krebskranke denkt. Ob sich die jeweilige Art der Krankheitsverarbeitung als günstig erweist oder nicht, ist nur im Einzelfall und abhängig von der jeweiligen Person und Situation zu beantworten. Die Art und Weise, wie Patienten und Patientinnen mit ihrer Krankheit umgehen, kann als spontaner persönlicher Bewältigungsversuch gesehen werden. Psychoonkologinnen und -onkologen können die Kranken begleiten und sie unterstützen. Sie können bei der Krankheitsverarbeitung und im Umgang mit Niedergeschlagenheit und Ängsten helfen sowie gemeinsam mit den Betroffenen neue Bewältigungsstrategien entdecken.

Möglichkeiten der Krankheitsbewältigung

Bei der psychoonkologischen Beratung geht es also oft darum, gemeinsam mit dem Patienten oder der Patientin einen für ihn bzw. sie persönlichen gangbaren Weg der Krankheitsbewältigung zu finden. Nach einer Krebsdiagnose und oft im weiteren Krankheitsverlauf stehen Betroffene immer wieder vor schwierigen Herausforderungen. Vielleicht gilt es, nach einer radikalen Operation zu versuchen, sich den veränderten und fremd gewordenen Körper wieder vertraut zu machen. Bei belastenden Gefühlen ist es zunächst wichtig, wieder neuen Halt zu finden. Und dann kommt es darauf an zu erkennen, welches die eigenen Kraftquellen sind und wie es gelingen kann, neue Ressourcen für sich selbst zu erschließen. Da eine Krebserkrankung immer Auswirkungen auf das soziale Umfeld hat, müssen die Betroffenen oft lernen, ihre sozialen Beziehungen auf eine neue Art zu leben. Und schließlich stellt sich für Patientinnen und Patienten sowie die Angehörigen auch die Frage, wie es gelingen kann, trotz der Krebserkrankung achtsam und heilsam mit sich selbst umzugehen.

Gespräche helfen nach der Therapie

Als Helfende sollten wir daran denken, dass negative Erfahrungen, krisenhafte oder traumatische Erlebnisse auch die Wahrnehmung und Anerkennung durch andere Menschen brauchen. Deshalb ist es so wichtig, dass wir *aktiv zuhören* können und offen sind für die Erlebnisse, Gedanken und Gefühle der uns anvertrauten Kranken. Bisweilen können Patientinnen und Patienten besser mit Außenstehenden über ihr Erleben sprechen als mit den eigenen Familienmitgliedern. Diese sind nämlich durch die Krebserkrankung des Partners, der Partnerin oder eines Familienmitgliedes zumeist selbst außerordentlich belastet. Ziel aller Bemühungen um eine angemessene Krankheitsverarbeitung ist es, die Balance des Lebens und die eigene Lebensqualität so gut es geht zu erhalten oder wiederzugewinnen.

4 Belastungen und Betreuungsbedarf

Schätzungen besagen, dass etwa ein Drittel aller Krebspatientinnen und -patienten im Krankheitsverlauf erhebliche psychosoziale Belastungen erleben, sodass sie einer psychoonkologischen Unterstützung bedürfen [12, 13]. Internationalen Studien zufolge äußern durchschnittlich 32 % der Betroffenen von sich aus psychosoziale Unterstützungsbedürfnisse [6]. Allerdings ist auch zu beobachten, dass Betroffene aus verschiedenen Gründen psychoonkologische Hilfen nicht in Anspruch nehmen. Oder, dass sie eine psychoonkologische Betreuung ausdrücklich wünschen, obwohl nach Einschätzung der Behandelnden kaum psychische Belastungen erkennbar sind. Dies macht deutlich, dass eine subjektiv vom Patienten und der Patientin geäußerte Bedürftigkeit und ein von den Behandelnden gesehener Bedarf nicht unbedingt übereinstimmen müssen. Die Selbsteinschätzung der Patientin oder des Patienten und die Fremdeinschätzung durch Ärztinnen und Ärzte, Pflegende oder Angehörige können sehr unterschiedlich bis gegensätzlich ausfallen.

Ermittlung des Betreuungsbedarfs

Daher stehen wir vor der Frage, welche Patientinnen und Patienten einer professionellen psychoonkologischen Unterstützung bedürfen und woran wir uns orientieren können, wenn wir dies richtig einschätzen wollen. Hierzu können folgende Gesichtspunkte diskutiert werden:

- Die Schwere der Krebserkrankung
- Die Intensität der Behandlung
- Psychische Begleiterkrankung
- Die Lebensqualität des Patienten oder der Patientin
- Einschätzung des Arztes oder der Ärztin, der Pflegenden oder der Angehörigen
- Die Selbsteinschätzung des Patienten oder der Patientin

Bezüglich der ersten beiden Kriterien (Schwere der Krebserkrankung und/oder Intensität der Behandlung) hat sich allerdings herausgestellt, dass diese Kriterien im Hinblick auf eine Betreuungsbedürftigkeit wenig aussagekräftig sind [13]. Wir können ja im klinischen Alltag immer wieder beobachten, dass Patientinnen und Patienten trotz einer schweren Erkrankung oder einer besonders intensiven Behandlung bisweilen erstaunlich gut mit ihrer persönlichen Situation zurechtkommen. Auch das Kriterium *psychische Komorbidität* erweist sich bei Krebspatientinnen und -patienten in der Regel als wenig hilfreich. Das hat damit zu tun, dass psychiatrische Diagnosen in der Regel ungeeignet sind, die psychosozialen Belastungen von Krebskranken abzubilden. So handelt es sich z. B. bei den Ängsten, die eine Krebserkrankung begleiten, zumeist nicht um *pathologische* (krankhafte) Angst, sondern um *reale*, nachvollziehbare Ängste, z. B. vor dem Fortschreiten der Erkrankung oder einem Rückfall, die in einer entsprechenden Situation die meisten von uns ähnlich erleben würden.

Stigmatisierung vermeiden

Die amerikanische Psychiaterin und Psychoonkologin *Jimmie C. Holland* weist in diesem Zusammenhang auf die Gefahr einer doppelten Stigmatisierung von Krebspatientinnen und -patienten hin. Demnach befürchten Betroffene, zusätzlich zur Krebserkrankung ein zweites Stigma, nämlich eine *psychische Störung* zugeschrieben zu bekommen. Sie empfiehlt dementsprechend einen nichtstigmatisierenden Umgang mit Krebspatientinnen und -patienten

[14]. Der Arzt *Hubert Drepper* und der Psychologe *Gerhard Strittmatter* – beide setzten sich in der Klinik Münster-Hornheide schon seit den 1980er-Jahren für eine ganzheitliche Behandlung von Krebskranken ein – betonen, dass die seelischen Belange der Betroffenen nicht als Störungen, sondern als wichtige Vorgaben und Rückmeldung verstanden werden sollten, um die individuell notwendigen Voraussetzungen für günstige Krankheitsverarbeitung schaffen zu können [15, 16]. Ähnlich äußert sich auch die langjährige Vorsitzende der dapo, *Andrea Schumacher*, wenn sie betont, dass emotionales Erleben und Verhaltensweisen der Patientinnen und Patienten in der Regel nicht als Ausdruck einer *pathologischen Störung* zu verstehen sind, sondern weitgehend als eine nachvollziehbare Reaktion auf die Tumorerkrankung und -behandlung [17].

Lebensqualität erhalten

Als weiteres Kriterium für die Notwendigkeit psychoonkologischer Hilfen kann eine reduzierte Lebensqualität der Betroffenen herangezogen werden. Die Einbeziehung der Lebensqualität in die Beurteilung des Behandlungsergebnisses bedeutete in den 1990er-Jahren einen Paradigmenwechsel in der Krebsmedizin. Nicht mehr allein die Veränderung der klinischen Symptomatik oder die Verlängerung des Lebens, sondern auch die Art und Weise, wie erkrankte Menschen ihren Gesundheitszustand erleben, sollte fortan zu den Ziel- bzw. Outcome-Kriterien der Krebsmedizin zählen [18]. Für die Lebensqualität sind vor allem *körperliche, psychische, zwischenmenschliche, sozioökonomische* und *spirituelle* Aspekte ausschlaggebend. Nun gilt für die Ermittlung der Lebensqualität all das, was zur Problematik von Selbst- und Fremdeinschätzungen schon ausgeführt wurde. Es wird in der aktuellen Fachdiskussion aber nicht bestritten, dass die Lebensqualität im Behandlungsverlauf wiederholt, z. B. durch Gespräche mit den Patientinnen und Patienten ermittelt werden sollte. Dies würde den Betroffenen signalisieren, dass neben den objektiven medizinischen Befunden auch ihr körperliches, psychisches und soziales Befinden wahrgenommen werden. Im Rahmen von wissenschaftlichen Studien kommen geeignete Messinstrumente zum Einsatz. Für die Erfassung der Lebensqualität liegen verschiedene Messinstrumente (z. B. Fragebögen) vor, die psychometrischen Gütekriterien genügen. Wichtige Kriterien sind hierbei *Objektivität, Reliabilität* (*Zuverlässigkeit*) und *Validität* (*Gültigkeit*) sowie *Änderungssensitivität.* Für weitergehende Erörterungen hierzu sei auf die Publikationen von *Küchler* und *Behrend* sowie *Herschbach & Heußner* [19, 20] verwiesen.

Selbsteinschätzung – Fremdeinschätzung

Dass die Einschätzungen der Ärztinnen und Ärzte, der Pflegenden und/oder der Angehörigen und die Selbsteinschätzung der Betroffenen hinsichtlich der Notwendigkeit einer psychoonkologischen Unterstützung gänzlich verschieden ausfallen können, wurde schon erörtert. Dennoch sind die Wahrnehmungen der Behandelnden nicht selten Anlass, psychoonkologische Unterstützung zur Behandlung eines Patienten oder einer Patientin hinzuzuziehen. Es hat sich als sinnvoll und praktikabel erwiesen, Betroffene bei jeder Aufnahme konsiliarisch über das elektronische Dokumentationssystem der Klinik beim Psychoonkologischen Dienst für ein diagnostisches Gespräch anzumelden.

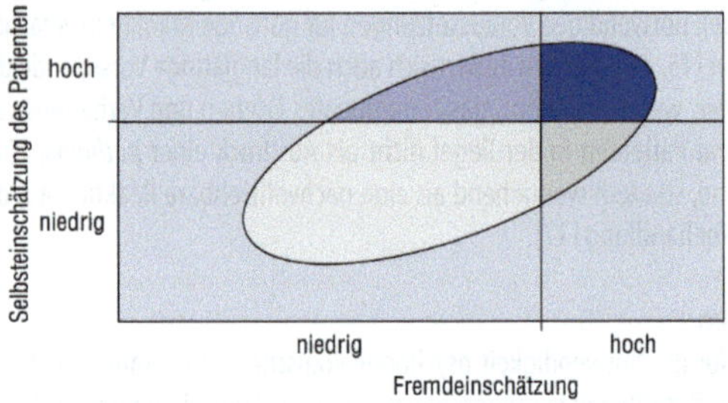

Betreuungsbedarf: Selbsteinschätzung vs. Fremdeinschätzung; modifiziert nach Mehnert [12].

Das Schaubild verdeutlicht, wie sich Selbst- und Fremdeinschätzung der psychoonkologischen Betreuungsbedürftigkeit darstellen können. In den Fällen, in denen Fremd- und Selbstbeurteilung übereinstimmen, ist die Beurteilung unproblematisch. Schwieriger wird es, wenn die Einschätzungen divergieren. Wenn ein Patient oder eine Patientin sich als betreuungsbedürftig einschätzt, Außenstehende dies jedoch verneinen, sollte auf jeden Fall dem Wunsch des oder der Betroffenen entsprochen werden. Problematisch ist es aber, wenn Erkrankte entsprechende Hilfsangebote ablehnen, obwohl das Umfeld und/oder die Behandelnden eine psychoonkologische Unterstützung für dringend erforderlich halten. Auch in diesem Fall gilt es die Entscheidung des Patienten oder der Patientin zu respektieren, aber auch zu erkennen, ob und ggf. wann er oder sie vielleicht zu einem anderen Zeitpunkt eine entsprechende Unterstützung wünscht und annehmen kann. Es sollte Betroffenen vermittelt werden, dass sie auf psychoonkologische Unterstützungsangebote selbstverständlich auch später, auch nach der stationären Behandlung, zurückkommen können.

5 Psychoonkologische Unterstützung

In der Medizin sind wir es gewöhnt, unseren Blick auf Krankheiten und deren Entstehung *(Pathogenese)* zu richten. Der amerikanisch-israelische Soziologe und Begründer des Konzeptes der *Salutogenese* (Entstehung von Gesundheit), *Aaron Antonovsky*, weist darauf hin, dass kaum ein Mensch völlig gesund ist und jeder Mensch, ganz gleich an welcher Krankheit er leidet, immer auch über gesunde Anteile verfügt. Diese Sichtweise kann auch im Umgang mit Krebspatientinnen und -patienten hilfreich sein. Krebskranke sollten dementsprechend nicht allein mit ihren Defiziten und Störungen, sondern auch mit ihren gesunden Anteilen und vorhandenen Möglichkeiten und Stärken gesehen werden. Die Fähigkeit, Krisen durch Rückgriff auf persönliche und sozial vermittelte Ressourcen zu meistern, auch in schwierigen Belastungssituationen handlungsfähig zu bleiben *(Selbstwirksamkeit)* und darüber hinaus die eigenen Krankheitserfahrungen vielleicht sogar für die persönliche Entwicklung zu nutzen, sind wichtige Faktoren der *Resilienz*, der psychischen Widerstandskraft [21]. Diese zu erhalten und zu stärken, ist ein zentrales Ziel der psychoonkologischen Begleitung. Aber nicht nur die Reduktion von Ängsten und Niedergeschlagenheit sowie die Verbesserung der Selbstwirksamkeit, sondern auch die Unterstützung der Kommunikation zwischen Betroffenen und dem Behandlungsteam oder den Angehörigen gehört zu den Zielen psychoonkologischer Interventionen.

Psychoonkologische Interventionen

Im Rahmen einer psychoonkologischen Beratung, Begleitung und Behandlung stehen verschiedene psychoonkologische Methoden zur Verfügung: *Informationsgespräche, psychoonkologische Beratung, Kriseninterventionen, verhaltenstherapeutische Interventionen, Entspannungs- und Imaginationsübungen, psycho-edukative Konzepte, supportive Psychotherapie* u. a. m. Neben sprachlichen können auch nichtsprachliche, kreative, musische oder körperorientierte Methoden eingesetzt werden. Inzwischen sind auch Online-Beratungsangebote in der Psychoonkologie verfügbar [22].

Die psychoonkologische Betreuung orientiert sich dabei an den individuellen Bedürfnissen der Patientinnen und Patienten und ihrer Angehörigen in der jeweils spezifischen Lebenssituation. Eine möglichst frühzeitige Unterstützung in Form von zugehender anstatt abwartender Arbeit ist in jedem Fall zweckmäßig [23]. Ganz praktisch geht es in den psychoonkologischen Gesprächen oft um die aktuellen Befunde und anstehende medizinische Behandlungen, vielleicht um die Krankengeschichte und wie die Erkrankung das Leben verändert hat. Weitere Hinweise finden sich zumeist durch die Themen Familie, Beruf, eigene Interessen und Hobbies. Nicht selten benötigen Krebskranke auch eine sozialrechtliche Beratung. Dann ist ein Kontakt zum Sozialdienst oder einer Krebsberatungsstelle zu vermitteln. Wenn Belastungen im familiären Umfeld deutlich werden, können auch Partner oder andere Familienmitglieder mit in die Gespräche einbezogen werden.

Psychoonkologie im Behandlungsteam

Besonders günstig ist die Integration der psychoonkologischen Versorgung in das jeweilige onkologische Behandlungssetting. Dadurch kann sichergestellt werden, dass der Psychoonkologische Dienst kurzfristig erreichbar ist und die Fachkräfte als Mitglieder des Behandlungsteams wahrgenommen werden. Als sinnvoll haben sich gestufte und bedarfsgerechte psychoonkologische Angebote erwiesen: *Frühzeitige Kontaktaufnahme* im jeweiligen Behandlungssetting, *Begleitung* während der stationären und/oder ambulanten Behandlung, bei Bedarf zeitnah *Einzel- oder Familiengespräche* und ggf. die *Weitervermittlung* an eine ambulante Krebsberatungsstelle, niedergelassene Psychoonkologinnen und -onkologen oder Selbsthilfegruppen [6].

Psychoonkologie ist wirksam

Aus zahlreichen Arbeiten wissen wir, dass psychotherapeutische und psychoonkologische Interventionen wirksam sind. Nach den Arbeiten von *Klaus Grawe* [25] sind vor allem die folgenden Faktoren dafür ausschlaggebend: Die Qualität der *therapeutischen Beziehung* zwischen dem Psychoonkologen oder der Psychoonkologin und dem erkrankten Menschen trägt wesentlich zum Ergebnis der Beratung bei. Das, was die Betroffenen in die Gespräche mitbringen, kann oft als positive Ressource für die psychoonkologische Beratung genutzt werden. Die Anliegen der Patientinnen und Patienten, die in den Gesprächen behandelt werden, sind unmittelbar wichtig. Sie können z. B. durch narrative Techniken, aktives Zuhören oder Imaginationsübungen erlebnismäßig aktualisiert werden. Oft geht es dabei um eine angemessene Unterstützung bei der Krankheitsverarbeitung, den Umgang mit Ängsten oder körperlichen Veränderungen und die Erörterung hilfreicher Bewältigungsstrategien.

Patientenorientierung und Kommunikation

Eine empathische Grundhaltung ist eine unverzichtbare Grundlage für einen patientenzentrierten Umgang und die kontinuierliche Begleitung krebskranker Menschen und ihrer Bezugspersonen. Für den angemessenen Umgang mit Krebskranken und ihren Angehörigen benötigen die in der onkologischen Versorgung tätigen Berufsgruppen eine besondere kommunikative Bereitschaft, entsprechende Fähigkeiten, Kompetenzen und Skills. Dazu gehört, die Patientinnen und Patienten in ihrer aktuellen körperlichen und emotionalen Verfassung wahrzunehmen, ihre persönlichen Werte, Bedürfnisse und Präferenzen zu berücksichtigen und ihre Selbstkompetenz bzw. Handlungs- und Entscheidungsfähigkeit zu fördern. Besonders wichtig in diesem Zusammenhang ist eine *patientenzentrierte Kommunikation*, welche die Kranken und ihr soziales Umfeld mit ihrem Erleben und ihrer Lebenswelt in den Fokus aller Interaktionen und Interventionen stellt. Epstein & Street [24] beschreiben die Aufgaben und Ziele einer *patientenzentrierten Kommunikation* mit folgenden Wesensmerkmalen:

- Eine hilfreiche „heilsame" Beziehung aufbauen können
- Den Austausch von Informationen ermöglichen
- Mit Emotionen umgehen können
- Eine gemeinsame Entscheidungsfindung zum weiteren therapeutischen Vorgehen unterstützen
- Toleranz für Ungewissheiten entwickeln helfen
- Die Selbstbestimmung, Kontrolle und Handlungsfähigkeit der Kranken ermöglichen

Patientenzufriedenheit

Die Wirksamkeit patientenzentrierter Kommunikation insbesondere in der Onkologie wurde vielfach auch im Hinblick auf die Wünsche und die Zufriedenheit der Patienten und Patientinnen untersucht. Insbesondere Interview-Studien verdeutlichen, dass Krebskranke vor allem einen kompetenten und engagierten Arzt möchten, dem sie vertrauen können und von dem sie sich als Person wahrgenommen und respektiert fühlen. Im Hinblick auf die Patientenzufriedenheit beeinflussen emotional-affektive Verhaltensweisen (Empathie, Anteilnahme, Besorgnis, Beruhigung, Optimismus, positiver Affekt) die Zufriedenheit stärker als Verhaltensweisen, die die Beteiligung der Betroffenen bei Entscheidungsfindungen fördern. So waren z. B. Patienten und Patientinnen zufriedener, deren Sorgen von Pflegenden erfragt wurden, die ein Kommunikationstraining absolviert hatten. Eine patientenzentrierte Kommunikation sollte sich gemäß der Empfehlung in der S3-Leitlinie an den nachfolgenden Grundprinzipien orientieren:

- Gewährleistung einer atmosphärisch angemessenen und ungestörten Umgebung ohne Unterbrechungen
- Aufbau einer tragfähigen Beziehung zum Patienten oder zur Patientin
- Gesprächsführung auf der Basis des Aktiven Zuhörens
- direktes und einfühlsames Ansprechen schwieriger Themen
- Vermittlung von bedeutsamen Informationen in einer patientennahen Sprache unter Vermeidung von medizinischem Fachvokabular, ggf. Erklärung von Fachbegriffen. Diese Sprache soll aufrichtig sein und gleichzeitig Raum für realistische Hoffnung lassen
- Verwendung von Strategien, um das Verständnis zu verbessern (Wiederholung, Zusammenfassung wichtiger Informationen, Nutzung von Grafiken u. Ä.)
- Ermutigung, Fragen zu stellen wie auch Gefühle auszudrücken
- Einbeziehung von Angehörigen oder Bezugspersonen in Abhängigkeit vom
- Wunsch des Patienten der Patientin
- Anbieten weiterführender Hilfen

Umgang mit schwierigen Themen

Die Herausforderungen für alle onkologisch tätigen Berufsgruppen sind besonders groß. Gespräche zwischen den Berufsgruppen einerseits und mit Krebskranken und ihren Angehörigen behandeln oft sehr schwierige existenzielle Themen. Dabei geht es z. B. um Entscheidungen für oder gegen eine Früherkennungsuntersuchung, die Eröffnung einer Krebsdiagnose, Therapieentscheidungen im Rahmen einer partizipativen Entscheidungsfindung, das Überbringen schlechter Nachrichten, Umgang mit Verärgerung aufgrund von tatsächlichen oder vermeintlichen Fehlern in der Diagnostik und Behandlung, Umgang mit Kommunikationsstörungen und anderes mehr. Grundsätzlich gilt auch für eine einfühlsame Gesprächsführung, dass aus einer „schlechten" Nachricht keine gute wird. Die Überbringer von *bad news* sind nicht verantwortlich dafür, *was* sie zu übermitteln haben, aber dafür, *wie* sie es tun [6].

6 Hämatopoetische Stammzelltransplantation – psychosoziale Aspekte

Bei verschiedenen Erkrankungen des blutbildenden Systems stellt die Behandlung mit Hochdosischemotherapie und nachfolgendem Blutstammzellersatz, die Hämatopoetische Stammzelltransplantation (HSZT), eine erfolgversprechende medizinische Behandlungsart dar. Dieses Verfahren wird z. B. bei der schweren aplastischen Anämie (SAA), verschiedenen chronischen und akuten Formen der Leukämie (z. B. CML, AML), bei bestimmten Erkrankungen des lymphatischen Systems (z. B. Morbus Hodgkin, Non-Hodgkin-Lymphom) und bei einigen soliden Tumoren (z. B. Hodenkrebs) durchgeführt. Als allogene oder Stammzelltransplantation wird die Übertragung von Stammzellen eines verwandten oder nichtverwandten Spenders bezeichnet. Bei der autologen Form dieser Behandlung werden entnommene und gelagerte eigene Blutstammzellen des Patienten oder der Patientin retransfundiert. Bevor die Spenderstammzellen übertragen werden, erfolgt eine Konditionierungsbehandlung mit Chemotherapie und/oder Bestrahlung. Das blutbildende System des Patienten oder der Patientin wird dadurch zerstört. Es hat sich als sinnvoll erwiesen, Erkrankte, die eine allogene Stammzelltransplantation erhalten werden oder bereits erhalten haben, umfassend zu informieren und am Behandlungsprozess teilhaben zu lassen. Die Betroffenen sehen sich vielfach als Expertinnen und Experten ihrer Erkrankung und Behandlung. Sie kennen sich mit Diagnostik und Behandlung, z. B. mit den eigenen Blutwerten, gut aus und sind bereit, sich sehr eingreifenden Behandlungen zu unterziehen [1].

Behandlungsphasen

Phase	Problembereich
Entscheidung zur HSZT	Die aktive Entscheidung Konfrontation mit der Möglichkeit des eigenen Todes Umgang mit der Ungewissheit über den Ausgang der Behandlung Überlegungen zu Behandlungsalternativen Finanzielle und versicherungsbezogene Überlegungen Einschätzung der psychischen Situation Herstellen eines „informed consent" Symptome der Angst, Depression und Distress

Phase	Problembereich
Vorbereitung auf die HSZT	Aggressive Behandlung Behandlung der akuten Behandlungsnebenwirkungen Gewöhnung an die Isolation und an die Krankenhaus-routine Annahme der Patientenrolle Konfrontation mit ungewohnten Prozeduren und Behandlungen wie z.B. Ganzkörperbestrahlung Trennung von der Familie und von Freundinnen und Freunden Anpassung an ein verändertes Körperbild (Verlust der Haare, Gewichtsverlust, Gewöhnung an den zentralen Venenkatheter)
posttransplantäre Krankenhausphase	Aufmerksames Warten („watchful waiting") Warten auf das Anwachsen der Stammzellen („engraftment") Erhöhte physische und emotionale Verletzbarkeit Fertigwerden mit der Langeweile der Isolation Aufrechterhaltung der Moral und der Hoffnung Umgang mit lebensbedrohlichen Komplikationen Umgang mit psychischem Distress Umgang mit Entmutigung
Krankenhausentlassung und frühe posttransplantäre Rekonvaleszenz	Entlassung aus intensiver medizinischer Kontrolle Umgang mit dem Verlust der täglichen psychosozialen Unterstützung des medizinischen Betreuungsteams und anderer Umgang mit den Belastungen häufiger Ambulanztermine, Klinikwiederaufnahmen und Rückschlägen Wiedereinnahme wichtiger sozialen Rollen (z. B. Eltern, Ehepartnerin oder -partner oder andere soziale Rollen) Umgang mit unerwarteten Therapiefolgen, wie ausgeprägte Müdigkeit und Leistungsschwäche Umgang mit möglichen Frustrationen, Depressivität und Ärger Einhalten von Pflegeplänen und medizinischen Verordnungen

Phase	Problembereich
Langzeitverlauf	Wiederanpassung an das normale Leben Ablegen der Patientenrolle, Wiederherstellen der eigenen Identität Wiedereinnahme früherer sozialer Rollen (Arbeit, Familie, Gesellschaft) Umgang mit Verlusten, die bedingt sind durch die Transplantation, wie z. B. die Fertilität Wiederaufnahme der Berufstätigkeit Akzeptieren der Möglichkeit, dass Langzeitfolgen auftreten (wie z. B. Katarakte oder Zweitmalignome)

Phasen der HSZT und psychosoziale Aspekte. Quelle: McQuellon & Andrykowski 2009 [26].

Vor und nach der Hämatopoetischen Stammzelltransplantation

In der Zeit der konventionellen Vorbehandlung, der Suche nach einem Spender oder einer Spenderin und der Entscheidung für die HSZT sowie während der stationären Transplantationsphase müssen die Erkrankten oft ihre ganze Kraft zusammennehmen, um diese Zeit durchzustehen. Die damit verbundenen Belastungen und Anstrengungen werden vielen Betroffenen oft erst in der Zeit der Nachsorge richtig bewusst. Nach der Entlassung mag zunächst das Gefühl der Erleichterung, die Transplantation geschafft zu haben, vorherrschen. In der Frühphase nach HSZT sind jedoch körperliche Probleme und damit verbunden Stimmungsschwankungen nicht selten. Die Patientinnen und Patienten sind gehalten, mit teilweise restriktiven Verhaltensregeln umzugehen, die z. B. die Ernährung und die Hygiene betreffen. Bisweilen werden auch Schamgefühle empfunden, wenn Betroffene in der Öffentlichkeit einen Mundschutz tragen müssen. Manche erleben dadurch ihr Selbstwertgefühl reduziert. Auch Ängste, depressive Verstimmungen, Verunsicherung, Gefühle der Perspektivlosigkeit und Erschöpfungsreaktionen werden oft erst nach der Transplantation vollumfänglich wahrgenommen. Zumeist stellen diese eine normale Reaktion auf erlebte Belastung dar. Ebenso kann es zu Gereiztheit, Schlaflosigkeit, Partnerschaftsproblemen oder Störungen der Sexualität kommen [1]. Alle Betroffenen müssen erst lernen, mit den eintretenden Veränderungen des bisher gewohnten Familienlebens und dem veränderten Umgang mit Freundinnen und Freunden zurechtzukommen. Die psychosozialen Probleme und Themen im Kontext einer HSZT können nach McQuellon & Andrykowski [26] verschiedenen Phasen der Behandlung zugeordnet werden (siehe Tabelle oben). Möglich ist auch, dass aufgrund fehlender Fertilität nach der Transplantation ein unerfüllbarer Kinderwunsch besteht. Die gesamte Lebensplanung steht mitunter so in Frage und häufig sind ein zumindest vorübergehender beruflicher Ausstieg und eine zeitlich befristete Berentung unvermeidbar.

Rückkehr ins Leben

Nach der Konditionierungsbehandlung sind Patientinnen und Patienten aufgrund der fehlenden Abwehrkräfte besonders infektanfällig und werden daher in einem keimarmen Krankenzimmer behandelt. Während der stationären Behandlung in der keimarmen Einheit werden die Betroffenen von Fachkräften gepflegt, versorgt und rund um die Uhr betreut. Nach erfolgreicher Transplantation kommt dann nach einigen Wochen der Tag der Entlassung. Pflegende in der Essener Poliklinik verglichen diesen Zeitpunkt einmal mit der *Abnabelung des Neugeborenen* [28]. Bei der folgenden ambulanten Betreuung von Patientinnen und Patienten nach HSZT stehen zunächst die Stabilisierung des Allgemeinzustandes, die Gabe von Blutprodukten, die Behandlung von Infektionen und die mit der Transplantat-gegen-Wirt-Erkrankung verbundenen Probleme ganz im Vordergrund. In späteren Phasen können weitere Probleme auftreten, die eine engmaschige Vorstellung der Betroffenen in der Ambulanz erforderlich machen, selbst wenn eine Heilung der überwiegend bösartigen Bluterkrankungen erreicht werden konnte. Von besonderer Bedeutung sind Veränderungen am äußeren Erscheinungsbild (bleibender Haarverlust, dunkle oder auch fleckige Pigmentierung der Haut, Cushing-Habitus durch hochdosierte Cortisontherapie), die zu einer enormen psychischen Belastung führen können. Viele Patientinnen und Patienten stoßen bei dem Versuch, im eigenen Umfeld über ihre Situation zu sprechen, auf Informationsdefizite und Berührungsängste.

7 Pflegende erkennen psychosozialen Betreuungsbedarf

In Gesprächen in der Essener Poliklinik zwischen Pflegenden und Betroffenen bzw. ihren Angehörigen entstand der Eindruck, dass bei stammzelltransplantierten Patientinnen und Patienten ein erheblicher psychosozialer Betreuungsbedarf besteht. Deshalb wurde in multidisziplinärer Zusammenarbeit von Pflegenden, Ärzten, Sozialarbeiterinnen und Psychotherapeuten ein psychosoziales Betreuungskonzept entwickelt. Zunächst ging es darum, den entsprechenden Betreuungsbedarf von Patientinnen und -Patienten mit Knochenmarktransplantationen (KMT) sowie ihren Angehörigen zu ermitteln. Bei erkennbaren psychosozialen Problemen sollten sodann eine angemessene Beratung und die erforderlichen Hilfen angeboten werden. Kernstück des Betreuungskonzeptes war die Einrichtung von Gesprächskreisen für Patientinnen und Patienten und ihre Angehörigen [27]. Diese Gesprächsgruppen kamen einmal monatlich zusammen und wurden von Pflegenden, Ärztinnen und Psychoonkologen vorbereitet, abwechselnd geleitet und nachbereitet. Teilnehmende der Gesprächsgruppen waren interessierte Patientinnen und Patienten, ggf. ihre Angehörigen, jeweils mindestens eine Krankenschwester, ein Arzt und eine Sozialarbeiterin / ein Psychotherapeut. Je vertrauensvoller die Atmosphäre von Treffen zu Treffen wurde, desto eher wurden sehr persönliche Erfahrungen vor, während und nach der Stammzelltransplantation angesprochen. Besonders häufig wurden folgende Aspekte thematisiert:

- seelische Belastungen im Zusammenhang mit Erkrankung und Therapie,
- Therapiefolgen, z. B. körperliche Veränderungen,
- Probleme in der Partnerschaft, unerfüllter Kinderwunsch,
- Verhalten von Angehörigen und Freunden sowie Umgang mit ihnen und
- sozialrechtliche Fragen (Krankengeld, Rente, Schwerbehinderung, Rehabilitation).

8 Möglichkeiten der Selbsthilfe

Über die Gestaltung dieses Angebotes, den Ablauf der Treffen sowie die angesprochenen Themen berichtet Röttger [28]. Nach den initial vereinbarten sechs Treffen zeigte sich, dass die Mehrzahl der Patientinnen und Patienten sowie Angehörigen eine Fortführung der Gruppengespräche wünschte. Vom Mitarbeiterteam wurde den Teilnehmenden daraufhin vorgeschlagen, die laufenden Gruppen zu einer Selbsthilfegruppe zu vereinigen. Nach ausführlicher Erörterung mit allen Teilnehmenden kam es im Jahr 1999 zur Gründung der Selbsthilfegruppe *Berg und Tal*. Vereinbart wurde dabei, dass die Klinik für Knochenmarktransplantation die Selbsthilfegruppe auch weiterhin unterstützt. Sie stellt z. B. den Raum für die Treffen zur Verfügung und Pflegende, Ärzte, Sozialarbeiterinnen sowie Psychotherapeuten nehmen auch weiterhin an den Treffen teil. Sie geben Moderationshilfen und stehen für fachliche Beratung zur Verfügung. Gerry Streberg, ein Leukämiepatient, der selbst eine HSZT erhalten hatte, produzierte darüber einen Videofilm, welcher bei YouTube verfügbar ist [29].

In der Folgezeit plante die Selbsthilfegruppe verschiedene Projekte. So wurde ein Faltblatt für die Öffentlichkeitsarbeit entworfen, ein Videofilm geplant und eine Internetseite erstellt. Auf dieser Homepage (Verlinkung oben) sind nicht nur die Termine der Gruppentreffen abrufbar. Hier berichten auch einzelne Mitglieder über ihre persönlichen Erfahrungen bei der Spendersuche, über die Zeit der stationären Behandlung oder über ihre Erfahrungen während des ersten Jahres nach der Entlassung.

Dieses Projekt hat sich als außerordentlich nachhaltig erwiesen. Regelmäßige Gruppentreffen und -gespräche finden bis heute jeweils monatlich statt. Während der Corona-Pandemie im Jahr 2020 wurden diese Gruppentreffen sehr erfolgreich auf ein Online-Format umgestellt. Weitere Informationen sind auf der Homepage abrufbar.

Patientenorganisationen, wie die oben genannte Selbsthilfegruppe, sind wichtige Anlaufstellen für Betroffene und Angehörige. In dieser schwierigen Zeit finden sie hier Unterstützung und Begleitung.

Im Internet gibt es einige Webseiten, die Informationen zur Erkrankung und wichtigen Adressen liefern. So beispielsweise auch für das Multiple Myelom. Die Behandlung dieser hämatologischen Krebserkrankung ist sehr intensiv und zeitaufwändig. Auf der Webseite können sich Patienten und Angehörige informieren und werden darüber hinaus hingewiesen, wo deutschlandweit Unterstützung angefordert werden kann.

Literatur

[1] Schwarz R, Singer S (2008) Einführung Psychosoziale Onkologie. Reinhard, München

[2] Weis J (2010) Aktueller Entwicklungsstand der Psychoonkologie im Spannungsfeld zwischen Psychotherapie, Beratung und Sterbebegleitung. In: PID 2(11): 113–116

[3] Röttger K (2003a) Psychosoziale Onkologie für Pflegekräfte. Grundlagen, Modelle, Anregungen für die Praxis. Hannover: Schlütersche

[4] Bundesministerium für Gesundheit (2013) Nationaler Krebsplan. Ziel 9 – Psychoonkologische Versorgung. Zugriff am 12.12.2020. Verfügbar unter https://www.bundesgesundheitsministerium.de/fileadmin/Dateien/3_Downloads/N/Nationaler_Krebsplan/Informationspapier_Nationaler_Krebsplan.pdf

[5] OnkoZert (2020) Onkologische Zentren. Erhebungsbogen Onkologisches Zentrum – Deutsch. Zugriff am 12.12.2020. Verfügbar unter https://www.onkozert.de/onkologische-zentren

[6] AWMF online (2023). Zugriff am 13.06.2024. Verfügbar unter https://www.awmf.org/leitlinien/detail/II/032-051OL.html

[7] Robert Koch-Institut (Hrsg.) und die Gesellschaft der epidemiologischen Krebsregister in Deutschland e. V. (Hrsg.) (2019) Krebs in Deutschland für 2015/2016. 12. Ausgabe, Berlin. Zugriff am 13.06.2024. Verfügbar unter https://www.krebsdaten.de/Krebs/DE/Content/Publikationen/Krebs_in_Deutschland/krebs_in_deutschland_node.html

[8] Statistisches Bundesamt (2019) Statistisches Jahrbuch. Gesundheit. Zugriff 18.04.2024. Verfügbar unter https://www.destatis.de/DE/Themen/Querschnitt/Jahrbuch/jb-gesundheit.pdf?__blob=publicationFile

[9] Bruns J et al. (2017) Positionspapier zur „Wissen generierenden onkologischen Versorgung". Vorgelegt am 2. Februar 2017 von der AG Zukunft der Onkologie. In: Forum 2017, 32 (S. 114–117). Zugriff am 18.04.2024. Verfügbar unter https://link.springer.com/article/10.1007/s12312-017-0244-8

[10] Krebsgesellschaft Nordrhein-Westfalen e. V. (2018) Sprich mit mir! Über Krebs. Altes Schweigen oder neue Offenheit! Perspektiven 2018. Jahresmagazin der Krebsgesellschaft NRW. Zugriff am 18.04.2024. Verfügbar unter https://www.krebsgesellschaftnrw.de/sprich-mit-mir-ueber-krebs/

[11] Holland J, Rowland JH (1989) Handbook of Psychooncology. Oxford University Press, New York

[12] Mehnert A (2013) Psychoonkologische Diagnostik. In: Schulz-Kindermann F (2013) Psychoonkologie. Grundlagen und psychotherapeutische Praxis. Belz, Weinheim

[13] Herschbach P (2006) Behandlungsbedarf in der Psychoonkologie. Grundlagen und Erfassungsmethoden. In. Onkologe 12: 41–47

[14] Holland J (2013) Distress Management in Cancer: Standards and Clinical Practice Guidelines. http://www.ipos-society.org/education/core_curriculum/de/Holland_distr/player.html. Zugriff am 07.07.2013

[15] Drepper H (1993) Lernen vom Patienten. Begegnungen mit Krebskranken im Laufe meines 36-jährigen Berufslebens. In: Strittmatter G (Hrsg.) Die Kunst, im psychoonkologischen Bereich zu arbeiten. Ergebnisbericht der 10. Jahrestagung der Deutschen Arbeitsgemeinschaft für Psychoonkologie e. V. (Dapo), Schwerin, 27.–30.05.1992, S. 58–71, Tosch, Münster

[16] Strittmatter G (1994) Die psychologische Betreuung von Hauttumorpatienten. In: Macher E, Kolde G, Bröcker EB (Hrsg.) Tumoren der Haut. Jahrbuch der Dermatologie 1994/95, S. 223–240, Biemann, Zülpich

[17] Schumacher A (2010) Strukturen psychoonkologischer Versorgung. In: PID 2(11): 107–112

[18] Bullinger M (1997) Gesundheitsbezogene Lebensqualität und subjektive Gesundheit. Überblick über den Stand der Forschung zu einem neuen Evaluationskriterium in der Medizin. In: Psychother Psych Med 1997 (47): 76–91

[19] Küchler T, Berend M (2011) Lebensqualität in der Onkologie – Grundlagen und Anwendungsbereiche. In: Onkologe 17: 1098–1100

[20] Herschbach P & Heußner P (2008) Einführung in die psychoonkologische Behandlungspraxis. Stuttgart: Klett-Cotta

[21] Planet Wissen, Dokumentations- und Wissenschaftsmagazin-Sendung. WDR, SWR in Zusammenarbeit mit ARD-alpha. Resilienz – Was die Seele stark macht. Zugriff am 14.12.2020. Verfügbar unter https://www.planet-wissen.de/sendungen/sendung-resilienz-102.html

[22] LebensZeiten e. V. Verein für Gesundheitsförderung und Psychoonkologie. Unterstützung online. Zugriff am 12.12.2020. Verfügbar unter https://lebenszeiten.de/unterstuetzung-online/

[23] Determann M, Ratsak G, Reibe F, Henne-Bruns D (2011) Hat die Psychoonkologie im Akutkrankenhaus eine Zukunft? In: Onkologe 17: 1127–1135

[24] Epstein R, Street R (2007) Patient-Centered Communication in Cancer Care: Promoting Healing and Reducing Suffering. Bethesda: National Cancer Institute; NIH Publication No. 07-6225

[25] Grawe K (2020) Psychologische Therapie. Göttingen, Hogrefe

[26] McQuellon, RP & Andrykowski M (2009) Psychosocial Issues in Hematopoietic Cell Transplantation. In: Appelbaum FR, Forman SJ, Negrin RS, Blume KG (Hrsg.) Thomas' Hematopoietic cell transplantation. 4th ed. Blackwell Publishing Ltd., S. 488–501

[27] Prumbaum M & Majstorovic B (1998) Erfahrungen mit Gesprächsgruppen für knochenmarktransplantierte Patienten. In Tagungsdokumentation: „Einander besser verstehen – Kommunikation in der klinischen Onkologie". Zugriff am 08.09.2019. Verfügbar unter http://www.bergundtal-ev.de/fileadmin/templates/pdf/workshop4.pdf

[28] Röttger K (2003) Berg und Tal. Die Entstehung einer Selbsthilfegruppe für Knochenmarktransplantation-Patienten und ihre Angehörigen. In: Perspektiven 2003. Krebsgesellschaft NRW (Hrsg.) Leverkusen: gfmk KG. Zugriff am 08.09.2019. Verfügbar unter http://www.bergundtal-ev.de/fileadmin/templates/pdf/perspektiven2003.pdf

[29] Streberg G (2017) Berg und Tal. Eine Selbsthilfegruppe stellt sich vor. Video. Zugriff am 18.04.2024. Verfügbar unter https://www.youtube.com/watch?v=m4cX1WVZiHY

K Palliative Care und Hospizarbeit

Ulrike Ritterbusch

1 Definition und Geschichte

Das Wort „palliativ" leitet sich ab von lat. pallium, palliare (= Mantel, ummanteln, einen Mantel überwerfen). Der Begriff tauchte erstmals 1543 in einem gedruckten Werk auf [1]. Ziele damals waren sowohl die Symptomlinderung durch Gabe von schmerzlindernden Mitteln und Zuwendung, bei gleichzeitigem Verzicht auf „radikale" Heilungsversuche, als auch das Überdecken sichtbarer Krankheitszeichen (Ummantelung i. S. von Verdecken z. B. exulzerierender Tumoren durch Salben, Paten und Auflagen).
„Hospiz" hat seinen Ursprung ebenfalls in der lateinischen Sprache, es hat seine Wurzel im Wort „Hospitium" (= Herberge/Gastfreundschaft). Herbergen, die als Zuflucht und Unterkunft für Pilger und Reisende dienten, wurden so bezeichnet. Erst im 19. Jahrhundert wurden Hospize eingerichtet, die sich ausschließlich der Begleitung und Versorgung sterbender Menschen widmeten.
Den Grundstein für die moderne Hospiz- und Palliative-Care-Bewegung legte *Cicely Saunders*. Als Krankenschwester, Ärztin und Sozialarbeiterin gründete sie nach langjähriger Beschäftigung mit dem Thema der Betreuung schwerstkranker und sterbender Menschen 1967 das St. Christopher's Hospice in London. Ihr Konzept der Multidimensionalität des Leidens (Total Pain) ist heute Grundlage der palliativen und hospizlichen Begleitung und Versorgung.

Palliative Care in Deutschland

In Deutschland begann die Entwicklung der Hospiz- und Palliativkultur nach anfänglichen Hürden. So verhielten sich in den 1970er-Jahren die Kirchen und Wohlfahrtsverbände auf eine Anfrage der Bundesregierung zunächst ablehnend gegenüber dem aus England langsam bekannt werdenden Hospizgedanken. Durch die Gründung verschiedener Initiativen und Bürgergruppen, die sich i. d. R. ehrenamtlich der Begleitung sterbender Menschen widmeten, verbreitete sich der Hospizgedanke in Deutschland. Schließlich kam es 1983 zur Eröffnung der ersten Palliativstation an der Universitätsklinik Köln, deren Aufbau durch die Deutsche Krebshilfe unterstützt wurde. 1986 nahm in Aachen das erste stationäre Hospiz seine Arbeit auf.
Der Hartnäckigkeit und dem großen Engagement der Pioniere der Hospizbewegung in Deutschland ist es zu verdanken, dass der Hospizgedanke mit dem Gesetz zur Förderung der stationären Hospizarbeit (§ 39a SGBV) 1997 und dem Gesetz zur Förderung ambulanter Hospizdienste (§ 39a Abs. 2 SGBV) 2002 Eingang in die deutsche Gesetzgebung gefunden hat.

Das im Jahr 2007 verabschiedete Gesetz zur Stärkung des Wettbewerbs in der gesetzlichen Krankenversicherung (GKV-WBG) ist die Rechtsgrundlage für § 37b und § 132d SGBV, hier wird die spezialisierte ambulante Palliativversorgung geregelt (SAPV). Jeder krankenversicherte Mensch in Deutschland, der an einer nicht heilbaren, fortschreitenden Erkrankung leidet, welche die Lebenserwartung begrenzt und einer besonders aufwendigen Versorgung bedarf, hat ein verbrieftes Recht auf eine spezialisierte ambulante Palliativversorgung.

2 Das Konzept des Total Pain

Das von *Cicely Saunders* entwickelte Konzept des Total Pain besagt, dass jedes Leiden, welches ein Patient angibt und beklagt, immer Ursachen oder Auswirkungen in den vier Dimensionen physisch, psychisch, sozial und spirituell haben kann und somit diesem Leiden auch in diesen vier Dimensionen begegnet werden muss.

So können z. B. Unruhe und Schlaflosigkeit effektiv durch die Verabreichung eines Schlaf- oder Beruhigungsmittels gelindert oder behoben werden. Resultiert die Unruhe aber aus der Angst eines schwerkranken Vaters, der aufgrund seiner körperlichen Konstitution nicht mehr in der Lage ist, berufstätig zu sein und den Familienunterhalt zu sichern, nun die Ausbildung seiner studierenden Tochter nicht mehr finanzieren zu können, ist eine Beratung durch einen Sozialarbeiter bezüglich verschiedener Finanzierungsmöglichkeiten eventuell hilfreicher. Auch andere Symptome, wie z. B. Schmerz und Schmerzwahrnehmung, sind keine rein körperlichen Phänomene. Sie können in engem Zusammenhang mit psychischen oder spirituellen Belastungen und Sorgen stehen. Die positive Beeinflussung dieser Symptome geschieht nicht ausschließlich durch Ärzte und Pflegekräfte, sondern auch durch Psychologen, ehrenamtliche Hospizmitarbeiter oder Seelsorger.

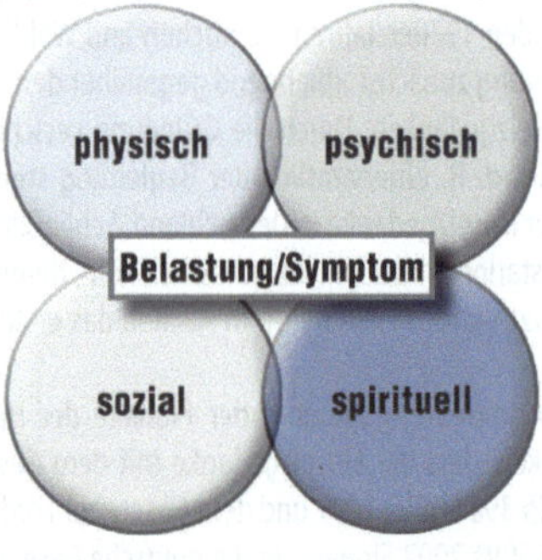

Total Pain (nach Cicely Saunders, 1967).

3 Ziele und Prinzipien der Palliative Care und der Hospizbegleitung

In der Gesellschaft und auch unter den im Gesundheitswesen professionell Tätigen gibt es noch immer falsche Vorstellungen und Vorurteile bezüglich der Ziele und Inhalte der Palliative Care und der Hospizbegleitung. So hält sich die Meinung hartnäckig, Palliativstationen seien Sterbestationen, Patienten würden in ihrer allerletzten Lebensphase schnell noch auf eine solche Station verlegt. Auch bei Patienten erzeugen die Worte palliativ und Hospiz häufig Ängste, sie würden nun zum Sterben „abgeschoben" und man würde sie nun aufgeben, wenn die Verlegung in eine solche Einrichtung angesprochen wird. Daher ist es wichtig, alle Patienten möglichst früh und unabhängig vom Stadium einer Erkrankung, auch ganz unabhängig von einer Erkrankung überhaupt, über die Ziele und Prinzipien der Palliativversorgung und Hospizbewegung zu informieren.

Ziel der Palliative Care im stationären Bereich ist die vorübergehende Behandlung komplexer und schlecht beherrschbarer Symptome und deren Reduktion auf ein für den Patienten erträgliches Maß, sodass er anschließend in der Lage ist, seine persönlichen Ziele und Wünsche für die ihm verbleibende Lebenszeit an einem Ort seiner Wahl so gut wie möglich erfüllen und erreichen zu können. Laut einer Umfrage des Deutschen Hospiz- und Palliativ-Verbandes im Jahr 2012 möchten 66 % aller Befragten Menschen zu Hause und 11 % in einem Hospiz sterben [2]).

Die Hospizbewegung versucht mit dem Grundsatz *„ambulant vor stationär"* gemeinsam mit der Palliative Care v. a. durch die Arbeit qualifizierter ehrenamtlicher Hospizmitarbeiter die verbleibende Lebenszeit mit dem Patienten und seinen Zugehörigen zu gestalten. Dabei stehen das Wohl, die Autonomie und die Würde des Patienten immer im Vordergrund.

Palliative Care und Hospizbewegung verstehen sich als multidisziplinäre Arbeitsgebiete, in denen alle Entscheidungen und Maßnahmen gemeinsam mit dem Patienten und seinen Zugehörigen besprochen und geplant werden. Die gemeinsame Kommunikation geschieht auf Augenhöhe, das bedeutet, dass jeder Aspekt, von welcher Berufsgruppe oder welchen Beteiligten er auch eingebracht wird, kommuniziert, diskutiert und in die Entscheidungsfindung einbezogen wird.

Leitsätze der Palliativversorgung

In der Charta zur Betreuung schwerstkranker und sterbender Menschen, die im August 2010 von der Deutschen Gesellschaft für Palliativmedizin, dem Deutschen Hospiz- und Palliativ-Verband und der Bundesärztekammer verabschiedet und herausgegeben wurde, werden über die direkte Betreuung, Versorgung und Begleitung der Patienten hinaus die weitergehenden Ziele formuliert. Die Charta befasst sich mit [3]:

- gesellschaftspolitischen Herausforderungen
- Ethik, Recht und öffentlicher Kommunikation
- Bedürfnissen der Betroffenen und Anforderungen an die Versorgungsstrukturen

- Anforderungen an die Aus-, Fort- und Weiterbildung aller beteiligten Berufsgruppen und Ehrenamtlichen
- Entwicklungsperspektiven und Forschung
- europäischen und internationalen Dimensionen und Aspekten

Die Charta [3] ist im Internet für jeden einsehbar und kann von Organisationen, Institutionen, ganzen Kommunen und auch von Einzelpersonen gezeichnet werden.

4 Strukturen, gesetzliche Anforderungen und Rahmenbedingungen der Palliativversorgung in Deutschland

Gegenwärtig gibt es in Deutschland 231 Palliativstationen, 195 stationäre Hospize und 1.500 ambulante Hospiz- und Palliativdienste [4]. Angestrebt ist eine flächendeckende Versorgung der schwerstkranken und sterbenden Menschen mit qualifizierter Palliative Care und hospizlicher Begleitung.
Im ambulanten wie stationären Sektor bestimmen das Ausmaß der Symptome und die Komplexität des Versorgungsbedarfs, ob ein Palliativpatient im Rahmen der allgemeinen Palliativversorgung (APV) oder der spezialisierten Palliativversorgung (SPV) betreut wird. Bei etwa 10 % der Palliativpatienten ist eine SPV (zeitweise) notwendig, der größte Anteil schwerstkranker und sterbender Menschen kommt mit der allgemeinen Palliativversorgung (APV) aus.
Eine SPV wird notwendig, wenn der Bedarf einer besonders aufwendigen Versorgung besteht, der insbesondere durch komplexes Symptomgeschehen verursacht ist, mindestens eines der folgenden Kriterien muss erfüllt sein [5]:

- ausgeprägte neurologische/psychiatrische/psychische Symptomatik
- ausgeprägte respiratorische/kardiale Symptomatik
- ausgeprägte gastrointestinale Symptomatik
- ausgeprägte ulzerierende/exulzerierende Wunden oder Tumoren
- ausgeprägte urogenitale Symptomatik

stationär	APV	SPV
	• allgemeine Krankenhausstation • onkologische Krankenhausstation	• palliativer Konsiliardienst im Krankenhaus • Palliativstation • Hospizdienste im stationären Bereich

ambulant	AAPV	SAPV
	• Hausarzt • niedergelassener Onkologe • ambulanter Pflegedienst • Einrichtungen der Altenpflege, Behinderteneinrichtungen • ambulanter Hospizdienst	• stationäres Hospiz • spezialisiertes ambulantes Palliativteam (Netzwerk) • ambulanter Hospizdienst • weitere vernetzte Dienste und Dienstleister

Versorgungsstrukturen und -orte im stationären und ambulanten Bereich der Palliativversorgung [6].

Die SAPV beinhaltet neben der palliativmedizinischen und palliativpflegerischen Therapie der Symptome auch die Beratung und Anleitung des Patienten und seiner Zugehörigen, die Begleitung des Patienten durch ehrenamtliche Hospizmitarbeiter (sofern dies erwünscht ist) und die enge Vernetzung und Koordination der verschiedenen Professionen und Dienste mit den sonstigen an der allgemeinen Versorgung beteiligten Leistungserbringern. Die SAPV ersetzt nicht die Grundversorgung (Hausarzt, Pflegedienst, Pflegeheim usw.) des Patienten, sondern ergänzt diese.

5 Kurativ oder palliativ?

5.1 Wann ist ein onkologischer Patient ein Palliativpatient?

Palliative Care und Hospizarbeit beschränken sich nicht auf die letzte Lebensphase des Patienten oder die Terminalphase seiner Erkrankung. Palliative Bedürfnisse und Fragestellungen zu Sterben und Tod können bereits zu einem sehr frühen Zeitpunkt im Verlauf einer onkologischen Erkrankung beim Patienten oder seinen Zugehörigen auftreten. Eine (noch) laufende und Erfolg versprechende kurative Behandlung schließt die parallele Inanspruchnahme palliativer Behandlungsoptionen nicht aus, vielmehr ergänzen sich beide Ansätze und können gemeinsam zu einer besseren Lebensqualität für den Patienten führen.

Temel et al. haben 2010 [7] in einer Studie zur frühen Integration palliativer Angebote und Maßnahmen in die Therapie von Patienten mit metastasiertem nicht-kleinzelligem Bronchialkarzinom belegt, dass ein solches frühes Angebot zu einer deutlich besseren Lebensqualität der Patienten führt; z. B. durch eine wesentlich geringere Rate von Notfalleinweisungen in die Klinik, zufriedenstellendere gemeinsame Entscheidungsfindung und eine höhere Wahrscheinlichkeit, die verbleibende Lebenszeit zuhause gestalten zu können. Darüber hinaus zeigt die Studie, dass die frühe Integration von Palliative Care und Hospizarbeit insgesamt die Lebenszeit signifikant verlängert.

Ältere und zur Zeit noch praktizierte Konzepte gehen davon aus, dass der Bedarf an palliativer Therapie im Verlauf einer onkologischen Erkrankung in gleicher Weise steigt, wie der Be-

darf, die Sinnhaftigkeit und die Optionen einer kurativen Behandlung sinken: Die palliative Therapie löst die kurative langsam ab.
Neuere Konzepte stellen die kurativen und palliativen Ansätze als parallel stattfindende und sich ergänzende Therapieformen dar, wobei der Bedarf des Patienten für die eine oder andere Therapieform im Verlauf der Erkrankung individuell schwankt [8].

5.2 Häufige Symptome von Palliativpatienten in der letzten Lebensphase

Auch die Palliative Care kann die am Lebensende auftretenden Symptome nicht immer vollkommen beheben. Ziel ist die Linderung der Beschwerden. Häufige Symptome, unter denen Palliativpatienten leiden, sind [9]:

- Schwäche
- Appetitmangel
- Müdigkeit
- Schmerzen
- Anspannung
- Angst
- Dyspnoe
- Obstipation
- Depressivität
- Übelkeit
- Desorientiertheit
- Erbrechen

In den letzten Wochen, Tagen und Stunden im Leben eines Menschen mit einer onkologischen Erkrankung treten einige dieser Symptome besonders ausgeprägt auf. Neben einer individuell angepassten medikamentösen Therapie und Interventionen der verschiedenen beteiligten Berufsgruppen (Ärzte, Pflegende, Physiotherapeuten, Psychologen, Seelsorger, ehrenamtliche Hospizbegleiter u. a.) benötigen die Patienten und ihre Zugehörigen das Gefühl, sicher aufgehoben zu sein.
Durch Zuwendung, Schaffung einer ruhigen Atmosphäre, Verlässlichkeit und kommunikative Offenheit kann dieses Sicherheitsgefühl gegeben werden. Den Patienten und seine Angehörigen in den letzten Lebensstunden nicht allein zu lassen und dabei weder in Aktionismus zu verfallen, noch das Gefühl zu vermitteln „man gäbe ihn auf", ist die immer wieder neue und besondere Herausforderung für das gesamte Team der Begleiter und Versorger.
Für den Fall, dass alle Mittel zur Linderung extremer Beschwerden nicht ausreichen, um das Leiden des Patienten zu lindern, besteht die Möglichkeit der (temporären) palliativen Sedierung, die nach ausführlicher Information, Aufklärung und Abwägung aller medizinischen und ethischen Aspekte (was idealerweise bereits im Vorfeld geschehen und sofern vom Patienten erwünscht schriftlich in einer Patientenverfügung festgehalten werden

sollte) eingesetzt werden kann, um dem Patienten einen ruhigen und weniger leidvollen Sterbeprozess zu ermöglichen.

Präfinale Rasselatmung

Bei nahezu allen Patienten kann im Sterbeprozess die sog. Rasselatmung, auch präfinales Rasseln (engl. death rattle) genannt, auftreten [9]. In der Regel nimmt der Patient selbst dieses geräuschvolle Atmen nicht als Atemnot wahr und leidet nicht darunter, gleichwohl wird es von den Zugehörigen und Begleitern des Sterbenden häufig als beängstigendes Zeichen eines qualvollen Todeskampfes interpretiert.

Die Angehörigen berichten davon, dass sie sich durch das ständige Atemgeräusch selbst oft räuspern müssen und einen „Kloß im Hals" spüren, der sie belastet. Das Rasseln entsteht durch die nicht mehr vorhandene oder eingeschränkte Fähigkeit, Bronchialsekret und Speichel abzuhusten und zu schlucken. Hinzu kommen das Nachlassen des Muskeltonus im Rachenraum und eine zunehmende Exsikkose und Somnolenz des Patienten, welche die Entstehung des Atemgeräusches begünstigen.

Nicht selten verlangen und erwarten die Angehörigen des Patienten von den Pflegekräften, den Schleim abzusaugen. Diese für den Patienten unangenehme, bis Panik erzeugende Maßnahme verursacht meist mehr Schaden, als sie nutzt, da das Sekret tiefer im Rachen sitzt und nicht mit dem Absaugkatheter erreicht wird; es besteht die Gefahr der Verletzung bzw. des Auftretens von Blutungen. Die Manipulation durch den Katheter regt die Schleimsekretion an und kann dann das Symptom noch verstärken.

Wichtigste Maßnahme beim Auftreten der Rasselatmung ist die Aufklärung und Unterstützung der Zugehörigen und Begleiter. Ein Tipp für die Angehörigen gegen das empathische Räuspern kann sein, das Lieblingslied des Patienten leise zu summen oder etwas vorzulesen.

Wenn der Patient es toleriert, kann durch Lagerung (Oberkörperhochlagerung, Seitenlagerung) versucht werden, das Geräusch zu manipulieren. Luftbefeuchtung durch Ultraschallvernebler oder die Verwendung von ätherischen Ölen zur Raumbeduftung (Zitrusöle, wie Bergamotte, Zitrone, Mandarine) können Abhilfe schaffen.

Die medikamentöse Therapie kann mit Scopalamingaben (s.c./i.v.) erfolgen. Das ZISOP Klagenfurt hat in einer Studie gezeigt [10], dass die Verabreichung von 0,4 mg Glycopyrroniumbromid (Robinul®) alle 6 Stunden die präfinale Rasselatmung im Vergleich zu Scoplalamin deutlich effektiver verringert und empfiehlt dieses Vorgehen.

Weitere pflegerische Maßnahmen aus dem komplementärmedizinischen Bereich:

Gegen ein angstinduziertes Beklemmungsgefühl in der Brust eignet sich eine Herzauflage mit Rosenblütenmassageöl. Ca. 1 ml Massageöl auf eine Kompresse träufeln und im Herzbereich auflegen, mit einer Wattekompresse bedecken.

Für eine schützende und einhüllende Einreibung, bspw. auch zur Hautpflege, eignet sich ein Pflegeöl mit einem Moorextrakt.
Bei allen Anwendungen mit ätherischen Ölen und anderen Pflanzenextrakten Unverträglichkeiten beachten. Keine äußerlichen Anwendungen bei offenen Hautarealen im Bereich der Anwendung. Nur natürliche ätherische Öle haben Heilwirkung, dennoch müssen Dosierung und Anwendungsart berücksichtigt werden.
Speziell eine Fußmassage oder einfach nur die Fersen festhalten, kann, solange es der Betroffene als angenehm empfindet, besonders bei dauerhaft bettlägerigen Patienten ein Körpergefühl von Halt vermitteln.

In die nichtpharmakologische Unterstützung und Begleitung des Patienten in der Sterbephase sollten die Angehörigen mit einbezogen werden. Sie stellen eine wichtige Ressource für ein selbstbestimmtes Leben des Patienten bis zuletzt dar. Das Einbeziehen in die Therapie und in die Entscheidungsfindung ist auch für die Angehörigen selbst wichtig; Hoffnungslosigkeit und Ohnmachtsgefühle angesichts des Leidens und bevorstehenden Todes des geliebten schwerkranken Menschen können so gelindert werden.

Ruhe und Geborgenheit

Mit dem Fortschreiten des Sterbeprozesses steigt bei den Patienten i. d. R. das Bedürfnis nach Ruhe und Geborgenheit. Zu den Kernbedürfnissen sterbender Menschen gehören:

- eine ruhige, vertraute Umgebung
- nicht alleine gelassen zu werden
- das Gefühl der Sicherheit, bei Eskalation von Symptomen, wie Schmerzen oder Atemnot, schnell lindernde Hilfe zu erhalten
- von vertrauten und geliebten Menschen umgeben zu sein

Diagnostische Maßnahmen (Blutentnahmen, bildgebende Diagnostik, Blutdruckmessungen etc.) sollten auf ihre Konsequenzen hin genau überprüft werden. Ist entschieden, dass bestimmte Befunde keine therapeutische Konsequenz bzw. keine Erfolgsaussicht haben, so sollten diese Befunde auch gar nicht erst erhoben werden.
Grundpflegerische Maßnahmen sollen sich auf das Ausmaß reduzieren, welches der Patient toleriert.

Literatur

[1] Giovanni da Vigo (1543) Chirurgia (englische Ausgabe)

[2] Deutscher Hospiz- und PalliativVerband (2012) Bevölkerungsumfrage zum Thema „Sterben in Deutschland – Wissen und Einstellungen zum Sterben" durch die Forschungsgruppe Wahlen Telefonfeld im Auftrag des Deutschen Hospiz- und PalliativVerbandes, Erhebungszeitraum: 25.6. bis 28.6.2012: https://www.dhpv.de/

service_forschung_detail/items/bevoelkerungsbefragung-sterben-in-deutschland-wissen-und-einstellungen-zum-sterben-2017.html (aufgerufen am 13.06.2024)

[3] Deutscher Hospiz- und PalliativVerband, Deutsche Gesellschaft für Palliativmedizin und Bundesärztekammer (2010) Charta zur Betreuung schwerstkranker und sterbender Menschen, 2. Auflage, Berlin.

[4] Deutsche Gesellschaft für Palliativmedizin, Informationen und Statistiken aus den Internetseiten der Gesellschaft: www.dgpalliativmedizin.de (aufgerufen am 15.2.2021)

[5] Richtlinie des Gemeinsamen Bundesausschusses zur Verordnung von spezialisierter ambulanter Palliativversorgung (Spezialisierte-Ambulante-Palliativversorgungs-Richtlinie/SAPV-RL). Vers. vom 25.6.2010

[6] Leitlinienprogramm Onkologie (Deutsche Krebsgesellschaft, Deutsche Krebshilfe, AWMF): Palliativmedizin für Patienten mit einer nicht-heilbaren Krebserkrankung, Langversion 2.2, 2020, AWMF-Registernummer: 128/001OL; https://www.leitlinienprogramm-onkologie.de/leitlinien/palliativmedizin/ (aufgerufen am: 18.04.2024)

[7] Temel JS et al (2010) Early palliative care for patients with metastatic non-small-cell lung cancer. N Engl J Med 363:733–42

[8] Aulbert E, Nauck F, Radbruch L (2011) Lehrbuch Palliativmedizin. Schattauer, Stuttgart

[9] Leitlinienprogramm Onkologie (Deutsche Krebsgesellschaft, Deutsche Krebshilfe, AWMF): Palliativmedizin für Patienten mit einer nicht-heilbaren Krebserkrankung, Langversion 2.2, 2020, AWMF-Registernummer: 128/001OL; https://www.leitlinienprogramm-onkologie.de/leitlinien/palliativmedizin/ (aufgerufen am: 18.04.2024)

[10] Ellershaw JE et al (1995) On withholding nutrition and hydration in the terminally ill: has palliative medicine gone too far? A reply. Journal Med Ethics 21: 141–143

[11] Likar R et al (2006) Zentrum für interdisziplinäre Schmerztherapie, Onkologie und Palliativmedizin am LKH Klagenfurt (ZISOP). Prospektive klinische Studie Glycopyrroniumbromid (Robinul®) im Vergleich Scopalamin-Hydrobromicum (Scopalamin s.c./i.v.) in der Behandlung des terminalen Rasselns: doppelblinde, randomisierte Studie

[12] Klinik für Tumorbiologie Freiburg. Unveröffentlichtes Handbuch komplementäre Pflegemethoden (Stand 2013)

Weitere Literatur

Bausewein C, Voltz R, Roller S (Hrsg) (2021) Leitfaden Palliative Care: Palliativmedizin und Hospizbetreuung. Urban & Fischer/Elsevier, München

Husebø S, Klaschik E (2009) Palliativmedizin – Grundlagen und Praxis. Springer, Heidelberg

Pleschberger S, Heimerl K, Wild M (2005) Palliativpflege – Grundlagen für Praxis und Unterricht. Facultas, Wien

Regnard C, Dean M (2010) Praktische Palliativmedizin – Leitfaden und Checklisten für die bedürfnisorientierte Behandlung. Huber, Bern

Student C, Napiwotzky A (2011) Palliative Care. Wahrnehmen – verstehen – schützen. Thieme, Stuttgart

Zeitschriften

Spiritual Care Zeitschrift für Spiritualität in Gesundheitsberufen. Internationale Gesellschaft für Gesundheit und Spiritualität e. V. (Hrsg) Kohlhammer, Stuttgart

Zeitschrift für Palliativmedizin. Deutsche Gesellschaft für Palliativmedizin (Hrsg) Thieme, Stuttgart

L Spiritualität im Gesundheitswesen

Karin Scheer

In medizinischen und pflegerischen Fachzeitschriften hat sich seit den 1980er-Jahren die Anzahl an Artikeln über Spiritualität im Gesundheitswesen vervielfältigt.
In der WHO-Definition von 2002 von Palliative Care wird zum ersten Mal in der neueren Medizingeschichte die Thematik der Spiritualität mit der physischen und (bio-)psychosozialen Thematik im Rahmen der Krankenversorgung auf eine Ebene gestellt:
„Palliative Care ist ein Ansatz, der die Lebensqualität von Patienten und ihren Familien verbessert, die sich mit Problemen konfrontiert sehen, wie sie mit lebensbedrohlichen Erkrankungen verbunden sind. Dies geschieht durch die Verhütung und Erleichterung von Leidenszuständen, indem Schmerzen und andere Probleme (seien sie körperlicher, psychosozialer oder spiritueller Art) frühzeitig entdeckt und exakt eingeordnet werden."

Die Frage nach der Lebensqualität schließt Spiritualität ein.

Unabhängig von individuellen und kulturellen Unterschieden scheint es für alle wichtig zu sein, sich körperlich wohl und psychisch stabil zu fühlen, sozial integriert zu sein, eigenständig dem alltäglichen Leben nachzugehen und dies in einem möglichst sicheren Rahmen. Entsprechend beinhaltet die Lebensqualität funktionale, emotionale, soziale und psychologische Aspekte, aber auch spirituelle Aspekte.

1 Spirituelle Anamnese erheben: SPIR

Neuere Forschungsergebnisse unterstützen die Meinung, dass Spiritualität einen ebenso großen Einfluss auf die Lebensqualität hat wie das körperliche Wohlbefinden [1, 2]. Frick hat eine *„spirituelle Anamnese"* entwickelt, ein halbstrukturiertes klinisches Interview, das in 4 Schritten die spirituellen Bedürfnisse und Ressourcen erhebt:
S*pirituelle* und Glaubensüberzeugungen:
Würden Sie sich im weitesten Sinne als gläubigen (religiösen/spirituellen) Menschen betrachten?
P*latz und Einfluss*, den diese Überzeugungen im Leben des Patienten oder der Patientin einnehmen: Sind die Überzeugungen, von denen Sie gesprochen haben, wichtig für Ihr Leben und in Ihrer gegenwärtigen Situation?
I*ntegration* in eine spirituelle, religiöse, kirchliche Gemeinschaft/Gruppe: Gehören Sie zu einer spirituellen oder religiösen Gemeinschaft (Gemeinde, Kirche, spirituelle Gruppe)?
R*olle*: Wie soll ich als Ihr Arzt, Ihre Krankenschwester, Ihr Therapeut, Ihre Seelsorgerin mit diesen Fragen umgehen? Wer ist Ihr wichtigster Gesprächspartner in Bezug auf spirituelle

Fragen und Glaubensüberzeugungen? Welche Rolle sollen diese Überzeugungen in der ärztlichen Behandlung spielen?
Die Befragung sollte dem Sprachstil des oder der Befragten angepasst sein und kann von allen im Gesundheitswesen Tätigen durchgeführt werden. Laut einer weiteren Untersuchung bevorzugen Patienten und Patientinnen Ärztinnen und Ärzte statt Seelsorgenden, da sie als objektiver wahrgenommen werden. Das Interview wird als Entlastung empfunden [4].

2 Spirituelle Praxis im Arbeitsalltag

2.1 Rahmenbedingungen und Aufgabe spiritueller Praxis

Zum Arbeitsalltag von Pflegenden gehört immer wieder die Auseinandersetzung mit existenziellen und spirituellen Fragestellungen von Patientinnen oder Patienten sowie Bewohnerinnen und Bewohnern im Pflegealltag. Die SPIR-Befragung kann in die Biographiearbeit einfließen. Letztlich geben die Antworten auch Hinweise auf die letzten Wünsche und geben Sicherheit für die Zeit des Sterbens und des Todes.
Von „spiritueller Begleitung“ oder auch ganz direkt von „Seelsorge“ ist die Rede, wenn es darum geht, welche Angebote im Rahmen von Palliative Care zugänglich sein sollen.
In den Texten zur gesetzlichen Krankenversicherung im § 39a Abs. 2 Sozialgesetzbuch V und in den ergänzenden Texten – etwa den Bundesrahmenvereinbarungen zur stationären und zur ambulanten Hospizarbeit – ist die spirituelle Begleitung ausdrücklich genannt.
Onkologen und Onkologinnen sollen – mehr denn je – Diagnostik und Therapie nach allen Regeln der Kunst anwenden und den neuen Qualitätsstandards entsprechen, um Zertifizierungen und Therapieprotokollen gerecht zu werden.

2.2 Spiritualität im Kontakt

Patientinnen und Patienten, denen das Individuelle und Subjektive am nächsten liegt, fragen sich: Warum ich? Was bedeutet diese Krankheit? Was bedeutet die OP, der Verlust der körperlichen Integrität? Wie werde ich aussehen? Wie wirkt sich die Erkrankung auf die Partnerschaft aus? Ist Heilung möglich? Was habe ich an Lebenszeit? Gibt es irgendeinen Sinn?
Die Anerkennung der Würde und der subjektiven Bedürfnisse des und der Einzelnen, auch seiner und ihrer spirituellen und religiösen Vorstellungen, läuft einer objektivierenden Schematisierung und Standardisierung entgegen. Diesem wichtigen Beitrag der Patientinnen und Patienten, ihre Bedürfnisse einzufordern und zu fragen, wird durch Fragen nach der Krankheitsverarbeitung Rechnung getragen.
Krankheitsverarbeitung ist die auf emotionaler, kognitiver, handlungsbezogener und spiritueller Ebene stattfindende Anpassungsleistung an die im Verlauf einer Krebserkrankung auftretenden psychischen, sozialen, spirituellen und körperlichen Belastungen und Veränderungen. Der Veränderungsprozess betrifft nicht nur die Patientinnen und Patienten, sondern auch das gesamte soziale Umfeld. Die Einschätzung, wie effektiv die Bewältigung

der Erkrankung gelingt, hängt von den Beurteilenden ab: Für Ärztinnen und Ärzte sowie Pflegepersonal sind die Compliance und das Ertragen belastender Eingriffe sowie die Anpassung des Patienten oder der Patientin an die Behandlung wichtig, für Patientinnen und Patienten sind die Selbstbestimmung, die Wiedergewinnung der Körperintegrität, das emotionale Gleichgewicht und die Lebensqualität vorrangig.

3 Spirituelle Belastungsreaktionen

Als unmittelbare Stressreaktionen auf belastende Ereignisse wie z. B. eine onkologische Diagnose lassen sich Symptome in allen für den Einzelnen wichtigen Lebensbereichen als physische, kognitive, emotionale, funktionale und spirituelle akute Belastungsreaktionen beobachten.

Hier seien nur die spirituellen genannt: Verlust der eigenen Mitte, Verlust von grundlegenden Überzeugungen, Zerbrechen des eigenen Glaubens, Zorn auf Gott, Gebete scheinen sinnlos, Zorn auf Kirche und Kirchenleute, Gefühl der grenzenlosen Gottverlassenheit, Verlust des Bodens unter den Füßen, Welt ist nicht mehr stabil, Umfeld erscheint lebensfeindlich. „Das macht doch alles keinen Sinn mehr", ist ein bekannter Satz aus der Praxis. Religiös/spirituell qualifizierte Begleiterinnen und Begleiter sind notwendig, um kompetent begleiten zu können. (Siehe die Standards der Deutschen Gesellschaft für Palliativmedizin (DGP) – Sektion Seelsorge.) Die Entwicklung der Lehrangebote zu Spiritual Care hat zugenommen. Sie erheben den Anspruch, spirituelle Begleitkompetenz zu vermitteln.

4 Gesundheitsfördernde Funktionen der Spiritualität und Religion?

4.1 Entspannungsreaktion

Der Gesprächspsychotherapeut *Reinhard Tausch* (1996) [3] untersuchte Probandinnen und Probanden mit einem positiven Gottesbild. Ihr religiöser Glaube erwies sich primär als Stress reduzierend.

Stressreaktion kennt jeder: Das Herz rast, die Hände werden schweißnass, Nervosität breitet sich aus. Die kontemplative Ruhe hingegen ist körperlich weniger deutlich wahrnehmbar und ist einzuüben. Die körperliche Repräsentation der Stressreduktion ist für den Psychotherapeuten und die Psychotherapeutin im Kontext seines bzw. ihres Deutungshorizontes eine Entspannungsreaktion, im Kontext und Deutungshorizont der Religionen/der Spiritualität eine dem Glauben zugewiesene Repräsentation. Beider Zugangsweisen ergänzen einander.

Ein Übungsbeispiel: Suchen Sie ein Wort, ein Bild, einen Spruch oder ein Gebet, das Ihnen persönlich wichtig und hilfreich ist, an das Sie glauben. Setzen Sie sich in bequemer Haltung in einen ruhigen Raum, entspannen Sie einzelne Muskeln. Atmen Sie bewusst und lang-

sam, konzentrieren Sie sich auf die Wiederholung und Wahrnehmung Ihres Wortes, Bildes, Spruchs oder Gebets. Nehmen Sie dabei eine passive Haltung ein.
Die Wiederholung und das passive Nichtbeachten auftretender Gedanken ruft rasch und zuverlässig die Entspannungsreaktion hervor (Meditation). Eine Glaubenshaltung wirkt gesundheitsförderlich, wenn sie sich aus einer positiven und herzlichen Gottesbeziehung, einem Glauben an eine größere Kraft entwickelt. Gesundheit und Wohlbefinden hängen von vielfältigen Bedingungen und Einflussfaktoren ab.

4.2 Wirksamkeit von Spiritualität und Religion

Die Religiosität/Spiritualität ist – auch in ihrer positivsten Form – immer nur ein Faktor unter mehreren. Sie ist eingebettet in eine spezifische Persönlichkeitsentwicklung und einen Lebensstil, der sich durch typische Erlebensformen und Bewältigungsstrategien auszeichnet. Spirituell/religiös ist, was jemand als religiös/spirituell bezeichnet. Während Religiosität institutionell gebunden ist, beschreibt Spiritualität die Beziehung eines Menschen zu dem, was sein Leben trägt, kräftigt, erfreut, sein Herz aufgehen lässt, vergleichbar der lebendigen Bewegung von Ein- und Ausatmen, bedeutet „Loslassen". Innerhalb dieses Rahmens entwickeln sich verschiedene Glaubensstile, die sich sowohl negativ als auch positiv auswirken können.
Spiritualität und Religiosität lassen sich nicht therapeutisch instrumentalisieren oder an Absichten binden. Auf sogenannte messbare Effekte kommt es nicht an, sondern auf die Eröffnung von anderen Wirklichkeiten (Transzendenzerfahrungen), in denen Gesundheit und Krankheit in einem anderen religiösen/spirituellen Bezugssystem einer neuen Auslegung zugänglich werden.

5 Spirituelle Bedürfnisse und Seelsorge bei Sterbenden

In Fachkreisen hat sich mittlerweile der offene Begriff „Spiritual Care" etabliert, der im multiprofessionellen Handlungsfeld Palliative Care die spirituellen Bedürfnisse schwerstkranker und sterbender Menschen unabhängig von deren konfessioneller Bindung oder religiösweltanschaulichen Orientierung insgesamt zu benennen versucht. Spiritual Care trägt dem Umstand Rechnung, dass in Hospizarbeit und Palliative Care nicht nur Menschen mit einem christlich geprägten Hintergrund begleitet werden und begleiten. Spiritual Care nimmt die plurireligiöse und multikulturelle Gesellschaft mit ihren individuellen Ausprägungen von Glauben und Religiosität wahr und ernst und achtet die Gleichberechtigung unterschiedlicher Religionen, Wertesysteme und Weltbilder. „Spiritual Care" meint die Sorge für den Patienten und die Patientin, die Entwicklungsraum ermöglicht, sowie die Sorge der oder des Pflegenden bzw. Behandelnden für sich selbst.

Literatur

[1] Frick E, Riedner C, Fegg MJ, Hauf S, Borasio GD (2006). A clinical interview assessing cancer patients' spiritual needs and preferences. Eur J Cancer Care 15: 238–243

[2] Brady MJ, Peterman AH, Fitchett G et al (1999) A case for including spirituality in quality of life measurement in oncology. Psychooncology 8: 417

[3] Tausch R (1996) Empirische Untersuchungen zu Sinn-Erfahrungen und Wertauffassungen. Medizinethische Materialien, Heft 107

[4] Heller B, Heller A (2009) Das Jahresheft Praxis PalliativeCare/demenz, Spiritualität und Spiritual Care

M Trauer und Bestattung

Karin Scheer

1 Vorgehen unmittelbar nach dem Versterben des Patienten oder der Patientin

Bei Palliativpatientinnen und -patienten im stationären und insbesondere im ambulanten Bereich sind oft die Zugehörigen, Begleiterinnen und Begleiter oder Pflegekräfte anwesend, wenn der Tod eintritt. Die formale Feststellung des Todes und die gesetzlich vorgeschriebene Leichenschau bleibt ärztliche Aufgabe. Unmittelbar nach Eintritt des Todes stehen die Bedürfnisse und das Befinden der Zugehörigen im Vordergrund. Die Möglichkeit, in Ruhe und in einem würdevollen angemessenen Rahmen Abschied zu nehmen, ist ein wichtiger Aspekt für die spätere Verarbeitung des Verlustes in der Trauerzeit für Zugehörige und das Palliativteam. Formalitäten, übliche im jeweiligen Krankenhaus vorgeschriebene Verrichtungen und Vorschriften haben i. d. R. Zeit und werden an die individuellen Bedürfnisse der Trauernden angepasst.

2 Trauerwege gestalten

Pflegepersonen in Krankenhäusern und Pflegeeinrichtungen sind diejenigen Personen, die beim Sterbeprozess häufig zuerst unterstützend anwesend sind und nach dem eingetretenen Tod für die Versorgung des oder der Verstorbenen zuständig sind. Es ist für den Trauerprozess der Anwesenden entscheidend, wie die ersten Minuten nach dem Eintritt des Todes und die anschließende Versorgung des oder der Verstorbenen gestaltet sind. Die Pflegenden übernehmen in dieser Situation eine äußerst folgenreiche Funktion.

In der Gestaltung von angemessenen symbolischen Handlungen werden sie entweder auf eigene Traditionen oder auf das religiöse Brauchtum der Umwelt zurückgreifen. Auf die Möglichkeit der Aussegnung oder eines Abschiedsrituals der Konfessionen und Religionen wird hingewiesen und der Kontakt angeboten.

Wie der oder die Verstorbene umsorgt wird, wie aufgebahrt und die Verabschiedung gestaltet wird, kann die Grundlage für eine bewusst erlebte Trauer und ein wichtiger Schritt auf der Suche nach Trost sein.

Wie im Einzelnen eine gelungene Trauerbegleitung initiiert wird, kann im Kontakt zu örtlichen Hospizdiensten besprochen werden. Hospizdienste bieten Trauerbegleitung an und haben dafür qualifizierte Begleiterinnen und Begleiter. Wichtige Schlüsselpersonen und Vorbilder für den Umgang mit Verstorbenen und Trauernden sind Pflegende, Ärztinnen, Seelsorger, Hospizbegleiterinnen. Ihre Aufgabe ist, in diesen Situationen Fremdes und Ungewohntes für Zugehörige zugänglich zu machen. Dazu gehört es auch, eigene Trauer wahrzunehmen und ihr Ausdruck zu verleihen. Rituale auf der Station oder für jede bzw.

jeden können dabei unterstützend wirken (z. B. ein Abschiedsbuch für die Namen der Verstorbenen).

3 Leitfaden für die psychische Erste Hilfe bei trauernden Kindern: WINNETOU

Kindern ist die Möglichkeit des Abschiednehmens zu geben. Zu beachten sind altersabhängige Vorstellungen vom Sterben und Tod sowie kindgerechte Erklärungen.
Prinzipiell sollen nach *Karutz* [1] Kinder so trauern können, wie sie es tun, und außerdem möglichst mit Erwachsenen gemeinsam trauern können.
Wenden Sie sich trauernden Kindern zu! Schenken Sie besondere Aufmerksamkeit, zeigen Sie Liebe und Zuneigung; vermitteln Sie Sicherheit, indem Sie z. B. Absprachen zuverlässig einhalten und für einen klar strukturierten Tagesablauf sorgen.
Informieren Sie trauernde Kinder! … über den Tod des Menschen, laufenden Vorbereitungen für Begräbnis, Trauerfeier und das bevorstehende Abschiednehmen. Wichtig ist Klarheit: Der Mensch ist „gestorben", „tot", nicht „eingeschlafen"!
Nicht einengen, zensieren, bevormunden! Lassen Sie trauernde Kinder eigene Entscheidungen treffen, z. B. bezüglich der Art des eigenen Abschiednehmens, des eventuellen Ansehens eines oder einer Verstorbenen, der Auswahl eines Abschiedsgrußes als Sargbeigabe etc.
Nichts verheimlichen und ausschließen, sondern einbeziehen! Geben Sie Anteil – auch an Ihrer eigenen Trauer. Erklären Sie, warum Sie trauern und sich möglicherweise ungewohnt verhalten!
Ermutigen Sie trauernde Kinder, Fragen zu stellen und eigene Gefühle zu zeigen!
Akzeptieren Sie, wie ein Kind trauert, lassen Sie alle Gefühle zu und zeigen Verständnis auch für vorübergehende Verhaltensänderungen. Suchen Sie ggf. einen vertrauensvollen Erwachsenen für das Kind, damit Sie selbst trauern können.
Thematisieren Sie (gemeinsame) Erinnerungen an den Verstorbenen! Teilen Sie Ihre Trauer! Sehen Sie sich gemeinsam Fotos an, weinen Sie gemeinsam.
Offene und v. a. ehrliche Gespräche sind hilfreich, wenn Kinder sie wünschen! Beantworten Sie Fragen ehrlich und mit einfachen Worten.
Unternehmen Sie etwas, wenn ein Kind Schuldgefühle entwickelt und anhaltende Verhaltensänderungen zeigt! Sagen Sie ihm ggf. explizit, dass es unschuldig ist und keine Verantwortung für den Tod trägt. Daumenlutschen und Bettnässen, aber auch plötzliche Schulschwierigkeiten können Anzeichen dafür sein, dass professionelle Hilfe notwendig ist!
Die Trauer betrifft alle – Kinder und Erwachsene –, darum kann sie auch nur von allen gemeinsam getragen werden.

4 Bestattung – traditionell geprägtes Ritual oder individuelle Gestaltung?

Die Bestattungskultur unterliegt einem Wandel, sodass auch neue Ausdrucksformen der Trauer Raum finden.

Viele Bestattungsunternehmen stellen sich auf den neuen, kreativeren Umgang mit Tod und Trauer ein. Würdevoll gestaltete Abschiedsräume ermöglichen ein letztes Beisammensein, das nicht auf zehn Minuten begrenzt bleibt. Bestehende (religiöse) Rituale werden durch neue ergänzt oder abgelöst, z. B. werden Hinterbliebene aufgefordert, ihren verstorbenen Zugehörigen selbst die Kleidung anzulegen und/oder den Sarg anzumalen. Oftmals gilt das Angebot, Trauerfeiern mitzugestalten durch Texte und Lieder. Neu ist ebenfalls, dass Bestatterinnen und Bestatter ihre Dienstleistung auf die Betreuung der Trauernden ausweiten und sich als Vermittler kultureller Traditionen verstehen und entsprechende Informationsarbeit betreiben.

Der neue Umgang mit Tod und Trauer beruht so auf einer Haltung, die im gesellschaftlichen Alltag von Selbstbestimmung und Anteilnahme geprägt ist und vom persönlichen Engagement im konkreten Einzelfall.

5 Bestattung im multikulturellen Kontext

Der Umgang mit dem oder der Verstorbenen richtet sich nach dessen oder deren Persönlichkeit und kultureller Einbindung. Zunehmend werden Mitarbeitende in den Einrichtungen des Gesundheitswesens mit unterschiedlichen Glaubensvorstellungen und religiösen Sitten konfrontiert. Ein Mangel an Verständnis für die Religion dieser Menschen kann Barrieren aufbauen, Stress verursachen und Irritationen hervorrufen. Dies gilt sowohl für die Patientinnen und Patienten wie für die Zugehörigen. Alle, die mit Patientinnen oder Patienten im Krankenhaus, Altenheim und Hospiz arbeiten, sollten deshalb ein Grundwissen über die verschiedenen Religionen und Weltanschauungen haben.

5.1 Bestattung konkret

Dokumente, die in einem Trauerfall benötigt werden:

- Personalausweis des oder der Verstorbenen
- Todesbescheinigung (vom Arzt oder von der Ärztin) bzw. Leichenschauschein
- (bei Ledigen) Geburtsurkunde
- (bei Verheirateten) Auszug aus dem Familienbuch; ist für die Ehe kein Auszug aus dem Familienbuch vorhanden, ist die Heiratsurkunde vorzulegen
- (bei Geschiedenen) rechtskräftiges Scheidungsurteil und Heiratsurkunde oder Auszug aus dem Familienbuch

- (bei Verwitweten) Auszug aus dem Familienbuch mit Sterbeeintrag des Ehepartners oder der Ehepartnerin oder Heiratsurkunde und Sterbeurkunde des Ehepartners oder der Ehepartnerin
- ggf. Versichertenkarte der jeweiligen Krankenkasse
- ggf. vorhandener Bestattungsvorsorgevertrag
- ggf. Versicherungsunterlagen

Viele Bestatterinnen und Bestatter stellen in Broschüren und in Internetportalen Informationsmaterial unter anderem zu rechtlichen und finanziellen Fragen zur Verfügung.

5.2 Was ist bei einem Sterbefall zu tun?

Diese Liste zählt auf, was für Angehörige bei einem Todesfall zu tun ist:

- den Arzt oder die Ärztin benachrichtigen, wenn der Tod in der Wohnung eingetreten ist
- Todesbescheinigung (vom Arzt oder von der Ärztin) bzw. Leichenschauschein ausstellen lassen

Danach hilft das Bestattungsinstitut bei folgenden Punkten:

- Überführung des oder der Verstorbenen veranlassen
- Sterbeurkunden beim Standesamt des Sterbeortes ausstellen lassen
- Beratung beim Erwerb eines Wahl- oder Reihengrabes
- Terminfestlegung bei Stadt oder Kirche für die Trauerfeier
- Ausrichtung der Trauerfeier (Musik, Sarggebinde, Trauerbriefe, Zeitungsanzeigen, Trauerkaffee etc.)
- Pfarrerin oder Pfarrer, Rednerin oder Redner Kenntnis geben
- Abrechnung mit zuständiger gesetzlicher Krankenkasse und ggf. mit berufsständischen Organisationen, Lebensversicherungen bzw. Sterbekassen
- Überbrückungsgeld (dreimonatige Rentenfortzahlung) bei der Rentenversicherungsstelle beantragen
- Abmelden der Rente bei der zuständigen Rentenberechnungsstelle (in den neuen Bundesländern einheitlich beim Postrentendienst Leipzig)
- Meldung der Verstorbenenanschrift zur „Robinson-Liste" zwecks Untersagung unaufgeforderter Werbesendungen
- Erbschein beantragen und Testament eröffnen lassen (evtl. Notar oder Notarin einschalten)
- Unterstützung in Abmeldeangelegenheiten signalisieren, z. B. Wohnung kündigen, Brief- und Bankverkehr, Rente oder
- Beamtenversorgung – Beantragung der Versorgungsbezüge bei zuständiger Dienstbehörde und Zusatzversicherung im öffentlichen Dienst

Die obige Aufzählung kann selbstverständlich nicht vollständig sein. Der Bestatter oder die Bestatterin hilft bei vielen auftretenden Fragen.

Literatur

[1] Karutz H (2001) Psychische Erste Hilfe bei Kindern in akuten Notfallsituationen, unveröff. Diplomarbeit, Mülheim an der Ruhr

Weitere Literatur

Albrecht E (2006) Hospizpraxis. Ein Leitfaden für Menschen, die Sterbenden helfen wollen. Herder, Freiburg

Bundesverband Verwaiste Eltern in Deutschland e. V. Gabriele Knöll (2003) Du bist tot – ich lebe. Trauernde Geschwister. Books on Demand, Norderstedt

Collett M (2000) Bleibe nah und tue nichts: Eine spirituelle und praktische Anleitung zur Sterbebegleitung. Patmos, Ostfildern

Ennulat G (2015) Kinder trauern anders. Wie wir sie einfühlsam und richtig begleiten. Herder, Freiburg

Finger G (2001) Mit Kindern trauern. Kreuz, Stuttgart, Zürich

Heller A (2015) Trauer leben, Das Jahresheft Praxis Palliative Care / demenz / Praxis Pflegende

Herrmann U (2003) Zwischen Hölle und Paradies, Todes- und Jenseitsvorstellungen in den Weltreligionen. Gütersloher Verlagshaus, Gütersloh

Leist M (2004) Kinder begegnen dem Tod. Gütersloher Verlagshaus, Gütersloh

Müller M (2018) Dem Sterben Leben geben. Die Begleitung sterbender und trauernder Menschen als spiritueller Weg. Gütersloher Verlagshaus, Gütersloh

Plieth M (2011) Kind und Tod. Zum Umgang mit kindlichen Schreckensvorstellungen und Hoffnungsbildern. Neukirchener Theologie, Neukirchen-Vluyn

Schlegl-Holzmann U (2017) Kein Abend mehr zu zweit. Familienstand Witwe. Gütersloher Verlagshaus, Gütersloh

Zwingmann C, Moosbrugger H (Hrsg) (2004) Religiosität: Messverfahren und Studien zu Gesundheit und Lebensbewältigung. Neue Beiträge zur Religionspsychologie. Waxmann, Münster

N Zytostatika

Irene Krämer

1 Lösungs- und Applikationsvorschriften für Zytostatika/ parenterale Antitumortherapie

Die Angaben zu den (In)Kompatibilitäten sind den Fachinformationen und wissenschaftlichen Publikationen entnommen.

Wirkstoff	Fertigarzneimittel		Stammlösung Lösungsmittel			Infusionslösung	Aufbewahrung der applikationsfertigen Lösung
INN-Name (Abkürzungen)	**Beispiele**	**Gehalt [mg]**	**Art**	**Menge [ml]**	**Konz. [mg/ml]**	**Trägerlösung** **Behältnismaterial**	
Aflibercept	Zaltrap®	200	–	(8)	25	NaCl 0,9 % oder G 5	lichtgeschützt kühl
Aldesleukin (= Interleukin 2)	Proleukin® S	18 Mio I.E.	Aqua ad inject.	1,2	18 Mio!	G 5! PVC (PE) PP	kühl
Alemtuzumab	MabCampath® (Genzyme) (Bezug nur über Compassionate-Use-Programm aus USA)	30	–	(1)	30	NaCl 0,9 % oder G 5 PVC PE PP	lichtgeschützt kühl
Amsacrin (AMSA)	Amsidyl®	75 (1,5 ml)	Verdünnungslösung = Milchsäure 0,035 m	13,5	5	G 5! PVC PE PP	RT
Arsentrioxid	Trisenox, Generika	10	–	(10)	1	NaCl 0,9 % oder G 5 (PVC) (PE) (PP)	kühl
Asparaginase rekombinant (E. coli)	Spectrila®	10.000 I.E.	Aqua ad inject.	3,7 ml	2500 IE	NaCl 0,9 % (PVC) (PE) (PP)	lichtgeschützt kühl

Besonderheiten	Ausgewählte Kompatibilitäten	Ausgewählte Inkompatibilitäten
Konzentration der Infusionslösung soll 0,6–0,8 mg/ml betragen Applikation über 0,2 µm Filter aus Polyethersulfon		alkalische Lösungen, Heparin-Na, Parabene
Nicht heftig schütteln! Für Interleukin-Konzentrationen < 100 µg/ml (≤ 0,1 mg/ml) als Trägerlösung G 5 mit 0,1 % Humanalbumin einsetzen (sonst Gefahr der Adsorption an Infusionszubehör)! Nicht über Inline-Filter applizieren.	Amikacin, Calciumgluconat, Diphenhydramin, Dopamin, Fluconazol, Foscarnet, Gentamicin, Heparin-Na, Kaliumchlorid, Metoclopramid, Morphin, Ondansetron, Piperacillin, Ranitidin, Tobramycin	Benzylalkohol (Konservierungsmittel), Ganciclovir, Lorazepam, Natriumchlorid-Lösung, Parabene (Konservierungsmittel) Rituximab, Trastuzumab
Proteinarzneimittel, empfindlich gegenüber starkem Schütteln und Wärme		basische und stark saure Lösungen
Unverdünnte Lösung kann mit B I Braun Injekt-Spritzen entnommen werden. Inkompatibel mit chloridhaltigen Lösungen (z. B. NaCl 0,9 %), dabei Ausfällung von Amsacrin-HCl Nicht über Inline-Filter applizieren!	Amikacin, Cytarabin, Dexamethasonphosphat-Na, Diphenhydramin, Famotidin, Fludarabin, Gentamicin, Haloperidol, Hydrocortisonsuccinat-Na, Hydromorphon, Lorazepam, Morphin, $NaHCO_3$, Ranitidin, Tobramycin, Vancomycin	NaCl und sonstige chloridhaltige Lösungen, sulfathaltige Lösungen, Aciclovir, Amphotericin B, Aztreonam, Ceftazidim, Ceftriaxon, Cimetidin, Furosemid, Ganciclovir, Heparin-Na, Methylprednisolonhydrogen-succinat, Metoclopramid, Ondansetron
Nicht heftig schütteln!		

Wirkstoff	Fertigarzneimittel		Stammlösung Lösungsmittel			Infusionslösung	Aufbewahrung der applikationsfertigen Lösung
INN-Name (Abkürzungen)	Beispiele	Gehalt [mg]	Art	Menge [ml]	Konz. [mg/ml]	Trägerlösung / Behältnismaterial	
Atezolizumab	Tecentriq®	1200 mg		(20)	60	NaCl 0,9 % / PVC PE PP	lichtgeschützt kühl
Avelumab	Bavencio®	200 mg		(10)	20	NaCl 0,9% / (PVC) (PE) (PP)	lichtgeschützt kühl
Azacitidin	Vidaza®, Generika	100	Aqua ad inject.	4	25 = Suspension	Zulassung nur für die s.c. Applikation / NaCl 0,9 %! / PP	kühl inkl. Transport
			Aqua ad inject.	10	10 = Lösung	Zulassung nur für die s.c. Applikation / NaCl 0,9 %! / PP	
Bendamustin-HCl	Bendamustin Generika	100	Aqua ad inject.!	40	2,5	NaCl 0,9 %! / PVC PE (PP)	kühl!
Bevacizumab	Avastin®, Biosimilars	400	–	16	25	NaCl 0,9 %! / PVC PE PP	kühl
Bleomycin (Bleo)	Bleomedac® Generika	30	NaCl 0,9%!	10	3	NaCl 0,9 %! / PVC PE PP Polyisopren	lichtgeschützt kühl
Blinatumumab	Blincyto®	35 µg	Aqua ad inject.	3	12,5 µg/ml	NaCl 0,9% / PVC (DEHP-frei) PE PP EVA	kühl

Besonderheiten	Ausgewählte Kompatibilitäten	Ausgewählte Inkompatibilitäten
Über Inline-Filter mit niedrig proteinbindendem Potential applizieren.		
mit Ringer-Lactat auf 0,5 mg/ml und 2,0 mg/ml rekonstituierte Lösungen sind bei 20 °C 3 h, bei 0–4 °C 12 h und bei -20 °C > 30 d stabil		
Chloridionen und niedrige Temperaturen stabilisieren die Infusionslösung. Glukoselösungen als Trägerlösungen unbedingt vermeiden. Stammlösung sollte sofort weiter verdünnt werden.		
		Glucose 5 %
Glukoselösungen als Trägerlösung vermeiden	Amikacin, Calciumfolinat, Cisplatin, Cyclophosphamid, Cytarabin, Dacarbazin, Dexamethasonphosphat-Na, Diphenhydramin, Doxorubicin, Etoposidphosphat, Filgrastim, Fludarabin, Fluorouracil, Gemcitabin, Gentamicin, Granisetron, Heparin-Na, Hydrocortisonphosphat-Na, Melphalan, Metoclopramid, lip. Doxorubicin, Ondansetron, Paclitaxel, Piperacillin + Tazobactam, Rituximab, Teniposid, Thiotepa, Tobramycin, Trastuzumab, Vinca-Alkaloide	Dexamethason, Diazepam, G 5, Hydrocortisonsuccinat-Na, 2- und 3-wertige Kationen, z. B. Calcium, Magnesium, Vitamin C
Über Inline-Filter mit niedrig proteinbindendem Potential applizieren.		

Wirkstoff	Fertigarzneimittel		Stammlösung Lösungsmittel			Infusionslösung	Aufbewahrung der applikationsfertigen Lösung
INN-Name (Abkürzungen)	Beispiele	Gehalt [mg]	Art	Menge [ml]	Konz. [mg/ml]	Trägerlösung / Behältnismaterial	
Bortezomib	Velcade®, Generika	3,5	NaCl 0,9 %	1,4	2,5	PP	lichtgeschützt kühl
Brentuximab-vedotin	Adcetris®	50	Aqua ad inject.	10,5	5	NaCl 0,9 % oder G 5 / (PVC) (PE) (PP)	kühl
Busulfan	Busilvex®, Generika	60	–	(10)	6	NaCl 0,9% oder G 5 / PE PP	kühl
Cabazitaxel	Jevtana®	60	beigepackte Verdünnungslösung	gesamter Inhalt!	10	NaCl 0,9 % oder G 5 / PE PP	kühl
Calciumfolinat (Leucovorin)	Leucovorin®, Generika	1000	–	(100)	10	NaCl 0,9 % oder G 5 / PE! PP! Polyisopren	lichtgeschützt kühl
Carboplatin	Carboplatin, Generika	600	–	(60)	10	G 5! / PVC PE PP EVA Polyisopren	lichtgeschützt kühl
Carfilzomib	Kyprolis®	60	Aqua ad inject.	29	2	G 5 / (PE) PP (PVC)	kühl
Carmustin (BCNU)	Carmubris®, Generika	100	1. Ethanol abs. 2. Aqua ad inject.	3 27	3,33	G 5! / PE! PE/PP Coploymer	lichtgeschützt! kühl!
Cemiplimab	Libtayo®	350	–	(7)	50	NaCl 0,9 % oder G 5 / (PE) (PP)	lichtgeschützt! kühl!

Besonderheiten	Ausgewählte Kompatibilitäten	Ausgewählte Inkompatibilitäten
zur s.c. Injektion (= Standard) zur i.v. Injektion muss die Lösung mit NaCl 0,9% auf 1 mg/ml verdünnt werden		
Konzentration der Infusionslösung soll 0,4–1,2 mg/ml betragen		
Sofort infundieren, Stabilität stark temperatur- und konzentrationsabhängig!		
Konzentration der Infusionslösung soll 0,1–0,26 mg/ml betragen; nicht mit PVC- oder PU-haltigen Leitungen applizieren, über Inline-Filter applizieren		PVC
Stabilität stark konzentrationsabhängig!	Bleomycin, Cisplatin, Cladribin, Cyclophosphamid, Docetaxel, Doxorubicin, Etoposidphosphat, Filgrastim, Fluconazol, Furosemid, Gemcitabin, Granisetron, Heparin-Na, lip. Doxorubicin, Methotrexat, Metoclopramid, Mitomycin, Piperacillin + Tazobactam, Tacrolimus, Thiotepa, Trastuzumab, Vinblastin, Vincristin	Amphotericin B, Foscarnet, Ganciclovir, $NaHCO_3$, Oxaliplatin
Glukoselösungen als Trägerlösungen stabilisieren die Infusionslösung. Infusionslösungen mit NaCl 0,9 % als Trägerlösung sind mindestens 24 h haltbar.	Cladribin, Etoposid, Etoposidphosphat, Filgrastim, Fludarabin, Gemcitabin, Granisetron, Ifosfamid, lip. Doxorubicin, Melphalan, Ondansetron, Paclitaxel, Piperacillin + Tazobactam, Rituximab, Teniposid, Thiotepa, Topotecan, Trastuzumab, Vinorelbin	Amphotericin B, Mesna, $NaHCO_3$
Adsorption an Plastikmaterialien, ausgenommen Polyethylen. Infusionsbehältnis während der Infusion vor Licht schützen.	Cisplatin, Dacarbazin, Etoposidphosphat, Filgrastim, Fludarabin, Fluorouracil, Gemcitabin, Granisetron, Melphalan, Ondansetron, Pemetrexed, Piperacillin + Tazobactam, Rituximab, Teniposid, Thiotepa, Trastuzumab, Vinorelbin	$NaHCO_3$, PVC als Behältnismaterial
Infusionslösung nicht schütteln Über Inline-Filter (0,2 µm bis 5 µm) mit niedrig proteinbindendem Potential applizieren.		

Wirkstoff	Fertigarzneimittel		Stammlösung Lösungsmittel			Infusionslösung	Aufbewahrung der applikationsfertigen Lösung
INN-Name (Abkürzungen)	Beispiele	Gehalt [mg]	Art	Menge [ml]	Konz. [mg/ml]	Trägerlösung / Behältnismaterial	
Cetuximab	Erbitux® (Merck)	500	–	(100)	5	NaCl 0,9 %! / PVC PE PP EVA	kühl
Cisplatin (DDP)	Cisplatin Trockensubstanz	50	Aqua ad inject.	50	1	NaCl 0,9 %! / PVC PE PP Polyisopren EVA	lichtgeschützt kühl
	Cisplatin-Lösung	50, 100	–	(50, 100)	1	NaCl 0,9 %! / PVC PE PP Polyisopren EVA	
Cladribin (2-CdA)	Leustatin® Litak	10 10	– –	(10) (5)	1 2	NaCl 0,9 %! / PVC PE PP	kühl
Clofarabin	Evoltra®, Generika	20	–	(20)	1	NaCl 0,9 % oder G 5 / PVC PE PP	kühl
Cyclophosphamid (CP, CYC, CTX)	Endoxan®	1000	NaCl 0,9 %	50	20	NaCl 0,9 % oder G 5 / PVC PE PP Polyisopren	kühl!

Besonderheiten	Ausgewählte Kompatibilitäten	Ausgewählte Inkompatibilitäten
		5-Fluorouracil
Zur Herstellung einer Infusionslösung nur NaCl 0,9 % als Trägerlösung verwenden. Kein Lichtschutz während der Infusion erforderlich.	Bleomycin, Calciumfolinat, Carmustin, Cladribin, Cyclophosphamid, Cytarabin, Dexamethasonphosphat-Na, Diphenhydramin, Etoposidphosphat, Famotidin, Filgrastim, Fludarabin, Furosemid, Ganciclovir, Gemcitabin, Granisetron, Heparin-Na, Ifosfamid, lip. Doxorubicin, Lorazepam, Mg-sulfat, Melphalan, Methotrexat, Mitomycin, Morphin, Ondansetron, Ranitidin, Rituximab, Topotecan, Trastuzumab, Vinca-Alkaloide	Amifostin, Amphotericin B, Mesna, Metoclopramid, $NaHCO_3$, Piperacillin + Tazobactam, Thiotepa
	Calciumfolinat, Carboplatin, Cimetidin, Cisplatin, Cyclophosphamid, Cytarabin, Dexamethason, Diphenhydramin, Doxorubicin, Etoposid, Famotidin, Furosemid, Granisetron, Haloperidol, Heparin-Na, Hydrocortison, Idarubicin, Kaliumchlorid, Lorazepam, Mesna, Metoclopramid, Mitoxantron, Morphin, $NaHCO_3$, Ondansetron, Paclitaxel, Ranitidin, Teniposid, Vincristin	
In Kombination mit Mesna beide Wirkstoffe über mindestens 24 h stabil.	Amikacin, Bleomycin, Calciumfolinat, Cefotaxim, Cisplatin, Cladribin, Dacarbazin, Daunorubicin, Dexamethasonphosphat-Na, Diphenhydramin, Doxorubicin, Erythromycin, Etoposid, Etoposidphosphat, Famotidin, Filgrastim, Fludarabin, Fluorouracil, Furosemid, Ganciclovir, Gemcitabin, Gentamicin, Granisetron, Heparin-Na, Lorazepam, Melphalan, Mesna, Methotrexat, Metoclopramid, Mitomycin, Mitoxantron, Morphin, $NaHCO_3$, Ondansetron, Oxaliplatin, Paclitaxel, Piperacillin + Tazobactam, Ranitidin, Rituximab, Tobramycin, Topotecan, Vancomycin, Vinca-Alkaloide	Amphotericin B

Wirkstoff	Fertigarzneimittel		Stammlösung Lösungsmittel			Infusionslösung	Aufbewahrung der applikationsfertigen Lösung
INN-Name (Abkürzungen)	Beispiele	Gehalt [mg]	Art	Menge [ml]	Konz. [mg/ml]	Trägerlösung / Behältnismaterial	
Cytarabin (= Cytosin-Arabinosid) (Ara-C)	Cytarabin, Generika	1000	–	(20)	50	NaCl 0,9 % oder G 5	kühl
						PVC PE PP Polyisopren EVA	
		10 000	–	(100)	100	NaCl 0,9 % oder G 5	
						PVC PE PP Polyisopren EVA	
Dacarbazin (DTIC)	Detimedac® 1000	1000	Aqua ad inject.	50	20	NaCl 0, 9 % oder G 5	licht-geschützt! kühl!
						PVC PE (PP) Polyisopren	
Dactinomycin (= Actinomycin D) (ACTD, ACD, AMD)	Lyovac-Cosmegen®	0,5	Aqua ad inject.	1,1	0,5 (= 500 µg/ml)	NaCl 0,9 % oder G 5	lichtgeschützt kühl
						PVC (PE) (PP)	
Daratumumab	Darzalex®	400	–	(20)	20	NaCl 0,9%	lichtgeschützt kühl
						PVC PE PP	
Daunorubicin-HCl (DNR)	Daunoblastin®	20	NaCl 0,9 % oder G 5	10	2	NaCl 0,9 % oder G 5	lichtgeschützt kühl
						PVC PE PP	
Decitabin	Dacogen®	50	Aqua ad inject.	10	5	NaCl 0,9 % oder G 5	kühl!
						(PVC) PE/PP (PE) (PP)	

Besonderheiten	Ausgewählte Kompatibilitäten	Ausgewählte Inkompatibilitäten
	Amsacrin, Bleomycin, Cisplatin, Cladribin, Dacarbazin, Daunorubicin, Dexamethasonphosphat-Na, Diphenhydramin, Doxorubicin, Etoposid, Etoposidphosphat, Famotidin, Filgrastim, Fludarabin, Furosemid, Gemcitabin, Granisetron, Idarubicin, Lorazepam, Melphalan, Methotrexat, Metoclopramid, Mitoxantron, Morphin, $NaHCO_3$, Ondansetron, Paclitaxel, Piperacillin + Tazobactam, Ranitidin, Rituximab, Trastuzumab, Vancomycin, Vinca-Alkaloide	Amphotericin B, Ganciclovir, Insulin
Applikation lichtgeschützt! Schwarzes Infusionssystem benutzen und Infusionslösung vor Licht schützen.	Bleomycin, Carmustin, Cyclophosphamid, Cytarabin, Dactinomycin, Doxorubicin, Etoposidphosphat, Filgrastim, Fludarabin, Fluorouracil, Granisetron, Hydrocortisonphosphat-Na, lip. Doxorubicin, Melphalan, Methotrexat, Metoclopramid, Ondansetron, Paclitaxel, Thiotepa, Vinblastin, Vinorelbin	$NaHCO_3$, Pemetrexed, Piperacillin + Tazobactam
Nicht über Inline-Filter applizieren, Adsorption möglich.	Dacarbazin, Etoposidphosphat, Fludarabin, Gemcitabin, Granisetron, Melphalan, Ondansetron, Pemetrexed, Rituximab, Teniposid, Thiotepa, Trastuzumab, Vinorelbin	Benzylalkohol (Konservierungsmittel), Filgrastim, Parabene (Konservierungsmittel)
Über Inline-Filter mit niedrig proteinbindendem Potential applizieren.		
	Cyclophosphamid, Cytarabin, Etoposid, Etoposidphosphat, Filgrastim, Gemcitabin, Granisetron, Hydrocortisonsuccinat-Na, Melphalan, $NaHCO_3$, Ondansetron, Rituximab, Thiotepa, Trastuzumab, Vinca-Alkaloide	Aztreonam, Dexamethasonphosphat-Na, Fludarabin, Fluorouracil, Heparin-Na, Pemetrexed, Piperacillin + Tazobactam
Konzentration der Infusionslösung auf 0,1–1,0 mg/ml einstellen		

Wirkstoff	Fertigarzneimittel		Stammlösung Lösungsmittel			Infusionslösung	Aufbewahrung der applikationsfertigen Lösung
INN-Name (Abkürzungen)	Beispiele	Gehalt [mg]	Art	Menge [ml]	Konz. [mg/ml]	Trägerlösung / Behältnismaterial	
Dexrozoxan	Cardioxane®	500	Aqua ad inject.	25	20	NaCl 0,9 % oder G 5 / PVC PE	RT
Dinotuximab beta	Qarziba®	20	–	(4,5)	4,5	NaCl 0,9 % mit 1 % Humanalbumin / PE PP	lichtgeschützt kühl
Docetaxel	Taxotere®, Generika	160	–	(8)	20	NaCl 0,9 % oder G 5 / PE PP	lichtgeschützt RT
Doxorubicin-HCl (= Adriamycin) (ADR, ADM)	Doxorubicin Generika	50, 100	–	(25, 50)	2	G 5 oder NaCl 0,9 % / PVC PE PP EVA Polyisopren	lichtgeschützt kühl
Durvalumab	Imfinzi®	500	–	(10)	50	G5 oder NaCl 0,9% / (PVC) (PE) (PP)	lichtgeschützt kühl
Elotuzumab	Empliciti®	400	Aqua ad inject.	17!	25	NaCl 0,9% oder G5 / PVC PE PP	lichtgeschützt kühl
Epirubicin-HCl (= 4-Epidoxorubicin)	Epirubicin Generika	50	–	(25)	2	G 5 / PVC PE PP Polyisopren	lichtgeschützt kühl

Besonderheiten	Ausgewählte Kompatibilitäten	Ausgewählte Inkompatibilitäten
Über 8 h pro Tag für 5 Tage oder kontinuierlich über 5 Tage mit Injektions-/Infusionspumpe applizieren. Über 0,2 µm Inline-Filter applizieren (nicht möglich mit Elastomerpumpe).		
Zur Applikation auf 0,3–0,74 mg/ml verdünnen! Es kann chargenabhängig mehr oder weniger schnell zur Auskristallisation kommen. Auskristallisierte Lösungen nicht infundieren! Bei Zubereitung in PVC-Behältnissen maximal 8 h verwenden! (Es werden Weichmacher aus PVC herausgelöst.)	Aciclovir, Calciumfolinat, Calciumgluconat, Cimetidin, Dexamethason-Na-succinat, Diphenhydramin, Dobutamin, Dopamin, Famotidin, Furosemid, Granisetron, Haloperidol, Heparin-Na, Hydrocortison-Na-phosphat/Na-succinat, Kaliumchlorid, Lorazepam, Mg-sulfat, Mesna, Metoclopramid, Morphin, $NaHCO_3$, Ondansetron, Oxaliplatin, Ranitidin, Rituximab, Trastuzumab	Amphotericin B, lip. Doxorubicin, Methylprednisolon-Na-succinat
G 5 besitzt optimalen pH für die Stabilität und verhindert Selbstaggregation. Für die Plasmozytomtherapie können Mischinfusionen aus Doxorubicin und Vincristin hergestellt werden.	Bleomycin, Calciumfolinat, Cyclophosphamid, Cytarabin, Dacarbazin, Diphenhydramin, Etoposid, Etoposidphosphat, Famotidin, Filgrastim, Fludarabin, Gemcitabin, Granisetron, Lorazepam, Melphalan, Metoclopramid, Morphin, Ondansetron, Oxaliplatin, Paclitaxel, Ranitidin, Topotecan, Vinca-Alkaloide	Ganciclovir, Hydrocortisonsuccinat-Na, $NaHCO_3$, Piperacillin + Tazobactam
Über Inline-Filter mit niedrig proteinbindendem Potential applizieren.		
Über Inline-Filter mit niedrig proteinbindendem Potential applizieren.		
G 5 besitzt optimalen pH für die Stabilität und verhindert Selbstaggregation.	Oxaliplatin	Fluorouracil, Heparin-Na, Methotrexat, Pemetrexed

Wirkstoff	Fertigarzneimittel		Stammlösung Lösungsmittel			Infusionslösung	Aufbewahrung der applikationsfertigen Lösung
INN-Name (Abkürzungen)	Beispiele	Gehalt [mg]	Art	Menge [ml]	Konz. [mg/ml]	Trägerlösung / Behältnismaterial	
Eribulin	Halaven®	0,88	–	(2)	0,44	NaCl 0,9 % / (PVC) PE PP	kühl
Erwinase/Erwinia-Asparaginase (= Crisantaspase)	Erwinase®	10 000 E	NaCl 0,9 %	2	5000 E	NaCl 0,9 % oder G 5 / (PVC) (PE) PP	kühl
Etoposid (= VP 16)	Etoposid Generika	500	–	(25)	20	NaCl 0,9 % oder G 5 / PVC PE PP	lichtgeschützt RT!
Etoposid-phosphat	Etopophos®	1000	Aqua ad inject. NaCl 0,9 % oder G 5	100	10	NaCl 0,9 % oder G 5 / PVC PE PP	lichtgeschützt kühl
Fludarabin (FAMP)	Fludarabin Generika	50	–	2	25	NaCl 0,9 % oder G 5 / PVC PE PP Polyisopren	kühl

Besonderheiten	Ausgewählte Kompatibilitäten	Ausgewählte Inkompatibilitäten
0,88 mg Eribulin entsprechen 1 mg Eribulinmesylat		Glucose-Lösungen
Nicht heftig schütteln! Kontakt der Lösung mit Gummistopfen vermeiden! (Auch bei der Lagerung in Einmalspritzen beachten.) Nicht über Inline-Filter applizieren, Adsorption an Filtermaterial möglich.		
Auf Auskristallisation achten! Zur Applikation auf 0,4 mg/ml, besser auf 0,2 mg/ml verdünnen. Bevorzugt PVC-freie Behältnisse verwenden.	Carboplatin, Cisplatin, Cyclophosphamid, Cytarabin, Daunorubicin, Doxorubicin, Fludarabin, Gemcitabin, Granisetron, Ifosfamid, Mannit, Melphalan, Methotrexat, Morphin, $NaHCO_3$, Ondansetron, Paclitaxel, Pemetrexed, Piperacillin + Tazobactam, Topotecan, Vincristin, Vinorelbin	ABS-Kunststoff (Stammlösung), Filgrastim, Idarubicin
	Bleomycin, Calciumfolinat, Carboplatin, Carmustin, Cimetidin, Cisplatin, Cyclophosphamid, Cytarabin, Dacarbazin, Dactinomycin, Daunorubicin, Dexamethason-Na-phosphat, Diphenhydramin, Doxorubicin, Fludarabin, Fluorouracil, Furosemid, Gemcitabin, Granisetron, Haloperidol, Idarubicin, Ifosfamid, Lorazepam, Mesna, Methotrexat, Metoclopramid, Mitoxantron, Morphin, $NaHCO_3$, Ondansetron, Paclitaxel, Pemetrexed, Ranitidin, Rituximab, Streptozocin, Thiotepa, Trastuzumab, Vinblastin, Vincristin	Amphotericin B, Cefepim, Imipenem-Cilastatin, Methylprednisolon-Na-succinat, Mitomycin
	Amikacin, Amsacrin, Bleomycin, Carboplatin, Carmustin, Ceftazidim, Cisplatin, Cyclophosphamid, Cytarabin, Dacarbazin, Dactinomycin, Dexamethasonphosphat-Na, Diphenhydramin, Doxorubicin, Etoposid, Etoposidphosphat, Famotidin, Filgrastim, Fluconazol, Fluorouracil, Furosemid, Gemcitabin, Gentamicin, Heparin-Na, Hydrocortisonphosphat/-succinat-Na, Ifosfamid, Imipenem, Lorazepam, Mg- sulfat, Melphalan, Mesna, Methotrexat, Metoclopramid, Mitoxantron, Morphin, $NaHCO_3$, Ondansetron, Pemetrexed, Piperacillin + Tazobactam, Ranitidin, Rituximab, Tobramycin, Vancomycin, Vinca-Alkaloide	Aciclovir, Amphotericin B, Daunorubicin, Ganciclovir, Trastuzumab

Wirkstoff	Fertigarzneimittel		Stammlösung Lösungsmittel			Infusionslösung	Aufbewahrung der applikationsfertigen Lösung
INN-Name (Abkürzungen)	Beispiele	Gehalt [mg]	Art	Menge [ml]	Konz. [mg/ml]	Trägerlösung / Behältnismaterial	
Fluorouracil (5-FU)	Fluorouracil-Generika	1000	–	(20)	50	NaCl 0,9 % oder G 5 / PVC PE PP EVA Polyisopren	lichtgeschützt RT (Lösungen < 34 mg/ml können kühl gelagert werden)
Fotemustin	Muphoran® (Servier)	200	beigefügtes Lösungsmittel	4!	50	G 5! / PVC PE PP Polyisopren	lichtgeschützt! kühl!
Gemcitabin (dFdC)	Gemcitabin Generika	2000	–	(50)	40	NaCl 0,9 % oder G 5 / PVC PE PP EVA	kühl
Gemtuzumab / Ozogamicin	Mylotarg™	5	Aqua ad inject.	5	1	NaCl 0,9 % / PVC PE PP	lichtgeschützt! kühl
Idarubicin-HCl (4-dm-DNR)	Zavedos®, Generika	20	–	(20)	1	NaCl 0,9 % oder G 5 / PVC PE PP	lichtgeschützt kühl
Ifosfamid (IFO)	Holoxan® IFO-cell®	2000 5000	– –	(50) (25)	40 200	NaCl 0,9 % oder G 5 / PVC PE PP Polyisopren	kühl

Besonderheiten	Ausgewählte Kompatibilitäten	Ausgewählte Inkompatibilitäten
Auf Auskristallisation achten! Vor allem bei Elastomerenkontakt (z. B. Elastomerenpumpen, dreiteilige Spritzen) und bei Mischinfusionen mit Calciumfolinat	Bleomycin, Carmustin, Cyclophosphamid, Dacarbazin, Etoposidphosphat, Fludarabin, Furosemid, Gemcitabin, Granisetron, Heparin-Na, Hydrocortisonsuccinat-Na, Ifosfamid, Melphalan, Mitomycin, Mitoxantron, Mg-sulfat, Natriumfolinat, Paclitaxel, Piperacillin + Tazobactam, Rituximab, Trastuzumab, Vinblastin, Vincristin	Cetuximab, Daunorubicin, Diazepam, Epirubicin, Fentanyl, Filgrastim, Irinotecan, Morphin, Oxaliplatin, Topotecan, Vindesin, Vinorelbin
Applikation lichtgeschützt! Schwarzes Infusionssystem benutzen und Infusionslösung vor Licht schützen.		
Achtung: Durch das Volumen des Lyophilisates beträgt die Konzentration der rekonstituierten Lösung 38 mg/ml! Infusionsdauer von 30 Minuten einhalten!	Bleomycin, Calciumfolinat, Calciumgluconat, Carboplatin, Carmustin, Cimetidin, Cisplatin, Cyclophosphamid, Cytarabin, Dactinomycin, Daunorubicin, Dexamethason-Na-phosphat, Diphenhydramin, Docetaxel, Doxorubicin, Etoposid, Etoposidphosphat, Fludarabin, Fluorouracil, Granisetron, Haloperidol, Idarubicin, Ifosfamid, Lorazepam, Mesna, Metoclopramid, Mitoxantron, Morphin, $NaHCO_3$, Ondansetron, Paclitaxel, Ranitidin, Rituximab, Streptozocin, Thiotepa, Topotecan, Trastuzumab, Vinblastin, Vincristin, Vinorelbin	Aciclovir, Amphotericin B, Furosemid, Ganciclovir, Irinotecan, Methotrexat, Methylprednisolon-Na-succinat, Mitomycin, Piperacillin-Tazobactam
Applikation lichtgeschützt, inkl. Infusionssystem! Zugabe zur Infusionslösung über beigepackten Filter mit niedrigem proteinbindendem Potenzial (Filter: Porengröße 1,2 µm)		
	Amikacin, Cladribin, Cyclophosphamid, Cytarabin, Diphenhydramin, Etoposidphosphat, Filgrastim, Gemcitabin, Granisetron, Kaliumchlorid, Mg-sulfat, Melphalan, Metoclopramid, Ranitidin, Rituximab, Thiotepa, Vinorelbin	Aciclovir, Ceftazidim, Dexamethasonphosphat-Na, Etoposid, Furosemid, Gentamicin, Heparin-Na, Hydrocortisonsuccinat-Na, Lorazepam, Methotrexat, $NaHCO_3$, Pemetrexed, Pethidin, Piperacillin + Tazobactam, Teniposid, Trastuzumab, Vancomycin, Vincristin
Es können Mischinfusionen von Ifosfamid mit Mesna zubereitet und eingesetzt werden.	Carboplatin, Cisplatin, Epirubicin, Etoposid, Etoposidphosphat, Filgrastim, Fludarabin, Fluorouracil, Gemcitabin, Granisetron, lip. Doxorubicin, Melphalan, Mesna, $NaHCO_3$, Ondansetron, Oxaliplatin Paclitaxel, Piperacillin + Tazobactam, Rituximab, Thiotepa, Topotecan, Trastuzumab, Vinorelbin	Methotrexat

Wirkstoff	Fertigarzneimittel		Stammlösung Lösungsmittel			Infusionslösung	Aufbewahrung der applikationsfertigen Lösung
INN-Name (Abkürzungen)	Beispiele	Gehalt [mg]	Art	Menge [ml]	Konz. [mg/ml]	Trägerlösung / Behältnismaterial	
Inotuzumab-Ozogamicin	Besponsa®	1	Aqua ad inject	4	0,25	NaCl 0,9 % / PVC PE PP EVA	lichtgeschützt! kühl
Ipilimumab	Yervoy®	200	–	(40)	5	NaCl 0,9 % oder G 5 / PVC PE PP	lichtgeschützt kühl
Irinotecan (= CPT 11)	Campto®, Generika	100	–	(5)	20	NaCl 0,9% oder G 5 / PVC (PE) (PP)	lichtgeschützt kühl
Liposomales Cytarabin – Daunorubicin (Fixkombination)	Vyxeos	100 mg Cytarabin, 44 mg/ Daunorubicin		19	5/2,2	NaCl 0,9% oder G 5 / PVC (PE) (PP)	lichtgeschützt kühl
Liposomales Doxorubicin	Caelyx®	50	–	(25)	2	G 5! / (PVC) (PE) PP	lichtgeschützt kühl
	Myocet	50	NaCl 0,9 %	20	2	NaCl 0,9 % oder G 5!	
			Myocet-Liposomen	1,9		(PVC) (PE) (PP)	
			Myocet-Puffer	3			

Besonderheiten	Ausgewählte Kompatibilitäten	Ausgewählte Inkompatibilitäten
Rekonstituierte und verdünnte Lösung nicht schütteln. Konzentration der verdünnten Infusionslösung sollte zwischen 0,01 bis 0,1 mg/ml betragen. Infusionsbehältnis während der Infusion vor Licht schützen.		
Über Inline Filter 0,2 µm bis 1,2 µm mit niedrigem proteinbindenden Potenzial applizieren.		
	Oxaliplatin, Rituximab	Fluorouracil, Gemcitabin, Natriumfolinat, Trastuzumab
Liposomale Formulierung nicht über Inline-Filter applizieren. Beim Lösen Vialinhalt 5 Minuten vorsichtig verwirbeln, dabei das Vial alle 30 sec. auf den Kopf drehen. Danach 15 Min. ruhen lassen.		
Nicht über Inline-Filter applizieren! Nicht über Inline-Filter applizieren! Verdünnung auf 0,4–1,2 mg/ml Doxorubicin	für Caelyx® Aciclovir, Bleomycin, Calciumfolinat, Calciumgluconat, Carboplatin, Cimetidin, Cisplatin, Cyclophosphamid, Cytarabin, Dacarbazin, Dexamethason-Na-succinat, Diphenhydramin, Dobutamin, Dopamin, Etoposid, Fluconazol, Furosemid, Ganciclo-vir, Granisetron, Haloperidol, Ifosfamid, Kaliumchlorid, Lorazepam, Mesna, Methotrexat, Ondansetron, Ranitidin, Rituximab, Trastuzumab, Vancomycin, Vinblastin, Vincristin, Vinorelbin	für Caelyx® Amphotericin B, Benzylalkohol (Konservierungsmittel), Docetaxel, Mannitol, Metoclopramid, Mitoxantron, Morphin, $NaHCO_3$, Paclitaxel

Wirkstoff	Fertigarzneimittel		Stammlösung Lösungsmittel			Infusionslösung	Aufbewahrung der applikationsfertigen Lösung
INN-Name (Abkürzungen)	Beispiele	Gehalt [mg]	Art	Menge [ml]	Konz. [mg/ml]	Trägerlösung / Behältnismaterial	
Liposomales Irinotecan	Onivyde	50	–	(10)	5	NaCl 0,9 % oder G 5 / (PVC) (PE) (PP)	lichtgeschützt kühl
Melphalan (L-PAM)	Alkeran®, Generika	50	beigepacktes Lösungsmittel	10	5	NaCl 3 % NaCl 0,9 % / PVC PE PP	kühl
Methotrexat (MTX)	Methotrexat Generika	1000/5000	– –	(40, 50)	25/100	NaCl 0,9 % oder G 5 / PVC PE PP Polyisopren	lichtgeschützt kühl
Mifamurtid	Mepact®	4	NaCl 0,9 %	50	0,08	NaCl 0,9 % / (PE) (PP)	lichtgeschützt RT
Mitomycin (MMC)	Mito-medac®	20	Aqua ad inject.	20	1	NaCl 0,9 % pH 6–7! / (PVC) (PE) PP (Polyisopren)	kühl
Mitoxantron (MXN)	Novantron®, Generika	30	–	(15)	2	NaCl 0,9 % oder G 5 / PVC PE PP	kühl

Besonderheiten	Ausgewählte Kompatibilitäten	Ausgewählte Inkompatibilitäten
Nicht über Inline-Filter applizieren!		
Chloridionen und niedrige Temperaturen stabilisieren die Infusionslösung! Daher bevorzugt NaCl 3 % als Verdünnungslösung.	Aciclovir, Amikacin, Bleomycin, Carboplatin, Carmustin, Ceftazidim, Cisplatin, Cyclophosphamid, Cytarabin, Dacarbazin, Dactinomycin, Daunorubicin, Dexamethasonphosphat-Na, Diphenhydramin, Doxorubicin, Etoposid, Famotidin, Filgrastim, Fluconazol, Fludarabin, Fluorouracil, Furosemid, Ganciclovir, Gentamicin, Granisetron, Heparin-Na, Hydrocortisonphosphat/-succinat-Na, Idarubicin, Ifosfamid, Imipenem, Lorazepam, Mesna, Methotrexat, Metronidazol, Mitomycin, Mitoxantron, Morphin, $NaHCO_3$, Ondansetron, Pethidin, Piperacillin, Ranitidin, Thiotepa, Tobramycin, Vancomycin, Vinca-Alkaloide	Amphotericin B, Glucose-Lösungen
In G 5 als Trägerlösung pH-bedingte Ausfällung möglich.	Asparaginase, Calciumfolinat, Cisplatin, Cyclophosphamid, Dacarbazin, Dexamethasonphosphat-Na, Diphenhydramin, Etoposid, Etoposidphosphat, Famotidin, Filgrastim, Fludarabin, Furosemid, Ganciclovir, Granisetron, Hydrocortisonsuccinat-Na, Lorazepam, Melphalan, Mesna, Mitomycin, Morphin, $NaHCO_3$, Ondansetron, Oxaliplatin, Paclitaxel, Piperacillin + Tazobactam, Rituximab, Trastuzumab, Vinca-Alkaloide	Dexamethason, Gemcitabin, Idarubicin, Ifosfamid
Suspension Nach Zugabe des Lösungsmittels 1 Min. stehen lassen, danach 1 Min. kräftig schütteln zur Ausbildung der Liposomen.		
Neue Formulierung ohne Harnstoff, pH-Wert entscheidend für die Stabilität.	Calciumfolinat, Cisplatin, Cyclophosphamid, Dexamethasonphosphat-Na, Doxorubicin, Fluorouracil, Furosemid, Heparin-Na, Hydrocortisonsuccinat-Na, Melphalan, Methotrexat, Metoclopramid, Ondansetron, Pemetrexed, Rituximab, Streptozocin, Thiotepa, Trastuzumab, Vinblastin, Vincristin	Cefepim, Etoposidphosphat, Filgrastim, Gemcitabin, Piperacillin + Tazobactam, Topotecan, Vinorelbin
Bei Kühllagerung auf Auskristallisation achten!	Cyclophosphamid, Cytarabin, Etoposidphosphat, Filgrastim, Fludarabin, Fluorouracil, Gemcitabin, Granisetron, Hydrocortisonsuccinat-Na, lip. Doxorubicin, Melphalan, Metoclopramid, Ondansetron, Oxaliplatin, Rituximab, Trastuxumab, Vincristin, Vinorelbin	Cefepim, Heparin-Na, Paclitaxel, Piperacillin + Tazobactam, Thiotepa

Wirkstoff	Fertigarzneimittel		Stammlösung Lösungsmittel			Infusionslösung	Aufbewahrung der applikationsfertigen Lösung
INN-Name (Abkürzungen)	Beispiele	Gehalt [mg]	Art	Menge [ml]	Konz. [mg/ml]	Trägerlösung / Behältnismaterial	
Natriumfolinat	Oncofolic®	900	–	(18)	50	NaCl 0,9 % oder G 5 / PVC PE (PP) EVA Polyisopren	lichtgeschützt kühl
Nelarabin	Atriance®	250	–	(50)	5	Applikation unverdünnt / PVC (PE) (PP) EVA	kühl
Nivolumab	Opdivo	100	–	(10)	10	NaCl 0,9 % / PVC PE PP	lichtgeschützt kühl
Obinutuzumab	Gazyvaro®	1000	–	(40)	25	NaCl 0,9 % / PVC PE PP	kühl
Oxaliplatin	Eloxatin®, Generika	200	–	(40)	5	G 5 / PVC PE PP	kühl
Paclitaxel	Paclitaxel Generika	300	–	(50)	6	NaCl 0,9 % oder G 5 / PE PP (EVA)	kühl

Besonderheiten	Ausgewählte Kompatibilitäten	Ausgewählte Inkompatibilitäten
	Fluorouracil, Oxaliplatin	Irinotecan
Verdünnung auf 1–10 mg Nivolumab Über 0,2 µm Inline-Filter mit niedrigem proteinbindenden Potenzial applizieren.		
Verdünnung auf 0,4–20 mg/ml Obinutuzumab		
Verdünnung auf > 0,2 mg/ml Oxaliplatin Oxaliplatin ist in NaCl 0,9 % zur Hyperthermiebehandlung bei 42 °C 30 Minuten stabil.	Cimetidin, Cyclophosphamid, Dexamethasonphosphat-Na, Diphenhydramin, Dobutamin, Docetaxel, Dolasetron, Dopamin, Doxorubicin, Epirubicin, Etoposidphosphat, Famotidin, Fentanyl, Furosemid, Gemcitabin, Granisetron, Haloperidol, Heparin-Na, Hydrocortisonsuccinat-Na, Ifosfamid, Irinotecan, Kaliumchlorid, Lorazepam, Mg-sulfat, Methotrexat, Methylprednisolonsuccinat-Na, Metoclopramid, Mitoxantron, Morphin, Natriumfolinat, $NaHCO_3$, Ondansetron, Paclitaxel, Pemetrexed, Ranitidin, Topotecan, Vincristin, Vinorelbin	chloridhaltige Lösungen, Diazepam, 5-Fluorouracil
Zur Applikation auf 0,3–1,2 mg/ml verdünnen. Auf Auskristallisationen achten! Kontakt mit PVC-haltigen Behältnissen und Applikationssystemen vermeiden! (Da Herauslösen von Weichmachern) Über Inline-Filter applizieren! Geeignete Infusionssysteme mit Inline-Filter: Braun Intrapur® Inline, Codan V 86-I.V.3-Set P, Ohmeda R 87 Flexinert mit IVEX® HP; geeignete Inline-Filter 0,2 µm: Braun IK 503, Ohmeda IVEX® HP	Aciclovir, Amikacin, Bleomycin, Carboplatin, Cefepim, Cisplatin, Cyclophosphamid, Cytarabin, Dacarbazin, Dexamethasonphosphat-Na, Diphenhydramin, Doxorubicin, Etoposid, Etoposidphosphat, Famotidin, Fluconazol, Fluorouracil, Furosemid, Ganciclovir, Gemcitabin, Gentamicin, Granisetron, Heparin-Na, Hydrocortisonphosphat/-succinat-Na, Ifosfamid, Lorazepam, Mg-sulfat, Mannit, Mesna, Methotrexat, Metoclopramid, Morphin, $NaHCO_3$, Ondansetron, Oxaliplatin, Pethidin, Ranitidin, Rituximab, Thiotepa, Topotecan, Trastuzumab, Vancomycin, Vinblastin, Vincristin	Amphotericin B, lip. Doxorubicin, Mitoxantron, PVC

Wirkstoff	Fertigarzneimittel		Stammlösung Lösungsmittel			Infusionslösung		Aufbewahrung der applikationsfertigen Lösung
INN-Name (Abkürzungen)	Beispiele	Gehalt [mg]	Art	Menge [ml]	Konz. [mg/ml]	Trägerlösung	Behältnismaterial	
Paclitaxel albumin-gebunden Nab-Paclitaxel	Abraxane®	100	NaCl 0,9 %	20	5	Applikation unverdünnt	PVC PE PP	kühl
Panitumumab	Vectibix®	400	–	(20)	20	NaCl 0,9 %	PVC PE PP EVA	kühl
PEG-Asparaginase	Oncaspar®	3750 IE	–	(5)	750 IE	NaCl 0,9 % oder G 5	(PVC) (PE) (PP)	kühl
Pemetrexed-dinatrium	Alimta®, Trocken-substanz	500	NaCl 0,9%	20	25	NaCl 0,9 %	PVC PE PP	lichtgeschützt kühl
	Generika Konzentrat	500, 1000	–	(20, 40)	25	NaCl 0,9 %	PVC PE PP	
Pentostatin (dCF)	Nipent®	10	NaCl 0,9 %	5	2	NaCl 0,9 % oder G 5	PVC (PE) (PP)	lichtgeschützt kühl
Pertuzumab	Perjeta®	420	–	(14)	30	NaCl 0,9 % !	PVC PE PP	kühl
Pixantron-dimaleat	Pixuvri®	29 (bezogen auf Pixantron Base)	NaCl 0,9 %	5	5,8 (bezogen auf Pixantron Base)	NaCl 0,9 %	PE (PP)	kühl

Besonderheiten	Ausgewählte Kompatibilitäten	Ausgewählte Inkompatibilitäten
Suspension Nicht über Inline-Filter applizieren!		
Konzentration der Infusionslösung auf maximal 10 mg/ml einstellen. Über 0,2 µm Inline-Filter mit niedrigem proteinbindenden Potenzial applizieren!		
Einfrieren zerstört die enzymatische Aktivität.		
Nach 24 h Auftreten subvisueller Partikel in der Infusionslösung beschrieben, v. a. bei Zubereitung in PVC-Behältnissen.	Alfentanil, Allopurinol, Amiodaron, Atenolol, Azithromycin, Bleomycin, Carmustin, Ciclosporin, Dactinomycin, Dolasetron, Epinephrin, Etoposid, Etoposidphosphat, Fentanyl, Fludarabin, Foscarnet, Furosemid, Hydrocortisonsuccinat-Na, Imipenem + Cilastatin, Insulin, Levofloxacin, Lidocain, Linezolid, lip. Amphotericin B, Mg-chlorid, Meropenem, Metoprolol, Midazolam, Mitomycin, Moxifloxacin, Oxaliplatin, Pamidronat, Phenobarbital, Piperacillin + Tazobactam, Propranolol, Remifentanil, Sufentanil, Tacrolimus, Theophyllin, Thiopental, Thiotepa, Verapamil, Vinorelbin	calciumhaltige Lösungen, Caspofungin, Cefepim, Chloramphenicol, Dacarbazin, Dantrolen, Daunorubicin, Diazepam, Epirubicin, Erythromycin, Idarubicin, Phenytoin, Pantoprazol, Quinupristin/Dalfopristin
Injektion der unverdünnten Lösung oder zu 25 bis 50 ml Injektionslösung verdünnen	Fludarabin, Melphalan, Ondansetron, Paclitaxel	
	Trastuzumab	Glucose-Lösungen
Infusionslösung auf maximal 0,58 mg/ml verdünnen; über 0,2 µm Inline-Filter applizieren		

Wirkstoff	Fertigarzneimittel		Stammlösung Lösungsmittel			Infusionslösung		Aufbewahrung der applikationsfertigen Lösung
INN-Name (Abkürzungen)	Beispiele	Gehalt [mg]	Art	Menge [ml]	Konz. [mg/ml]	Trägerlösung	Behältnismaterial	
Polatuzumab Vedotin	Polivy®	30/140	Aqua ad inject.	1,8/7,2	20	NaCl 0,9% oder G 5	PVC PE PP	kühl
Ramucirumab	Cyramza®	500	–	(50)	10	NaCl 0,9	(PVC) (PE) (PP)	kühl
Rituximab	Mabthera®, Biosimilars	100	–	(10 ml)	10	NaCl 0,9 % oder G 5	PVC PE PP	kühl
		500		(50 ml)	10	NaCl 0,9 % oder G 5	PVC PE PP	
	Mabthera® 1400 mg s.c.	1400	–	(11,7 ml)	119,66	s.c. Applikation unverdünnt	PP	kühl
Streptozocin	Zanosar®	1000	NaCl 0,9 % oder G 5	9,5	100	NaCl 0,9 % oder G 5	(PVC) (PE) (PP)	kühl
Temzolomid	Temodal®	100	Aqua ad inject.	41	2,5	–	PVC (PE) PP PVA	RT

Besonderheiten	Ausgewählte Kompatibilitäten	Ausgewählte Inkompatibilitäten
Rekonstituierte und verdünnte Lösung nicht schütteln. Konzentration der verdünnten Infusionslösung sollte zwischen 0,72 bis 2,7 mg/ml betragen. Über 0,2 µm Inline-Filter mit niedrigem proteinbindenden Potenzial applizieren!		
Über 0,2 µm Inline-Filter mit niedrigem proteinbindenden Potenzial applizieren!		Glucose-Lösungen
Konzentration der Infusionslösung auf 1–4 mg/ml einstellen	Aciclovir, Amikacin, Ampicillin, Aztreonam, Bleomycin, Buprenorphin, Busulfan, Calciumgluconat, Calciumfolinat, Carboplatin, Carmustin, Cefotaxim, Ceftazidim, Ceftriaxon, Cefuroxim, Cimetidin, Cisplatin, Clindamycin, Cyclophosphamid, Cytarabin, Dactinomycin, Daunorubicin, Dexamethasonphosphat-Na, Dexrazoxan, Diphenhydramin, Dobutamin, Docetaxel, Dopamin, Etoposidphosphat, Famotidin, Fentanyl, Filgrastim, Fluconazol, 5-Fluorouracil, Ganciclovir, Gemcitabin, Gentamicin, Granisetron, Haloperidol, Heparin-Na, Hydrocortisonphosphat-Na, -succinat-Na, Idarubicin, Ifosfamid, Imipenem + Cilastatin, Irinotecan, Kaliumchlorid, Levofloxacin, lip. Doxorubicin, Lorazepam, Mg-sulfat, Mannitol, Mesna, Methotrexat, Methylprednisolonsuccinat-Na, Metoclopramid, Metronidazol, Mitomycin, Mitoxantron, Morphin, Paclitaxel, Piperacillin + Tazobactam, Ranitidin, Streptozocin, Teniposid, Theophyllin, Thiotepa, Vinblastin, Vincristin, Vinorelbin, Zidovudin	Aldesleukin, Ciclosporin, Ciprofloxacin, Doxorubicin, Furosemid, $NaHCO_3$, Ofloxacin, Ondansetron, Topotecan, Vancomycin
	Etoposidphosphat, Filgrastim, Fluorouracil, Gemcitabin, Granisetron, Melphalan, Mitomycin, Ondansetron, Rituximab, Thiotepa, Vinorelbin	Aztreonam, Cefepim, Doxorubicin, Piperacillin + Tazobactam, Trastuzumab
Applikation unverdünnt		

Wirkstoff	Fertigarzneimittel		Stammlösung Lösungsmittel			Infusionslösung	Aufbewahrung der applikationsfertigen Lösung
INN-Name (Abkürzungen)	Beispiele	Gehalt [mg]	Art	Menge [ml]	Konz. [mg/ml]	Trägerlösung / Behältnismaterial	
Temsirolimus	Torisel®	30	beigepacktes Lösungsmittel	1,8	10	NaCl 0,9 % / PE PP	lichtgeschützt! RT
Teniposid	Vumon™	50	–	(5)	10	NaCl 0,9 % oder G 5 / PE (PP)	RT
Thiotepa (TESPA, TSPA) nicht TEPA!	Thiotepa	100	Aqua ad inject.	10	10	G 5 oder NaCl 0,9 % / PE PP PVC	lichtgeschützt kühl
Topotecan	Hycamtin® Trockensubstanz	4	Aqua ad inject.	4	1	NaCl 0,9 % oder G 5 / PVC (PE) (PP) Polyisopren	lichtgeschützt kühl
	Generika Konzentrat	4	–	(4)	1	NaCl 0,9 % oder G 5 / PVC (PE) (PP) Polyisopren	
Trabectedin	Yondelis	1	Aqua ad inject.	20	0,05	NaCl 0,9 % oder G 5 / PVC PE Polyisopren	kühl

Besonderheiten	Ausgewählte Kompatibilitäten	Ausgewählte Inkompatibilitäten
Kontakt mit PVC-haltigen Behältnissen und Applikationssystemen vermeiden! (DEHP-Leaching) Auf Auskristallisationen achten! Über Inline-Filter (5 µm) applizieren!		alkalische Lösungen, saure Lösungen
Zur Applikation auf Konzentrationen < 2 mg/ml verdünnen. PVC als Behältnismaterial ist nur bei unmittelbarer Anwendung zu empfehlen (da Herauslösen von Weichmacher)!	Aciclovir, Amikacin, Bleomycin, Calciumfolinat, Carboplatin, Carmustin, Ciprofloxacin, Cisplatin, Cyclophosphamid, Cytarabin, Dacarbazin, Dactinomycin, Daunorubicin, Dexamethasonphosphat-Na, Diphenhydramin, Doxorubicin, Etoposid, Etoposidphosphat, Fluconazol, Fludarabin, Fluorouracil, Furosemid, Ganciclovir, Gemcitabin, Gentamicin, Hydrocortisonphosphat/succinat-Na, Ifosfamid, Imipenem, Lorazepam, Melphalan, Mesna, Methotrexat, Metoclopramid, Metronidazol, Mitomycin, Mitoxantron, Morphin, $NaHCO_3$, Ondansetron, Ranitidin, Thiotepa, Tobramycin, Vancomycin, Vinca-Alkaloide	ABS-Kunststoff (mit Stammlösung), Idarubicin, PVC, Rituximab, Trastuzumab
Über 0,2 µm Inline-Filter applizieren.	Aciclovir, Bleomycin, Calciumfolinat, Carboplatin, Carmustin, Cefepim, Cyclophosphamid, Cytarabin, Dacarbazin, Daunorubicin, Dexamethason-21-dihydrogenphosphat, Doxorubicin, Etoposidphosphat, Fludarabin, Fluorouracil, Ganciclovir, Gemcitabin, Granisetron, Heparin, Idarubicin, Ifosfamid, Lorazepam, Melphalan, Mesna, Metoclopramid, Methotrexat, Mitomycin, Morphin, $NaHCO_3$, Ondansetron, Paclitaxel, Piperacillin + Tazobactam, Vancomycin, Vinblastin, Vincristin, Vinorelbin	Cisplatin, Filgrastim, Mitoxantron, Pemetrexed, Rituximab, Trastuzumab, Vinorelbin
	Carboplatin, Cimetidin, Cisplatin, Cyclophosphamid, Doxorubicin, Etoposid, Gemcitabin, Granisetron, Ifosfamid, Methylprednisolonsuccinat-Na, Metoclopramid, Ondansetron, Oxaliplatin, Paclitaxel, Rituximab, Vincristin	Dexamethason-Na-phosphat, Fluorouracil, Mitomycin, $NaHCO_3$, Trastuzumab

Wirkstoff	Fertigarzneimittel		Stammlösung Lösungsmittel			Infusionslösung	Aufbewahrung der applikationsfertigen Lösung
INN-Name (Abkürzungen)	Beispiele	Gehalt [mg]	Art	Menge [ml]	Konz. [mg/ml]	Trägerlösung / Behältnismaterial	
Trastuzumab	Herceptin®, Biosimilars	150	Aqua ad inject.	7,2	21	NaCl 0,9 %! / PVC PE PP	kühl
Trastuzumab	Herceptin®, Biosimilars	150/420	Aqua ad inject.	7,2/20	21	NaCl 0,9 %! / PVC PE PP	kühl
Trastuzumab	Herceptin® 600 mg s.c.	600	–	(5)	120	s.c. Applikation unverdünnt / PP	kühl
Trastuzumab emtansin	Kadyla®	100	Aqua ad inject.	5	20	NaCl 0,9 %! / PVC PE PP	kühl
Treosulfan	Ovastat®, Trecondi®, Generika	5000	Aqua ad inject.	100	50	NaCl 0,9 % oder G 5 / PVC PE (PP) EVA	RT
Vinblastinsulfat (VLB)	Vinblastin-Generika	10	NaCl 0,9 %	10	1	NaCl 0,9 % oder G 5 / (PE) PP Polyisopren	lichtgeschützt kühl

Besonderheiten	Ausgewählte Kompatibilitäten	Ausgewählte Inkompatibilitäten
	Aciclovir, Ampicillin, Bleomycin, Benzylalkohol, Buprenorphin, Busulfan, Calciumgluconat, Calciumfolinat, Carboplatin, Carmustin, Ceftazidim, Ceftriaxon, Cefuroxim, Cimetidin, Ciprofloxacin, Cisplatin, Cyclophosphamid, Cytarabin, Dactinomycin, Daunorubicin, Dexamethasonphosphat-Na, Diphenhydramin, Dobutamin, Docetaxel, Dopamin, Doxorubicin, Etoposidphosphat, Famotidin, Fentanyl, Filgrastim, Fluconazol, 5-Fluorouracil, Ganciclovir, Gemcitabin, Gentamicin, Granisetron, Haloperidol, Heparin-Na, Hydrocortisonphosphat-Na, -succinat-Na, Ifosfamid, Imipenem + Cilastatin, KCl, lip. Doxorubicin, Lorazepam, Mg-sulfat, Mannitol, Mesna, Methotrexat, Methylprednisolonsuccinat-Na, Metoclopramid, Metronidazol, Mitomycin, Mitoxantron, $NaHCO_3$, Paclitaxel, Pertuzumab, Ranitidin, Teniposid, Theophyllin, Thiotepa, Vancomycin, Vinblastin, Vincristin, Vinorelbin, Zidovudin	Aldesleukin, Amikacin, Aztreonam, Cefotaxim, Clindamycin, Ciclosporin, Furosemid, Fludarabin, Glucose, Idarubicin, Irinotecan, Levofloxacin, Morphin, Ofloxacin, Ondansetron, Piperacillin + Tazobactam, Streptozocin
Über 0,2 μm Inline-Filter applizieren.		Glucose-Lösungen
	Glucose 5 %, NaCl 0,9 %	alkalische Lösungen
Adsorption an PVC möglich	Bleomycin, Calciumfolinat, Cisplatin, Cyclophosphamid, Dacarbazin, Daunorubicin, Doxorubicin, Etoposidphosphat, Filgrastim, Fludarabin, 5-Fluorouracil, Gemcitabin, Granisetron, Melphalan, Methotrexat, Metoclopramid, Mitomycin, Ondansetron, Paclitaxel, Piperacillin + Tazobactam, Rituximab, Thiotepa, Topotecan, Trastuzumab, Vincristin, Vinorelbin	Cefepim, Furosemid, (Heparin-Na), Lansoprazol

Wirkstoff	Fertigarzneimittel		Stammlösung Lösungsmittel			Infusionslösung	Aufbewahrung der applikationsfertigen Lösung
INN-Name (Abkürzungen)	Beispiele	Gehalt [mg]	Art	Menge [ml]	Konz. [mg/ml]	Trägerlösung / Behältnismaterial	
Vincristinsulfat (= Oncovin) (VCR)	Vincristin-Generika	5	–	(5)	1	NaCl 0,9 % oder G 5 / PVC PE PP Polyisopren	lichtgeschützt kühl
Vindesinsulfat (VDS)	Eldisine®	5	NaCl 0,9 %	5	1	NaCl 0,9 % oder G 5 / PVC (PE) PP	lichtgeschützt kühl
Vinflunin	Javlor®	250	–	(10)	25	NaCl 0,9 % oder G 5 / PVC PE (PP)	lichtgeschützt kühl
Vinorelbin	Vinorelbin-Generika	50	–	(5)	10	NaCl 0,9 % oder G 5 / PVC PE (PP) EVA	lichtgeschützt kühl

Abkürzungen: EVA = Ethylvinylacetat, NaCl 0,9 % = Natriumchlorid-Lösung 0,9 % = Isotonische Natriumchlorid/Kochsalz-Lösung, G 5 = Glucose 5 % Infusionslösung, NaHCO3 = Natriumhydrogenkarbonat/bikarbonat-Lösung, PVC = Polyvinylchlorid-Kunststoff, PE = Polyethylen-Kunststoff, PP = Polypropylen-Kunststoff, RT = Raumtemperatur. Die Angabe der Behältnismaterialien erfolgt in Klammern, wenn die Verträglichkeit nicht durch experimentelle Untersuchungen belegt ist. Mit ! bezeichnete Parameter sind unbedingt einzuhalten.

Besonderheiten	Ausgewählte Kompatibilitäten	Ausgewählte Inkompatibilitäten
Für die Plasmozytomtherapie können Mischinfusionen aus Doxorubicin und Vincristin hergestellt werden.	Bleomycin, Calciumfolinat, Cisplatin, Cyclophosphamid, Cytarabin, Daunorubicin, Doxorubicin, Etoposid, Etoposidphosphat, Filgrastim, Fludarabin, Fluorouracil, Gemcitabin, Granisetron, (Heparin-Na), lip. Doxorubicin, Melphalan, Methotrexat, Metoclopramid, Mitomycin, Mitoxantron, Ondansetron, Paclitaxel, Piperacillin + Tazobactam, Rituximab, Thiotepa, Topotecan, Trastuzumab, Vinblastin, Vinorelbin	Cefepim, Furosemid, Idarubicin, Lansoprazol, $NaHCO_3$
	Bleomycin, Cyclophosphamid, Daunorubicin, Doxorubicin, Methotrexat	Fluorouracil, $NaHCO_3$
	Amikacin, Bleomycin, Carboplatin, Carmustin, Cisplatin, Clindamycin, Cyclophosphamid, Cytarabin, Dacarbazin, Dactinomycin, Daunorubicin, Dexamethasonphosphat-Na, Diphenhydramin, Doxorubicin, Etoposid, Filgrastim, Fluconazol, Fludarabin, Gemcitabin, Gentamicin, Granisetron, (Heparin-Na), Hydrocortisonphosphat/succinat-Na, Idarubicin, Ifosfamid, Imipenem, lip. Doxorubicin, Lorazepam, Melphalan, Mesna, Methotrexat, Metoclopramid, Metronidazol, Mitoxantron, Morphin, Ondansetron, Oxaliplatin, Pemetrexed, Ranitidin, Rituximab, Tobramycin, Trastuzumab, Vancomycin	Aciclovir, Amphotericin B, Fluorouracil, Furosemid, Ganciclovir, Mitomycin, $NaHCO_3$

2 Klassifikation von akuten Nebenwirkungen inklusive Laborabnormalitäten

Bei der Beurteilung von Nebenwirkungen werden fünf Schweregrade verwendet. Dabei spielen Dauer und klinischer Verlauf von Nebenwirkungen eine wichtige Rolle bei der Einstufung. Die Einteilung erfolt mittlerweile überwiegend gem. CTC-AE = Common Terminology Criteria for Adverse Events –kurz CTC- des National Cancer Institutes (NCI). Vor allem Nebenwirkungen im Rahmen klinischer Anrzneimittelstudien werden nach CTC berichtet.

Grad 1 Mild: Asymptomatische oder milde Symptome; sie bedürfen nur einer klinischen oder diagnostischen Beobachtung; eine (medikamentöse) Intervention ist nicht notwendig/indiziert.

Grad 2 Moderat: Minimale Nebenwirkungen, es ist eine lokale oder nicht-invasive Intervention indiziert; limitierte altersentsprechende, instrumentelle ADL*.

Grad 3 Schwere Nebenwirkungen: Schwere oder medizinisch signifikante, jedoch nicht unmittelbar lebensbedrohliche Nebenwirkungen. Hospitalisierung oder eine verlängerte Hospitalisierung ist indiziert. Behindernd; limitierte, selbstfürsorgliche ADL**.

Grad 4 Lebensbedrohlich: Lebensbedrohliche Konsequenzen, dringende Intervention indiziert.

Grad 5 Tod: Tod im Zusammenhang mit einer Nebenwirkung/AE (Adverse Event).

ADL – Activities of Daily Living

3 Tabellarische Übersicht über wichtige Nebenwirkungen von Zytostatika

Jürgen Barth, Norbert Schleucher

3.1 Grad der Toxizität (im therapeutischen Bereich)

Die Tabelle ist keine 1:1 Abbildung der Fachinformationen oder der US FPI (= Full Prescibing Information entspricht der FI/Gebrauchsinformation), sondern sie beschreibt die wichtigsten Nebenwirkungen im klinischen Alltag, erhebt also keinen Anspruch auf Vollständigkeit:

++++	extrem ausgeprägt/extrem häufig	+	selten
+++	sehr ausgeprägt/sehr häufig	(+)	sehr selten
++	stark ausgeprägt/häufig		

Hierbei sind Infekte oder ein Tumorlysesyndrom nicht explizit gelistet, da es sich um die Resultanten der therapeutischen Intervention handelt. Überempfindlichkeits- /Infusionsreaktionen sind weitestgehend unberücksichtigt. Substanzen aus der Klasse der Hormone/Antihormone sind in der Tabelle nicht gelistet. Sie enthält jedoch sowohl EMA als auch zum Zeitpunkt der Erstellung ausschließlich FDA zugelassene Substanzen.

---

*Instrumentelle ADL bezieht sich auf die Essenszubereitung, den Einkauf von Lebensmitteln oder Kleidung, die Telefonbenutzung, Geldmanagement usw.

** Selbstfürsorgliche ADL bezieht sich auf (sich selber) baden, an- & ausziehen, selber essen, eigenständige Toilettenbenutzung, selbstständige Medikamenteneinnahme und nicht bettlägerig zu sein. CTCAE v5.0 NCI 2017; [https://ctep.cancer.gov/protocoldevelopment/electronic_applications/docs/CTCAE_v5_Quick_Reference_5x7.pdf, aufgerufen am 7.5.2021]

3.2 Emetogene Potenz

Zur Bewertung des emetogenen Potenzials stehen folgene Leitlinien zur Verfügung:

Die NCCN-Guideline zur supportiven Therapie/Antiemese; Stand 1.2024 [https://www.nccn.org/professionals/physician_gls/pdf/antiemesis.pdf, aufgerufen am 27.2.2024]

Die S3-Leitline Supportivtherapie; Stand 2020 [https://www.leitlinienprogramm-onkologie.de/fileadmin/user_upload/Downloads/Leitlinien/Supportivtherapie/LL_Supportiv_Langversion_1.3.pdf, aufgerufen am 27.2.2024]

Die MASCC-Guideline; Stand 2016 [https://www.mascc.org/assets/Guidelines-Tools/mascc_antiemetic_guidelines_2016_german_v1.2.pdf, aufgerufen am 7.5.2021]

Die Antiemese-Leitlinie von Onkopedia; Stand Mai 2021 [https://www.onkopedia.com/de/onkopedia/guidelines/antiemese-bei-medikamentoeser-tumortherapie/@@guideline/html/index.html, aufgerufen am 27.2.2024]

Überwiegend erfolgt die Einteilung der Emesegrade „hart" in:

Hoch = 4 | Moderat = 3 | Gering = 2 | Minimal = 1

Emetogen für Parenteralia. Für die Stufen 3 und 4 ist eine antiemetische Prophylaxe immer obligat. Dabei bedeutet:

4: hohes emetogenes Risiko (> 90 %), **3:** moderates emtogenes Risiko (30–90 %), **2:** niedriges emetogenes Risiko (10–30 %), **1:** minimales emetogenes Risiko (< 10 %)

jeweils **ohne** antiemetische Prophylaxe (siehe Teil Nebenwirkungen Abschnitt Übelkeit).

Bei den Oraila gibt es nach NCCN Clinical Practice Guidelines in Oncology™ Antiemesis V.2.2020 nur die Stufen 1–2 sowie 3–4. Grund dafür sind individuelle Empfindlichkeit und ein möglicher Gewöhnungseffekt im Laufe der oralen (Dauer-)Therapie, was man von den Parenteralia so nicht kennt. Onkopedia hat sich dieser Einteilung für die oralen Tumortherapeutika angeschlossen. Seit der Version 1.2023 hat NCCN die Stufen hoch–moderat nochmals unterteilt. Bei der höchst emetogenen Gruppe soll an jedem Tag der Einnahme eine antiemetische Prophylaxe erfolgen. Bei der zweiten Gruppe soll eine antiemetische Prophylaxe initial zum Therapiebeginn auf jeden Fall erfolgen. Ob man dann deeskalieren kann, muss evaluiert werden. Im Folgenden wird die **monotherapeutische**, emetogene Potenz gelistet, kombinatorische Effekte wie sie z. B. in den anthrazyklinhaltigen Schemata AC, EC oder CHOP vorkommen, sind nicht berücksichtigt. Doxo- (A), Epirubicin (E) und Cyclophosphamid sind als Monosubstanzen moderat emetogen eingestuft. Die Kombination ist jedoch hochgradig emetogen. Grundlage für die Bewertung des emetogenen Potenzials ist die NCCN Guideline, V 1.2024, sofern klassifiziert, da diese den aktuellen Erkenntnissen zeitnaher angepasst wird. Die Einstufungen der einzelnen Leitlinien können daher diskrepant sein. Die Oralia, die an jedem Applikationstag eine Antiemese benötigen, sind in der folgenden Tabelle mit 3–4**r** für required gekennzeichnet.

CRS:	Cytokine Release Syndrome
ICANS:	Immune Effector Cell-Associated Neurotoxicity Syndrome
HD:	Hochdosis-Chemotherapie
VOD:	venookklusive Erkrankung der Leber
c.i.:	kontinuierliche Infusion
PRN:	„pro re nata", Antiemese nur bei Bedarf, Prophylaxe nicht obligat; Angabe der Autoren auf Basis klinischer Erfahrung.

Zytostatikum	Fertigarzneimittel (Beispiele)	Emetogene Potenz	Myelosuppression	Gastrointestinale Toxizität	Sonstiges Toxizitätsprofil/Bemerkungen
Abemaciclib	Verzenios® (Lilly)	1–2 PRN	Neutropenie +++ Leukopenie +++ Anämie +++ Thrombozytopenie +++ Lymphozytopenie ++	Diarrhö ++ Erbrechen ++ Übelkeit +++ Abdominalschmerz ++	Verminderter Appetit ++, Alopezie +++, Pruritus +++, Ausschlag +++, trockene Haut ++, Fatigue +++, Pyrexie +++, Transaminasenerhöhung +++, febrile Neutropenie als Resultante der Myelosuppression möglich +
Acalabrutinib	Calquence® (AstraZeneca)	1–2	Neutropenie +++ Anämie +++ Thrombozytopenie +++ Lymphozytose	Diarrhö +++ Übelkeit +++ Obstipation +++ Erbrechen +++ Abdominalschmerz +++	Schwindel +++, Kopfschmerz +++, Vorhofflimmern/-flattern ++, Hämorrhagien/Hämatome (Petechien +++, Ekchymose ++, Gastrointestinale Blutung ++, Epistaxis ++ Intrakranielle Blutung (+)), Pneumonie/Infektion der oberen Atemwege/Sinusitis/Bronchitis/Nasopharyngitis +++
Actinomycin D (Dactinomycin)	LYOVAC-COSMEGEN® (Recordati)	4	Leukozytopenie ++ Thrombozytopenie ++ (verzögert)	abdominelle Schmerzsymptomatik, Diarrhö + Anorexie + Proktitis (+) Mukositis ++ Stomatitis +	Hautreaktionen (u. a. Follikulitis, Akne), Alopezie, Strahlensensibilisierungen (Erytheme, Recall-Phänomen), Myelitis, Leberschäden, allergische Reaktionen Cave: Extra- und Paravasation!
Adagrasib	Krazati® (Mirati Therapeutics)	3–4	Lymphozytopenie ++ Anämie ++ Leukopenie ++ Neutropenie ++	Schwerwiegende, gastrointestinale Toxizität inkl. Blutungen, Obstruktion, Kolitis + Diarrhö +++ Übelkeit ++ Erbrechen +++	Hepatotoxizität ⇨ Monitoring, monatlich, dann 3-monatlich ++, ILD +, Fatigue ++, Muskuloskelettale Schmerzen ++, Nierentoxizität ++, Ödeme ++, Dyspnoe++, Verminderter Appetit ++, QT-Verlängerung möglich +, Transaminasen- und AP-erhöhung ++, Hypokaliämie ++, Hyponatriämie ++, Lipaseerhöhung ++
Afatinib	Giotrif® (Boehringer)	1 PRN		Diarrhö +++ Stomatitis +++	Hautreaktionen +++ (Ausschlag, akneiforme Dermatitis, Pruritus, trockene Haut), PPE++, Paronychie ++, Konjunktividen/trockenes Auge ++, Epistaxis ++, Muskelspasmen ++, Transaminasenerhöhung ++
Aflibercept	Eylea® (Bayer) ZALTRAP® (Sanofi-Aventis)	1	Leukozytopenie ++ Neutropenie ++	abdominelle Schmerz-symptomatik Diarrhö +	Hypertonie ++, HFS +, Hyperpigmentierung, Proteinurie +

Zytostatikum	Fertigarzneimittel (Beispiele)	Emetogene Potenz	Myelosuppression	Gastrointestinale Toxizität	Sonstiges Toxizitätsprofil/Bemerkungen
Alectinib	Alecensa® (Roche)	1–2 PRN	Anämie ++	Diarrhö +++ Erbrechen +++ Obstipation +++ Übelkeit +++	Sehstörungen +++, Lichtempfindlichkeit +++, Transaminasenerhöhung +++, Bilirubinerhöhung +++, Hautausschlag +++, Myalgien +++, Ödeme +++, ILD +
Alemtuzumab	LEMTRADA® (Sanofi)	1	Lymphozytopenie +++ Neutropenie ++ Anämie ++ Thrombozytopenie ++		Infusionsreaktionen ++, Prämedikation obligat, lang anhaltende Immunosuppression ++ obligat: PJP- und Herpes-Prophylaxe
Alpelisib	Alecensa® (Roche)	1–2	Anämie +++ Lymphozytopenie +++ Thrombozytopenie +++	Diarrhö +++ Übelkeit +++ Stomatitis +++ Erbrechen +++ Bauchschmerzen +++ Dyspepsie +++	Stoffwechselstörungen (Hyper-, Hpoglykämie +++, Hypokaliämie +++, Hypokalzämie +++, Hypomagnesiämie +++), Kopfschmerzen +++, Dysgeusie +++, verschwommenes Sehen ++, trockene Augen ++, Hypertonie ++, Lymphödem ++, ILD ++, Hautausschlag +++, Alopezie +++, Pruritus +++, trockene Haut +++*, Erythem ++, Dermatitis ++, PPE ++, Erythema multiforme ++, Muskelkrämpfe ++, Myalgie ++, Osteonekrose des Kiefers ++, akute Nierenschädigung ++, Ermüdung +++, Schleimhautentzündung +++, peripheres Ödem +++, Fieber +++, Transaminasenerhöung +++, verlängerte aPPT +++
Amivantamab	Rybrevant® (Janssen)	2	Lymphozytopenie ++ Hypalbuminämie ++	Übelkeit ++ Erbrechen ++ Stomatitis ++ Obstipation ++	Infusionsreaktionen ++, ILD +, Hautreaktionen wie Rash, TEN, Paronychia ++ Okulartoxizität ++ wie Keratitis, trockene Augen, Uveitis, Sehstörungen ++, Muskuloskelettale Schmerzen ++, Dyspnoe ++, Fatigue ++, Ödeme ++, Husten++, Hypophosphat- natri- und –kaliämie ++, alkalische Phosphatase, Glukose, GGT Erhöhung ++
Amsacrin (m-AMSA)	Amsidyl® (Eurocept)	2	Anämie ++ Leukozytopenie ++ Thrombozytopenie (+)	Mukositis ++ Diarrhö +	Kardiotoxizität (Kardiomyopathie, die durch vorangegangene Anthrazyklintherapie noch verstärkt wird), Arrhythmien, Leberfunktionsstörungen, Alopezie (+), ZNS-Toxizität (+), allergische Reaktionen Cave: Extra- und Paravasation!

Zytostatikum	Fertigarzneimittel (Beispiele)	Emetogene Potenz	Myelosuppression	Gastrointestinale Toxizität	Sonstiges Toxizitätsprofil/Bemerkungen
Asciminib	Scemblix® (Novartis)	1–2	Thrombozytopenie +++ Neutropenie +++ Anämie ++	Übelkeit ++ Diarrhö ++	Pankreastoxizität ⇨ Amylasemonitoring +, Hypertension ⇨ Monitorinng + Intervention +, Hypersensitivität ++, Kardiovaskuläre Toxizität +, Infektionen der oberen Atemwege ++, Muskuloskelettale Schmerzen ++, Fatigue +, Rash +, Erhöhte Triglyceride ++, erhöhte Kreatininkinase ++, erhöhte Transaminasen, Lipase, Amylase++ ⇨ Monitoring
Asparaginase (– Erwinase) (– Pegaspargase)	Spectrila® (medac)	1	gering myelosuppressiv	Anorexie +	Gerinnungsstörungen (Verbrauchskoagulopathie) ++, allergische Reaktionen bis hin zum anaphylaktischen Schock möglich ++, Hepatotoxizität ++, renale Insuffizienz (Azotämie, Hyperammonämie), Pankreasinsuffizienz, ZNS-Toxizität, Schüttelfrost und Fieber
Atezolizumab	Tecentriq® (Roche)	1 PRN	irAEs = immune related Adverse Events / hem-irAEs = hämatologische irAEs möglich (gastrointestinal, hepatisch, kutan, neurologisch, endokrin) ⇨ siehe Teil Nebenwirkungen Infusionsreaktionen möglich		
Avapritinib	Ayvakyt® (Blueprint Medicines)	3–4	gering myelosuppressiv, Anämie +	Übelkeit +++ Erbrechen +++ Diarrhö ++ Abdominalschmerz ++ Obstipation ++ Verminderter Appetit ++	Intrakranielle Blutungen +, ZNS Toxizität und kognitive Beeinträchtigungen wie Schwindel, Schlafstörungen, Stimmungsschwankungen, Sprachstörungen, Halluzinationen ++, Ödeme ++, Fatigue/Asthenie ++, Veränderung der Haarfarbe +, Vermehrte Tränensekretion (Lakrimation) +, Rash +
Avelumab	Bavencio® (Merck Serono)	1 PRN	irAEs = immune related Adverse Events / hem-irAEs = hämatologische irAEs möglich (gastrointestinal, hepatisch, kutan, neurologisch, endokrin) ⇨ siehe Teil Nebenwirkungen Infusionsreaktionen ⇨ obligate Prämedikation vor den ersten 4 Gaben		
Axitinib	Inlyta® (Pfizer)	1–2 PRN	Anämie + Thrombozytopenie +	abdominelle Schmerzsymptomatik, Diarrhö +	Hypothyreose +, Hypertonie ++, Dysphonie, HFS +, Ausschlag, trockene Haut
Azacitidin Azacitidin p. o.	Vidaza® (Celgene/ BMS) 3–4r	3	Thrombozytopenie +++ Neutropenie +++ Leukozytopenie +++ Anämie ++	Diarrhö ++ Obstipation ++ abdominelle Schmerzen ++	Reaktionen an der Injektionsstelle

Zytostatikum	Fertigarzneimittel (Beispiele)	Emetogene Potenz	Myelosuppression	Gastrointestinale Toxizität	Sonstiges Toxizitätsprofil/Bemerkungen
Belantamab Mafodotin		1 PRN	Thrombozytopenie ++ Anämie ++ Lymphozytopenie ++ Leukopenie ++ Neutropenie ++	Übelkeit ++ Diarrhö ++ Erbrechen +	Keratopathie ++, div. Sehstörungen +, Leberenzymerhöhungen ++
Bendamustin	Levact® (Minudpharma) Bendamustin Ribosepharm (Ribosepharm)	3	Leukozytopenie ++ Thrombozytopenie +	Mukositis + Anorexie (+)	Xerostomie, Alopezie +, Hitzegefühl, allergische Reaktionen +, kardiale Dysfunktionen, wird durch dermatologische Komedikation hochgetriggert (Allopurinol, Cotrimoxazol)
Bevacizumab	Alymsys® (Servier) Avastin® (Roche)	1	(+) vermutlich nicht myelosuppressiv, wird aber mit myelosuppressiven Kombinationspartnern verwendet	Diarrhö (+)	arterielle Hypertonie +, Wundheilungsstörungen, Blutungen, Magen-Darm-Perforationen, arterielle Thromboembolie, tiefe Beinvenenthrombose, Fatigue
Binimetinib	Mektovi® (Pierre Fabre)	3–4	Anämie +++	Abdominalschmerzen +++ Diarrhö +++ Erbrechen +++ Übelkeit +++ Obstipation +++ Kolitis ++ Pankreatitis +	periphere Neuropathie +++, Schwindelgefühl +++, Kopfschmerzen +++, Geschmackstörung ++, Gesichtslähmung (+), Pyrexie +++, periphere Ödeme +++, Fatigue +++, Arthralgie +++, Muskelerkrankungen/Myalgien +++, Rückenschmerzen +++, Schmerzen in den Extremitäten +++, Rhabdomyolyse +, Blutungen +++, venöse Thromboembolien, Hypertonie +++, Sehstörung +++, RPED +++, Uveitis ++, Plattenepithelkarzinome/Basalzellkarzinome/Papillome der Haut ++
Bleomycin	Bleomedac® (medac)	1	nicht myelosuppressiv	Mukositis ++ Anorexie (+)	interstitielle Pneumonitis (kumulative Höchstdosis 400 mg), Hautreaktionen (Parästhesien, Urtikaria, Pruritus, erythematöse Schwellungen, Hyperpigmentierungen, Hyperkeratose, diffuse Alopezie), Vaskulitis, Fieber und Schüttelfrost

Zytostatikum	Fertigarzneimittel (Beispiele)	Emetogene Potenz	Myelosuppression	Gastrointestinale Toxizität	Sonstiges Toxizitätsprofil/Bemerkungen
Blinatumumab	BLINCYTO® (Amgen)	1	febrile Neutropenie +++ Anämie +++ Neutropenie +++ Thrombozytopenie +++ Leukopenie +++ Leukozytose ++ Lymphozytopenie ++	Übelkeit +++ Verstopfung +++ Diarrhö +++ Bauchschmerzen +++ Erbrechen +++ verminderter Appetit +++	Hypokaliämie +++, Hypomagnesiämie +++, Hyperglykämie +++, Hypophosphatämie ++, Transaminasenerhöhung +++, Bilirubinerhöhung ++
Bortezomib	VELCADE® (Janssen-Cilag) Bortezomib-ratiopharm® (Ratiopharm)	1	Thrombozytopenie +++ Neutropenie +++ Anämie +++	Diarrhö ++ Obstipation ++	Periphere Polyneuropathie ++, neuropathische Schmerzen ++, Hypotonie + Herpes-simplex-Prophylaxe zu erwägen/empfohlen
Bosutinib	Bosulif (Pfizer)	1–2 bei ≤ 400 mg/d 3-4 bei > 400 mg/d	Myelosuppression +++, alle Zellreihen, febrile Neutropenie +++	Diarrhö +++, abdominale Schmerzen +++ Erbrechen Übelkeit Gastritis ++ Pankreatitis + GI-Blutungen +	Überempfindlichkeitsreaktionen ++, Atemwegsinfektionen +++, Husten +++, Dyspnoe ++, Kopfschmerzen +++, Schwindel ++, Perikarderguss ++, QT-Verlängerung ++, Transaminasenerhöhung +++, Hautausschlag +++, Urtikaria ++, Akne ++, Juckreiz ++, Arthralgien +++, Myalgien/Rückenschmerzen ++, Nierenversagen +++, Ödeme ++
Brentuximab Vedotin	ADCETRIS (Takeda)	1 (PRN)	Neutropenie ++ Anämie + Thrombozytopenie +	Durchfall+++ Übelkeit+++ Erbrechen+++	periphere sensorische Neuropathie++, i. L. der Therapie (2. Gabe) Anaphylaxie möglich → Infusionsdauer auf 3 h verlängern

Zytostatikum	Fertigarzneimittel (Beispiele)	Emetogene Potenz	Myelosuppression	Gastrointestinale Toxizität	Sonstiges Toxizitätsprofil/Bemerkungen
Brigatinib	Alunbrig® (Takeda)	1–2 PRN	Anämie +++ Lymphozytopenie +++ Leukopenie +++ Neutropenie +++ Thrombozytopenie +++ Verlängerte aPPT +++	Lipase erhöht +++ Übelkeit +++ Diarrhö +++ Amylase erhöht +++ Erbrechen +++ Obstipation +++ Abdominalschmerz +++ trockener Mund +++ Stomatitis +++ Dyspepsie ++ Blähungen ++	Pneumonien / Infektion der oberen Atemwege +++, Kopfschmerz +++, periphere Neuropathie +++, Schwindelgefühl +++, Sehstörungen +++, Hypertonie +++, Tachykardie ++, QT-Verlängerung ++, Bradykardien ++, Palpitationen ++, Transaminasenerhöhung +++, Bilirubinerhöhung ++, Ausschlag +++, Pruritus +++, trockene Haut ++, Lichtempfindlichkeitsreaktion ++, Myalgien +++, Arthralgie +++, muskuloskelettale Brustschmerzen +++, Erschöpfung +++, Ödeme +++, Pyrexie +++, ILD +
Busulfan	Busilvex® (Pierre Fabre) Busulfan-ratiopharm® (Ratiopharm)	3 i. v. p. o. 1–2 bei < 4 mg/kg 3-4 bei ≥ 4 mg/kg	Leukozytopenie ++ Anämie + Thrombozytopenie ++	Mukositis (+) Diarrhö (+)	Lungenfibrose (kumulativ), Gynäkomastie, Zystitis (HD), Alopezie (+), Addison-ähnliche Symptomatik, „wasting syndrome", Leberfunktionsstörungen, (VOD) (HD)
Cabazitaxel	JEVTANA® (Sanofi-Aventis) Cabazitaxel medac (medac)	2	Neutropenie +++ Anämie +++ Leukopenie +++ Thrombozytopenie +++ febrile Neutropenie +++	Diarrhö +++ Übelkeit +++ Erbrechen +++ Obstipation +++ Abdominalschmerz +++ Dyspepsie ++ Schmerzen im Oberbauch ++	Alopezie +++, trockene Haut ++, Erythem ++, Rückenschmerzen +++, Arthralgie +++, Schmerz in einer Extremität ++, Muskelspasmen ++, Myalgie ++, Transaminasenerhöhung ++

Zytostatikum	Fertigarzneimittel (Beispiele)	Emetogene Potenz	Myelosuppression	Gastrointestinale Toxizität	Sonstiges Toxizitätsprofil/Bemerkungen
Cabozantinib	CABOMETYX® (Ipsen) COMETRIQ® (Ipsen)	3–4	Lymphozytopenie ++	Warnhinweis auf gastrointestinale Perforationen (3 %) und Fistelbildung (1 %) Diarrhö +++ Übelkeit Oralschmerz ++ Abdominalschmerz ++ Obstipation ++	PPE +++, Stomatitis ++, Änderung der Haarfarbe ++, Hämorrhagien +, thromboembolische Ereignisse +, Hypertension ++, Wundheilungsstörungen ++, Kieferknochennekrosen (+), RPLS (+)
Capecitabin	Xeloda® (Roche) Capecitabin Teva (Teva)	1–2 PRN	Neutropenie + Anämie +	Diarrhö ++ Mukositis/Stomatitis ++ Bauchschmerzen ++	Hand-Fuß-Syndrom ++
Capiversitib	Truqap® (Astra-Zeneca)	1–2	Lymphozytopenie ++ Anämie ++ Leukopenie + Thrombozytopenie +	Diarrhö ++ Übelkeit + Erbrechen + Stomatitis +	Hyperglykämie +++, Hautreaktionen inkl. Erythema Multiforme, Palmar-plantare Erythrodysaestesie / Hand-Fuß-Syndrom, DRESS (drug reaction with eosinophilia and systemic symptoms) ++, Elektrolytverschiebungen +
Capmatinib	Tabrecta (Novartis)	1–2	Lymphozytopenie +++ Anämie ++ Leukopenie ++	Übelkeit +++ Erbrechen +++ Obstipation ++ Diarrhö verminderter Appetit ++	Transaminasenerhöhung ++, ILD +, periphere Ödeme +++, Fatigue ++, Pyrexie +
Carboplatin	Carboplat onkovis (onkovis) Ribocarbo® (Riobisepharm) HAEMATO-carb® (Haemato Pharm)	3 bei AUC < 4, 4 bei AUC ≥ 4	Leukozytopenie ++ Anämie + Thrombozytopenie ++	Mukositis (+)	leichte Erhöhung der Leberwerte, allergische Reaktionen (Sensibilisierungen im Laufe der Therapie möglich), Alopezie (+), HD > 1500 mg/m^2: periphere, zentrale und sensorische Neuropathien

Zytostatikum	Fertigarzneimittel (Beispiele)	Emetogene Potenz	Myelosuppression	Gastrointestinale Toxizität	Sonstiges Toxizitätsprofil/Bemerkungen
Carfilzomib	Kyprolis® (Amgen)	1–2	Anämie ++ Thrombozytopenie ++	Übelkeit ++ Diarrhö ++	kardialer Arrest +, kongestives Herzversagen + Myokardischämie + Warnhinweis! Zur Reduktion kardialer Toxizität wird Prä- und Posthydrierung sowie kardiales Monitoring empfohlen. Pulmonale Hypertension/pulmonale Komplikationen ++ Warnhinweis! Infusionsreaktionen (Schüttelfrost/Fieber, Arthralgien, Myalgien, Gesichtsrötung, Gesichtsödeme, Schwäche, Kurzatmigkeit, Hypotension, Synkope, Brustenge/Angina) +++ bis 24 h nach Gabe möglich. Prämedikation mit Dexamethason empfohlen. Hepatotoxizität +
Carmustin (BCNU)	GLIADEL 7.7 MG IMPLANT (Kiowa Kirin) Carmustin-ratiopharm (Ratiopharm)	4 > 250 mg/m² 3 < 250 mg/m²	Leukozytopenie ++ Thrombozytopenie +++ (verzögert, kumulativ)	Mukositis (+) Diarrhö (+) Anorexie (+)	Alopezie, Lungentoxizität (v. a. bei kumulativen Gesamtdosen > 1,4 g/m²), kumulative Nieren- und Leberschädigung, Dermatitis, Flush bei zu schneller Infusion durch Alkoholgehalt
Cemiplimab	LIBTAYO® (Sanofi-Aventis)	1 PRN	irAEs = immune related Adverse Events / hem-irAEs = hämatologische irAEs möglich (gastrointestinal, hepatisch, kutan, neurologisch, endokrin) ⇨ siehe Teil Nebenwirkungen Infusionsreaktionen möglich		
Ceritinib	LIBTAYO® (Sanofi-Aventis)	3-4r	Anämie +++	Diarrhö +++ Übelkeit +++ Erbrechen +++ Bauchschmerzen +++ Obstipation +++ Ösophaguserkrankung +++ Pankreatitis +++	Transaminasenerhöhung ++, Pneumonitis +, QT-Verlängerung +, Bradykardie +, Hyperglykämien ++ bis zum CTCAE-Grad 3/4, Hautausschlag +++, ILD +
Cetuximab	Erbitux® (Merck Serono)	1	nicht myelosuppressiv	Diarrhö +	akneähnlicher Hautausschlag ++, Hypomagnesiämie +
Chlorambucil	Leukeran® (Alkopharma)	1–2 PRN	Leukozytopenie ++ Thrombozytopenie ++	Mukositis (+) Diarrhö (+)	ZNS-Toxizität (fokale und generalisierte Anfälle), Dermatitis, Pruritus, Alopezie (+), Lungenfibrose, Azoospermie, periphere Neuropathie, Hepatotoxizität

Zytostatikum	Fertigarzneimittel (Beispiele)	Emetogene Potenz	Myelosuppression	Gastrointestinale Toxizität	Sonstiges Toxizitätsprofil/Bemerkungen
Cisplatin	Cisplatin Teva® (Teva) Cisplatin-Lösung-Ribosepharm (ribosepharm division)	5 > 50 mg/m² 4 < 50 mg/m²	Leukozytopenie + Thrombozytopenie +	Diarrhö + Anorexie +	kumulative Nephrotoxizität (Hydratation erforderlich) ++, periphere und sensorische Neuropathie ++, Hörschäden, Veränderung der Serumelektrolyte, Hypomagnesiämie, allergische Reaktionen, Vaskulitis, Bradykardie
Cladribin (2-CDA)	Leustatin® (Janssen-Cilag) LITAK® (Lipomed) MAVENCLAD® (Merck Serono)	1	Leukozytopenie ++ Neutropenie ++ Anämie + Thrombozytopenie ++		opportunistische Infektionen (Abnahme der T-Helferzellen kumulativ), Dermatitis (Erytheme, Pruritus), Phlebitis, Ödeme, Myalgie, Tachykardien HD: Nephrotoxizität und Neurotoxizität
Clofarabin	Evoltra® (Sanofi-Aventis) Clofarabin-ratiopharm® (Ratiopharm)	3	Neutropenie +++	Diarrhö ++	Leberenzymerhöhungen ++, Hautreaktionen ++ (Dermatitis, Pruritus, Ausschlag)
Cobimetinib	Cotellic® (Roche)	1–2	Anämie +++	Diarrhö +++ Übelkeit +++ Erbrechen +++	seröse Retinopathie +++, verschwommenes Sehen ++, Sehschwäche ++, Hypertonie +++, Lichtempfindlichkeit der Haut +++, Ausschlag +++, makulopapulöser Ausschlag +++, Akne-ähnlicher Ausschlag +++, Hyperkeratose +++, Transaminasenerhöhung +++, Bilirubinerhöhung ++
Crizotinib	XALKORI® (Pfizer)	3–4	Neutropenie +++ Leukozytopenie ++ Lymphozytopenie++ Anämie++	Erbrechen +++ Übelkeit +++ Diarrhö +++ Obstipation +++ Abdominalschmerz +++ ösophageale Störungen ++ Dyspepsie ++	Neuropathie +++, Schwindel +++, Dysgeusie +++, Sehstörungen +++, Hautausschlag ++, Transaminasen-, alkalische Phosphatasenerhöhung +++/++, QT-Verlängerung ++, Bradykardie +++, ILD +

Zytostatikum	Fertigarzneimittel (Beispiele)	Emetogene Potenz	Myelosuppression	Gastrointestinale Toxizität	Sonstiges Toxizitätsprofil/Bemerkungen
Cyclo-phosphamid	Endoxan® (Baxter Oncology)	4 > 1,5 g/m² 3 < 1,5 g/m² 1 PRN < 100 mg p. o. > 100 mg/m² 3–4r	Leukozytopenie ++ Anämie ++ Thrombozytopenie ++	Mukositis/Stomatitis + Diarrhö (+) Anorexie (+)	Hypothrombinämie (+), hämorrhagische Zystitis ++, Alopezie, unangemessene ADH-Sekretion, allergische Reaktionen, sterile Phlebitis, Ödeme HD: interstitielle Lungenfibrose, Kardiotoxizität, Azoospermie, Amenorrhö, Neurotoxizität, Leberschäden, Immunsuppression
Cytarabin (Ara-C)	Vyxeos liposomal (Jazz Pharmaceuticals)	3 > 200 mg/m² 2 100–200 mg/m²	Leukozytopenie ++ Anämie ++ Thrombozytopenie ++	Mukositis/Stomatitis + Anorexie + Diarrhö +	ösophagale und intestinale Inflammation, Leberfunktionsstörungen, Fieber, Hautreaktionen (Erytheme, Dysästhesien), Alopezie, Cytarabinsyndrom (Fieber, Myalgie, Knochenschmerz) HD: ZNS-Toxizität, Ataxie, Nystagmus, hämorrhagische Konjunktivitis und Keratitis, Lungentoxizität, inadäquate ADH-Sekretion
Dabrafenib	Tafinlar® (Novartis)	3–4		Übelkeit +++ Erbrechen +++ Durchfall +++ Verstopfung ++ Pankreatitis +	Papillome +++, Plattenepithelkarzinom der Haut ++, seborrhoische Keratosen ++, Akrochordon (Saitenwarze) ++, Basalzellkarzinom ++, neue primäre Melanome +, Hyperkeratosen +++, Haarausfall +++, Hautausschlag +++, PPE +++, trockene Haut ++, Pruritus ++, aktinische Keratosen ++, Hautläsionen ++, Erytheme ++, Kopfschmerzen +++, Husten +++, Arthralgien/Myalgien/Extremitätenschmerzen +++, verringerte LVEF ++, QT-Verlängerung +
Dacarbazin (DTIC)	Detimedac® (medac) Dacarbazin Lipomed (LIPOMED)	4	Leukozytopenie ++ Thrombozytopenie ++ (verzögert)	Mukositis +	Hepatotoxizität (Lebervenenthrombose), Alopezie, Flush, Hautreaktionen, Flu-like-Syndrom (Fieber, Myalgien, Unbehagen), strenger Lichtschutz während der Infusion!
Dacomitinib	Vizimpro (Pfizer)	1–2		Diarrhö +++ Stomatitis +++ Erbrechen +++ Übelkeit +++ Dysgeusie ++	Ausschlag +++, PPE +++, Hautfissuren +++, trockene Haut +++, Pruritus +++, Nagelerkrankungen +++, Alopezie +++, Exfoliation der Haut ++, Hypertrichose ++, Konjunktivitis +++, ILD ++, Transaminasenerhöhung +++

Zytostatikum	Fertigarzneimittel (Beispiele)	Emetogene Potenz	Myelosuppression	Gastrointestinale Toxizität	Sonstiges Toxizitätsprofil/Bemerkungen
Daratumumab	DARZALEX® (Janssen-Chilag)	1	Neutropenie +++ Thrombozytopenie +++ Anämie +++ Lymphozytopenie +++	Diarrhö +++ Übelkeit +++ Erbrechen +++	periphere sensorische Neuropathie +++, Kopfschmerzen +++, Hypertonie +++, Muskelspasmen +++, Fatigue +++, Pyrexie +++, Vorhofflimmern ++
Dasatinib	SPRYCEL® (Bristol-Myers Squibb)	1–2 PRN	Panzytopenie +++	Diarrhö +	„Flüssigkeitsretention" + (verschiedene, wie Pleuraerguss, Aszites, Lungenödem, Perikarderguss mit oder ohne Oberflächenödem), kongestive Herzinsuffizienz/kardiale Dysfunktion ++
Daunorubicin	Vyxeos liposomal (Jazz pharmaceuticals) Daunoblastin® (Pfizer)	3	Leukozytopenie ++ Thrombozytopenie + Mukositis +	Diarrhö + Mukositis/Stomatitis +	kumulativ > 550 mg/m²: Kardiomyopathie, akut: Rhythmusstörungen, Alopezie, Leberschäden, Radiatio-Recall-Dermatitis Cave: Extra- und Paravasationen!
Decitabin Decitabin/Cedazuridin	Dacogen® (Janssen-Cilag)	1 1–2	Thrombozytopenie +++ Neutropenie +++ Leukozytopenie +++	Diarrhö ++ Obstipation ++ abdominelle Schmerzen ++	Arthalgien +
Dinutuximab	Qarziba (Eusa Pharma)	3	Anämie +++ Febrile Neutropenie ++	Durchfall +++ Erbrechen +++ Übelkeit +++ verminderter Appetit +++	Hypokaliämie +++, Hyponatriämie +++, Hypokalzämie +++, Hypophosphatämie +++, Hypoalbuminämie +++, Hyperglykämie +++, Hypomagnesiämie ++, Hypoglykämie ++, Neuralgien ++, periphere Neuropathie ++, Kopfschmerzen ++ , Serumkrankheit +, Hyperthyreose +
Docetaxel	TAXOTERE® (Sanofi-Aventis) Docetaxel-ratiopharm® (Ratiopharm)	2	Leukozytopenie ++ Thrombozytopenie +	Mukositis ++ Diarrhö (+)	Alopezie +, Ödeme, Hautreaktionen und Onycholysen, Überempfindlichkeitsreaktionen, neurosensorische Toxizität
Dostarlimab		1 PRN	irAEs = immune related Adverse Events / hem-irAEs = hämatologische irAEs möglich (gastrointestinal, hepatisch, kutan, neurologisch, endokrin) ⇨ siehe Teil Nebenwirkungen Infusionsreaktionen möglich		

Zytostatikum	Fertigarzneimittel (Beispiele)	Emetogene Potenz	Myelosuppression	Gastrointestinale Toxizität	Sonstiges Toxizitätsprofil/Bemerkungen
Doxorubicin	Ribodoxo® (ribosepharm)	4 ≥ 60 mg/m² 3 < 60 mg/m²	Leukozytopenie +++ Thrombozytopenie ++	Mukositis/Stomatitis ++ (ulzerierend), Diarrhö (+) Anorexie +	kumulativ > 550 mg/m²: Kardiomyopathie akut: Rhythmusstörungen, Leberschäden, Radiatio-Recall-Dermatitis, Alopezie, Dermatitis Cave: Extra- und Paravasation!
Doxorubicin, liposomal	Caelyx® (Janssen-Cilag)	2	Neutropenie +++ Thrombozytopenie +++ Anämie +++	Übelkeit +++ Erbrechen ++ Diarrhö + Stomatitis/Mukositis ++	Alopezie +++
Durvalumab	IMFINZI® (AstraZeneca)	1	irAEs = immune related Adverse Events / hem-irAEs = hämatologische irAEs möglich (gastrointestinal, hepatisch, kutan, neurologisch, endokrin) ⇨ siehe Teil Nebenwirkungen Infusionsreaktionen möglich.		
Eflornithin	IWILFIN® (US World Meds)	1–2	Neutropenie ++ Anämie ++ Leukopenie + Thrombozytopenie	Diarrhö + Erbrechen +	Hepatotoxizität / Transaminasenerhöhung ⇨ Monitoring ab Baseline ++, Hörverlust ⇨ Monitoring ab Baseline ++, Pyrexie +, Pneumonie ++
Elotuzumab	Empliciti® (Bristol-Myers Squibb)	1	Lymphozytopenie +++ Leukopenie ++	Diarrhö +++	Kopfschmerzen +++, Hypoästhesie ++, oropharyngeale Schmerzen ++
Elranatamab	Elrexfio® (Pfizer)	2	Lymphozytopenie +++ Leukopenie +++ Anämie +++ Neutropenie +++ Thrombozytopenie ++ Hypogammaglobulinemia ++	Diarrhö + Übelkeit + Obstipation + Erbrechen + verminderter Appetit ++	CRS +++, ICANS +++, Fatigue ++, Injektionsreaktionen ++, (URT) Infekte ++, Muskuloskelettale Schmerzen ++, Rash ++, Husten ++, Dyspnoe ++, Pyrexie ++, Hepatotoxizität mit Transaminasen- und Bilirubinerhöhung ⇨ Lebermonitoring +++
Enasidenib	IDHIFA® (Celgene/BMS)	3–4	Nichtinfektiöse Leukozytose +	Übelkeit +++ Erbrechen ++ Diarrhö +++ verminderter Appetit +++	Differenzierungssyndrom +, Bilirubinerhöhung +++, Hypokalzämie +++, Hypokaliämie +++, Hypophosphatämie ++

Zytostatikum	Fertigarzneimittel (Beispiele)	Emetogene Potenz	Myelosuppression	Gastrointestinale Toxizität	Sonstiges Toxizitätsprofil/Bemerkungen
Encorafenib	Braftovi® (Pierre Fabre)	3–4	Anämie +++	Übelkeit +++ Erbrechen +++ Obstipation +++	PPE +++, Hyperkeratose +++, Hautausschlag +++, trockene Haut +++, Pruritus +++, Alopezie +++, Erytheme +++, Hyperpigmentierung der Haut +++, akneiforme Dermatitis ++, Exfoliation der Haut ++, Photosensitivität ++, Papillom der Haut +++, melanozytärer Nävus ++, kutane Plattenepithelkarzinome +++, neues primäres Melanom +++, Arthralgie +++, Myalgien +++, Schmerzen in den Extremitäten +++, Rückenschmerzen +++, Arthritis ++, Fatigue +++, Pyrexie +++, Nierenversagen ++, supraventrikuläre Tachykardie ++, Kopfschmerzen +++, periphere Neuropathie +++, Geschmacksstörung +++, Gesichtslähmung ++
Enfortumab Vedotin	PADCEV™ (Astellas)	2		Verminderter Appetit +++ Übelkeit +++ Dysgeusie +++ Diarrhö +++	periphere Neuropathie +++, Rash +++, Pruritus +++, Alopezie +++, trockene Haut +++, trockenes Auge +++, Sehrstörungen +++, Hyperglylämie bis Grad 4 +
Entrectinib	Rozlytrek® (Roche)	1–2	Anämie +++ Neutropenie +++	Obstipation +++ Diarrhö +++ Übelkeit +++ Erbrechen +++ Abdominalschmerzen +++ Dysphagie +++ verminderter Appetit +++ Dysgeusie +++	Dysgeusie +++, Schwindel +++, Dysästhesie +++, kognitive Störungen +++, Kopfschmerzen +++, periphere sensorische Neuropathie +++, Ataxie +++, Schlafstörungen +++, affektive Störungen ++, Synkope ++, verschwommenes Sehen +++, kongestive Herzinsuffizienz ++, QT-Verlängerung ++, Hypotonie +++, Transaminasenerhöhung +++, Ausschlag +++, Photosensitivitätsreaktion ++, Myalgie +++, Arthralgie +++, Muskelschwäche +++, Frakturen ++, Fatigue +++, Ödeme +++, Schmerzen +++, Fieber +++
Epcoritamab	Tepkinly® (Abbvie)	1	Lymphozytopenie +++ Anämie +++ Leukopenie +++ Neutropenie +++ Thrombozytopenie +++	Abdominalschmerz ++ Übelkeit ++ Diarrhö ++ Erbrechen ++	CRS +++, ICANS +++, Fatigue ++, Muskuloskelettale Schmerzen ++, Injektionsreaktionen ++, Pyrexie ++

Zytostatikum	Fertigarzneimittel (Beispiele)	Emetogene Potenz	Myelosuppression	Gastrointestinale Toxizität	Sonstiges Toxizitätsprofil/Bemerkungen
Epirubicin	FARMORUBICIN® (Pfizer) Riboepi® (ribosepharm division)	4 > 90 mg/m^2, 3 ≤ 90 mg/m^2	Leukozytopenie +++ Thrombozytopenie ++	Mukositis + Anorexie (+)	kumulativ > 850 mg/m^2: Kardiomyopathie akut: EKG-Veränderungen, Alopezie, Dermatitis Cave: Extra- und Paravasation
Erdafitinib	BALVERSA™ (janssen)	1–2		Stomatitis +++ Diarrö +++ Trockener Mund +++ Obstipation ++ Abdominalschmerz ++ Erbrechen ++ Übelkeit + verminderter Appetit ++ Dysgeusie ++	Hyperphosphatämie +++ (Warnhinweis), Fatigue +++, Pyrexie +, trockenes Auge ++, Sehstörungen +, erhöhter Tränenfluss (+), trockene Haut +++, Onycolyse +++, PPE ++
Eribulin	Halaven® (Eisai)	2	Neutropenie +++ Leukopenie +++ Anämie ++	Übelkeit +++ Obstipation +++ Diarrhö ++ Erbrechen ++ Dysgeusie + Bauchschmerzen + Stomatitis + Mundtrockenheit + Dyspepsie + gastroösophageale Reflux-krankheit + Mundschleimhaut-geschwüre + aufgeblähtes Abdomen +	Periphere Neuropathie +++, Kopfschmerzen ++, verstärkter Tränenfluss +, Transaminasenerhöhung +, Bilirubinerhöhung +, Alopezie +++, Pruritus +, Nagelerkrankungen +, trockene Haut +, Erythem +, Hyperhidrose +, PPE +, ILD (+)

Zytostatikum	Fertigarzneimittel (Beispiele)	Emetogene Potenz	Myelosuppression	Gastrointestinale Toxizität	Sonstiges Toxizitätsprofil/Bemerkungen
Erlotinib	Tarceva® (Roche) Erlotinib Heumann (Heumann)	1–2 PRN	nicht myelosuppressiv	Diarrhö +	Exantheme +, Ermüdung +
Estramustinphos-phat	Estracyt® (Pfizer)	2 p. o. 3–4	Leukozytopenie + Thrombozytopenie +		Gynäkomastie, Libido- und Potenzverlust, Hepatotoxizität, Fieberepisoden, Hautrötungen, Angina pectoris
Etoposid	Vepesid® (Celapharm) Riboposid® (Ribosepharm)	2 p. o. 3–4	Leukozytopenie ++ Thrombozytopenie (+)	Mukositis + Anorexie (+) HD: schwere Stomatitis	Alopezie, allergische Reaktionen, Leberschäden (+), RR-Abfälle HD: ZNS-Toxizität, Dermatitis Cave: Ethanol-Unverträglichkeit!
Etoposidphosphat	Etopophos® (Bristol-Myers Squibb)	2	Leukozytopenie ++ Thrombozytopenie (+)	Mukositis + Anorexie (+)	Alopezie, Leberschäden (+)
Everolimus	Votubia® (Novartis) Afinitor® (Novarts)	1–2 PRN	Anämie +++ Thrombozytopenie +++ Leukopenie ++ Lymphozytopenie ++ Neutropenie ++	Mukositis/Stomatitis +++ Erbrechen +++, Übelkeit +++ Diarrhö +++ Abdominalschmerz ++ Dyspepsie ++ Anorexie (+)	Leberenzymerhöhung +, Hautausschlag +, Pruritus +, Geschmacksstörungen +, Herzinsuffizienz (+), diverse Stoffwechseleffekte (Hyperglykämie, Hypercholesterolämie, Hypertriglyceridämie) +++, Hypertonie +++
Fedratinib	Inrebic® (Bristol Myers Squibb)	3–4r	Anämie +++ Thrombozytopenie +++ Neutropenie ++	Diarrhö +++ Übelkeit +++ Erbrechen +++	Tansaminasen-, Lipasenerhöhung +++, Amylasenerhöhung ++, Kreatininerhöhung +++, Muskuloskelettale Schmerzen +, Fatigue/Asthenie ++
Fruquintinib	Fruzaqly® (Takeda)	1–2	Lymphozytopenie ++ Thrombozytopenie ++	Stomatitis ++ Abdominalschmerz ++ Diarrhö ++	Fatigue +++, Hypertension ⇨ Monitoring ++, Proteinurie ++, Muskuloskelettale Schmerzen ++, Arthralgien +, Palmar-plantare Erythrodysaestesie / Hand-Fuß-Syndrom ++, Transaminasen-, Bilirubin-, Triglycerid- und Cholesterolerhöhung ++, Albumin- und Magnesiumerniedrigung ++

Zytostatikum	Fertigarzneimittel (Beispiele)	Emetogene Potenz	Myelosuppression	Gastrointestinale Toxizität	Sonstiges Toxizitätsprofil/Bemerkungen
Futibatinib	LYTGOBI® (Taiho Oncology)	1–2	Anämie +++ Lymphozytopenie +++ Thrombozytopenie +++ Leukopenie ++ Neutropenie ++	Obstipation +++ Diarrhö +++ Mundtrockenheit +++ Stomatitis +++ Abdominalschmerz +++ Übelkeit ++ Erbrechen ++ Verminderter Appetit +	Okulartoxizität ⇨ Ablösung des Netzhautpigmentepithels ⇨ Monitoring, Hyperphosphatämie und Weichteilgewebemineralisierung, kutane Calcinose, nicht-urämische Calciphylaxe, vaskuläre Calcifizierung, Hyperphosphatämie / Phosphatanomalien ⇨ Monitoring, Nageltoxizität +++, Muskuloskelettale Schmerzen +++, Fatigue ++, Alopezie ++, Trockene Haut +++, Arthralgien ++, Dysgeusie ++, Trockenes Auge ++, Palmar-plantare Erythrodysaestesie / Hand-Fuß-Syndrom +, Kreatininerhöhung +++, Glukoseanomalien +++, Hyperkalzämie +++, Hyponatriämie +++, Transaminasen- und Amylasen Erhöhung +++, Erhöhung der alkal. Phosphatase +++, Erhöhte Trigyceride +++, PPT Erhöhung +++, Hypalbuminämie +++, Harnsäureerhöhung +++, CK Erhöhung +++, Bilirubinerhöhung ++, Hypokaliämie
Fludarabin-phosphat	Fludarabinphos-phat-GRY® (TEVA)	1 PRN	Granulozytopenie ++ Anämie ++ Thrombozytopenie ++	Mukositis +	Immunsuppression (Abnahme der T-Helferzellen), opportunistische Infektionen (Cave: Steroide), verzögerte ZNS-Toxizität, Seh- und Hörstörungen, Kleinhirnsyndrom, Agitation, Parästhesien, interstitielle Pneumonitis, Hautreaktionen (Pruritus, Seborrhö), Fieberepisoden, Myalgien
5-Fluorouracil	Fluorouracil-GRY® (TEVA)	2	Leukozytopenie ++ Anämie (+) Thrombozytopenie + (Hämatotoxizität bei c.i. deutlich geringer)	Mukositis/Stomatitis ++ Diarrhö ++ Anorexie (+) Enterokolitis (+)	Alopezie, Hautreaktionen (Pruritus, Erytheme, Hand-Fuß-Syndrom) (verstärkt bei c.i.), Kleinhirnsyndrom (Konfusion, Ataxie, Nystagmus), Angina pectoris (Prinz-Metal-Angina) (häufiger bei c.i.) (+), Leberschäden
Fotemustin	Muphoran® (Servier)	3	Leukozytopenie ++ Thrombozytopenie +++ (verzögert, kumulativ)	Diarrhö (+) Erbrechen + abdominelle Schmerzsymptomatik (+)	vorübergehende Transaminasenerhöhung, Dermatitis, Hyperpigmentierung, Kreatininanstieg, allergische Reaktionen (Fieber, Erythem)
Gefitinib	Gefitinib-ratiopharm (Ratiopharm)	1–2 PRN	Neutropenie +	Diarrhö +	Hautausschlag ++, trockene Haut (+)

Zytostatikum	Fertigarzneimittel (Beispiele)	Emetogene Potenz	Myelosuppression	Gastrointestinale Toxizität	Sonstiges Toxizitätsprofil/Bemerkungen
Gemcitabin	Gemcitabin onkovis (Onkovis) Gemedac® (Medac)	2	Leukozytopenie ++ Thrombozytopenie +	Mukositis + Diarrhö (+)	Erhöhung der Leberwerte, grippeähnliche Symptome (NSAR und Steroide wirksam) (Flu-like-Syndrom), Hautrötungen, Ödeme, Proteinurie (+), Atembeschwerden (+), Bronchospasmus, Hautreaktionen
Gemtuzumab Ozogamicin	MYLOTARG® (Pfizer)	2	Febrile Neutropenie +++ Thrombozytopenie +++ Neutropenie +++ Anämie +++ Leukopenie +++ Panzytopenie +++ Lymphozytopenie +++	Erbrechen +++ Diarrhö +++ Bauchschmerzen +++ Übelkeit +++ Stomatitis +++ Obstipation +++ Dyspepsie ++ Ösophagitis ++	VOD ++, Transaminasenerhöhung +++, Bilirubinerhöhung +++, Erythem ++, Pruritus ++, Pyrexie +++, Ödeme +++, Fatigue +++, Schüttelfrost +++
Gilteritinib	Xospata™ (Astellas)	1–2	Febrile Neutropenie ++	Diarrhö +++ Übelkeit +++ Stomatitis +++ Erbrechen ++	Transaminasenerhöhung +++, Hyperbilirubinämie ++, Myalgien/Arthralgien +++, Fatigue +++, Pyrexie +++, Dyspnö +++, Ödeme +++, Rash +++, Husten +++, Kopfschmerz +++, Hypotension +++, Schwindel +++, PRES (+), QT-Verlängerung +, Hyperglykämie +++, Hypertrigliceridämie +++, Hypokalzämie +++, Hypophosphatämie +++, Hypokaliämie +++, Hyponatriämie +++, QT-Verlängerung ++, Differenzierungssyndrom +
Glasdegib	Daurismo® (Pfizer)	1–2	Anämie +++ Febrile Neutropenie +++ Thrombozytopenie +++ Neutropenie +++	Übelkeit +++ Diarrhö +++ Obstipation +++ Abdominalschmerz +++ Erbrechen +++ Stomatitis ++ verminderter Appetit +++	QT-Verlängerung ++, Vorhofflimmern ++, Ausschläge +++, Alopezie +++, Muskelspasmen +++, Arthralgie +++, Dyspnoe +++
Glofitamab	Columvi® (Roche)	1	Lymphozytopenie +++ Neutropenie +++ Anämie ++ Thrombozytopenie ++	Obstipation + Diarrhö + Übelkeit + Abdominalschmerz +	CRS +++, ICAN ++, Fatique ++, Pyrexia +, Ödeme +, Phosphat-, Natrium-, Calcium-, Kaliumabfall ++, Fibrinogenabfall ++, γ-GT Anstieg ++, Tumor Flare +

Zytostatikum	Fertigarzneimittel (Beispiele)	Emetogene Potenz	Myelosuppression	Gastrointestinale Toxizität	Sonstiges Toxizitätsprofil/Bemerkungen
Hydroxyurea	Hydroxyurea medac (Medac)	1–2 PRN	Leukozytopenie + Anämie + Thrombozytopenie +	Mukositis +	leichte Hautreaktionen, ZNS-Toxizität (+), Hyperbilirubinämie (+)
Ibrutinib	IMBRUVICA® (janssen)	1–2 PRN	Neutropenie +++ Thrombozytopenie +++ Anämie +++ febrile Neutropenie ++ Lymphozytose ++ Leukozytose ++ (wahrscheinlich aufgrund von Umverteilungsvorgängen aus Lymphknoten)	Diarrhö +++ Erbrechen +++ Stomatitis +++ Übelkeit +++ Obstipation +++ Mundtrockenheit ++	Blutungen/Blutergüsse/Petechien +++, Pneumonie/Infektion der oberen Atemwege/Sinusitis+++, Sepsis/Harnwegsinfektion/Infektion der Haut ++, Schwindel +++, Kopfschmerz +++, Verschwommensehen ++, Vorhofflimmern ++, Hautausschlag +++, Arthralgien/muskuloskelettale Schmerzen +++
Idarubicin	Zavedos® (Pfizer)	3	Leukozytopenie +++ Anämie ++ Thrombozytopenie ++	Diarrhö (+) Mukositis + gastrointestinale Perforation	kumulativ > 120 mg/m²: Kardiomyopathie: akut: EKG-Veränderungen, Arrhythmien, Alopezie +, Leberschäden Cave: Extra- und Paravasation
Idelalisib	Zydelig® (Gilead)	1 PRN	Neutropenie +++ (bis Grad > 3 +++)	Diarrhö/Kolitis +++ **Achtung!** nach Monaten guter Verträglichkeit können schwerste Diarrhöen auftreten, die einer Hospitalisierung bedürfen; wahrscheinlich auf der Basis einer Autoimmunkolitis	Infektionen +++ (bis Grad > 3 +++), Transaminasenerhöhung +++ (bis Grad > 3 +++), Exantheme +++, Pneumonitiden +++, erhöhte Triglyceride +++
Ifosfamid	Holoxan Pulver (Baxter)	4 ≥ 2 g/m² 3 < 2 g/m²	Leukozytopenie ++ Thrombozytopenie +	Diarrhö (+)	hämorrhagische Zystitis (Mesna-Prophylaxe) ++, Nephrotoxizität, metabolische Azidose, ZNS-Toxizität, Enzephalopathie, Alopezie ++, Dermatitis und Hyperpigmentierungen, Leberfunktionsstörungen, interstitielle Pneumonitis (+)
Imatinib	Glivec® (Novartis)	3–4 > 400 mg/d 1–2 ≤ 400 mg/d	Neutropenie ++ Thrombozytopenie ++	Diarrhö +	Ödeme ++ (periorbital und/oder Gliedmaßen), Myalgie +, Muskelkrämpfe +, Leberenzymerhöhung (+)

Zytostatikum	Fertigarzneimittel (Beispiele)	Emetogene Potenz	Myelosuppression	Gastrointestinale Toxizität	Sonstiges Toxizitätsprofil/Bemerkungen
Inotuzumab Ozogamicin	BESPONSA® (Pfizer)	2	Febrile Neutropenie +++ Neutropenie +++ Thrombozytopenie +++ Leukopenie +++ Lymphozytopenie ++ Anämie +++ Panzytopenie ++	Bauchschmerzen ++ Erbrechen ++ Diarrhö ++ Übelkeit +++ Stomatitis ++ Obstipation ++	Transaminasenerhöhung ++, Bilirubinerhöhung ++, VOD +, Kopfschmerzen +++
Ipilimumab	YERVOY® (Bristol-Myers Squibb)	1 PRN	irAEs = immune related Adverse Events / hem-irAEs = hämatologische irAEs möglich (gastrointestinal, hepatisch, kutan, neurologisch, endokrin) ⇨ siehe Teil Nebenwirkungen Infusionsreaktionen möglich.		
Irinotecan (CPT-11)	Riboirino® (Ribosepharm)	3	Leukozytopenie ++ Anämie (+) Thrombozytopenie (+)	Diarrhö +++ (verzögert) Anorexie + Mukositis (+), abdominelle Schmerzsymptomatik +	frühes cholinerges Syndrom ++ (abdominelle Krämpfe, Diarrhöen, Schweißausbrüche, Sehstörungen), Hautreaktionen, Alopezie, Pneumonitis
Irinotecan liposomal	ONIVYDE (Servier)	3	Neutropenie +++ Leukopenie +++ Anämie +++ Thrombozytopenie +++ Lymphozytopenie ++	Diarrhö +++ Erbrechen +++ Übelkeit +++ Abdominalschmerz +++ Stomatitis +++ Kolitis ++ Ösophagitis + Proktitis +	cholinerges Syndrom ++, Geschmacksstörung ++, Fieber +++, peripheres Ödem +++, Schleimhautentzündung +++, Ermüdung +++, Asthenie +++, Dyspnoe ++, Dysphonie ++
Isatuximab	SARCLISA® (Sanofi)	2	Neutropenie +++ Thrombozytopenie ++ Lymphozytopenie ++ Anämie +	Diarrhö +++ Übelkeit ++ Erbrechen ++	Infusionsreaktionen +++, Infektionen ++, Dyspnoe +

Zytostatikum	Fertigarzneimittel (Beispiele)	Emetogene Potenz	Myelosuppression	Gastrointestinale Toxizität	Sonstiges Toxizitätsprofil/Bemerkungen
Ivosidenib		1–2	Leukozytose +++ Anämie +++	Diarrhö +++ Übelkeit +++ Mukositis +++ Obstipation ++ Erbrechen ++ Abdominalschmerz ++	QT-Verlängerung ++, Fatigue +++, Ödeme +++, Pyrexie ++, Brustschmerz ++, Husten ++, Dyspnoe +++, Myalgien ++, Arthralgien +++, Kopfschmerz ++, Neuropathien ++, Rash +++, Transaminasenerhöhung ++, Bilirubinerhöhung ++, Hypophosphatämie +++, Hypokaliämie +++, Hyponatriämie +++, Hypomagnesiämie +++
Ixazomib	NINLARO® (Takedo)	1–2	Thrombozytopenie +++ Neutropenie +++	Diarrhö +++ Übelkeit +++ Erbrechen +++ Obstipation +++	periphere Neuropathien +++, Rückenschmerzen +++, Hautausschlag +++, peripheres Ödem +++
Lapatinib (in Kombination mit Capecitabin)	Tyverb® (Novartis)	1–2 PRN	nicht myelosuppressiv	Diarrhö ++ Mukositis + Obstipation +	Hautausschlag ++, Hand-Fuß-Syndrom +, Leberenzymerhöhung ++
Larotrectinib	VITRAKVI® (Bayer fital)	1–2	Anämie +++ Neutropenie +++ Leukopenie +++	Übelkeit +++ Obstipation +++ Erbrechen +++ Dysgeusie ++	Transaminasenerhöhung +++, Schwindelgefühl +++, Parästhesie +++, Myalgie +++, Muskelschwäche +++, Gangstörung ++, Fatigue +++
Lenalidomid	REVLIMID® (Celgene/BMS)	1–2 PRN	Thrombozytopenie +++ Neutropenien +++ Anämie +++ hämorrhagische Erkrankung +++ Leukopenie +++ Panzytopenie ++ Hämolyse + autoimmun-hämolytische Anämie + hämolytische Anämie +	Obstipation +++ Diarrhö +++ Nausea +++ Erbrechen +++ gastrointestinale Blutungen ++ Bauchschmerzen ++, Stomatitis ++, Dysphagie ++	Hautausschläge +++ (auch als Grad 3/4 +++), , Urtikaria ++, vermehrtes Schwitzen ++, , trockene Haut ++, Pruritus ++, Hyperpigmentierung der Haut ++, Ekzeme ++, Muskelkrämpfe +++, Knochen-/muskuloskelettale Schmerzen +++, periphere Neuropathien (ausgenommen motorische Neuropathie) +++, Schwindel, Tremor +++, Störung der Geschmacksempfindung +++, Kopfschmerzen +++, Ataxie ++, Gleichgewichtsstörungen ++, verschwommenes Sehen +++, sehr häufig venöse Thromboembolien, vorwiegend tiefe Venenthrombose und Lungenembolie +++ (auch als Grad 3/4 +++), Hypotonie ++, Hypertonie ++, Ekchymosen ++

Zytostatikum	Fertigarzneimittel (Beispiele)	Emetogene Potenz	Myelosuppression	Gastrointestinale Toxizität	Sonstiges Toxizitätsprofil/Bemerkungen
Lenvatinib	LENVIMA® (Eisai) Kisplyx® (Eisai)	3-4 > 12 mg/kg 1-2 ≤ 12 mg/kg	Thrombozytopenie +++ Leukopenie +++ Neutropenie +++ Lymphozytopenie ++	Diarrhö +++ Gastrointestinale und abdominale Schmerzen +++ Erbrechen +++ Übelkeit +++ Orale Entzündung +++ Schmerzen im Mundbereich +++ Verstopfung +++ Dyspepsie +++ Mundtrockenheit +++ Dysgeusie +++	QT-Verlängerung ++, Hypothyreose +++, verminderter Appetit +++, Transaminasenerhöhung +++, Bilirubinerhöhung +++, PPE +++, Hautausschlag +++, Hyperkeratose ++, Rückenschmerzen +++, Arthralgie +++, Myalgie +++, Schmerzen der Extremitäten +++, Muskel- und Knochenschmerzen +++, Pankreatitis (+)
Loncastuximab Tesirin	Zynlonta® (Sobi)	2	Neutropenie +++ Thrombozytopenie ++ Anämie +	Übelkeit ++ Diarrhö + Abdominalschmerz + Erbrechen + Obstipation +	Transaminasen -, γ-GT Erhöhung ++, Fatigue +++, Kutane Reaktionen wie Rash, Photosensitivität ++, Ergüsse und Ödeme ++ ⇨ Monitoring, Muskuloskelettale Schmerzen +
Lorlatinib	Lorviqua® (Pfizer)	1–2	Anämie +++	Diarrhö +++ Übelkeit +++ Obstipation +++	Erkrankungen der Atemwege, des Brustraums und Mediastinums/Pneumonitis ++, Hypercholesterinämie +++, Hypertriglyceridämie +++, kognitive Effekte, (**kann** umfassen: Amnesie, kognitive Störung, Demenz, Aufmerksamkeitsstörung, Erinnerungsvermögen, eingeschränkt, geistige Beeinträchtigung; einschließlich Aufmerksamkeitsdefizit/Hyperaktivitätsstörung, Verwirrtheitszustand, Delirium, Orientierungsstörung, Lesestörung) +++, periphere Neuropathie +++, Kopfschmerz +++, Effekte auf die Sprache (Dysarthrie, langsame Sprache, Sprechstörung) ++, Halluzinationen ++, Ausschlag +++, Sehstörungen +++, Arthralgie +++, Myalgie +++, AV-Block +, Reduktion der LVEF +, ILD +

Zytostatikum	Fertigarzneimittel (Beispiele)	Emetogene Potenz	Myelosuppression	Gastrointestinale Toxizität	Sonstiges Toxizitätsprofil/Bemerkungen
Lomustin (CCNU)	Cecenu® (medac)	3–4r	verzögerte Leukozytopenie +++ Thrombozytopenie ++ (verzögert kumulativ)	Mukositis (+) Diarrhö (+)	Leberfunktionsstörungen (+), kumulativ: renale Dysfunktion, Lungenfibrose, (> 1,1 g/m²) Alopezie
Lurbinectidin	Zepzelca™ (PharmaMar)	3	Leukopenie +++ Lymphozytopenie +++ Anämie +++ Neutropenie +++ Thrombozytopenie +++	Übelkeit +++ Obstipation +++ Erbrechen ++ Diarrhö ++ Abdominalschmerz +++ verminderter Appetit +++	Fatigue +++, Pyrexie +, Brustschmerz +, Dyspnoe +++, Husten +, Transaminasenerhöhung +++, Hyperglykämie +++, Hyponatriämie +++, periphere Neuropathie +, Kopfschmerz +
Melphalan	Melphalan-ratiopharm® (Ratiopharm)	1 p.o. 4 ≥ 140 mg/m² 3 < 140 mg/m²	Leukozytopenie +++ Thrombozytopenie ++	Mukositis (+)	allergische Reaktionen, Hautausschläge, Alopezie (+), Vaskulitis (+), Hepatotoxizität (+), hämolytische Anämie
Melphalan Flufenamid	Pepaxti® (Oncopeptides)	3	Leukopenie +++ Thrombozytopenie +++ Lymphozytopenie +++ Neutropenie +++ Anämie +++	Übelkeit ++ Diarrhö ++ Obstipation + Erbrechen +	Fatigue ++, Pyrexie +, Periphere Ödeme +, Muskuloskelettale Schmerzen +
6-Mercaptopurin	Mercaptopurin-Medice (MEDICE)	1–2 PRN	Leukozytopenie +++ Anämie ++ Thrombozytopenie +++	Mukositis + Anorexie +	Hepatotoxizität (Cholestase, Aszites, Gelbsucht, Leberfibrose), Pankreatitis, Hautreaktionen (+), Fieber, sekundäre Hyperurikämie Cave: Kombination mit Allopurinol, Intoxikationsgefahr!
Methotrexat	Lantarel® (Pfizer) Methotrexat Mundipharma® (Mundipharma)	3 250–1000 mg/m² 2 50–250 mg/m² 1 ≤ 50 mg/m²	Leukozytopenie +++ Anämie +++ Thrombozytopenie +++ Hämorrhagien	Mukositis ++ Anorexie ++ Diarrhö (+) Enteritis Stomatitis ++ interstitielle Blutungen	allgemeine Immunsuppression, Vaskulitis, Fieber, erhöhte Leberwerte, chronische Hepatotoxizität, Dyspnoe, Brustschmerz, Husten, Pneumonitis, Lungenfibrose, Alopezie (+), Hautreaktionen (Exantheme, Juckreiz, Photosensibilität), Osteoporose HD: schwere Nephrotoxizität, ZNS-Toxizität (Apoplexie-ähnliches Syndrom, Krämpfe)
Midostaurin	Rydapt® (Novartis)	3–4r			

Zytostatikum	Fertigarzneimittel (Beispiele)	Emetogene Potenz	Myelosuppression	Gastrointestinale Toxizität	Sonstiges Toxizitätsprofil/Bemerkungen
Mirvetuximab Soravtansin	Elahere® (ImmunoGen)	2	Lymphozytopenie +++ Leukopenie ++ Neutropenie ++ Anämie +	Übelkeit +++ Abdominalschmerz +++ Diarrhö +++ Obstipation +++ Erbrechen ++	Pneumonitis ⇨ ILD! Periphere Neuropathie +++, Sehstörungen / Ophtalmotoxizität inkl Keratopathie, trockene Augen +++, Fatigue +++, Transaminasen-, alkalische Phosphataseerhöhung +++, Hypalbuminämie +++, Arthalgien / Myalgien ++
Mitomycin C	Urocin® (APOGEPHA) mito-medac® (medac)	2	Leukozytopenie ++ Thrombozytopenie +++ (verzögert, kumulativ)	Mukositis (+) Anorexie +	kumulative Lungentoxizität (Dyspnoe, Husten, Bronchospasmen), hämolytisch-urämisches Syndrom (hämolytische Anämie, Urämie, Lungenödeme), allergische Reaktion Cave: Extra- und Paravasation
Mitotane	Lysodren® (European Pharma)	3–4r	Febrile Neutropenie +++ Lymphozytopenie +++	Übelkeit +++ Erbrechen +++ Stomatitis +++ Schmerzen im oberen Bauchbereich +++ Anorektale Beschwerden ++ Bauchbeschwerden ++	QT-Verlängerung ++, Hypotonie +++, Sinustachykardie ++, Hypertonie ++, Perikarderguss ++, Epistaxis +++, Kehlkopfschmerzen +++, Dyspnoe +++, Pleuraerguss ++, Lidödem ++, Dermatitis exfoliativa +++, Hyperhidrose +++, trockene Haut ++, Keratitis ++, Rückenschmerzen +++, Arthralgie +++, Knochenschmerzen ++, Schmerzen in einer Extremität ++, Nackenschmerzen ++, Hypokaliämie +++, Hyperglykämie +++, Hypernatriämie +++, verlängerte aPTT +++
Mitoxantron	Novantron® (MEDA Pharma) Onkotrone® (Baxter)	2	Leukozytopenie ++ Thrombozytopenie +	Mukositis + Anorexie (+)	kumulativ > 160 mg/m^2: Kardiomyopathie, Alopezie (+), Überempfindlichkeitsreaktionen, HD: Leberfunktionsstörungen Cave: Extra- und Paravasation
Mogamulizumab	POTELIGEO (Kyowa Kirin)	2	Thrombozytopenie + Anämie +	Mukositis ++ Diarrhö ++ Übelkeit + Obstipation + Erbrechen + Abdominalschmerz +	Rash +++, Pyrexie +, Hypertension +, Fatigue +++, Muskelspasmen + , Arrhythmien +, Schwindel +, periphere Neuropathie +, Ödeme + , myokardiale Ischämie oder Infarkt (+)

Zytostatikum	Fertigarzneimittel (Beispiele)	Emetogene Potenz	Myelosuppression	Gastrointestinale Toxizität	Sonstiges Toxizitätsprofil/Bemerkungen
Momelotinib	OJJAARA® (Glaxo Smith Kline)	1–2	Thrombozytopenie ++ Neutropenie +	Diarrhö ++ Übelkeit ++ Abdominalschmerz +	Hämorrhagien ++, Schwindel +, Fatigue ++, Leberenzymerhöhung +
Mosunetuzumab	Lunsumio® (Roche)	2	Lymphozytopenie ++++ Anämie +++ Leukopenie +++ Neutropenie +++ Thrombozytopenie +++	Diarrhö ++ Übelkeit ++ Abdominalschmerz +	CRS +++, ICANS +++, Tumor Flare +, Rash +++, Pruritus ++, trockene Haut ++, Transaminasenerhöhung +++, Periphere Neuropathie ++
Moxetumomab pasudotox	Lumoxiti® (AstraZeneca)	2	Anämie +++ Neutropenie +++ Thrombozytopenie ++	Übelkeit ++ Obstipation ++ Diarrhö ++	CLS +++ (Warnhinweis), periphere Ödeme +++, Fatique +++, Pyrexie +++, Kopfschmerz +++, Transaminasenerhöhung +++, Bilirubinerhöhung +++, Hypokalzämie +++, Hypophosphatämie +++, Hyponatriämie +++, Hypokaliämie ++, Hypomagnesiämie ++, HUS (+) jedoch Warnhinweis
Necitumumab	Portrazza® (Lilly)	2		Erbrechen +++ Stomatitis +++ Dysphagie ++ Mundulzerationen ++ Dysgeusie ++	Hypermagnesiämie +++, Hypophosphatämie +++, Hypokaliämie +++, Hautreaktionen +++, arterielle und venöse thromboembolische Ereignisse ++
Nelarabin	Atriance®	1	Neutropenie +++ Leukozytopenie ++ Thrombozytopenie +++	Diarrhö ++ Mukositis +	Elektrolytstörungen (Kalium, Magnesium, Calcium) ++, Neurotoxizität (= DLT) +, Leberenzymerhöhungen +
Neratinib	Nerlynx® (Pierre Fabre)	1–2		Diarrhö +++ bis Grad 4 Erbrechen +++ Übelkeit +++ Schmerzen im Oberbauch +++ Stomatitis +++ Völlegefühl ++ trockener Mund ++ Dyspepsie ++	Transaminasenerhöhung ++, Bilirubinerhöhung +, Hautausschlag +++, Nagelerkrankungen ++, rissige und trockene Haut ++, Muskelspasmen +++

Zytostatikum	Fertigarzneimittel (Beispiele)	Emetogene Potenz	Myelosuppression	Gastrointestinale Toxizität	Sonstiges Toxizitätsprofil/Bemerkungen
Nilotinib	Tasigna® (Novartis)	1–2 PRN	Panzytopenie +++ Thrombozytopenie + Leukozytopenie +	Diarrhö (+)/+	Belastungsdyspnoe ++, Leberenzymerhöhungen +, Benommenheit +, Parästhesien +, Gelenkschmerzen +, Muskelspasmen +, Herzbeschwerden (+)
Nintedanib	Vargatef® (Boehringer Ingelheim) Ofev® (Boehringer Ingelheim)	1–2 PRN	Neutropenie +++	Diarrhö +++ Erbrechen +++ Übelkeit +++ Abdominalschmerz +++ Mukositis +++	venöse Thromboembolie ++, Hypertonie ++, Transaminasenerhöhung +++, Bilirubinerhöhung ++, periphere Neuropathie +++
Niraparib	Zejula (GlaxoSmithKline)	3–4	Thrombozytopenie +++ Anämie +++ Neutropenie +++ Leukopenie ++ Panzytopenie (+)	Übelkeit +++ Obstipation +++ Erbrechen +++ Abdominalschmerz +++ Diarrhö +++ Dyspepsie ++ Mundtrockenheit ++ Aufblähung des Abdomens ++ Schleimhautentzündung (einschließlich Mukositis) ++ Stomatitis ++	Appetit vermindert +++, Hypokaliämie ++, Kopfschmerz +++, Schwindelgefühl +++, Geschmacksstörung +++, Palpitationen +++, Tachykardie ++, Hypertonie +++, Photosensitivität ++, Ausschlag ++, Ermüdung +++, Asthenie +++, periphere Ödeme ++, Transaminasenerhöhung ++, Bilirubinerhöhung ++, Entwicklung eines MDS/AML möglich (Klasseneffekt)
Nirogacestat	Ogsiveo® (Spring Work Therapeutics)	1–2	Praktisch nicht myelotoxisch	Diarrhö ++++ Übelkeit +++ Stomatitis +++ Abdominalschmerz ++	Ovartoxisch +++, Rash +++, Fatigue +++, Kopfschmerz +++, Husten ++, Dyspnoe ++, Transaminasenerhöhung ++, Elektrolytveränderungen ++
Nivolumab Nivolumab + Relatlimab im Gemisch	OPDIVO® (Bristol-Myers Squibb)	1	irAEs = immune related Adverse Events / hem-irAEs = hämatologische irAEs möglich (gastrointestinal, hepatisch, kutan, neurologisch, endokrin) ⇨ siehe Teil Nebenwirkungen		

Zytostatikum	Fertigarzneimittel (Beispiele)	Emetogene Potenz	Myelosuppression	Gastrointestinale Toxizität	Sonstiges Toxizitätsprofil/Bemerkungen
Obinutuzumab	Gazyvaro® (Roche)	1	Neutropenie +++ Thrombozytopenie +++ Anämie +++ Lymphozytopenie +++	Diarrhö +++ Obstipation +++ Dyspepsie +	Kopfschmerzen +++, Vorhofflimmern ++, Herzinsuffizienz ++, Hypertonie ++, Husten +++, verstopfte Nase ++, Rhinorrhö ++, oropharyngeale Schmerzen ++, Fieber +++, Asthenie +++, muskuloskelettale Thoraxschmerzen ++, Schmerzen in den Extremitäten ++, Knochenschmerzen ++
Olaparib	Lynparza® (AstraZeneca)	3–4	Anämie +++ Neutropenie +++ Leukopenie +++ Thrombozytopenie ++ Lymphozytopenie ++	Erbrechen +++ Diarrhö +++ Übelkeit +++ Dyspepsie +++ Stomatitis ++ Schmerzen im Oberbauch ++	Schwindelgefühl +++, Kopfschmerz +++, Dysgeusie +++, verminderter Appetit +++, Hautausschlag ++, Husten +++, Entwicklung eines MDS/AML möglich (Klasseneffekt)
Olutasidenib	Rezlidhia® (Metrics)	1–2	Leukozytose ++ Lymphozytose ++	Übelkeit +++ Obstipation +++ Mukositis ++ Diarrhö ++ Abdominalschmerz ++ Erbrechen ++	Transaminasen-, Bilirubin-, alkalische Phosphatasen-, Lipasenerhöhung +++, Fatigue +++, Malaise +++, Pyrexie ++, Dyspnoe +++
Osimertinib	TAGRISSO® (AstraZeneca)	1–2	Thrombozytopenie +++	Diarrhö +++ Stomatitis +++	ILD (+) jedoch Warnhinweis, Hautausschläge +++, trockene Haut +++, Paronychie +++, Pruritus +++
Oxaliplatin	Oxaliplatin Kabi (Kabi) Oxaliplatin onkovis (onkovis)	3	+	Diarrhö (+)	periphere sensorische Neuropathie ++, allergische Reaktionen möglich +/(+), wie bei Carboplatin Sensibilisierung möglich
Paclitaxel	Abraxane® (Bristol-Myers Squibb) Taxomedac® (medac)	2	Leukozytopenie + Anämie +	Mukositis + Anorexie + Diarrhö +	Überempfindlichkeitsreaktionen (Prämedikation!), periphere z. T. reversible Neuropathie, kardiovaskuläre Toxizität (Bradykardie, Arrhythmie, Synkopen, AV-Block), Alopezie +, Arthralgien, Myalgien, Hepatotoxizität

Zytostatikum	Fertigarzneimittel (Beispiele)	Emetogene Potenz	Myelosuppression	Gastrointestinale Toxizität	Sonstiges Toxizitätsprofil/Bemerkungen
Paclitaxel, Nanopartikel, Albumin gebunden		2	Neutropenie +++ Anämie +++ Leukopenie +++ Thrombozytopenie +++ Lymphozytopenie +++ febrile Neutropenie ++ Panzytopenie +	Übelkeit +++ Durchfall +++ Erbrechen +++ Verstopfung +++ Stomatitis +++ Bauchschmerzen ++ abdominale Distension ++ Schmerzen im Oberbauch ++ Dyspepsie ++ gastroösophageale Refluxkrankheit ++ orale Hypästhesie ++ Dysphagie + Blähungen + Zungenbrennen + trockener Mund + schmerzendes Zahnfleisch Ösophagitis + Schmerzen im Unterbauch + Geschwüre im Mund + orale Schmerzen +	periphere Ödeme ++, Ödeme ++, Arthralgie +++, Myalgie +++, Schmerzen in den Extremitäten ++, Knochenschmerzen ++, Rückenschmerzen ++, Muskelkrämpfe ++, Gliederschmerzen ++, Alopezie +++, Ausschlag +++, Nagelkrankheiten ++, Pruritus ++, trockene Haut +, Erythem ++, Nagelpigmentierung/-verfärbung ++, Hyperpigmentierung der Haut ++, Onycholyse ++, Bilirubinerhöhung ++
Palbociclib	IBRANCE® (Pfizer)	1–2	Neutropenie +++ Leukopenie +++ Anämie+++ Thrombozytopenie +++ febrile Neutropenie ++	Stomatitis +++ Übelkeit +++ Diarrhö +++ Erbrechen +++ verminderter Appetit ++	Fatigue +++, Asthenie ++, Pyrexie ++, Transaminasenerhöhung ++, verschwommenes Sehen ++, verstärkte Tränensekretion ++, trockenes Auge ++, Ausschlag +++, Alopezie +++, trockene Haut ++, Dysgeusie +++
Panitumumab	Vectibix® (AMGEN)	1	nicht myelosuppressiv	Diarrhö (+)	Hautausschlag +++, Onycholyse +, Elektrolytverluste (Kalium, Magnesium, Calcium) +

Zytostatikum	Fertigarzneimittel (Beispiele)	Emetogene Potenz	Myelosuppression	Gastrointestinale Toxizität	Sonstiges Toxizitätsprofil/Bemerkungen
Panobinostat	Farydak® (Novartis)	1–2	Panzytopenie +++ Thrombozytopenie +++ Anämie +++ Leukopenie +++ Neutropenie +++ Lymphozytopenie +++	Diarrhö +++ Übelkeit +++ Erbrechen +++ Abdominalschmerz +++ Dyspepsie +++ aufgeblähter Bauch ++ Mundtrockenheit ++ Flatulenz ++	Hypophosphatämie +++, Hypokaliämie +++, Hypernatriämie +++, Hypothyreose ++, Bradykardie ++, Vorhofflimmern ++, Sinustachykardie ++, Tachykardie ++, Palpitation ++, Schwindelgefühl +++, Kopfschmerz +++, Hypotonie +++, Hypertonie ++, Hämatome ++, orthostatische Hypotonie ++, Husten +++, Dyspnoe +++, Hautläsionen ++, Ausschlag ++, Erythem ++
Pazopanib	Votrient® (APOGEPHA)	1–2 PRN	Thrombozytopenie ++ Neutropenie ++ Leukozytopenie +	Diarrhö +++, Übelkeit +++ Erbrechen + Bauchschmerzen +++ Mukositis ++ Dyspepsie ++ Darmperforation (+) Ösophagus-/ GI-Blutungen +	Leberenzymerhöhung ++ (Monitoring), Hypothyreose + (Monitoring), Hypertension +, QT-Verlängerung (+), Schwindel +, Verfärbung der Wimpern +, Hypertonie ++, Haarverfärbung, Hautreaktionen (Pruritus, trockene Haut, Erytheme, Pigmentverlust, PPE) +++/++, Arthralgien/Myalgien/Muskelkrämpfe ++
Pembrolizumab	KEYTRUDA® (MSD)	1	irAEs = immune related Adverse Events / hem-irAEs = hämatologische irAEs möglich (gastrointestinal, hepatisch, kutan, neurologisch, endokrin) ⇨ siehe Teil Nebenwirkungen Infusionsreaktionen möglich		
Pemetrexed	ALIMTA® (Lilly)	2	Neutropenie +++ Thrombozytopenie +++ Leukozytopenie +++ Anämie +++	Mukositis/Stomatitis +++ gastrointestinale Beschwerden ++ Diarrhö +	Hautausschlag ++, obligate, prätherapeutisch beginnende Vitaminsubstitution B12 + Folsäure

Zytostatikum	Fertigarzneimittel (Beispiele)	Emetogene Potenz	Myelosuppression	Gastrointestinale Toxizität	Sonstiges Toxizitätsprofil/Bemerkungen
Pemigatinib	Pemazyre® (Incyte Bioscience)	1–2		Diarrhö +++ Übelkeit +++ Obstipation +++ Stomatitis +++ trockener Mund +++ Erbrechen +++ Dysgeusie +++ Abdominalschmerz ++	Hyperphosphatämie +++ (Warnhinweis), RPED (+ jedoch Warnhinweis), trockenes Auge +++, Alopezie +++, trockene Haut ++, Nagelerkrankungen ++, PPE +, Arthralgie ++, Schmerzen in den Extremitäten ++, Rückenschmerzen ++
Pentostatin	NIPENT® (Pfizer)	2	Leukozytopenie ++ Anämie (+) Thrombozytopenie + Lymphozytopenie +++	Mukositis + Diarrhö (+) Anorexie (+)	ZNS-Toxizität (Lethargie, Somnolenz, Krämpfe), Seh- und Hörstörungen, transiente Leberschäden, Hepatomegalie, Hautreaktionen, Lungentoxizität, EKG-Veränderungen, Ödeme, Arrhythmien HD: schwere Nephrotoxizität
Pertuzumab	Perjeta® (Roche) Phesgo® (Roche)	1	febrile Neutropenie ++ Neutropenie + Leukopenie + Anämie +	Diarrhö +++, Erbrechen +++ Stomatitis +++, Übelkeit +++, Obstipation +++ Dyspepsie ++	Infusionsreaktionen ++, Zytokinfreisetzungssyndrom +, Haut- und Nagelveränderungen, Juckreiz
Pexidartinib	TURALIO® (Daiichi Sankyo)	1–2	Neutropenie +++ Lymphozytopenie +++ Anämie +++	Erbrechen ++ Verstopfung + Dysgeusie +++	Änderung der Haarfarbe +++, Rash +++, Pruritus ++, Fatigue +++, Hypertension +, Transaminasenerhöhung +++
Pirtobrutinib	JAYPIRCA® (Lilly)	1–2	Anämie +++ Thrombozytopenie +++ Neutropenie +++ Lymphozytopenie +++ Kleinflächige Hautblutungen +	Diarrhö ++ Obstipation + Abdominalschmerz + Übelkeit +	Fatigue ++, Muskuloskelettale Schmerzen +++, Ödeme ++, Dyspnoe ++, Rash +, Transaminasen-, alkalische Phosphatasen-, Lipasenerhöhung +

Zytostatikum	Fertigarzneimittel (Beispiele)	Emetogene Potenz	Myelosuppression	Gastrointestinale Toxizität	Sonstiges Toxizitätsprofil/Bemerkungen
Pixantron	Pixuvri (Servier)	2	Neutropenie ++ Leukopenie ++ Lymphozytopenie ++ Anämie ++ Thrombozytopenie ++ febrile Neutropenie +	Übelkeit +++, Erbrechen +++ Stomatitis ++ Diarrhö ++ Verstopfung (+) Abdominalschmerz ++, Mundtrockenheit ++ Dyspepsie ++	Verfärbung der Haut ++, Haarausfall +++, Chromaturie +++, Proteinurie ++, Hämaturie ++
Polatuzumab Vedotin	Polivy® (Roche)	2	Febrile Neutropenie +++ Neutropenie +++ Thrombozytopenie +++ Anämie +++ Leukopenie +++ Lymphozytopenie +++ Panzytopenie ++	Diarrhö +++ Übelkeit +++ Obstipation +++ Erbrechen +++ Bauchschmerzen +++ Oberbauchschmerzen +++	periphere Neuropathie +++, periphere sensorische Neuropathie +++, Schwindel +++, Gangstörungen ++, Parästhesie ++, Hypoästhesie ++, verschwommenes Sehen ++, Juckreiz +++, Arthralgie ++
Pomalidomid	IMNOVID® (Celgene/BMS)	1–2 PRN	Neutropenie +++ Thrombozytopenie +++ Leukopenie +++ Anämie +++ Neutropenie/ Thrombozytopenie/ Anämie auch +++ als Grad 3/4-Toxizität febrile Neutropenie ++	Diarrhö +++ Nausea +++ Obstipation +++ Erbrechen ++	Pneumonie +++, neutropenische Sepsis ++, Infektion der oberen Atemwege ++, tiefe Venenthrombose ++, Dyspnoe/Husten +++, Hautausschlag ++, Pruritus ++, Knochenschmerzen +++, Muskelkrämpfe +++

Zytostatikum	Fertigarzneimittel (Beispiele)	Emetogene Potenz	Myelosuppression	Gastrointestinale Toxizität	Sonstiges Toxizitätsprofil/Bemerkungen
Ponatinib	Iclusig® (Incyte Biosience)	1–2 PRN	Anämie +++ Neutropenie +++ Thrombozytopenie +++ (48 % Grad 3/4) Panzytopenie ++ febrile Neutropenie ++	Diarrhö ++ Übelkeit ++ Erbrechen ++ Obstipation ++ Abdominalschmerzen +++ Mukositis +	**Warnung** vor arteriellen Thrombosen, venösen Thromboembolismen und teilweise fataler Hepatotoxizität +, Pankreatiden (Monitoring der Serumlipase) ++, Transaminasenerhöhung ++, erhöhtes Bilirubin/alkalische Phosphatase/ Gamma-GT ++, kongestives Herzversagen/LVEF-Reduktion/Arrhythmien+, Hypertension +++, , Hautausschlag +++, trockene Haut +++, Pruritus ++, Alopezie ++, Arthalgien/Myalgien, Extremitäten- und Knochenschmerzen/ Muskelspasmen ++/+, Dyspnoe/Husten +++
Pralsetinib	Gavreto® (Roche)	1–2		Obstipation +++ Diarrhö +++ trockener Mund ++	Hypertension ++, ILD + (Warnhinweis), Hypertension +++ (Warnhinweis), Transaminasenerhöhung +++ (Warnhinweis), hämorrhagische Ereignisse ≥ Grad 3 + (Warnhinweis), Wundheilungsstörungen + (Warnhinweis)
Procarbazin	Natulan® (Leadiant)	4	Leukozytopenie ++ Anämie + Thrombozytopenie + Hämolyse, Eosinophilie	Mukositis/Stomatitis +	Immunsuppression und opportunistische Infektionen, Xerostomie, Hautreaktionen , ZNS-Toxizität: Parästhesien, Psychosen, Ataxie, Krämpfe, Lungentoxizität, Exantheme, Azoospermie Cave: Disulfiramreaktion mit Ethanol!
Quizartinib	VANFLYTA® (Daiichi-Sankyo)	1–2	Lymphozytopenie ++++ Neutropenie +++ Thrombozytopenie ++ Anämie ++	Diarrhö +++ Mukositis +++ Übelkeit +++ Abdominalschmerz +++ Erbrechen ++	Hypoalbuminämie +++, Hypokali-, Hypophospat-, Hypomagnesi-, Hypokalzämie ++, Alkalische Phosphataseerhöhung +++, CKP Erhöhung +++, Kopfschmerz +++
Raltitrexed	Tomudex (Pfizer)	1	Myelosuppression +++	Mukositis/Stomatitis +++ gastrointestinale Beschwerden ++	Exanthem ++
Ramucirumab	Cyramza (Lilly)	1–2	Leukopenie +++ Neutropenie +++ Thrombozytopenie +++	Gastrointestinale Blutungsereignisse +++ Stomatitis +++ Diarrhö +++	Hypertonie +++, Hypokaliämie ++, Hyponatriämie ++, periphere Ödeme +++, Fatigue/Asthenie +++

Zytostatikum	Fertigarzneimittel (Beispiele)	Emetogene Potenz	Myelosuppression	Gastrointestinale Toxizität	Sonstiges Toxizitätsprofil/Bemerkungen
Regorafenib		1–2 PRN	Thrombozytopenie +++ Anämie +++ Leukopenie ++	Diarrhö +++, Stomatitis +++ gastroösophagealer Reflux ++, Gastroenteritis ++ Darmperforation + Darmfisteln +	Hyperbilirubinämie +++, Transaminasenerhöhung ++, PPE +++, trockene Haut ++, Alopezie ++, Nagelerkrankung ++, exfoliative Dermatitis ++, Keratoakanthom/Plattenepithelkarzinom der Haut +, muskuloskelettale Steifigkeit ++, Dysphonie +++, RPLS (+)
Reprotrectinib	Augtyro® (Bristol-Myers Squibb)	1–2	Anämie +++ Lymphozytopenie +++ Leukopenie +++ Neutropenie +++ aPTT und INR Anstieg ++	Obstipation +++ Übelkeit ++ Diarrhö + Erbrechen +	ZNS Toxizität inkl. Schwindel, Ataxie, kognitive Beeinträchtigungen, periphere Neuropathie +++, Muskelschwäche ++, Fatigue +++, Hepatotoxizität +++ ⇨ Monitoring, ILD +, Skelettale Ereignisse wie Spontanfrakturen möglich
Retifanlimab	ZYNYZ® (Incyte)	1	irAEs = immune related Adverse Events / hem-irAEs = hämatologische irAEs möglich (gastrointestinal, hepatisch, kutan, neurologisch, endokrin) ⇨ siehe Teil Nebenwirkungen		
Ribociclib	Kisqali® (Novartis)	1–2	Neutropenie +++ Leukopenie +++ Anämie +++ Lymphozytopenie +++ Thrombozytopenie ++ febrile Neutropenie ++	Übelkeit +++ Diarrhö +++ Erbrechen +++ Obstipation +++ Stomatitis +++ Abdominalschmerzen +++	Alopezie +++, Hautausschlag +++, Pruritus +++, Erythem ++, Fatigue +++, peripheres Ödem +++, Asthenie +++, Fieber +++, Transaminasenerhöhung ++, Bilirubinerhöhung ++, QT-Zeitverlängerung ++
Ripentinib		1–2	Neutropenie + verlängerte aPPT +++	Übelkeit +++ Abdominalschmerz +++ Obstipation +++ Diarrhö +++ Erbrechen ++ Stomatitis +	Alopezie +++, PPE ++, trockene Haut +, Pruritus +, Fatigue +++, periphere Ödeme ++, Myalgie +++, Arthralgie +, Muskelspasmen +, Hypertension + (Warnhinweis), kardiale Dysfunktion + (Warnhinweis), verzögerte Wundheilung + (Warnhinweis), neue primäre kutane Malignome (+ jedoch Warnhinweis)

Zytostatikum	Fertigarzneimittel (Beispiele)	Emetogene Potenz	Myelosuppression	Gastrointestinale Toxizität	Sonstiges Toxizitätsprofil/Bemerkungen
Rituximab	Truxima® (Mundipharma) Ruxience® (Pfizer)	1	lang anhaltende B-Zelldepeletion (z. T. > 1 Jahr) ++ „late-onset" Neutropenie + Thrombozytenabfall möglich (selbstlimitierend) (+)	Diarrhö (+)	Infusionsreaktionen ++, obligate Prämedikation, Zytokinfreisetzungssyndrom ++
Rucaparib	Rubraca (Clovis)	3–4	Anämie +++ Thrombozytopenie +++ Neutropenie +++ Leukopenie ++ Lymphozytopenie ++ febrile Neutropenie ++	Übelkeit +++ Erbrechen +++ Diarrhö +++ Dyspepsie +++ Schmerzen des Abdomens +++	Lichtempfindlichkeitsreaktion +++, Hautausschlag +++, makulopapulöser Ausschlag ++, PPE ++, Erythem ++, Dysgeusie +++, Schwindel +++, Müdigkeit +++, Fieber ++, Dyspnoe ++, Transaminasenerhöhung +++, Entwicklung eines MDS/AML möglich (Klasseneffekt)
Ruxolitinib	Jakavi® (Novartis)	1–2	Anämie ++++ Thrombozytopenie +++ Neutropenie ++	Diarrhö + Obstipation + Übelkeit +	Hypercholesterolemie +++, Hypertriglyceridemie +, Transaminasenerhöhung ++
Sacituzumab Govitecan		4	Neutropenie +++ bis Grad 4 (Warnhinweis) Anämie +++ Thrombozytopenie +++	Übelkeit +++ Diarrhö +++ Erbrechen +++ Obstipation +++ Abdominalschmerz +++ Mukositis ++ Dysgeusie ++	Alopezie +++, Rash +++, Pruritus ++, trockene Haut ++, Kopfschmerz ++, Schwindel ++, Neuropathie ++, Rückenschmerzen ++, Arthralgie ++, Schmerzen der Extremitäten ++, Hypophosphatämie ++, Hypokaliämie ++, Hypomagnesiämie ++, Hyperglykämie ++
Selinexor	Nexpovio® (Kayropharm)	3–4	Thrombozytopenie +++ (Warnhinweis) Anämie +++ Neutropenie +++ Leukopenie +++ Lymphozytopenie +	Übelkeit +++ Diarrhö +++ Erbrechen +++ Obstipation +++	Hyponatriämie +++ (Warnhinweis), Neurotoxzität (Schwindel, Syncope, Bewußtseinseintrübung, Delirium, Konfusion) +++ bis Grad 3–4

Zytostatikum	Fertigarzneimittel (Beispiele)	Emetogene Potenz	Myelosuppression	Gastrointestinale Toxizität	Sonstiges Toxizitätsprofil/Bemerkungen
Selpercatinib	Retsevmo® (Lilly)	1–2	Thrombozytopenie +++ Leukopenie +++ Hämorrhagien + (Warnhinweis)	Trockener Mund +++ Diarrhö +++ Obstipation +++ Übelkeit ++ Abdominalschmerz ++ Erbrechen +	Transaminasenerhöhung +++ (Warnhinweis), Bilirubinerhöhung ++ , QT-Verlängerung + (Warnhinweis), verzögerte Wundheilung + (Warnhinweis), Hypertonie +++ (Warnhinweis), Hyperglykämie +++, Hypomagnesiämie ++, Hyponatriämie ++, Hypokalzämie +++, Hyperkaliämie ++
Selumetinib	Koselugo® (AstraZeneca)	1–2	Praktisch nicht myelosuppressiv	Erbrechen +++ Abdominalschmerz +++ Diarrhö +++ Übelkeit +++ Stomatitis +++ Obstipation +++	Okulartoxizität +++ ⇨ Retinale Venenokklusion, Ablösung des Netzhautpigmentepithels möglich Ophtalmologische Untersuchungen Baseline und dann in regelmässigen intervallen oder bei Sehverschlechterung/Sehstörungen. Kardiomyopathie +++ ⇨ Bestimmung der Ejektionsfraktion Baseline, dann alle 3 Monate im ersten Behandlungsjahr, dann alle 6 Monate oder wenn klinisch indiziert, Dermatotoxizität +++ inkl. Rash, trockene Haut, Paronychia, Pruritus, akneartiger Ausschlag, Haarveränderungen inkl. der Änderung der Haarfarbe, Fatigue +++, Pyrexie +++, Hämaturie ++, Proteinurie ++
Sonidegib	Odomzo® (Sun)	1–2	Anämie +++ Lymphozytopenie +++	Übelkeit +++ Diarrhö +++ Abdominalschmerz ++ Erbrechen + Dysgeusie +++	Hyperglykämie +++, Transaminasenerhöhung ++, Muskelspasmen +++, Muskuloskelettale Schmerzen +++, Myalgie ++, Fatigue +++, Kopfschmerz +++
Sorafenib	Nexavar® (Bayer Vital)	1–2 PRN	Lymphozytopenie +++ Leukozytopenie ++ Neutropenie ++ Anämie ++ Thrombozytopenie ++	Diarrhö + Übelkeit +++ Erbrechen +++ Obstipation ++ Stomatitis ++	PPE +, Exanthem +++, Alopezie +++, Hautausschlag +++, Pruritus +++, arterielle Hypertonie +, Herzinsuffizienz +, erhöhte Amylase- und Lipasewerte +++
Sotorasib	LUMYKRAS® (AMGEN)	1–2	Lymphozytopenie +++ Anämie +++	Diarrhö +++ Übelkeit ++ Erbrechen ++ Obstipation ++ Abdominalschmerz ++	ILD +, Hepatotoxizität ⇨ DILI +++, Transaminasen- und Erhöhung der alkalischen Phosphatase, Muskuloskelettale Schmerzen +++, Arthralgien ++, Fatigue ++, Husten +, Hypocalz-, Hyponatriämie +++, Urineiweißerhöhung +++

Zytostatikum	Fertigarzneimittel (Beispiele)	Emetogene Potenz	Myelosuppression	Gastrointestinale Toxizität	Sonstiges Toxizitätsprofil/Bemerkungen
Streptozocin	Zanosar® (Riemser)	4	Leukozytopenie + Anämie + Thrombozytopenie +	Diarrhö +	Nephrotoxizität ++ (Frühsymptom: Proteinurie), Leberschädigung, eingeschränkte Glukosetoleranz, ZNS-Toxizität (+), Hyperpyrexie
Sunitinib	Sutent® (Pfizer)	1–2 PRN	Anämie +++ Neutropenie +++ Thrombozytopenie +++ Leukozytopenie ++ Lymphozytopenie ++	Diarrhö	Hand-Fuß-Syndrom +, Exanthem +, arterielle Hypertonie +, Fatigue +, asymptomatische Erhöhung der Serumlipase +, Erhöhung des TSH/Hypothyreose +, Herzinsuffizienz (+)
Tafasitamab		2	Neutropenie +++ Anämie +++ Thrombozytopenie +++ febrile Neutropenie +	Diarrhö +++ Obstipation ++ Übelkeit ++ Erbrechen ++	Fatigue +++, Pyrexie ++, periphere Ödeme ++, Husten +++, Dyspnoe +, Rückenschmerzen ++, Muskelspasmen ++, Hypokaliämie +
Talazoparib	Talzenna® (Pfizer)	1–2	Thrombozytopenie +++ Anämie +++ Neutropenie +++ Leukopenie +++ Lymphozytopenie ++	Erbrechen +++ Diarrhö +++ Übelkeit +++ Abdominalschmerz +++ Stomatitis ++ Dyspepsie ++	verminderter Appetit +++, Schwindel +++, Kopfschmerz +++, Dysgeusie ++, Alopezie ++++, Fatigue +++, Entwicklung eines MDS/AML möglich (Klasseneffekt)
Talquetamab	Talvey® (Janssen)	1	Lymphozytopenie ++++ Leukopenie ++++ Anämie +++ Neutropenie +++ Thrombozytopenie +++ Hypoalbuminämie +++	Diarrhö ++ Stomatitis ++ Übelkeit ++ Obstipation ++ Dysphagie +++ Dysgeusie ++ Mundtrockenheit ++	CRS +++, ICANS +++, Dermatotoxizität inkl. Nagelveränderungen (Onychomadese), Rash, Xerosis, Palmar-Plantare-Keratodermie +++, Hepatotoxizität mit Transaminasenerhöhung +++ ⇨ Monitoring, Muskuloskelettale Schmerzen +++, Hypotension ++, Kopfschmerz ++

Zytostatikum	Fertigarzneimittel (Beispiele)	Emetogene Potenz	Myelosuppression	Gastrointestinale Toxizität	Sonstiges Toxizitätsprofil/Bemerkungen
Tazemetostat	Tazverik®	1–2	Anämie + Lymphozytopenie +++ Leukopenie ++	Übelkeit +++ Erbrechen ++ Obstipation ++ Diarrhö ++ Abdominalschmerz +	Schmerz +++, Fatigue +++, Hyperglykämie +++, Hypoglykämie ++, Hypertriglyzeridämie +++, Hyponatriämie +++, Hypophosphatämie +++, Hypokaliämie ++, Hypokalzämie ++
Tebentafusp	KIMMTRAK® (Immunocore)	2	Praktisch nicht myelo-suppressiv	Übelkeit +++ Abdominalschmerz +++ Erbrechen +++ Diarrhö ++	CRS +++, Dermatotoxizität +++ inkl. Rash, trockene Haut, , Pruritus, Haarveränderungen inkl. der Änderung der Haarfarbe, Hypopigmentierung der Haut, Pyrexie +++, Fatigue +++, Ödeme +++, Hypotension +++, Kopfschmerz +++
Teclistamab	Tecvayli® (Janssen)	1	Lymphozytopenie ++++ Leukopenie ++++ Neutropenie ++++ Thrombozytopenie +++ Anämie +++ Hypoalbuminämie +	Übelkeit ++ Diarrhö ++ Obstipation + Erbrechen +	CRS +++, ICANS +++, Muskuloskelettale Schmerzen +++, Fatigue +++, Ödeme +, Kopfschmerzen ++, Motorische Dysfunktionen +, Sensorische Neuropathie +, Hypotension +

Zytostatikum	Fertigarzneimittel (Beispiele)	Emetogene Potenz	Myelosuppression	Gastrointestinale Toxizität	Sonstiges Toxizitätsprofil/Bemerkungen
Tegafur Gimeracil Oteracil Syn. „S 1"	Teysuno® (Nordic)	3–4	Neutropenie +++ Leukopenie +++ Anämie +++ Thrombozytopenie +++ febrile Neutropenie ++ Lymphozytopenie ++ Panzytopenie + aPTT Verlängerung +	Diarrhö +++ Übelkeit +++ Erbrechen +++ Obstipation +++ gastrointestinale Blutung ++ Stomatitis ++ gastrointestinale Entzündung ++ Flatulenz ++ Bauchschmerzen ++ Dysphagie ++ abdominelle Beschwerden ++ Dyspepsie ++ trockener Mund ++ Dysgeusie ++	Transaminasenerhöhung ++, Bilirubinerhöhung ++, Elektrolytverluste (Kalium, Natrium, Calcium, Magnesium) ++, periphere Neuropathie +++, Kopfschmerz ++, Schwindel ++, Sehstörungen ++, PPE ++, Ausschlag ++, Pruritus ++, Hyperpigmentierung der Haut ++
Temozolomid	TEMODAL® (MSD)	p.o. 3–4 > 75 mg/m²/d 1–2 ≤ 75 mg/m²/d i.v. 3	Neutropenie +++ Thrombozytopenie +++ Lymphozytopenie +++ Leukozytopenie +++ Anämie +	Diarrhö ++ Stomatitis/Mukositis ++ Abdominalschmerz +	Leberwerterhöhung ++, Muskelschwäche ++, Gelenkschmerzen ++
Temsirolimus	Torisel® (Pfizer)	1 PRN	Thrombozytopenie +++ Anämie +++ Neutropenie ++ Leukozytopenie ++ Lymphozytopenie ++	Diarrhö +++ Stomatitis/Mukositis +++ Bauchschmerzen +++	Hautausschlag +++, Juckreiz +++, Nagelveränderungen +++, Rückenschmerzen +++, Überempfindlichkeitsreaktionen ++, Erhöhung der Blutfette
Tepotinib	TEPMETKO® (Merck)	1–2	Lymphozytopenie +++ Anämie ++ Leukopenie ++ Hypalbuminämie +++	Übelkeit +++ Diarrhö +++ Abdominalschmerz ++ Obstipation ++ Erbrechen ++	ILD, Hepatotoxizität ⇨ DILI, Transaminasenerhöhung +++, Amylasenerhöhung ++, Ödeme +++, Fatigue +++, Muskuloskelettale Schmerzen, Dyspnoe ++, Hyponatriämie +++

Zytostatikum	Fertigarzneimittel (Beispiele)	Emetogene Potenz	Myelosuppression	Gastrointestinale Toxizität	Sonstiges Toxizitätsprofil/Bemerkungen
Thalidomid	Thalidomide Celgene® (Celgene/ BMS)	1–2 PRN	Neutropenie +++ Leukopenie +++ Anämie +++ Lymphozytopenie +++ Thrombozytopenie +++	Obstipation +++	Herzinsuffizienz ++, Bradykardie ++, periphere Neuropathie +++ (Risiko steigt mit Kumulativdosis), Tremor +++, Schwindel +++, Parästhesie +++, Dysästhesie +++, Somnolenz +++
Thioguanin	Thioguanin-Aspen (Aspen)	1 PRN	Leukozytopenie +++ Anämie + Thrombozytopenie +++	Mukositis (+) Diarrhö ++ (Darmschleimhautnekrosen) Anorexie +	hepatische Dysfunktion, Gelbsucht, venookklusive Lebererkrankungen, Hautreaktionen (+)
Thiotepa	Thiotepa Riemser (RIEMSER)	2	Leukozytopenie ++ Anämie ++ Thrombozytopenie ++	Mukositis + Diarrhö (+) Stomatitis, Enteritis	Alopezie +, Zystitis, Kopfschmerzen, Hautreaktionen, Pruritus, HD: ZNS-Toxizität
Tislelizumab	Tevimbra® (BeiGene)	1	irAEs = immune related Adverse Events / hem-irAEs = hämatologische irAEs möglich (gastrointestinal, hepatisch, kutan, neurologisch, endokrin) ⇨ siehe Teil Nebenwirkungen		
Tisotumab Vedotin	Tivdak® (Seagen)	2	Anämie +++ Lymphozytopenie +++ Leukopenie +++ Neutropenie ++ aPTT, INR erhöht +++	Übelkeit +++ Diarrhö ++ Obstipation ++ Abdominalschmerz ++ Erbrechen +	Periphere Neuropathie +++, Fatigue +++, Pyrexie +, Pruritus +, Epistaxis, Hämorrhagien +++, Okulartoxizität +++, Transaminasenerhöhung ++
Tivozantinib	Fotivda® (EUSA Pharma)	1–2	Anämie ++	Abdominalschmerz +++ Übelkeit +++ Diarrhö +++ Stomatitis +++ Erbrechen ++	Kopfschmerz +++, Periphere Neuropathie ++, Schwindelgefühl ++, Dysgeusie ++, Hypertonie +++, Hämorrhagie ++, Arterielle Thromboembolie ++, Venöse thromboembolische Ereignisse ++, Dyspnoe +++, Dysphonie +++, Husten +++, Erhöhung der Transaminasen und der alkalischen Phosphatase ++, Dermatotoxizität: Palmar-plantare Erythrodysaestesie / Hand-Fuß-Syndrom, +++, Exfoliation der Haut ++, Erythem ++, Pruritus ++, Alopezie ++, Ausschlag ++, Akne ++, Trockene Haut ++, Urtikaria +, Dermatitis +, Hyperhidrosis +, Xeroderma +, Hypothyreose ++ ⇨ Monitoring

Zytostatikum	Fertigarzneimittel (Beispiele)	Emetogene Potenz	Myelosuppression	Gastrointestinale Toxizität	Sonstiges Toxizitätsprofil/Bemerkungen
Topotecan	Topotecan medac (medac)	1 PRN p. o. 1–2	Leukozytopenie +++ Neutropenie +++ Anämie ++ Thrombozytopenie ++	HD: Mukositis ++ Diarrhöen ++ abdominale Krämpfe	Müdigkeit, Asthenie, Hautreaktion +, Alopezie ++, Infektionen
Toripalimab	LOQTORZI® (Coherus BioScience)	1	irAEs = immune related Adverse Events / hem-irAEs = hämatologische irAEs möglich (gastrointestinal, hepatisch, kutan, neurologisch, endokrin) ⇨ siehe Teil Nebenwirkungen		
Trabectedin (ET-743)	Yondelis® (PharmaMar)	3	Neutropenie +++ Thrombozytopenie +++ Anämie +++ Leukopenie +++	Diarrhö ++ Stomatitis ++	Myalgie ++, Arthralgie ++, Rückenschmerzen ++, Leberenzymerhöhung ++, periphere sensorische Neuropathie ++
Trametinib	Mekinist® (Novartis)	1–2	offenbar nicht myelo-suppressiv	Diarrhö + Stomatitis (+)	Kardiomyopathie (Abnahme der LVEF), Monitoring empfohlen +, Augentoxizität wie retinal pigment epithelial detachment (RPED), retinal vein occlusion (RVO), interstitielle Lungenerkrankung +, schwere Hautreaktionen +++, Leberenzym-erhöhung +
Trastuzumab	Herceptin® (Roche)	1 PRN	Leukozytopenie (+)	Diarrhö (+)	Kardiotoxizität +, bei Kombination mit Anthrazyklinen +++, Hautausschlag (+)
Trastuzumab Deruxtecan	KANJINTI® (AMGEN)	1 PRN	Anämie +++ Neutropenie +++ Leukopenie ++ Thrombozytopenie ++	Übelkeit +++ Erbrechen +++ Obstipation +++ Diarrhö +++ Abdominalschmerz ++ Stomatitis ++ Dyspepsie ++	Fatigue +++, Alopezie +++, Rash +, ILD +, Transaminasenerhöhung +, trockenes Auge +
Trastuzumab Emtansin	Kadcyla® (Roche)	1 PRN	Anämie +++ Thrombozytopenie +++	Stomatitis +++ Diarrhö +++ Erbrechen +++ Übelkeit +++ Obstipation +++ trockener Mund +++ Abdominalschmerz +++ Dyspepsie ++ Dysgeusie ++	Ausschlag +++, Pruritus ++, Alopezie ++, Nagelstörungen ++, PPE ++, Urtikaria ++, Arthralgie +++, Myalgie +++, linksventrikuläre Dysfunktion ++, Fatigue +++, Asthenie +++, Transaminasenerhöhung +++

Zytostatikum	Fertigarzneimittel (Beispiele)	Emetogene Potenz	Myelosuppression	Gastrointestinale Toxizität	Sonstiges Toxizitätsprofil/Bemerkungen
Tremelimumab	Tremelimumab AstraZeneca® (AstraZeneca)	1	irAEs = immune related Adverse Events / hem-irAEs = hämatologische irAEs möglich (gastrointestinal, hepatisch, kutan, neurologisch, endokrin) ⇨ siehe Teil Nebenwirkungen		
Treosulfan	Ovastat® (medac) Trecondi® (medac)	2	Leukozytopenie ++ Thrombozytopenie +	Stomatitis + Diarrhö (+)	Hautreaktionen, Hyperpigmentierungen, Alopezie (+), pseudogrippale Effekte (+), Alveolitis (+) HD: hämorrhagische Zystitis
Trifluridin Tipiracil*	Lonsurf® (Servier)	1–2	Neutropenie +++ Leukopenie +++ Anämie +++ Thrombozytopenie +++ febrile Neutropenie ++ Lymphozytopenie ++	Diarrhö +++ Übelkeit +++ Erbrechen +++ Abdominalschmerz ++ Obstipation ++ Stomatitis ++	Bilirubinerhöhung ++, PPE ++, Hautausschlag ++, Alopezie ++, Pruritus ++, trockene Haut ++, Dyspnoe ++, periphere Neuropathie ++
Trofosfamid	Ixoten® (Baxter)	2	Leukozytopenie + Anämie (+) Thrombozytopenie (+)	Mukositis + Diarrhö (+)	Anstieg der Leberwerte, Hypoglykämie, Azoospermie, Nierenschäden, Neurotoxizität
Tucatinib	Tukysa (Seagen Germany)	1–2	Anämie ++	Diarrhö +++ Übelkeit +++ Erbrechen +++ Stomatitis +++	PPE +++, Rash ++, Arthralgien ++, Bilirubinerhöhung +++, Transaminasenerhöhung +++, Hypokaliämie +++, Hypomagnesiämie ++, Hyponatriämie +++
Vandetanib	Caprelsa® (Sanofi-Aventis)	1–2 PRN		Abdominalschmerz Diarrhö Übelkeit Erbrechen Dyspepsie (+)	QT-Verlängerung++, Hypothyreose++, Hypertonie+, Hautreaktion aufgrund von Lichtempfindlichkeit, Ausschlag und andere Hautreaktionen (darunter Akne, trockene Haut, Dermatitis, Pruritus), Nagelerkrankungen
Vemurafenib	Zelboraf® (Roche)	1–2 PRN		Diarrhö (+) Erbrechen (+) Übelkeit (+) Obstipation (+)	QT-Verlängerung + in Abhängigkeit der Expositionsdauer, reversibel, Plattenepithelkarzinome der Haut, seborrhoische und aktinische Keratosen, Hyperkeratosen, Hautpapillome, Lichtempfindlichkeitsreaktionen, Ausschläge (makulopapulös, papulös), Erythem, Alopezie, trockene Haut, Sonnenbrand

Zytostatikum	Fertigarzneimittel (Beispiele)	Emetogene Potenz	Myelosuppression	Gastrointestinale Toxizität	Sonstiges Toxizitätsprofil/Bemerkungen
Venetoclax	Venclyxto® (AbbVie)	1–2	Neutropenie +++ Anämie +++ febrile Neutropenie ++ Lymphozytopenie ++	Diarrhö +++ Übelkeit +++ Erbrechen +++ Obstipation +++	Hyperphosphatämie +++, Hyperkaliämie ++, Hyperkalzämie ++
Vinblastin	Vinblastinsulfat Teva® (TEVA)	1	Leukozytopenie ++ Anämie (+) Thrombozytopenie ++	Mukositis/Stomatitis ++ Ileus ++ abdominelle Schmerzen	periphere Neuropathie +, Parästhesien, Alopezie ++, Hypertonie, Allergie, Raynaud-Syndrom, SIADH + (verstärkte Natriumsekretion, Dehydratation, Ödeme), kardiovaskuläre Toxizität, Cave: Extra- und Paravasation!
Vincristin	Kadcyla® (Roche)	1	kaum myelosuppressiv	Mukositis + Ileus ++ Stomatitis, Diarrhöen	Alopezie ++, Allergie, Raynaud-Syndrom, Myopathie, SIADH +, Azotämie, Kardiotoxizität (Koronarspasmus) (+), periphere Neuropathie +++ Cave: Extra- und Paravasation!
Vindesin	ELDISINE® (Stadapharm)	1	Leukozytopenie ++ Thrombozytopenie +	Mukositis/Stomatitis + Diarrhöen ++, Ileus +	periphere Neuropathie +, Alopezie, allergische Reaktionen, SIADH (+) Cave: Extra- und Paravasation!
Vinflunin	Javlor® (Pierre Fabre)	1	Neutropenie++ Leukopenie++ Anämie++ Thrombozytopenie++ febrile Neutropenie+	Obstipation Schmerzen im Abdomen Erbrechen Übelkeit Stomatitis Diarrhö	periphere sensorische Neuropathie ++, Alopezie +
Vinorelbin	Vinorelbin onkovis (onkovis)	1	Leukozytopenie ++ Anämie (+)	Mukositis (+) Ileus (+) Diarrhö +	Müdigkeit, Asthenie, Erhöhung der Leberwerte, periphere Neuropathie (+), Alopezie (+), SIADH (+) Cave: Extra- und Paravasation
Vismodegib	Vinorelbin-HAEMATO (Haemato)	1–2		Übelkeit +++ Diarrhö +++ Obstipation +++ Erbrechen +++	Alopezie +++, Pruritus +++ Ausschlag ++, Madarosis ++, unnormales Haarwachstum ++, Muskelspasmen +++, Arthralgien/Myalgien/ Schmerzen des Bewegungsapparates ++
Zanubrutinib	BRUKINSA®	1–2	Neutropenie +++ Anämie +++ Thrombozytopenie +++ Lymphozytose	Diarrhö ++ Obstipation ++	Pneumonie/Infektion der oberen Atemwege/, Husten +++, Muskelschmerzen ++, Vorhofflimmern/-flattern, Arrhythmien +, Hämorrhagien/Hämatome (Ekchymose ++, gastrointestinale und intrakranielle Blutungen +), Transaminasenerhöhung ++, Bilirubinerhöhung ++ , Hypokaliämie +
* Fixkombination					

0 Anhang

1 Klassifikation des Allgemeinzustandes eines Tumorpatienten

Zur Beurteilung des Allgemeinzustandes von Tumorpatienten gibt es den Karnofsky-Index oder den Aktivitätsindex nach Sack und Zubrot (WHO-Status = UICC = AJCC-Status). Der Karnofsky-Index beschreibt auf einer Skala von 10–100 % die möglichen Aktivitäten des Patienten.

Die Beurteilung des Allgemeinzustandes gemäß den WHO-Kriterien erfolgt auf einer Skala von 0 bis 4.

Index	Aktivität
100 %	normale Aktivität ohne Einschränkungen möglich, keine Tumorsymptomatik
90 %	normale Leistungsfähigkeit, jedoch Vorhandensein minimaler Krankheitssymptome
80 %	normale Aktivität mit Anstrengungen möglich und Ausprägung geringer Krankheitssymptome
70 %	Unfähigkeit zu normaler Aktivität oder Arbeit, Patient ist jedoch selbstständig und versorgt sich selbst
60 %	gelegentliche Unterstützung des Patienten notwendig, jedoch weitgehende Selbstversorgung erhalten
50 %	ständige Unterstützung und Pflege sowie intermittierende ärztliche Hilfe erforderlich
40 %	Patient ist überwiegend bettlägerig (> 50 % des Tages), spezielle Pflege erforderlich
30 %	Patient ist dauerhaft bettlägerig, geschultes Pflegepersonal erforderlich
20 %	Patient ist schwer krank, Hospitalisierung erforderlich sowie aktive supportive Therapie
10 %	moribund

Karnofsky-Index.

Grad	Aktivität
0	normale körperliche Aktivität möglich, keine besondere Pflege erforderlich (entspricht Karnofsky-Index 90–100 %)
1	geringe Einschränkung der körperlichen Aktivität, leichte Arbeit möglich, der Patient ist nicht bettlägerig (entspricht dem Karnofsky-Index 70–80 %)
2	der Patient ist arbeitsunfähig, eine selbstständige Lebensführung ist jedoch möglich; Pflege und Unterstützung ist zuweilen erforderlich, der Patient ist weniger als 50 % des Tages bettlägerig (entspricht dem Karnofsky-Index 50–60 %)
3	Selbstversorgung nicht mehr möglich, kontinuierliche Pflege oder Hospitalisierung erforderlich, der Patient ist mehr als 50 % des Tages bettlägerig (entspricht dem Karnofsky-Index 30–40 %)
4	Patient ist 100 % krankheitsbedingt bettlägerig, spezielle supportive Therapie erforderlich (entspricht dem Karnofsky-Index 10–20 %)

WHO-Kriterien zur Beurteilung des Allgemeinzustands.

2 Abkürzungen in der Onkologie

(nicht jede wird in diesem Werk zwangsläufig verwendet)

- 5-FU: Fluorouracil
- ADCC: antikörperabhängige zelluläre Toxizität (Antibody-dependent cellular cytotoxicity)
- ADCP: antikörperabhängige zell-mediierte Phagozytose (Antibody-dependent cell-mediated phagocytosis)
- ALK: Anaplastische Lymphomkinase
- ALL: akute lymphatische Leukämie
- AML: akute myeloische Leukämie (siehe auch ANLL)
- ANE-Syndrom: Symptomenkomplex aus Anorexie, Nausea, Emesis als Folge zytostatischer Therapie
- ANLL: akute nichtlymphatische (= myeloische) Leukämie
- APC: Antigen präsentierende Zelle (Antigen Presenting Cell)
- APL: akute Promyelozyten-Leukämie
- ASPIs: Androgenrezeptor-Signalweg-Inhibitoren (Androgen Signal Pathway Inhibitors), i. w. S. Antiandrogene
- ATMPs: Advanced Therapy Medicinal Products
- ATO: Arsentrioxid
- B2M: Beta-2-Mikroglobulin (siehe Glossar)

- BCRP: Breast Cancer Resistance Protein; ein Arzneistofftransporter
- BER: Basenexzisionsreparatur
- BRM: Biomodulatoren (Biologic Response Modifier)
- BSEP: Bile Salt Export Pump; ein Arzneistofftransporter
- CAR(-T Zellen): Chimeric Antigen Receptor; T-Zellen mit genetisch verändertem T-Zell-Rezeptor
- CD: Oberflächenantigene von u. a. hämatopoetischen Zellen, Differenzierungsantigene oder CD-Antigene; (Cluster of Differentiation oder Cluster of Determinants)
- CDC: komplementabhängige Zytotoxizität (complement-dependent Cytotoxicity)
- CDK: cyklinabhängige Kinasen (cyclin-dependent Kinases)
- CDKi: Inhibitoren von cyklinabhängigen Kinasen (cyclin-dependent Kinases Inhibitor)
- CIN: chemotherapieinduzierte Übelkeit (N = Nausea)
- CINE: chemotherapieinduzierte Übelkeit und Erbrechen (E = Emesis)
- CIPN: chemotherapieinduzierte periphere Neuropathie
- CLL: chronische lymphatische Leukämie
- CLS: Kapillarlecksyndrom (Capillary Leak Syndrome)
- CML: chronische myeloische Leukämie
- CMML: chronische myelomonozytäre Leukämie
- CR: komplette Remission (Complete Remission)
- CTLA4: Cytotoxic T-lymphocyte Antigen 4, auch CD152
- CTCAE: Common Toxicity Criteria for Adverse Events (Einteilung der Schweregrade von Nebenwirkungen, veröffentlicht vom U.S. Department of Health and Human Services, dem National Institute of Health und dem National Cancer Institute)
- CTX: Chemotherapie
- CUP: Karzinom unbekannten Primärtumors (Carcinoma of Unknown Primary)
- DIC: Disseminierte intravasale Gerinnung (Disseminated intravasal coagulation) – Verbrauchskoagulopathie
- DNS: Desoxyribonukleinsäure (= DNA (englisch): Deoxyribonucleic Acid)
- DNMT: DNS-Methyltransferasen (DNA Methyl Transferases)
- DNMTi: DNS-Methyltransferasen-Inhibitor (DNA Methyl Transferases Inhibitor)
- EGF: epidermaler Wachtumsfaktorrezeptor (Epidermal Growth Factor)
- EGFR: epidermaler Wachtumsfaktorrezeptor (Epidermal Growth Factor Receptor)
- Fab-Fragment: (Fragment Antigen-binding); bei Antikörpern
- Fc-Teil (Fc = Fragment Crystalline); bei Antikörpern
- FGF: Fibroblasten-Wachstumsfaktor (Fibroblast Growth Factor)
- FGFR: Fibroblasten-Wachstumsfaktor-Rezeptor (Fibroblast Growth Factor Receptor)
- FI: Fachinformation
- FLT-3: FMS-like-Tyrosinekinase 3 (das v-fms-Onkogen wurde ursprünglich aus dem „Feline Sarcoma Virus SM-FeSV" isoliert)

- FPI: Full Prescribing Information = US-amerikanische Gebrauchs-/Verschreibungsinformation; Pendant zur FI
- G-CSF: Granulozyten-Kolonie-stimulierender Faktor; hämatopoetischer Wachstumsfaktor
- GIST: gastrointestinale Stromatumoren
- GM-CSF: Granulozyten-Makrophagen-Kolonie-stimulierender Faktor; hämatopoetischer Wachstumsfaktor
- GvD: Graft-versus-Disease – Transplantat gegen Erkrankung
- GvHD: Graft-versus-Host-Reaktion (Graft versus Host Disease), Transplantat-Wirt-Reaktion
- HDAC: Histondesacetylase-Inhibitoren (Histone Deacetylases)
- HDACi: Histondesacetylase-Inhibitoren (Histone Deacetylases Inhibitor)
- Hem irAEs: Hämatologische immune-related Adverse Events
- HER: humaner epithelialer Wachstumsfaktorrezeptor (Human Epithelial Growth Factor Receptor)
- HFS: Hand-Fuß-Syndrom, siehe auch PPE
- HIPEC: Hypertherma intraperitoneale Chemotherapie (Hyperthermal Intraperitoneal Chemotherapy)
- HLA: humane Leukozytenantigene
- HUS: hämolytisch urämisches Syndrom; charakteristische Trias aus mikroangiopathischer hämolytischer Anämie, Thrombozytopenie und akutem Nierenversagen mit Urämie
- HPV: humanes Papillomavirus
- HWZ: Halbwertszeit; gemeint ist die Eliminationshalbwertszeit eines Arzneistoffs aus dem Blut
- ICI: Immune Checkpoint Inhibitor – anti-CTLA4/-PD-1/PD-L1 Antikörper
- IDH: Isocitratdehydrogenase
- IL: Interleukin
- ILD: Interstitial Lung Disease, interstitielle Lungenerkrankung/Pneumonitis syn. abakterielle/nicht-infektiöse Pneumonitis. Eine medikamentös bedingte ILD kann schnell lebensbedrohlich werden!
- IMiDs®: immunmodulatorische Arzneimittel (immune modulatory imide drugs)
- IDO: Indolamin-2,3-Dioxygenase
- IO: Immunonkologie, Immunonkologika
- irAEs: immune-related Adverse Events
- IT: Immunotoxin
- KMT (BMT): Knochenmarktransplantation (Bone Marrow Transplantation)
- KRAS: Kirsten Rat Sarcoma
- KRK: Kolorektalkarzinom (CRC – Colorectal Carcinoma)
- LAG-3: Lymphocyte-Activation Gene-3
- LVEF: linksventrikuläre Ejektionsfraktion (Left ventricular Ejection Fraction)

- MALT: mukosaassoziiertes lymphatisches Gewebe (Mucosa-associated Lymphatic Tissue)
- MATE : Multidrug and Toxin Extrusion Protein
- MDS: myelodysplastisches Syndrom
- MDSC: Myeloid-derived Suppressor Cells; bei Tumoren immunsuppressive Zellen im Tumormicroenvironment
- MHC: Major Histocompatibility Complex (Haupthistokompatibilitätskomplex); Gruppe von Genen, die bei Immunerkennung eine Rolle spielen, siehe Glossar
- MMR: Mismatch Repair (System) – Fehlpaarungsreparatur bei DNS-Fehlpaarungen (siehe Glossar)
- MRD: Multi Drug Resistance; Mehrfachresistenz gegen unterschiedliche Arzneistoffe mit unterschiedlichen Angriffspunkten
- MSI: Mikrosatelliteninstabilität (siehe Glossar unter Mismatch Repair)
- mTOR: (das intrazelluläre) Ziel des Rapamycins im Säugetier (früher: Mammilian Target of Rapamycin, jetzt Mechanistic Target of Rapamycin)
- NC: unveränderte Krankheitssituation / kein Therapieansprechen (no Change)
- NED: gleichbedeutend mit kompletter Remission, da keinerlei Krankheitsanzeichen (no Evidence of Disease)
- NHL: Non-Hodgkin-Lymphom
- nmKI: niedermolekulare Kinase-Inhibitoren
- NR: keine Remission (no Remission); siehe auch unter NC
- NSCLC: nicht-kleinzelliges Bronchialkarzinom (Non-small Cell Lung Cancer)
- OATP: organisches Anionentransporter-Polypeptid
- ORR: Summe der Ansprechraten (PR, CR usw.) auf ein Medikament oder eine Kombination, beispielsweise im Rahmen einer Studie (overall Response Rate)
- OCT: organischer Kationentransporter (Organic Cation Transporter)
- PARP: Poly(ADP-ribose)-Polymerase
- PARPi: PARP-Inhibitor
- PBSCT: periphere Blutstammzelltransplantation (Peripheral Blood Stem Cell transplantation)
- PCI: prophylaktische Schädelbestrahlung (Prophylactic Cranial Irradiation)
- PDGF: der von Blutplättchen abgeleitete Wachstumsfaktor (Platelet-derived Growth Factor)
- PDGFR: der von Blutplättchen abgeleitete Wachstumsfaktor Rezeptor (Platelet-derived Growth Factor Receptor)
- PD: Progression – Fortschreiten des Tumors unter Therapie (Progressive Disease)
- PD-1: Programmed Cell Death Protein
- PD-1L: PD-1-Ligand
- P-gp170: P-Glykoprotein 170; Permeability Glycoprotein mit der Molekülmasse 170 kD
- PIPAC: Pressurized Intraperitoneal Aerosol Chemotherapy (Druck-Aerosol-HIPEC)

- PIGF oder PGF: Plazentarer Wachstumsfaktor (Placental Growth Factor), gehört zur VEGF-Subfamilie
- PPE: palmar-plantare Erythrodysästhesie (Hand-Fuß-Syndrom)
- PR: partielle Remission (Partial Remission, Partial Response)
- PRN: pro re nata – bei Bedarf (when needed); Bedarfsmedikation
- PTEN: Phosphatase and Tensin Homolog Deleted on Chromosome ten
- qw, q2w, q3w, q4w: wöchentlich, alle 2, 3, 4 etc. Wochen; von quarare oder quantum weekly, analog täglich = qd
- RR: Ansprechrate von Tumoren auf ein Medikament oder eine bestimmte Therapie (Response Rate)
- RAF: Rapidly Accelerated Fibrosarcoma, auch Rat Fibrosarcoma
- RIC: Radioimmunokonjugat (Radio-immuno Conjugate)
- RPED: Retinal Pigment Epithelial Dystrophy; retinale Pigmentepitheldystrophy
- RTX: Radiotherapie
- SCC: Squamous Cell Carcinoma (eine Art des Plattenepithelkarzinoms)
- SCLC: kleinzelliges Bronchialkarzinom (Small Cell Lung Cancer)
- SD: stabile Erkrankung (Stable Disease); siehe auch unter NC
- STIKO: Ständige Impfkommission (des Robert Koch-Instituts, eine zentrale Einrichtung der Bundesregierung auf dem Gebiet der Krankheitsüberwachung und -prävention)
- TAM: Tumor Associated Macrophages
- TBI: Ganzkörperbestrahlung (Total Body Irradiation)
- TIGIT: T cell immunoreceptor with Ig and ITIM domains mit ITIM = T-cell Immunoglobulin and Immunoreceptor Tyrosine-based Inhibitory motif (Domain); ein Immuncheckpoint
- TIM-3: T-Cell Immunglobulin and Mucin 3; ein Immuncheckpoint
- TME: Tumor-Microenvironment; auch Mikroumgebung des Tumors
- TNB: Tumor-Mutationslast (Tumor Mutational Burden); Anzahl der erworbenen Mutationen im Erbgut des Tumors
- TNF: Tumornekrosefaktor
- TPO: Thrombopoetin
- T_{reg}: Negativ regulatorische T- Zellen, früher auch Suppressor-T-Zellen. Unterdrücken die Aktivierung des Immunsystems und die Immunantwort im TME.
- TRUCKs: T-cells redirected for Antigen-unrestricted Cytokine-initiated Killing; auch als CAR-T-Zellen der 4. Generation bezeichnet.
- VCSS: Vena-Cava-Superior-Syndrom – obere Einflussstauung
- VEGF: vaskulärer, endothelialer Wachstumsfaktor (Vascular Endothelial Growth Factor)
- VEGFR: vaskulärer endothelialer Wachstumsfaktorrezeptor (Vascular Endothelial Growth Factor Receptor)
- VISTA: V-domain Ig Suppressor of T-cell Activation

- VOD: Lebervenenverschlusskrankheit (Venoocclusive Disease), kann durch Medikamente verursacht werden
- WBC: Anzahl weißer Blutkörperchen (White Blood Cell Counts)
- WBRT: Ganzhirnbestrahlung (Whole Brain Radio Therapy)
- ZNS: zentrales Nervensystem
- ZVK: zentraler Venenkatheter

3 Glossar

Norbert Schleucher, Jürgen Barth

Aberration:	Abweichung
Adenokarzinom:	drüsenbildendes Karzinom (histopathologische Bezeichnung)
adjuvante Therapie:	Sicherheitstherapie in Tumorfreiheit zur Elimination von Mikrometastasen
Alkalose:	Vermehrung basischer Salze im Blut
Anaphylaktischer Schock:	„Allergieschock"; allergische Reaktion mit Kreislaufdepression in Form von Herzjagen und Blutdruckabfall
Angiogenese:	Tumorgefäßneubildung; obligate Voraussetzung zur Aufrechterhaltung eines bestimmtes Stoffwechselmilieus im Tumor und wichtige Voraussetzung für die Metastasierung von Tumoren
antagonistisch:	sich gegenseitig in ihrer Wirkung hemmend
Antihistaminika:	Medikamente zur Behandlung allergischer Reaktionen
antizipatorisches Erbrechen:	psychogen bedingtes Erbrechen, das bereits vor Beginn einer Chemotherapie einsetzt
Aplasie:	entspricht Knochenmarkaplasie; Periode mit fehlender Blutbildung des Knochenmarks nach Einwirkung einer Schädigung; Phase hoher Infekt- oder Blutungsgefährdung für den Patienten
aplastische Anämie:	Autoimmunerkrankung mit Antikörperbildung gegen pluripotente Stammzellen
Apoptose:	Die Apoptose (griechisch von apo „weg" und ptosis „Fall", wie das Fallen der Blätter im Herbst) ist eine Form des programmierten Zelltods, eine Art „Selbstmordprogramm" einzelner Zellen. Er kann durch äußere Stimuli angeregt werden oder auch zellintern ausgelöst werden (z. B. nach irreparabler Schädigung der DNS). Im Gegensatz zum Zelltod durch Ne-

krose wird die Apoptose von der betreffenden Zelle selbst aktiv unter Energieverbrauch durchgeführt, unterliegt einer strengen Kontrolle und gewährleistet, dass angrenzendes Nachbargewebe dabei nicht geschädigt wird.

Azidose: Übersäuerung des Blutes

Bakteriämie: Nachweis von Bakterien in einer Blutkultur

bakteriostatisch: Bakterien im Wachstum hemmend, aber nicht abtötend

bakterizid: Bakterien abtötend

Beta-2-Mikroglobulin: ist die kleinere, lösliche Protein-Untereinheit des Haupthistokompatibilitätskomplexes (MHC) der Klasse I (siehe dort). Die Plasmakonzentration von β2-Mikroglobulin ist ein wichtiger Biomarker. Sie wird als Tumormarker für Lymphome, Leukämien, Pankreas- und Leberzelltumoren verwendet.

Bisphosphonate: Medikamente zur Hemmung der Osteoblasten; Einsatzgebiete: Knochenmetastasen und Hyperkalzämie

Bizytopenie: verminderte Zellzahl in 2 von 3 Blutbildungsreihen, z. B. Leukopenie + Thrombopenie oder Anämie + Leukopenie oder Thrombopenie + Anämie

Bronchokonstriktion: diffuse „Verengung" im Bronchialsystem beispielsweise bei Asthmaerkrankungen oder allergischen Reaktionen

Bronchospasmolytika: Medikamente zur Behandlung einer Bronchokonstriktion

chromosomale Aberration: Abweichung des vorhandenen Chromosomensatzes vom Regelchromosomensatz

Cistronisch, (mono-, bi-, polycistronisch): Polycistronisch wird eine mRNS von Prokaryonten bezeichnet, wenn diese Informationen zur Synthese mehrerer Proteine bereitstellt, d.h. sie die Information mehrerer Gene in sich trägt.

Debulking: operative Tumorverkleinerung, ohne dass eine vollständige Tumorfreiheit erzielt werden kann

Downstaging: Überführung des Tumors aus einem höheren in ein niedriges Stadium

Drittlinientherapie: Chemotherapie nach zwei erfolglosen chemotherapeutischen Vorbehandlungen

Dysästhesie: Missempfindung

Erythemdosis: Dosis in der Strahlentherapie, bei welcher obligat eine Hautrötung auftritt

Erythropoese: Bildung roter Blutkörperchen

Erythropoietin: Wachstumsfaktor zur Stimulation der Erythrozytenbildung

Exsudat: zell- oder eiweißreiche Flüssigkeit in einem serösen Erguss

Fatigue-Syndrom:	unspezifisches Abgeschlagenheitssyndrom
Filgrastim:	Wachstumsfaktor zur Stimulation der Leukozytenbildung (Neupogen®)
Fungämie:	Nachweis von Pilzen in einer Blutkultur
Gastroenterostomie:	operativ angelegte Verbindung vom Magen mit einem Dünndarmteil zur Umgehung einer großen nicht resektablen Tumormasse
Grading:	Differenzierungsgrad eines malignen Tumors, wird durch histopathologische Gewebeuntersuchung durch einen Pathologen bestimmt
Hämatologie:	Lehre der Blutkrankheiten
Hämatopoese:	Blutbildung
Hämophagozytische Lymphohistiozytose:	(HLH), englische Synonyme Hemophagocytic Syndrome (HPS), Reactive Hemophagocytic Syndrome (RHS), Lymphohistiocytic Syndrome (LHS), Macrophage Activation Syndrome (MAS = Makrophagenaktivierungssyndrom), ist eine seltene, außerordentlich schwer verlaufende hyperinflammatorische Erkrankung des Immunsystems. Symptome sind hohes Fieber, Hepato- und Splenomegalie, seltener auch der Lymphknoten, Hautausschläge und Ergüsse in den Bauchraum oder den Brustkorb (Aszites, Pleuraerguss). Mit 30–50 % ist die Sterblichkeit sehr hoch. Kann unter Checkpoint-Inhibitoren auftreten (siehe dort).
Hämostase:	Prozess der Blutgerinnung, setzt sich zusammen aus primärer Hämostase (= Blutstillung) und sekundärer Hämostase (= Blutgerinnung)
hem-irAEs:	siehe irAEs
Hochdosistherapie:	zytostatische Chemotherapie in deutlich höherer Dosierung im Vergleich zu einer Standardtherapie; eine Hochdosistherapie erfolgt immer mit Stammzell-Retransplantation
Hyperthermiebehandlung:	Erwärmung bestimmter Körperregionen oder des ganzen Körpers zu therapeutischen Zwecken
Hyperzellularität:	Zellreichtum, der über das gewöhnliche Maß hinausgeht (Beschreibung bei Knochenmarkuntersuchungen)
Hypoxie:	Sauerstoffmangel
Hypozellularität:	Zellarmut
iatrogen:	durch ärztliche Einwirkung (Diagnostik, Therapie) entstanden
Integument:	Haut

intrakavitäre Therapie:	Lokaltherapie in einer Körperhöhle; z.B. Bestrahlung durch ein in die Körperhöhle eingeführtes Isotop oder Chemotherapie, die in eine Körperhöhle hineingespritzt wird (z. B. in die Bauchhöhle bei malignem Aszites)
Inzidenz:	Rate von Neuerkrankungen bezogen auf einen bestimmten Zeitraum und eine bestimmte Population (meistens angegeben pro 100.000 Einwohner pro Jahr)
irAE:	immune-related Adverse Events; durch immunagonistische Antikörper (ICI) hervorgerufene überschießende Reaktion des Immunsystems gegen seinen Wirt. Körpereigenes, gesundes Gewebe wird als „fremd"/ „böse" erkannt und (unnötigerweise) bekämpft. Reaktionen gegen das Blutbildende System werden als hem irAEs bezeichnet
Karnofsky-Index:	Skala zur Beurteilung des Allgemeinzustandes eines Tumorpatienten von 10% bis 100%
Karzinom:	Malignom, das sich vom Epithelgewebe ableitet
Katecholamine:	hochwirksame Medikamente zur Kreislaufunterstützung und Sicherung der Herzaktion; dazu gehören Adrenalin, Noradrenalin, Dobutamin und Dopamin
Knochenmarktransplantation:	Übertragung eines Spenderknochenmarks
Kompatibilität:	Übereinstimmung/Verträglichkeit
Konditionierung:	Vorbereitungstherapie bei einer Knochenmarktransplantation, erfolgt meist durch hochdosiertes Cyclophosphamid und/oder Ganzkörperbestrahlung
Kontamination:	Verunreinigung
Kortikosteroide:	„kortisonhaltige" Medikamente, die chemisch aus einem sogenannten Steroidgerüst bestehen
kurativ:	heilbar
Laminektomie:	Resektion eines oder mehrerer Wirbelbögen zur Entlastung des Rückenmarks bei Tumorkompression
Lenograstim:	Wachstumsfaktor zur Stimulation der Leukozytenbildung (Anagrelide®)
Letalität:	Zahl der Todesfälle bezogen auf die Erkrankungshäufigkeit
Leukämie:	„Weißblütigkeit"; allg. Bezeichnung für maligne Entartung und Reifungsstörung weißer Blutzellen
Leukopoese:	Bildung der Leukozyten
Ligand:	Bindungspartner
Lymphom:	Malignom, das sich vom Lymphdrüsengewebe ableitet

Lymphonodektomie:	Lymphknotenentfernung (entspricht Lymphknotendissektion)
Megakaryozyten:	Vorläuferzellen der Thrombozyten
Melanom:	maligner Tumor, der sich von den Melanozyten der Epidermis ableitet
Major Histocompatibility Complex (Haupthistokompatibilitätskomplex):	Gruppe von Genen, die bei Immunerkennung eine Rolle spielen. Die MHC-Proteine sind sozusagen der „Personalausweis", die „ID-Card" der Immunität. Die Präsentation von Krankheitserregerfragmenten oder Neoantigenen von Tumoren erfolgt grundsätzlich über MHC-Proteine, von denen es zwei Formen gibt:
MHC-Klasse-I:	MHC-Klasse-I-Proteine werden von allen kernhaltigen Zellen, einschließlich Thrombozyten, jedoch nicht von Erythrozyten exprimiert. Sie binden Peptide aus dem Zytoplasma, die von der Zelle translatiert werden und präsentieren sie auf der Zellmembran. Ihre Aufgabe ist die Antigenpräsentation für zytotoxische T-Zellen (CD8+ T-Zellen) die daraufhin diese geschädigte Zelle zerstören. Über MHC-Klasse-I-Proteine werden infizierte oder entartete Zellen erkannt. Sie dienen weiterhin dem Schutz gesunder Zellen vor einer Zerstörung durch Killerzellen. Zytotoxische T-Zellen können nicht über die MHC-Klasse II geprimed werden.
MHC-Klasse-II:	Diese Moleküle sind hauptsächlich auf der Oberfläche von antigenpräsentierenden Zellen (APC) wie den dendritischen Zellen und den Makrophagen vorhanden. Sie präsentieren den T-Helferzellen (CD4+) extrazelluläre Antigene, z. B. Tumorneoantigene, um eine spezifische Immunantwort in Gang zu setzen. „Eselsbrücke": MHC-**I**-Rezeptoren interagieren mit CD-8-Killerzellen: **1** x 8 = 8; MHC-**II**-Rezeptoren interagieren mit CD-4-Helferzellen: **2** x 4 = 8.
Mikrosatelliteninstabilität – MSI:	siehe Mismatch Repair
Mismatch Repair (System):	Fehlpaarungsreparatur bei DNS-Fehlpaarungen. Während der Teilung einer Zelle werden bei der DNS-Replikation Fehler durch Einbau falscher Nukleotide („Mismatch") sowie Insertionen und Deletionen gemacht. Es existiert aber ein System aus Proteinen, das diese Fehlpaarungen reparieren kann – MMR = Mismatch Repair. Tumorzellen können durch epigenetische Stilllegung entsprecheder Gene diese MMR-Kapa-

zität verlieren – MMRD = Mismatch Repair Defizienz. Durch einen derartigen Ausfall des Reparatursystems häufen sich in der neu replizierten DNS nach und nach Mutationen an. Diese Mutationen sind über das gesamte Genom verteilt. Allerdings treten diese Mutationen besonders häufig in sog Mikrosatelliten auf. Hierbei handelt es sich um 10- bis 60-fache Wiederholungen von kurzen Sequenzen aus 1–6 Nukleotiden. Die Ansammlung von Mutationen in Mikrosatelliten resultiert in Mikrosatelliten unterschiedlicher Länge, einem Zustand, der als Mikrosatelliteninstabilität (MSI) bezeichnet wird. Die MSI im Tumorgewebe wird typischerweise bei Tumoren aus dem HNPCC-Formenkreis (Hereditäres nichtpolypöses Kolorektalkarzinom) und hier speziell beim Lynch-Syndrom gefunden. Bei diesem Syndrom liegen die krankheits**verursachenden** genetischen Defekte in den DNS-Reparaturgenen. Da sich die genetischen Veränderungen jedoch auch in Genen finden, die für die Oberflächenproteine kodieren, entwickeln die Zellen eine starke Immunogenität. Daher sind MSI/MMRD zu einem wichtigen Biomarker zur Vorhersage des Therapieerfolgs moderner Checkpointimmuntherapien geworden. Bei Tumoren mit hochfrequenter MSI (MSI-H, oder MSI_{high}) hat sich KRK als ein **positiver** prognostischer Marker bezüglich des Gesamtüberlebens erwiesen. So wurde Pembrolizumab von der amerikanischen Zulassungsbehörde als erstes Medikament für die Erstlinientherapie des metastasierten, nicht resektablen KRK mit MSI_{high} oder MMRD zugelassen.

Monochemotherapie: zytostatische Chemotherapie mit einem einzelnen Medikament

Morbidität: Erkrankungsrate

Mortalität: Sterblichkeit

multimodale Therapie: antineoplastische Therapie, bei der mehrere onkologische Behandlungsstrategien eingesetzt werden

Myelosuppression: „Unterdrückung“ der Knochenmarksfunktion als Nebenwirkung einer Zytostatikatherapie mit der Folge einer passager reduzierten Blutbildung

Myelotoxizität: Schädigung des Knochenmarks durch Zytostatika

Mykose: Pilzinfektion

neoadjuvante Therapie: einer Operation vorgeschaltete Therapie

neuropathisch: Schädigung oder Irritation des Nervensystems

Neutropenie:	Verminderung der Zahl an neutrophilen Granulozyten
nosokomialer Infekt:	im Krankenhaus erworbene Infektion zumeist mit gramnegativen Bakterien
nozizeptorisch:	nozizeptiv = Schaden erleidend, auf Noxen ansprechend; Nozizeptor = durch schädliche Einwirkungen (Noxen) spezifisch erregbarer Rezeptor
Nukleotid:	Base der DNS plus entsprechender Zuckerrest
Onkogen:	Bestandteil der DNS, der für neoplastische Veränderungen kodieren kann
Onkologie:	Lehre der Geschwulstkrankheiten
palliativ:	erkrankungsmildernd
Panzytopenie:	verminderte Zellzahl in allen 3 Blutbildungsreihen, d. h. Leukopenie + Anämie + Thrombopenie; wird auch als Knochenmarkaplasie bezeichnet
Paraneoplasie:	tumorassoziiertes Syndrom, das nicht direkt vom Primärtumor oder einer Metastase ausgeht, sondern auf einer sog. Fernwirkung (humoral vermittelt) beruht
Parästhesie:	Missempfindung, tritt meist in Form eines Kribbelns auf
Paravasat:	Austritt eines Zytostatikums aus der Blutbahn in das umliegende Gewebe; kann in schwerwiegenden Fällen zu Nekrosen führen, besonders gefürchtet sind Vinca-Alkaloide und Anthrazykline
Perikarderguss:	pathologische Ansammlung von Flüssigkeit zwischen beiden Perikardblättern, überschreitet die physiologische Menge von 20 ml; kann einfach mittels Sonografie/Echokardiografie diagnostiziert werden
Perikardiodese:	therapeutisch induzierte Verklebung beider Perikardblätter nach Drainage eines Perikardergusses
Peritonealkarzinose:	diffuser Befall des Bauchfells mit Metastasen
Permeation:	Membranpassage
Petechien:	flohstichartige Blutungen; typischer Blutungstyp bei Thrombozytopenie
Plasmapherese:	therapeutisches Verfahren zur Immunsuppression, bei dem Antikörper aus dem Plasma eliminiert werden (dialyseähnliches Verfahren)
Plethora:	Gesichtsröte
Pleuraerguss:	pathologische Ansammlung von Flüssigkeit zwischen beiden Pleurablättern, überschreitet die physiologische Flüssigkeitsmenge von 5 ml; Diagnostik mittels Sonografie möglich

Pleurodese:	therapeutisch induzierte Verklebung beider Pleurablätter als therapeutische Maßnahme nach Drainage eines Pleuraergusses; verwendete Medikamente sind Tetrazykline, Bleomycin oder Mitoxantron; eine chirurgische Pleurodese erfolgt in der Regel mit Talkum
Polychemotherapie:	zytostatische Chemotherapie unter Anwendung mehrerer Medikamente gleichzeitig
Proliferation:	Wachstum
protrahierte Emesis:	sog. verzögertes Erbrechen, das meist 3–4 Tage nach Ende der zytostatischen Chemotherapie auftritt; häufig bei Cisplatintherapien
Radiojodtherapie:	Behandlungsform bei Schilddrüsenkarzinomen durch intravenöse Anwendung von radioaktivem Jod131
Radiosynthesizer:	strahlensensibilisierendes Medikament
Redman-Syndrom:	Ganzkörpererythem nach zu schneller Infusion von Glykopeptidantibiotika (Vancomycin, Teicoplanin)
Remission:	Tumorrückbildung
Resistenz:	Widerstandsfähigkeit
Rezidiv:	Tumorrückfall
Salvagetherapie:	Rezidivtherapie
Sarkom:	Malignom, das sich vom Bindegewebe ableitet
Sepsis:	Infektion mit kreislaufalterierendem Verlauf, definiert über eine Herzfrequenz > 100 und einem systolischen Blutdruck < 100 mmHg
Serotonin-Antagonisten:	Antiemetika, die am 5-Hydroxytryptophan-3-Rezeptor angreifen; Beispiele sind Ondansetron, Tropisetron oder Granisetron sowie Dolasetron; auch 5-HT_3-Antagonisten
Signaltransduktion:	Signalübertragung zur Auslösung von Wachstumsreizen oder Gefäßneubildungen bei malignen Zellen
Soor-Stomatitis:	Entzündung der Mundschleimhaut mit sekundärem Befall durch *Candida albicans*
Sperma-Kryokonservierung:	Asservierung von Sperma in flüssigem Stickstoff, damit das Sperma später zur künstlichen Befruchtung verwendet werden kann
Stammzelle:	nicht weiter differenzierte Ausgangszelle der Blutbildung; kann sich in Vorstufen der Erythropoese, Leukopoese oder Thrombopoese weiter differenzieren
Stammzellseparation:	Gewinnung peripherer Blutstammzellen in einem dialyseähnlichen Verfahren

Stomatitis: Entzündung der Mundschleimhaut, häufige Komplikation bei Behandlung mit Antimetaboliten, z. B. 5-FU

Suffusion: flächenhafte Blutung, typischer Blutungstyp bei Mangel an Gerinnungsfaktoren

supportiv: unterstützend

synergistisch (= agonistisch): sich in ihrer Wirkung gegenseitig verstärkend

Teratom: Malignom, das sich vom Keimdrüsengewebe ableitet

Thrombopoese: Bildung von Blutplättchen (Thrombozyten)

Thrombopoietin: Wachstumsfaktor zur Stimulation der Thrombozytenbildung

Thrombose: intravasale intravitale Blutgerinnung im arteriellen oder venösen System

TME: Das Tumor-Mikroenvironment wird vom Tumor erschaffen und dominiert. Der Tumor kann lösliche Faktoren sekretieren, die Immunzellen in ihrer Funktion herunterregeln (siehe Checkpoint-Inhibitoren und Resistenzen). Es können extrazelluläre Matrixproteine synthetisiert werden, die ein Vordringen von Immunzellen zum Tumor verhindern. Weiterhin kann der Tumor mit Zytokien immunsuppressive, regulatorische Zellen in seine Umgebung „locken", die das antitumorale Immungeschenen ebenfalls herunterregeln, beispielsweise regulatorische T-Zellen (T_{reg} und myeloide Suppressorzellen (MSC)). In Summe versucht der Tumor eine für ihn vorteilhafte Mikroumgebung zu schaffen. Dieses Mikromilieu trägt zum *Immune Escape* und damit zur Resistenz, Metastasierung und in der Summe zur Progression mit bei.

Transkription: Umschreibevorgang der DNS in Messenger-RNS

Translation: Übersetzung der Messenger-RNS zu einem Protein; erfolgt an den Ribosomen des endoplasmatischen Retikulums

Transsudat: zell- und eiweißarme Flüssigkeit in einem serösen Erguss

Tumorkachexie: deutliche Gewichtsabnahme bei progredientem Tumorleiden; äußert sich durch eingefallene Wangen (haloniertes Gesicht) mit sichtbar werdenden Knochenstrukturen

Tumorlyse-Syndrom: ausgedehnter Tumorzerfall mit massiver Freisetzung intrazellulären Materials; charakterisiert durch typische metabolische Veränderungen wie Hyperurikämie, Hyperphosphatämie, Hyperkaliämie und Hyperkalzämie

Vakzinierung: Impfung

Verbrauchskoagulopathie: unkontrollierte Aktivierung des Gerinnungssystems im Bereich der Mikrozirkulation

Viertlinientherapie:	Chemotherapie nach drei erfolglosen Vorbehandlungen
Xerostomie:	abnorme Mundtrockenheit, meist Folge einer Bestrahlung im oropharyngealen Bereich
Zweitneoplasie:	Auftreten eines weiteren Malignoms bei einem Patienten, der von einem früheren Malignom geheilt worden ist
Zytolyse:	Absterben von Tumorzellen

4 Standardliteratur für Pflege

Bücher

Charnay-Sonnek F, Murphy AE (Ed) (2019) Principle of Nursing in Oncology. Springer, Cham

Engelhardt M, Mertelsmann R, Duyster J. (Hrsg.) (2023) Das Blaue Buch. Chemotherapie-Manual Hämatologie und Onkologie. Springer, Berlin

Kroner Th, Margulies A, Rothschild S, Studer C (2023) Medikamente in der Tumortherapie. Springer, Berlin

Leischner H (2023) BASICS Onkologie. Urban & Fischer/Elsevier, München

Margulies A, Kroner T, Gaisser A; Bachmann-Mettler I (Hrsg) (2017) Onkologische Krankenpflege. Springer, Berlin

Pfeifer-Rabe M, Hojdelewicz BM, Durchschlag D (2019) Onkologische Gesundheits- und Krankenpflege. Menschen mit malignen Erkrankungen ganzheitlich begleiten. facultas Universitätsverlag, Wien

Pleyer C (Hrsg) (2017) Onkologie. Urban & Fischer, München

Vehling-Kaiser U (2022) Hämatologie und Onkologie. Basics für medizinisches Fachpersonal und Pflegeberufe. Hogrefe, Bern

Zeitschrift

Onkologische Pflege. Konferenz Onkologischer Kranken- und Kinderkrankenpflege (KOK) (Hrsg). Hogrefe, Bern. ISSN: 2198-5650

5 Adressen und Websites

Arbeitsgemeinschaft für Psychoonkologie in der Deutschen Krebsgesellschaft e. V. (PSO)
Telefon: 0341 9718803
E-Mail: MB-PSO-Geschaeftsstelle@medizin.uni-leipzig.de
Website: https://pso-ag.org

Berg und Tal e.V.
Selbsthilfegruppe für Patienten und Angehörige vor und nach Stammzelltransplantation

Telefon: 0152 25773464
E-Mail: info@bergundtal-ev.de

Deutsche Arbeitsgemeinschaft für Psychosoziale Onkologie e. V. (dapo)
Telefon: 0152 33857632
E-Mail: info@dapo-ev.de
Website: www.dapo-ev.de

Deutsche Krebsgesellschaft
Telefon 030 3229329-0
E-Mail: service@krebsgesellschaft.de
Website: www.krebsgesellschaft.de

Deutsche Krebshilfe e. V.
Telefon: 0228 729900
E-Mail: deutsche@krebshilfe.de
Website: www.krebshilfe.de

Haus der Krebs-Selbsthilfe – Bundesverband e.V.
Telefon: 0228 33889540
E-Mail: info@hausderkrebsselbsthilfe.de
Website: https://www.hausderkrebsselbsthilfe.de

Krebsinformationsdienst Heidelberg
Telefon: 0800 4203040
E-Mail: krebsinformationsdienst@dkfz.de
Website: www.krebsinformationsdienst.de

LebensZeiten e. V. – Verein für Gesundheitsförderung und Psychoonkologie
Telefon: 0177 4600230
E-Mail: info@lebenszeiten.de
Website: lebenszeiten.de (Website Dr. Klaus F. Röttger)

6 Bildnachweis

Grundlagen

Abbildungen: Jürgen Barth, Norbert Schleucher
HPV-Infektionen: Impfbrief Dezember 2011, 56. Ausgabe
Indikation einer Pleurapunktion: Servier Medical Art
Beispiel einer tablettenförmigen Tumortherapie: Servier Medical Art
Dialyse-Behandlung: Servier Medical Art

Durchführung der Chemotherapie

Venenverweilkanüle: MuhammadFadhli – AdobeStock
3-Lumen-ZVK: pirke – shutterstock
Zentraler Venenkatheter (jugularis interna): Janne Poelz
Zentraler Venenkatheter (subclavia): Janne Poelz
Mögliche Portlokalisation: Janne Poelz
Aufbau eines Portkathetersystems: rumruay – shutterstock
Perfusorspritze: Firma V – AdobeStock
Lumbalpunktion: Jürgen Barth
Multi-Zugang-Infusionssystem: ajisai13 – shutterstock
Gewebenekrose: Jürgen Barth
Gewebenekrose (Port): Jürgen Barth

Tumorassoziierte Komplikationen

Femur Fraktur: Servier Medical Art
Die Entstehung einer Thrombose: Servier Medical Art

Nebenwirkungen/Organtoxizitäten und pflegerische Maßnahmen

Candida-Belag: Jürgen Barth
Soor-Stomatitis: Jürgen Barth

Psychosoziale Onkologie (Psychoonkologie)

Betreuungsbedarf: Klaus Röttger